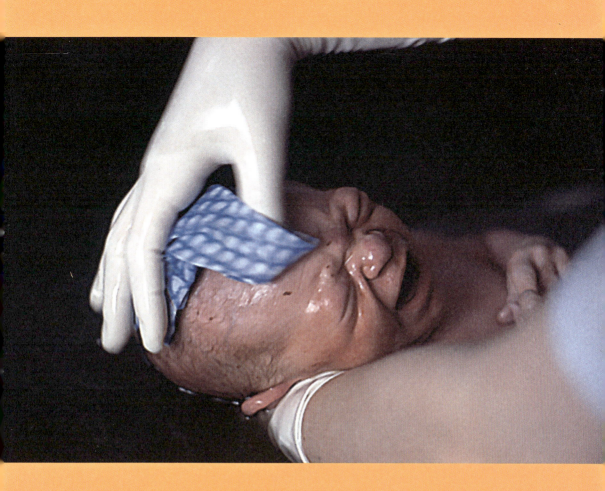

Reihe Krankheitslehre

Gynäkologie und Geburtshilfe für Pflegeberufe

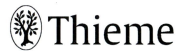

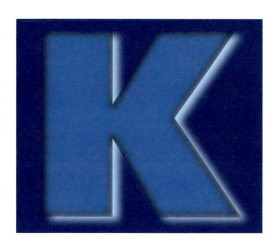

Gynäkologie und Geburtshilfe für Pflegeberufe

Xaver Skibbe
Andrea Löseke

384 Abbildungen
26 Tabellen

Georg Thieme Verlag
Stuttgart · New York

Xaver Skibbe
Dozent für Gynäkologie und Geburtshilfe, Anatomie
und Physiologie
An der Bahn 3
41749 Viersen

Dr. med. Andrea Löseke
Niedergelassene Frauenärztin
Friedrich-Ebert-Str. 123
47800 Krefeld

Bibliografische Information der Deutschen Bibliothek
Die Deutsche Bibliothek verzeichnet diese Publikation in der Deutschen Nationalbibliografie; detaillierte bibliografische Daten sind im Internet über http://dnb.ddb.de abrufbar.

Geschützte Warennamen (Warenzeichen) werden **nicht** besonders kenntlich gemacht. Aus dem Fehlen eines solchen Hinweises kann also nicht geschlossen werden, dass es sich um einen freien Warennamen handele.

Das Werk, einschließlich aller seiner Teile, ist urheberrechtlich geschützt. Jede Verwertung außerhalb der engen Grenzen des Urheberrechtsgesetzes ist ohne Zustimmung des Verlages unzulässig und strafbar. Das gilt insbesondere für Vervielfältigungen, Übersetzungen, Mikroverfilmungen und die Einspeicherung und Verarbeitung in elektronischen Systemen.

1. Auflage 2001

© 2001, 2007 Georg Thieme Verlag KG
Rüdigerstraße 14, D-70469 Stuttgart
Unsere Homepage: http://www.thieme.de
Printed in Germany

Zeichnungen: Barbara Gay, Stuttgart
Andrea Schnitzler, Innsbruck
Umschlaggestaltung: Thieme Verlagsgruppe
Umschlagfoto: Thomas Möller, Stuttgart
Fotografen:
　argum/Bert Bostelmann, Frankfurt
　Klaus Mellenthin, Stuttgart
　Eva-Christine Hanewinkel, Stuttgart
Satz: stm media GmbH, 06366 Köthen/Anhalt, gesetzt mit APP
Druck: Grafisches Centrum Cuno, Calbe
ISBN 978-3-13-124162-7　　　1 2 3 4 5 6

Wichtiger Hinweis: Wie jede Wissenschaft ist die Medizin ständigen Entwicklungen unterworfen. Forschung und klinische Erfahrung erweitern unsere Erkenntnisse, insbesondere was Behandlung und medikamentöse Therapie anbelangt. Soweit in diesem Werk eine Dosierung oder eine Applikation erwähnt wird, darf der Leser zwar darauf vertrauen, dass Autoren, Herausgeber und Verlag große Sorgfalt darauf verwandt haben, dass diese Angabe **dem Wissensstand bei Fertigstellung des Werkes** entspricht.

Für Angaben über Dosierungsanweisungen und Applikationsformen kann vom Verlag jedoch keine Gewähr übernommen werden. **Jeder Benutzer ist angehalten**, durch sorgfältige Prüfung der Beipackzettel der verwendeten Präparate und gegebenenfalls nach Konsultation eines Spezialisten festzustellen, ob die dort gegebene Empfehlung für Dosierungen oder die Beachtung von Kontraindikationen gegenüber der Angabe in diesem Buch abweicht. Eine solche Prüfung ist besonders wichtig bei selten verwendeten Präparaten oder solchen, die neu auf den Markt gebracht worden sind. **Jede Dosierung oder Applikation erfolgt auf eigene Gefahr des Benutzers.** Autoren und Verlag appellieren an jeden Benutzer, ihm etwa auffallende Ungenauigkeiten dem Verlag mitzuteilen.

Vorwort

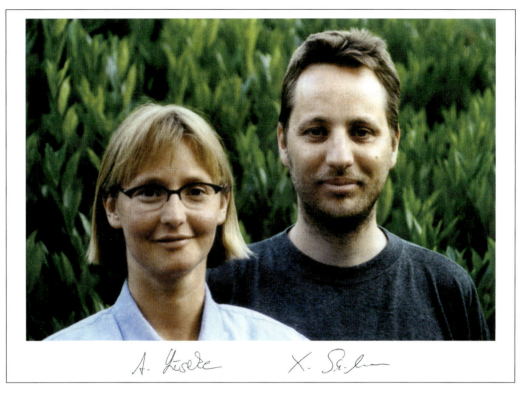

Die 2. Auflage wurde notwendig, um dieses bewährte Lehrbuch an die neue Ausbildungs- und Prüfungsverordnung anzupassen. Trotz des kompakteren Umfangs konnten wir die Inhalte der Gynäkologie und Geburtshilfe anschaulich und umfassend darstellen.

Die einzelnen Kapitel werden, insbesondere im dritten Teil, durch grundlegende anatomische und physiologische Sachverhalte eingeleitet. Auf diese Weise wird die Abstimmung und das Zusammenwirken der unterschiedlichen Funktionen im menschlichen Körper besser verständlich. Auch Details, die sich beispielsweise auf zellulärer Basis vollziehen, werden dann nicht ausgespart, wenn sie für das Gesamtverständnis unerlässlich sind.

Viele Zeichnungen oder Fotografien füllen das Wissen mit Leben und verleihen ihm damit Beständigkeit. Sie dienen der Veranschaulichung und ergänzen den Text. In einem medizinischen Fachbuch kann und soll auf den Gebrauch der Fachsprache nicht verzichtet werden, da sie sowohl bei Prüfungen als im Arbeitsleben relevant ist. Wie bereits in der 1. Auflage werden alle Fachausdrücke erklärt oder übersetzt. Auch konnten wir den Text zum schnelleren Erfassen der Zusammenhänge diesbezüglich anpassen. Natürlich wurden aktuelle wissenschaftliche Erkenntnisse und Neuerungen berücksichtigt. Die klare, einheitliche Gliederung macht es darüber hinaus dem Leser leicht, sich in den einzelnen Kapiteln zu orientieren.

Wir legen Wert darauf, nicht die gynäkologisch relevanten Organe, sondern die Frau selbst in den Mittelpunkt der Betrachtung zu stellen. Auch die Praxistipps und Pflegeschwerpunkte tragen dazu wesentlich bei, da sie nicht nur Hinweise zu Pflegetechniken und Patientinnenbeobachtung geben, sondern auch auf die Lebenssituation der Patientin hinweisen. Neu wurden zahlreiche praxisorientierte Fallbeispiele integriert.

Die Erstellung dieses Buches wurde von einem Team aufmerksamer Korrekturleser begleitet. So möchten wir uns an dieser Stelle ganz herzlich bei unseren Ehepartnern Rebekka Skibbe und Dr. Georg Gallenkemper sowie bei Martin und Yvonne Lamers, Nellie Jöcken, Birgit Gabriel, PD Dr. Thorsten Rosenbaum, Mira Frommknecht und Jennifer Idem für ihre engagierte Mitarbeit bedanken. Ebenso gilt unser Dank dem Georg Thieme Verlag, insbesondere dem Team von Christine Grützner, für die tatkräftige Unterstützung während der gesamten Entstehungszeit des Buches.

Viersen/Krefeld, Juni 2007

Inhaltsverzeichnis

I Gynäkologisches Grundwissen ... 3

1 Geschlechtsspezifische Entwicklung ... 4

1.1	Die normale körperliche Entwicklung	4	1.1.2	Kindheit	5
1.1.1	Neugeborenenphase	4	1.1.3	Pubertät	

2 Der Ovulationszyklus und seine Störungen ... 8

2.1	Die hormonellen Wechselwirkungen – normaler Zyklus	8	2.2.1	Eumenorrhö	13
			2.2.2	Amenorrhö	13
2.1.1	Prinzip der hormonellen Wechselwirkung	8	2.2.3	Hypermenorrhö	13
			2.2.4	Hypomenorrhö	13
2.1.2	Zyklische Veränderungen der Gebärmutterschleimhaut	10	2.2.5	Menorrhagie	13
			2.2.6	Metrorrhagie	13
2.1.3	Zyklische Veränderungen der übrigen Genitalorgane und der Brustdrüse	12	2.2.7	Polymenorrhö	14
			2.2.8	Oligomenorrhö	14
2.2	Zyklusstörungen	13	2.3	Hirsutismus und PCO-Syndrom	14

3 Gynäkologische Untersuchungsmethoden ... 16

3.1	Anamnese	16	3.5	Palpation	19
3.2	Spektulumuntersuchung	17	3.6	Ultraschalluntersuchung	20
3.3	Abstriche	17	3.7	Untersuchung der Brust	20
3.4	Kolposkopie	18	P	Pflegeschwerpunkt	21

II Spezielles gynäkologisches Wissen ... 25

4 Sexualleben der Frau ... 26

4.1	Libido	26	4.3	Störungen in der Sexualität	28
4.2	Gesamtablauf der sexuellen Reaktion	27	4.3.1	Orgasmusstörungen	28
4.2.1	Erregungsphase	27	4.3.2	Dyspareunie	28
4.2.2	Plateauphase	27	4.4	Sexualstörungen nach gynäkologischen Operationen	29
4.2.3	Orgasmusphase	27			
4.2.4	Rückbildungsphase	27	4.5	Vaginismus	29

5 Kontrazeption ... 30

5.1	Nicht hormonelle Kontrazeptiva	31	5.2.3	Kontraindikationen	35
5.1.1	Verhaltensmethoden	31	5.3.3	Pille danach	36
5.1.2	Chemische Methoden	32	5.3	Sterilisation	37
5.1.3	Mechanische Methoden	33	5.3.1	Indikationen	37
5.2	Hormonelle Kontrazeption	34	5.3.2	Kontraindikationen	37
5.2.1	Pillenpräparate	35	5.3.3	Operationsmethoden	37
5.2.2	Nebenwirkungen	35			

6 Sterilität und Infertilität ... 38

6.1	Definition	38	6.4	Therapie	43
6.2	Ursachen	39	6.4.1	Hormonelle Therapie	43
6.2.1	Ursachen bei der Frau	39	6.4.2	Insemination	45
6.2.2	Ursachen beim Mann	41	6.4.3	Künstliche Befruchtung (IVF u. ICSI)	45
6.3	Diagnostik	42			

7 Klimakterium und Senium ... 46

7.1	Prämenopause	46	7.3.2	Organisches Syndrom	48
7.1.1	Blutungen in der Prämenopause	47	7.3.3	Psychisches Syndrom	49
7.2	Postmenopause	47	7.4	Therapie	50
7.2.1	Blutungen in der Postmenopause	47	7.4.1	Behandlungsformen	50
7.3	Klimakterisches Syndrom	48	7.4.2	Verabreichungsformen	50
7.3.1	Vegetatives Syndrom	48	7.5	Senium	52

8 Psychosomatik in der Gynäkologie ... 53

8.1	Der Reifungsvorgang und seine Störungen	54	8.1.5	Pubertät und Erwachsenenalter	55
8.1.1	Zeitfaktor	54	8.1.6	Klimakterium	56
8.1.2	Leitbilder	54	8.2	Diagnose psychosomatischer Erkrankungen	57
8.1.3	Erlebnis-Fehlreaktion	54	8.3	Therapie	57
8.1.4	Kindesalter	55			

9 Akute Notfallsituationen ... 59

9.1	Irreguläre genitale Blutungen	59	9.4	Überstimulationssyndrom	63
9.2	Akute Schmerzen	61	9.5	Vergewaltigung	64
9.3	Toxisches Schocksyndrom	63	9.6	Genitalverletzungen	65

10 Sexuell übertragbare Erkrankungen ... 66

10.1	Gesetzesgrundlagen	66	10.2.2	Mykoplasmainfektionen	67
10.2	Bakterielle sexuell übertragbare Infektionen	67	10.2.3	Gonorrhö	67
			10.2.4	Lues (Syphilis)	69
10.2.1	Chlamydieninfektionen	67	10.3	Virale sexuell übertragbare Infektionen	70

10.3.1	Papillomavirusinfektion (HPV)	70	10.4.2	Phthiriasis pubis	75
10.3.2	Herpes genitalis	72	10.4.3	Skabies (Acarodermatitis)	76
10.3.3	HIV-Infektion, AIDS	73	10.5	Mykotische sexuell übertragbare Infektionen	76
10.4	Parasiten	74			
10.4.1	Trichomoniasis	74			

III Gynäkologische Erkrankungen ... 79

11 Erkrankungen der Vulva und Vagina ... 80

11.1	Überblick über Anatomie, Physiologie und Histologie	80	11.3.5	Bartholinitis	87
11.1.1	Vulva	80	11.3.6	Follikulitis/Furunkel/Karbunkel	89
11.1.2	Vagina	81	11.4	Gutartige Erkrankungen der Vulva und der Vagina	89
11.2	Untersuchung von Vulva und Vagina	83	11.4.1	Lichen sclerosus et atrophicus	89
11.3	Entzündliche Erkrankungen der Vulva und der Vagina	83	11.4.2	Gutartige Tumoren und Zysten	90
11.3.1	Pruritus vulvae	83	11.5	Bösartige Tumoren der Vulva und der Vagina	90
11.3.2	Fluor genitalis (Ausfluss)	83	11.5.1	Vulvakarzinom	90
11.3.3	Vulvitis	85	11.5.2	Vaginalkarzinom	92
11.3.4	Kolpitis	85			

12 Erkrankungen des Uterus ... 95

12.1	Überblick über Anatomie und Physiologie	95	12.4.1	Entzündungen des Korpus/Endometritis	104
12.2	Fehlbildungen des Uterus	97	12.4.2	Myome	104
12.2.1	Aplasie	97	12.4.3	Bösartige Tumoren des Korpus	107
12.2.2	Doppelmissbildungen und Septierungen	97	12.5	Trophoblast-Tumoren	109
12.3	Zervix	98	12.5.1	Blasenmole	109
12.3.1	Entzündliche Erkrankungen der Zervix (Zervizitis)	98	12.5.2	Chorionkarzinom	110
12.3.2	Bösartige Tumoren der Zervix	99	P	Pflegeschwerpunkt Prä- und postoperative Maßnahmen bei abdominaler Hysterektomie	111
12.4	Korpus (Gebärmutterkörper)	104			

13 Erkrankungen der Adnexe ... 113

13.1	Überblick über Anatomie, Physiologie und Histologie	113	13.3.1	Überblick über die Histologie des Ovars	116
13.1.1	Eileiter	113	13.3.2	Retentionszysten/funktionelle Zysten des Ovars	117
13.1.2	Eierstöcke	114	13.3.3	Gutartige Tumoren des Ovars	117
13.2	Entzündliche Erkrankungen der Adnexe	115	13.3.4	Endometriose	120
13.2.1	Akute Adnexitis	115	13.4	Bösartige Tumoren der Adnexe	124
13.2.2	Chronische Adnexitis	116	13.4.1	Karzinome des Eileiters	124
13.3	Gutartige Erkrankungen der Adnexe	116	13.4.2	Ovarialkarzinom	124

14 Erkrankungen der Brustdrüse ... 127

14.1 Überblick über Anatomie, Physiologie und Histologie ... 128
14.1.1 Aufbau ... 128
14.1.2 Brustwarze und Warzenhof ... 128
14.2 Entwicklung/Anomalien ... 129
14.2.1 Angeborene Mammaanomalien ... 129
14.2.2 Erworbene Mammaanomalien ... 130
14.3 Brustuntersuchung ... 130
14.3.1 Selbstuntersuchung ... 130
14.3.2 Inspektion ... 130
14.3.3 Palpation ... 130
14.3.4 Mammografie ... 132
14.3.5 Galaktografie ... 133
14.3.6 Sonografie ... 133
14.3.7 Computertomografie und Kernspintomografie (NMR) ... 133
14.3.8 Gewebeentnahme aus der Brust ... 133
14.4 Entzündungen ... 134
14.4.1 Mastitis nonpuerperalis ... 134
14.5 Gutartige Erkrankungen der Brustdrüse ... 134
14.5.1 Milchgangspapillome ... 134
14.5.2 Fibroadenom ... 135
14.5.3 Mastopathie ... 136
14.6 Bösartige Tumoren ... 136
14.6.1 Präkanzerosen ... 136
14.6.2 Mammakarzinom ... 137
P Pflegeschwerpunkt Prä- und postoperative Pflege bei Mastektomie ... 143

15 Lage- und Haltungsveränderungen der Beckenorgane ... 145

15.1 Überblick über Anatomie und Physiologie ... 145
15.2 Retroflexio uteri ... 148
15.3 Deszensus und Prolaps ... 148
15.4 Inkontinenz ... 152
15.4.1 Physiologie der Miktion und des Blasenverschlusses ... 152
15.4.2 Stressinkontinenz ... 152
15.4.3 Urge-Inkontinenz ... 153
15.4.4 Überlaufinkontinenz ... 154
1.5.4.5 Harnfisteln ... 154
P Pflegeschwerpunkt Urininkontinenz ... 155

IV Geburtshilfe ... 159

16 Beginn der Schwangerschaft ... 160

16.1 Befruchtung und Frühentwicklung ... 160
16.1.1 Plazenta ... 161
16.1.2 Physiologie der Plazenta ... 162
16.1.3 Eihäute ... 164
16.1.4 Nabelschnur ... 164
16.1.5 Fruchtwasser ... 164
16.2 Physiologische Veränderungen des mütterlichen Organismus in der Schwangerschaft ... 164
16.2.1 Herz und Kreislauf, Blut, Lunge ... 164
16.2.2 Nieren ... 165
16.2.3 Ableitende Harnwege ... 165
16.2.4 Magen-Darm-Trakt ... 166
16.2.5 Haut/Haare ... 166
16.2.6 Schilddrüse ... 167
16.2.7 Gebärmutter ... 167
16.2.8 Vagina, Vulva, Adnexe ... 167
16.2.9 Halte- und Stützapparat ... 167
16.2.10 Brustdrüse ... 167
16.2.11 Feststellung der Schwangerschaft ... 168
16.2.12 Mutterschaftsrichtlinien ... 169
16.2.13 Anamnese ... 169
16.2.14 Schwangerschaftsdauer, Berechnung des Geburtstermins ... 169
16.2.15 Untersuchung der Schwangeren ... 169
16.2.16 Beratung der Schwangeren ... 170
16.2.17 Arzneimittel und Impfungen in der Schwangerschaft ... 171
16.2.18 Pränatale Diagnostik ... 172

17 Physiologie der Geburt … 175

17.1	Wehen …	175
17.2	Anatomie des Beckens und des Geburtswegs …	176
17.2.1	Das knöcherne Becken …	176
17.2.2	Das Weichteilrohr …	177
17.3	Anatomie des kindlichen Kopfes …	177
17.4	Lage, Stellung Haltung, Einstellung …	178
17.5	Geburtsverlauf …	178
17.5.1	Eröffnungsperiode …	178
17.5.2	Austreibungsperiode …	179
17.5.3	Nachgeburtsperiode …	179
17.6	Mechanik der Entbindung …	180
17.6.1	Beckeneingang …	180
17.6.2	Beckenmitte …	180
17.6.3	Beckenboden …	180
17.6.4	Entwicklung des Kopfes …	181
17.6.5	Schultern …	181
17.7	Überwachung von Mutter und Kind …	183
17.7.1	CTG (Kardiotokogramm) …	183
17.7.2	MBU (Mikroblutgasuntersuchung) …	183
17.7.3	Amnioskopie …	183
17.8	Episiotomie …	185
17.8.1	Durchführung …	185
17.8.2	Versorgung …	185

18 Analgesie und Anästhesie in der Geburtshilfe … 187

18.1	Psychische Geburtsvorbereitung …	188
18.2	Medikamentöse Analgesie und Sedierung …	188
18.2.1	Analgetika …	188
18.2.2	Sedierung …	188
18.2.3	Lokal- und Leitungsanästhesien …	189

19 Wochenbett und Laktation … 192

19.1	Wochenbett …	192
19.1.1	Involution (Rückbildung) …	192
19.1.2	Wundheilung …	194
19.1.3	Wiedereinsetzen der Ovartätigkeit …	195
P	Pflegeschwerpunkt Betreuung der Wöchnerin …	195
19.2	Laktation …	196
19.2.1	Milchbildung …	197
19.2.2	Zusammensetzung der Milch …	198
P	Pflegeschwerpunkt Stillen …	198

20 Pathologische Schwangerschaft … 206

20.1	Abort …	207
P	Pflegeschwerpunkt Fehlgeburt …	209
20.2	Extrauteringravidität …	211
20.3	Infektionen in der Schwangerschaft …	215
20.3.1	Syphilis …	215
20.3.2	Toxoplasmose …	215
20.3.3	Listeriose …	216
20.3.4	Windpocken (Varizellen) …	216
20.3.5	Ringelröteln …	217
20.3.6	Streptokokken der Gruppe B …	217
20.3.7	Gonokokken …	218
20.3.8	Pilzinfektionen …	218
20.3.9	Röteln …	218
20.3.10	Cytomegalie …	219
20.3.11	HIV (AIDS) …	220
20.3.12	Hepatitis …	220
20.3.13	Herpes simplex …	220
20.4	Erkrankungen in der Schwangerschaft …	221
20.4.1	Endokrine Erkrankungen …	221
20.4.2	Herz- und Kreislauferkrankungen …	223
20.4.3	Erkrankungen der Lunge …	225
20.4.4	Magen-Darm-Erkrankungen …	225
20.4.5	Nierenerkrankungen, Erkrankungen der ableitenden Harnwege …	225
20.4.6	Hauterkrankungen …	225
20.4.7	Neurologische und psychiatrische Erkrankungen …	226
20.4.8	Tumoren …	226
20.5	Schwangerschaftsspezifische Erkrankungen …	227
20.5.1	Frühgestosen, Hyperemesis gravidarum …	227
20.5.2	Spätgestosen …	228
20.6	Regelwidrige Schwangerschaftsdauer …	233
20.6.1	Frühgeburt …	233
20.6.2	Übertragung …	237
20.7	Mehrlingsschwangerschaft und Mehrlingsgeburt …	238

20.8 Pathologie der Plazenta, der Eihäute und des Fruchtwassers.............. 241
20.8.1 Plazentainsuffizienz................ 241
20.8.2 Formabweichungen der Plazenta 242
20.8.3 Nabelschnurkomplikationen......... 243
20.8.4 Blutungen im 2. und 3. Trimenon 244
20.8.5 Anomalien des Fruchtwassers........ 247
20.8.6 Vorzeitiger Blasensprung............ 248
20.8.7 Amnioninfektion bzw. Chorioamnionitis 249
20.9 Morbus haemolyticus neonatorum.... 250
20.9.1 Rhesusinkompatibilität 250
20.9.2 AB0-Inkompatibilität 252

21 Pathologie des Geburtsablaufs 253

21.1 Pathologie der Wehentätigkeit 253
21.1.1 Wehenschwäche.................... 253
21.1.2 Uterine Hyperaktivität.............. 254
21.1.3 Diskoordinierte Wehenstörung....... 255
21.1.4 Zervixdystokie 255
21.2 Anomalien der Haltung, der Einstellung und der Lage 255
21.2.1 Haltungsanomalie 255
21.2.2 Einstellungsanomalien.............. 256
21.2.3 Lageanomalien 258
21.3 Missverhältnis zwischen Kind und mütterlichem Becken 260
21.4 Geburtsverletzungen 261
21.4.1 Scheiden- und Labienrisse 261
21.4.2 Dammrisse 261
21.4.3 Hämatome 262
21.4.4 Zervixrisse........................ 262
21.4.5 Uterusruptur...................... 262
21.5 Pathologie der Nachgeburtsperiode ... 263
21.5.1 Retention der Plazenta.............. 263
21.5.2 Postpartale Blutungen 264
21.6 Koagulopathien.................... 266
21.6.1 Verbrauchskoagulopathie 266

22 Pathologische Veränderungen während des Wochenbetts 268

22.1 Rückbildungsstörungen............. 268
22.1.1 Subinvolution des Uterus............ 268
22.1.2 Lochialstau 269
22.2 Entzündungen im Wochenbett 270
22.2.1 Puerperalfieber.................... 270
22.2.2 Mastitis puerperalis 273
22.2.3 Sonstige Infektionen im Wochenbett .. 275
22.3 Phlebothrombose, Thrombophlebitis, Embolie 275
22.4 Psychiatrische Störungen............ 276
22.5 Orthopädische Störungen 277
22.5.1 Symphysenschädigung.............. 277

23 Das Neugeborene 278

23.1 Das gesunde Neugeborene.......... 278
23.1.1 Zustandsbeurteilung des reifen Neugeborenen.................... 278
23.1.2 Die Untersuchung des Neugeborenen.. 279
23.1.3 Screening-Verfahren beim Neugeborenen................ 279
23.1.4 Anpassung an das Leben außerhalb des Mutterleibs.................... 281

24 Prinzipien der wichtigsten geburtshilflichen Operationen 283

24.1 Vaginale Entbindungsoperationen bei Schädellagen...................... 283
24.1.1 Indikationen und Bedingungen zur operativen Beendigung der Austreibungsperiode 283
24.1.2 Zangenentbindung................. 284
24.1.3 Vakuumextraktion (Saugglocke)...... 284
24.2 Ärztliche Hilfe bei der Beckenendlagengeburt............. 287
24.3 Kaiserschnittentbindung 289
24.3.1 Technik der Schnittentbindung....... 289
24.3.2 Komplikationen 289

Anhang

Literatur 294

Sachverzeichnis 295

I Gynäkologisches Grundwissen

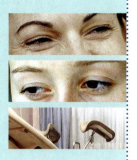

1 Geschlechtsspezifische Entwicklung · *4*

2 Der Ovulationszyklus und seine Störungen · *8*

3 Gynäkologische Untersuchungsmethoden · *16*

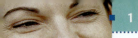

1 Geschlechtsspezifische Entwicklung

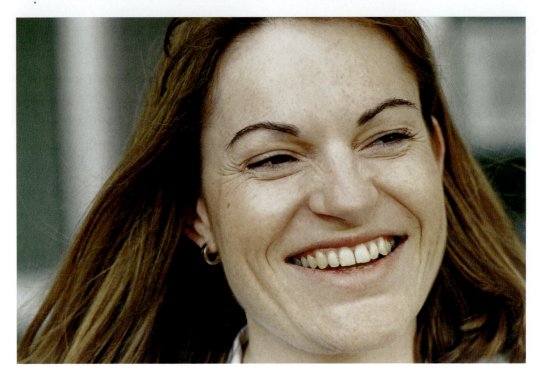

- **1.1 Die normale körperliche Entwicklung** • 4
- 1.1.1 Neugeborenenphase • 4
- 1.1.2 Kindheit • 5
- 1.1.3 Pubertät • 6

1.1 Die normale körperliche Entwicklung

Im Leben der Frau existieren unterschiedliche Entwicklungsperioden, die spezielle Charakteristika aufweisen. Es handelt sich dabei um folgende Lebensphasen (**Abb. 1.1**):
- Neugeborenenphase,
- Kindheit,
- Pubertät,
- Geschlechtsreife,
- Klimakterium,
- Senium.

Im Folgenden sollen die Lebensphasen bis zur Geschlechtsreife aus gynäkologischer Sicht beschrieben werden.

1.1.1 Neugeborenenphase

Während der Neugeborenenphase ist die Scheide gut durchfeuchtet. Sie wird bereits binnen weniger Stunden nach der Geburt mit den Milchsäure bildenden Döderlein-Stäbchen besiedelt. Daher beträgt der pH-Wert dort ca. 5,0. Die Schamspalte ist geschlossen. Das bedeutet, dass die großen Schamlippen den Kitzler, die kleinen Schamlippen und den Scheideneingang überdecken. Die Schleimhaut des Gebärmutterhalses ist gut entwickelt und produziert einen weißlich-flockigen Schleim, der meist als Fluor neonatalis im Bereich der Vulva sichtbar wird. Während der Schwangerschaft erhält das ungeborene Kind über die Plazenta Östrogene. Nach der Geburt kommt

Die normale körperliche Entwicklung ■ 1.1

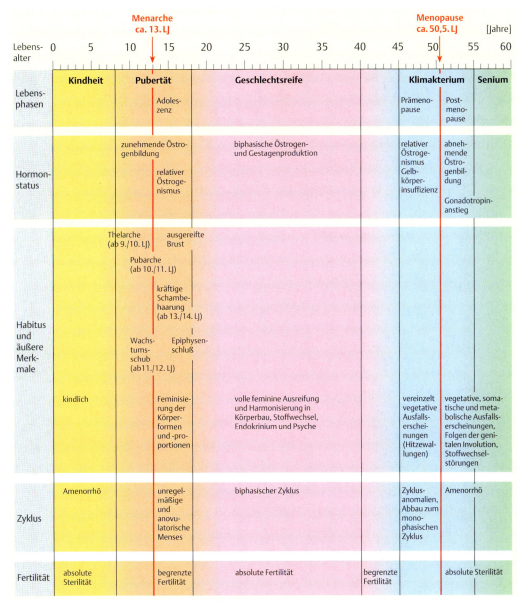

Abb. 1.1 ▪ Lebensphasen der Frau. Veränderungen von Hormonstatus, Aussehen, Zyklus und Fruchtbarkeit.

es daher zu einem Hormonentzug, der beim weiblichen Neugeborenen zu einer kurz dauernden vaginalen Blutung führen kann.

Die Brustdrüsen haben sich durch die Hormone der Plazenta so weit entwickelt, dass es zu einer vorübergehenden Brustschwellung mit Absonderung von milchigem Sekret, der so genannten Hexenmilch, kommen kann (**Abb. 1.2**).

1.1.2 Kindheit

Bei dem follikelstimulierenden Hormon (FSH) und dem luteinisierenden Hormon (LH) aus dem Hypophysenvorderlappen (s. a. Kap. 2) besteht zwischen dem 2. und 8. Lebensjahr keine messbare Aktivität. Östrogene und Androgene aus dem Eierstock finden sich im Blut nur in einer sehr geringen Konzentration.

1 ■ Geschlechtsspezifische Entwicklung

1.1.3 Pubertät

D Unter dem Begriff der Pubertät versteht man die Entwicklungsphase vom Auftreten der ersten sekundären Geschlechtsmerkmale (z. B. Brustwachstum, Schambehaarung) bis zur Geschlechtsreife.

Die Pubertät dauert im Durchschnitt ca. 4 Jahre, wobei sie beim Jungen ungefähr 2 Jahre später eintritt als beim Mädchen. Der Auslöser für ihren Beginn ist jedoch noch nicht bekannt.

M Die hormonellen Veränderungen während der Pubertät betreffen sowohl die Abgabe der Releasing-Hormone (GnRH) aus dem Hypothalamus, der Gonadotropine (FSH und LH) aus dem Hypophysenvorderlappen als auch der Östrogene und der Androgene, welche im Eierstock und der Nebennierenrinde produziert werden.

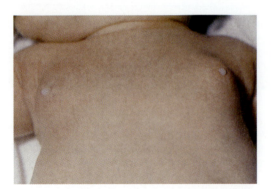

Abb. 1.2 ■ **Milchabsonderung.** Bei einem gesunden Neugeborenen.

M Aufgrund der hormonellen „Ruhe" unterliegen die Genitalorgane bis zur Pubertät einem Wachstumsstillstand.

Die Scheide ist trocken und glatt, aufgrund des glykogenfreien Epithels fehlt die physiologische Besiedelung mit Döderlein-Stäbchen. Der pH-Wert der Scheide beträgt ca. 7, liegt also im neutralen Bereich. Auch ein Brustdrüsenkörper ist beim Kind nicht erkennbar.

Im Verlauf der Pubertät entwickelt sich ein Zyklus mit vollwertiger Funktion des Gelbkörpers und der damit verbundenen Produktion des Progesterons. Durch die steigende Produktion der Geschlechtshormone kommt es zu typischen körperlichen Veränderungen. Um die Entwicklung der Schambehaarung

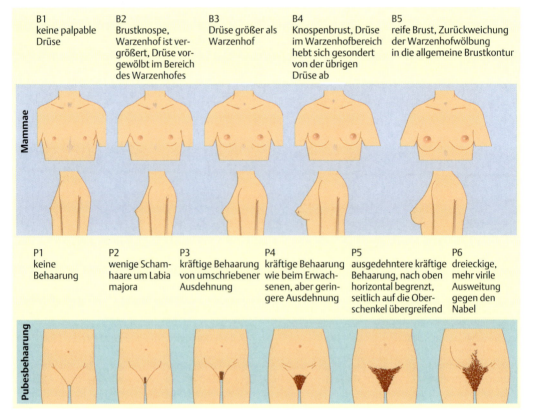

Mammae

B1 keine palpable Drüse

B2 Brustknospe, Warzenhof ist vergrößert, Drüse vorgewölbt im Bereich des Warzenhofes

B3 Drüse größer als Warzenhof

B4 Knospenbrust, Drüse im Warzenhofbereich hebt sich gesondert von der übrigen Drüse ab

B5 reife Brust, Zurückweichung der Warzenhofwölbung in die allgemeine Brustkontur

Pubesbehaarung

P1 keine Behaarung

P2 wenige Schamhaare um Labia majora

P3 kräftige Behaarung von umschriebener Ausdehnung

P4 kräftige Behaarung wie beim Erwachsenen, aber geringere Ausdehnung

P5 ausgedehntere kräftige Behaarung, nach oben horizontal begrenzt, seitlich auf die Oberschenkel übergreifend

P6 dreieckige, mehr virile Ausweitung gegen den Nabel

Abb. 1.3 ■ **Weibliche Geschlechtsmerkmale.** Ausprägungsstadien nach Tanner.

und der Brustdrüsen zu beurteilen, unterscheidet man die Stadien nach Tanner (**Abb. 1.3**).

Die Entwicklung der einzelnen Geschlechtsmerkmale muss jedoch nicht unbedingt synchron erfolgen, sondern kann durchaus zeitlich abweichen.

 Der typische zeitliche Verlauf der körperlichen Entwicklung in der Pubertät stellt sich folgendermaßen dar:
- *Thelarche: Beginn der Brustentwicklung in der Pubertät,*
- *Pubarche: Beginn der Schambehaarung,*
- *Wachstumsschub,*
- *Menarche: Zeitpunkt des Auftretens der ersten Menstruation.*

Thelarche

 Das erste äußerliche Merkmal der pubertären Veränderungen ist die Thelarche, das Knospen der Brust.

Dies geschieht um das 10. Lebensjahr herum und steht unter dem Einfluss der Östrogene. Tanner beschreibt 5 Stadien der Brustdrüsenentwicklung. Das Wachstum der Drüse kann sich mitunter auch asynchron vollziehen und von Schmerzen begleitet sein.

Pubarche

 Kurze Zeit nach dem Beginn der Brustdrüsenentwicklung setzt meist um das 11. Lebensjahr das Wachstum der Schambehaarung, die so genannte Pubarche ein.

Für die Pubarche sind vor allem die Androgene der Nebennierenrinde maßgeblich, für die typisch feminine Ausdehnung der Behaarung jedoch die Kombination aus Androgenen und Östrogen.

Wachstumsschub

 Der puberale Wachstumsschub setzt bei den meisten Mädchen zwischen dem 11. und 12. Lebensjahr ein. In dieser Phase beeinflussen die Hormone des Eierstocks das Körperwachstum entscheidend.

Dieses macht sich in einem vermehrten Längenwachstum, insbesondere im Bereich der Extremitäten bemerkbar. Gleichzeitig zum Skelettwachstum entsteht unter dem Einfluss der Östrogene die geschlechtsspezifische Formung des Körperbaus, wie die Ausbildung des weiblichen Beckens oder die charakteristische Fettverteilung.

 Der Wachstumsschub des Skeletts endet mit dem Schluss der Epiphysenfugen. Dieser ist von der Intensität der Östrogenbildung abhängig und erfolgt meist im Alter von 15–16 Jahren. Danach ist kein weiteres Längenwachstum mehr möglich.

Menarche

 Die Menarche ist die erste Uterusblutung und tritt zwischen dem 12. und 13. Lebensjahr ein.

Der Menarchetermin ist von genetischen, endogenen und exogenen Faktoren wie Ernährung oder Umwelt abhängig. So ist auch zu erklären, dass sich das Auftreten der Menarche in den letzten 100 Jahren um 4 Jahre nach vorne verschoben hat (**Abb. 1.4**).

Für viele Mädchen stellt die Menarche ein einschneidendes Erlebnis im Leben dar. In den nächsten 1 bis 2 Jahren nach der ersten Blutung kann man weitere Menstruationsblutungen in relativ unregelmäßigen Abständen beobachten. Die meisten Zyklen (im Verhältnis 9 : 1) weisen dabei keinen Eisprung auf. In diesem Fall reift ein Follikel im Eierstock heran und bildet Östrogene, die das Wachstum der Gebärmutterschleimhaut stimulieren. Ohne Eisprung wird der Follikel atretisch, woraufhin eine Abbruchblutung folgt. Progesteron wird nicht gebildet, da ohne Eisprung kein Gelbkörper entstehen kann. In Dauer und Ausmaß sind diese Blutungen jedoch fast nicht von normalen Menstruationsblutungen zu unterscheiden.

 Ein Zyklus ohne Eisprung (Ovulation) wird auch als anovulatorischer Zyklus bezeichnet.

Auf die anovulatorischen Zyklen folgen gemeinhin zunächst Zyklen mit unzulänglicher Gelbkörperfunktion. Es dauert meist 2–3 Jahre, bis ein regelrechter Zyklus existiert.

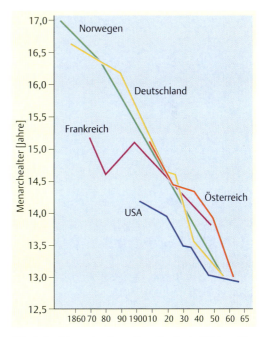

Abb. 1.4 ▪ **Menarchealter.** Das durchschnittliche Alter beim Auftreten der Menarche zwischen 1860 und 1965 unter Berücksichtigung regionaler Unterschiede. Es ist zu erkennen, dass heute die erste Menstruationsblutung etwa 4 Jahre früher eintritt als zu Beginn des betrachteten Zeitraums.

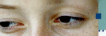

2 Der Ovulationszyklus und seine Störungen

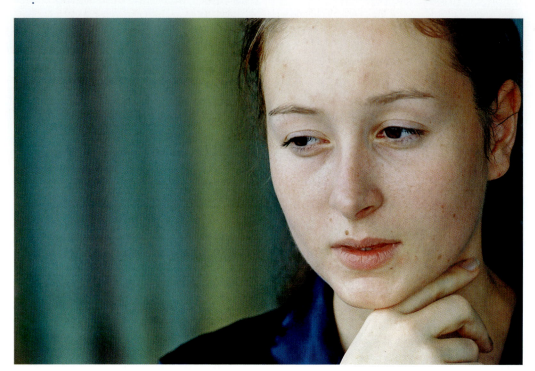

2.1	Die hormonellen Wechselwirkungen – normaler Zyklus • 8	2.2.2	Amenorrhö • 13
2.1.1	Prinzip der hormonellen Wechselwirkung • 8	2.2.3	Hypermenorrhö • 13
2.1.2	Zyklische Veränderungen der Gebärmutterschleimhaut • 10	2.2.4	Hypomenorrhö • 13
		2.2.5	Menorrhagie • 13
2.1.3	Zyklische Veränderungen der übrigen Genitalorgane und der Brustdrüse • 12	2.2.6	Metrorrhagie • 13
		2.2.7	Polymenorrhö • 14
		2.2.8	Oligomenorrhö • 14
2.2	Zyklusstörungen • 13	2.3	Hirsutismus und PCO-Syndrom • 14
2.2.1	Eumenorrhö • 13		

2.1 Die hormonellen Wechselwirkungen – normaler Zyklus

2.1.1 Prinzip der hormonellen Wechselwirkung

Damit ein Menstruationszyklus stattfinden kann, muss die hormonelle Regulation gewährleistet sein. Hier spielen im Wesentlichen die Ovarialhormone Östrogen und Progesteron, die Hypophysenhormone FSH (Follikel stimulierendes Hormon) und LH (luteinisierendes Hormon) sowie die Hormone des Hypothalamus eine Rolle.

Das Zentrum der hormonellen Steuerung ist das *Hypothalamus-Hypophysen-System*. Der Hypothalamus reguliert die Ausschüttung der Gonadotropine FSH und LH aus dem Hypophysenvorderlappen über die Releasing-Hormone. Sie werden daher als Gonadotropin-Releasing-Hormone oder kurz GnRH bezeichnet. Die gonadotrope Funktion des Hypophysenvorderlappens ist abhängig von der Stimulation durch GnRH. Die Ausschüttung von GnRH erfolgt nicht konstant, sondern in pulsatiler Form.

8 • Teil I Gynäkologisches Grundwissen   D *Definition*   M *Merke*   P *Praxistipp*   W *Wissen*   B *Fallbeispiel*

Die hormonellen Wechselwirkungen – normaler Zyklus ■ 2.1

M Da die Synthese des GnRH auch durch übergeordnete Zentren wie die Großhirnrinde oder das limbische System beeinflusst wird, können auch körperliche oder psychische Faktoren auf die hormonelle Regulation einwirken.

Die nächste Station im hormonellen Regelkreis ist die Hypophyse, genauer der Hypophysenvorderlappen. Die Hormone des Hypophysenvorderlappens, die die Aktivität weiterer Hormondrüsen steuern, werden als glandotrope Hormone bezeichnet (glandotrop = Drüsen beeinflussend).

M FSH stimuliert die Östrogenbildung der Follikel, LH dagegen den Aufbau des Gelbkörpers und damit die Progesteronkonzentration.

Grundlage für die Entstehung der Hormon bildenden Anteile des Ovars ist die Follikelreifung (**Abb. 2.1**). Diese vollzieht sich über mehrere Stadien in der Follikelphase. Hier steht die Östrogenbildung im Vordergrund. Nach der Ovulation (Eisprung) beginnt die Corpus-luteum-Phase (auch Lutealphase oder Gelbkörperphase), in der sich der Gelbkörper bildet. In dieser Zeit steigen die Progesteronwerte.

Follikelphase

Primärfollikel
Der Ausgangspunkt der Follikelreifung ist der Primärfollikel. Er besteht aus der Eizelle und einem einschichtigen Kranz aus Epithelzellen, der sie umgibt (**Abb. 2.1**).

Sekundärfollikel
Unter dem Einfluss des FSH aus der Hypophyse bilden sich nach der Pubertät einige Follikel gleichzeitig zu Sekundärfollikeln heran. Sie sind in der Lage Androgene, Östrogene und Progesterone zu bilden, hauptsächlich jedoch Östrogene.

Tertiärfollikel
Der Tertiärfollikel entsteht, indem sich in seinem Inneren eine Höhle bildet (**Abb. 2.1**). Sie ist mit einer Flüssigkeit gefüllt, die man als Liquor folliculi bezeichnet. Die Eizelle liegt nun exzentrisch im Eihügel, der sich auch aus Follikelepithelzellen (= Granulosazellen) zusammensetzt.

In dem Follikel, der später zum sprungreifen Follikel wird, entwickeln sich nun LH-Rezeptoren an den Granulosazellen. Dieser Vorgang wird durch die lokalen Östrogene gefördert. In der Follikelphase kommt es zu einem stetigen Anstieg der Östrogenkonzentration im Blut. Progesteron wird zu diesem Zeitpunkt fast gar nicht gebildet.

Graaf-Follikel
Aus dem Tertiärfollikel entwickelt sich der sprungreife Graaf-Follikel (Durchmesser etwa 1,5 cm), der während des Zyklus nur einmal vorkommt (**Abb. 2.1**).

Ovulation
Die erhöhte LH-Sekretion bewirkt eine Umwandlung der Granulosazellen zum Gelbkörper (= Luteinisie-

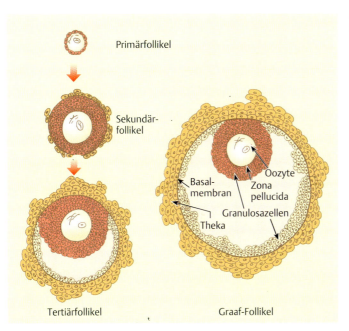

Abb. 2.1 ■ **Follikelreifung.** Zyklische Entwicklung der Follikel im Eierstock.

Teil I Gynäkologisches Grundwissen ■ 9

rung), der für die Bildung des Progesterons zuständig ist. Außerdem wird die Synthese von Prostaglandinen stimuliert. Diese sind in der Lage, die Wand des Eierstocks zu eröffnen, damit die Eizelle mit Hilfe der Follikelflüssigkeit aus dem Eierstock hinausgespült wird, um dann vom Eileiter aufgefangen zu werden (**Abb. 2.2**).

M *Der Eisprung findet um den 15. Zyklustag statt.*

Lutealphase

Aufgrund der Einflussnahme des luteinisierenden Hormons vermehren sich die Epithelzellen des gesprungenen Graaf-Follikels und bilden 2–3 Tage nach dem Eisprung den *Gelbkörper* (*Corpus luteum*). Die Konzentration des Progesterons steigt direkt nach dem Eisprung stark an. Dies bewirkt nicht zuletzt auch den Anstieg der Basaltemperatur um 0,4–0,6 °C.

M *Unter der Basaltemperatur versteht man die morgens nach dem Aufwachen 5 Minuten lang (vaginal oder oral) gemessene Körpertemperatur.*

Wenn die Eizelle nicht befruchtet wird, bildet sich der Gelbkörper zurück. Bis zur Monatsblutung nimmt nun sowohl die Östrogen- als auch die Progesteronsekretion kontinuierlich ab (**Abb. 2.3**).

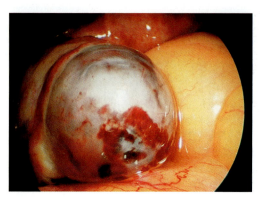

Abb. 2.2 ▪ **Ovar.** Direkt nach dem Eisprung.

2.1.2 Zyklische Veränderungen der Gebärmutterschleimhaut

Auch die Gebärmutterschleimhaut verändert sich zyklisch. Dies hat den Sinn, Monat für Monat optimale Einnistungsbedingungen für die Blastozyste (Keimbläschen) zu schaffen. Die Abstoßung der Gebärmutterschleimhaut ist der Anteil des weiblichen Zyklus, der am besten wahrnehmbar ist.

Der Menstruationszyklus der Frau dauert ca. 28 Tage und kann in drei Phasen eingeteilt werden:
- Desquamationsphase 1.–4. Tag,
- Proliferationsphase 5.–15. Tag,
- Sekretionsphase 16.–28. Tag.

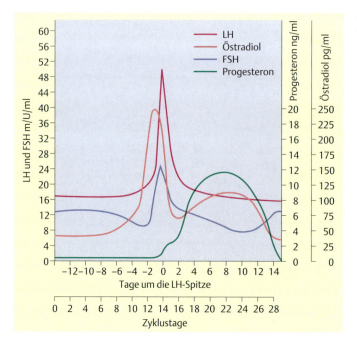

Abb. 2.3 ▪ **Hormonveränderungen.** Zyklische Veränderung der Ovarial- und Hypophysenhormone im Blut.

Die hormonellen Wechselwirkungen – normaler Zyklus ▪ 2.1

M *Für den hormonellen Einfluss auf die Gebärmutterschleimhaut während des Zyklus gilt:*
Östrogen regt die Proliferation an, das heißt, es unterstützt die Zellvermehrung. Progesteron bereitet die Gebärmutterschleimhaut auf eine eventuelle Schwangerschaft vor und wirkt schwangerschaftserhaltend.

Desquamationsphase

Die Gebärmutterschleimhaut, das Endometrium, sitzt direkt auf der Muskelschicht. An der Schleimhautoberfläche findet man ein einschichtiges Zylinderepithel, das teilweise mit Kinozilien (Flimmerhärchen) versehen ist, außerdem enthält es Drüsen. Man teilt das Endometrium in zwei Schichten auf:
- *Stratum basale:* etwa 1 mm dick, direkt mit dem Myometrium verbunden,
- *Stratum functionale:* je nach Zyklustag bis zu 8 mm dick, das Stratum functionale wird während der Menstruation abgestoßen.

M *Der Zyklus beginnt mit dem ersten Tag der Regelblutung. In dieser Phase wird das Endometrium abgestoßen.*

Proliferationsphase

Das Endometrium ist zum Teil in der Desquamationsphase abgestoßen worden. Da die Gebärmutter jedoch für die Aufnahme des Keimlings eine intakte Schleimhaut benötigt, muss das Endometrium wieder aufgebaut werden. Dies geschieht in der Proliferationsphase.

M *Unter Proliferation versteht man ein Gewebewachstum.*

Unterstützt werden diese Vorgänge durch das Hormon Östrogen, das eine proliferationsanregende Wirkung besitzt und während dieser Phase bereits durch die heranreifenden Follikel im Eierstock gebildet wird. Da zu diesem Zeitpunkt noch kein Gelbkörper vorhanden ist, spielt das Progesteron hier noch keine Rolle. Es finden Zellvermehrungen im Stratum functionale statt, die nicht nur die Oberflächenepithelien betreffen, sondern auch die Drüsenzellen des Endometriums.

Sekretionsphase

Das Stratum functionale ist jetzt angewachsen. Nun muss es auf eine eventuelle Schwangerschaft vorbereitet werden. Verantwortlich dafür ist (bei gleichzeitig anhaltender Östrogenproduktion) das Progesteron, das im Gelbkörper gebildet wird. Die Sekretionsphase beginnt nach dem Eisprung. Falls es zu einer Befruchtung kommt, wird das Ei noch 4 bis 5 Tage bis zur Uterushöhle wandern müssen, Zeit genug die Schleimhaut schwangerschaftsgerecht zu modifizieren. Die Drüsen sind nun stark geschlängelt und zeigen im Lumen eine gezackte („sägeblattartige") Struktur. Sie produzieren ein glykogenhaltiges, schleimiges Sekret (Glykogen, die Kohlenhydrat-Speicherform des Menschen), das für die Einnistung der befruchteten Eizelle eine wichtige Rolle spielt. Im Laufe der Sekretionsphase lagern sich die oberflächennahen Bindegewebszellen zu einer dichten Schicht, der *Compacta*, zusammen. Darunter liegt eine schwammartige, drüsenreiche Schicht, die *Spongiosa* (**Abb. 2.4**).

Nun ergeben sich zwei Möglichkeiten:
1. Das Ei wird nicht befruchtet
Wenn die Eizelle nicht befruchtet wird, sieht der Körper keine Veranlassung, die Schleimhaut zu erhalten. Um den 22. Zyklustag beginnt die Rückbildung des Gelbkörpers, der Progesteronspiegel sinkt. Die Folge hiervon ist eine Kontraktion und Kompression der Schleimhautgefäße, die eine Minderdurchblutung des Endometriums mit einem Gewebeuntergang zur Folge hat. Am Ende des Menstruationszyklus kommt es wieder zu einem Anstieg des Östrogens. Hierdurch entstehen Blutungen, aus denen die Abstoßung des Stratum functionale resultiert. Enzyme und eine Verminderung der Blutplättchen setzen die Blutgerinnung des Mens-

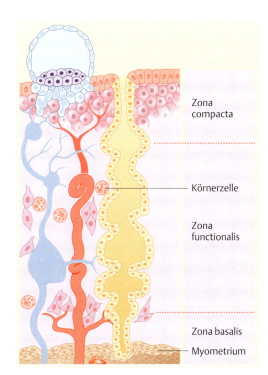

Abb. 2.4 ▪ **Gebärmutterschleimhaut.** In der späten Sekretionsphase. Oben im Bild ist eine Blastozyste zu sehen, die sich in die Schleimhaut eingebettet hat.

truationssekrets herab. Dadurch bleibt es flüssig und kann gut aus der Gebärmutter abfließen.

2. Das Ei wird nach der Ovulation befruchtet
In diesem Fall muss die Gebärmutterschleimhaut nach der Einnistung erhalten bleiben; das heißt, der Gelbkörper darf nicht absterben, da sinkende Werte des schwangerschaftserhaltenden Progesterons die Menstruation einleiten würden. Der Trophoblast (Außenwand des Keimbläschens) bildet ein Hormon namens human-Choriongonadotropin (hCG), das eine Degeneration des Gelbkörpers so lange verhindert, bis die Plazenta dessen Funktion übernehmen kann. Die schwangerschaftserhaltende Wirkung des Progesterons bleibt bestehen und somit auch die Gebärmutterschleimhaut.

2.1.3 Zyklische Veränderungen der übrigen Genitalorgane und der Brustdrüse

Nicht nur die Gebärmutterschleimhaut ist zyklischen Veränderungen unterworfen, sondern auch, wenn auch weniger augenscheinlich, die anderen Genitalorgane sowie die Brust.

Veränderungen in der Follikelphase

Die Follikelphase dient dem Aufbau einer funktionstüchtigen Gebärmutterschleimhaut. Allerdings müssen hier auch die Voraussetzungen für die Aufnahme der Spermien und deren Wanderung durch die Gebärmutter geschaffen werden.

Der Eileiter erfährt während der Follikelphase eine Steigerung des Bewegungsvermögens und der Schleimproduktion.

Der Zervixkanal (Zervix = Gebärmutterhals) erweitert sich. Es kommt zu einer Vermehrung der Zervixsekretion und der Spinnbarkeit des Zervixschleims (**Abb. 2.5**). In allen anderen Phasen des Zyklus ist ein Ausspinnen des Schleimfadens nicht möglich (Billings-Methode, S. 31).

An der Vagina vermehren sich die Epithelzellen. Das Scheidenepithel ist ein sehr guter Anzeiger für die Aktivität der Sexualhormone, da es sich zyklusabhängig in unterschiedlicher Weise verändert. In der Follikelphase reift das Vaginalepithel in allen Schichten voll aus. Auch an der Brustdrüse sind Epithelvermehrungen zu verzeichnen.

Veränderungen in der Lutealphase

Die Lutealphase steht unter dem Zeichen der Einnistung. Im Falle einer Empfängnis ist es für den Körper nicht mehr von Interesse, weitere Spermien in die Ge-

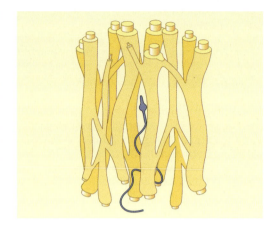

Abb. 2.5 ▪ **Muzinfäden.** Sie sind aufgelockert und parallel angeordnet. Der Aufstieg der Spermien ist somit erleichtert.

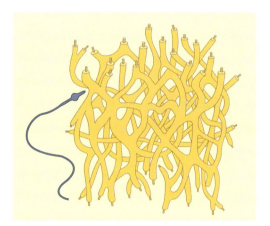

Abb. 2.6 ▪ **Lutealphase.** Hier verdichtet sich das Netzwerk der Muzinfäden. Eine Aszension der Spermien ist daher nahezu unmöglich.

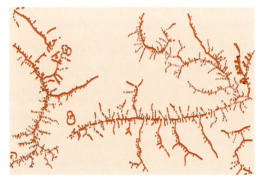

Abb. 2.7 ▪ **Farnkrautphänomen.** Schwindet in der Lutealphase.

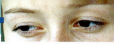

bärmutter aufzunehmen. Auch muss der Keimling vor möglichen Krankheitserregern geschützt werden.

Im Eileiter ist eine gesteigerte Aktivität des Flimmerepithels festzustellen. Das Zervixsekret zeichnet sich durch eine herabgesetzte Spinnbarkeit des Zervixschleims (**Abb. 2.6**) und das Schwinden des Farnkrautphänomens (**Abb. 2.7**) aus.

In das Vaginalepithel wird aufgrund der Progesteronwirkung Glykogen eingelagert. Dies dient den Döderlein-Stäbchen dann als Rohmaterial für die von ihnen produzierte Milchsäure. Zur gleichen Zeit werden die oberflächlichen Epithelschichten vermehrt abgestoßen (Abschilferung).

Während der Lutealphase ist die Brust verstärkt durchblutet, die Zellen vergrößern sich und das Zwischengewebe lagert Wasser ein. Daher vergrößern sich die Brüste, was sich häufig in einem Spannungsgefühl bemerkbar macht.

2.2 Zyklusstörungen

Zyklusstörungen können die unterschiedlichsten Ursachen haben. Von der harmlosen hormonellen Dysregulation bis zum gefährlichen Karzinom machen sich viele gynäkologische Erkrankungen durch Blutungsanomalien bemerkbar.

Ursachen sind Polypen oder Entzündungen der Gebärmutterschleimhaut, Myome, Intrauterinpessare, Endometriosis interna, Störungen des Hormonhaushalts oder der Gerinnung.

2.2.1 Eumenorrhö

D Der normale Zyklus der Frau wird als Eumenorrhö bezeichnet. Bei einer geschlechtsreifen Frau dauert ein regulärer Zyklus 27–28 Tage. Die Blutungsdauer beträgt 4–5 Tage und geht mit einem Blutverlust von 30–80 ml einher.

2.2.2 Amenorrhö

D Die Amenorrhö bezeichnet das Ausbleiben der Menstruationsblutung.

Zu unterscheiden sind hierbei die primäre und sekundäre Amenorrhö. Bei der primären Amenorrhö hat noch nie eine Regelblutung stattgefunden.

Ursachen sind genetische Störungen, Fehlbildungen, Ausbleiben der Entwicklung, fehlende Anlage der Genitalorgane, ovarielle Funktionsstörungen oder Fehlen der glandotropen Hypophysenhormone.

Die sekundäre Amenorrhö zeichnet sich dadurch aus, dass die Menstruationsblutung länger als 90 Tage ausbleibt.

Ursachen sind Erkrankungen der Gebärmutter, z. B. Endometritis, Zustand nach einer Fehlgeburt oder einer Ausschabung, Folge einer schweren Allgemeinerkrankung, Chemotherapie oder Bestrahlung.

M Die Vorsilben „Hyper-" und „Hypo-" beziehen sich auf die Blutungsmenge.

2.2.3 Hypermenorrhö

D Die Hypermenorrhö ist eine verstärkte Menstruationsblutung bei erhaltenem Zyklus und erhaltener Blutungsdauer. Die Blutungsmenge beträgt mehr als 80 ml (mehr als 5 Vorlagen pro Tag).

2.2.4 Hypomenorrhö

D Hierbei handelt es sich um eine sehr schwache, aber regelmäßige Menstruationsblutung mit einer Blutungsmenge von bis zu 30 ml (weniger als 2 Vorlagen pro Tag).

Ursachen sind Ovarialinsuffizienz, Hormonbehandlung (gestagenbetonte Ovulationshemmer), Zustand nach Ausschabungen.

2.2.5 Menorrhagie

D Frauen mit Menorrhagie weisen verlängerte und häufig verstärkte Menstruationsblutungen bei erhaltenem Zyklus auf.

Ursachen sind hormonelle oder organische uterine Störungen.

2.2.6 Metrorrhagie

D Unter Metrorrhagie versteht man azyklische, verlängerte und verstärkte Blutungen.

Ursachen sind hormonelle Störungen (juvenile Blutungen), Myome, Karzinome, Schleimhautpolypen oder Intrauterinpessare.

M Die Vorsilben „Poly-" und „Oligo-" beziehen sich auf die Anzahl der Menstruationsblutungen in einem bestimmten Zeitraum.

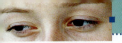

2 Der Ovulationszyklus und seine Störungen

2.2.7 Polymenorrhö

D *Die Polymenorrhö bezeichnet Regelblutungen mit verkürztem Zyklus (weniger als 24 Tage) bei normaler Blutungsstärke und -dauer.*

Ursachen sind monophasische oder anovulatorische Zyklen, Hyperprolaktinämie.

2.2.8 Oligomenorrhö

D *Bei der Oligomenorrhö findet man verlängerte Blutungsintervalle (Zyklus länger als 35 Tage) bei normaler Blutungsstärke und -dauer.*

Ursachen sind hormonelle Dysregulation im Hypothalamus-Hypophysen-System, Ovarialinsuffizienz.

M *Der Begriff Dysmenorrhö scheint auf eine Blutungsstörung hinzudeuten. Es handelt sich jedoch um eine schmerzhafte Regelblutung.*

P *Beratung. Die Einstellung der erwachsenen Frau zum Thema „Menstruation" ist meist gefestigt, das Verhalten junger Mädchen schwankt noch. Ihr Wissensstand ist sehr unterschiedlich, daher können sie manchmal Veränderungen nicht deutlich wahrnehmen und entsprechend kommunizieren. Sie sind verunsichert, reagieren emotionaler auf den Mangel an Intimsphäre (z. B. Entkleiden vor Mitpatienten oder dem Arzt), sind stärker auf Beratung angewiesen. Die Entwicklung der Geschlechtsidentität ist noch nicht abgeschlossen. Die Pflegeperson kann im Gespräch und im Umgang als Vorbild fungieren. Sie sollte sachlich, offen und freundlich mit verständlichen Worten erklären können, was das Mädchen interessiert. Ein informierendes Gespräch quasi von „Frau" zu „Frau" ist manchmal ein guter Weg, das Mädchen zu erreichen. Religiöse Hintergründe sollten dabei beachtet werden, so müssen z. B. muslimische Frauen am Ende ihrer Menstruation eine sog. große Waschung vornehmen, um wieder rein zu werden.*

2.3 Hirsutismus und PCO-Syndrom

Eine der hauptsächlichen hormonell bedingten Störungen ist eine Überproduktion von männlichen Geschlechtshormonen. Hieraus resultiert das Bild des Hirsutismus und das Syndrom der polyzystischen Ovarien.

Hirsutismus

D *Unter Hirsutismus versteht man eine vermehrte Behaarung vom männlichen Typ bei der Frau.*

Ein verstärkter Haarwuchs an Körperstellen, die bei der Frau gewöhnlich nur von zartem Flaumhaar bedeckt sind, stellt für die Betroffenen eine sehr starke psychische Belastung dar. Dabei ist ein Hirsutismus relativ häufig zu beobachten. Die vermehrte Körperbehaarung findet man an folgenden Stellen:
- Gesicht (Wangen, Oberlippe, Kinn, Koteletten),
- Warzenhof der Brustwarze,
- Brustbein,
- Bauchmitte,
- Extremitäten (Oberschenkelinnenseite),
- rautenförmige Schambehaarung.

M *Die Schambehaarung der Frau hat eine dreieckige Form, wobei die Basis des Dreiecks nach oben gerichtet ist. Die Schambehaarung des Mannes ist eher rautenförmig und läuft spitzwinklig auf den Nabel zu.*

Ursachen
Die Ursache des Hirsutismus ist meist eine erhöhte Androgenproduktion.

M *Androgene sind Hormone, die die Ausformung und Entwicklung männlicher Geschlechtsmerkmale fördern.*

Der Ursprung der vermehrten Androgenbildung kann verschiedenartig sein. Es kommen unter anderem in Frage:
- Hormonproduzierende Tumoren in Nebennierenrinde oder Ovar,
- Störungen im Bereich des Hypophysenvorderlappens (Akromegalie/Cushing-Krankheit),
- peripher erhöhte Androgenaktivität,
- Iatrogen (ärztliche Verordnung von Anabolika oder Androgenen).

Symptome
Neben Zyklusstörungen und Sterilität kann es zu Virilisierungserscheinungen (= Vermännlichung) kommen:
- männlicher Körperbau,
- Kehlkopfwachstum mit Stimmvertiefung,
- Rückbildung von Brust, Gebärmutter etc.,
- Vergrößerung des Kitzlers.

Außerdem kann die Androgenwirkung zu einer Glatze, vermehrter Hauttalgabsonderung und Akne führen.

Teil I Gynäkologisches Grundwissen

Zyklusstörungen • 2.2

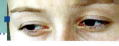

Diagnostik
In der Laboranalytik wird das Blut der Patientin auf erhöhte Werte von Testosteron, DHEA-S und Kortisol untersucht. Daneben kann auch eine Tumorsuche mit Hilfe von Computertomografie, Röntgenuntersuchungen und die Sonografie notwendig sein.

Darüber hinaus darf man jedoch nicht vergessen, dass eine vermehrte Körperbehaarung ethnisch oder genetisch bedingt sein kann, also nicht unbedingt immer pathologisch sein muss.

Therapie
Eine Hyperandrogenämie, die durch androgenbildende Tumoren verursacht ist, wird wirkungsvoll chirurgisch behandelt.

Bei einem Hirsutismus, der von der Nebennierenrinde ausgeht, ist eine Therapie mit Kortikoiden möglich. Die Bildung der Androgene wird dadurch unterdrückt. Ein ovarieller Hirsutismus, der nicht auf einen Tumor zurückzuführen ist, kann man durch die Gabe von Ovulationshemmern beeinflussen.

> **M** *Die Hormonbehandlung kann gut ein Jahr dauern, bevor ein Erfolg sichtbar wird. Die Patientin sollte außerdem darauf aufmerksam gemacht werden, dass es unter Umständen nicht zu einer kompletten Reduzierung der störenden Haare kommt.*

So bleibt vielen Frauen nur noch die Möglichkeit einer mechanischen Entfernung der Haare. Hierbei ist die elektrische Epilation die effektivste Methode. Rasuren und die Epilation mit Wachs reizen die Haut und werden daher den Hirsutismus eher unterstützen.

Syndrom der polyzystischen Ovarien (PCO-Syndrom)
Beim PCO-Syndrom handelt es sich um ein multifaktorielles Geschehen. Es liegt ein PCO-Syndrom vor, wenn zwei der folgenden drei Kriterien erfüllt sind:
- Polyzystische Ovarien,
- Oligo- oder Anovulation,
- klinische oder laborchemische Zeichen eines Hyperandrogenismus, nach Ausschluss anderer endokriner Erkrankungen.

Zudem findet man bei einem Großteil der Betroffenen Übergewicht und Insulinresistenz. Auch Akne, Hirsutismus oder Glatzenbildung können vorkommen. Die Follikel haben beim polyzystischen Ovar in etwa alle die gleiche Größe und einen Durchmesser von 1–3 cm. Die Eierstöcke, die beidseitig betroffen sind, haben eine graue Farbe und sind etwa 3–4 × so groß wie gewöhnlich.

Die Therapie besteht in:
- Förderung regelmäßiger Zyklen,
- Senkung der Androgenwerte,
- Verminderung der Insulinresistenz.

Neben der pharmakologischen Therapie gehört auch eine Änderung der Lebensgewohnheiten (ggf. Gewichtsreduktion, vermehrte körperliche Aktivität usw.) zur Behandlung des PCO-Syndroms.

3 Gynäkologische Untersuchungsmethoden

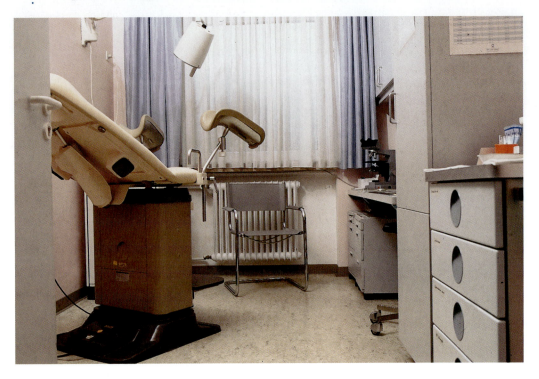

3.1 Anamnese • 16

3.2 Spektulumuntersuchung • 17

3.3 Abstriche • 17

3.4 Kolposkopie • 18

3.5 Palpation • 19

3.6 Ultraschalluntersuchung • 20

3.7 Untersuchung der Brust • 20

P Pflegeschwerpunkt • 21

3.1 Anamnese

Vor der gynäkologischen Untersuchung steht die Erhebung der Anamnese. Hierbei ist es wichtig, Fragen zur aktuellen Problematik zu stellen und Informationen zur Vorgeschichte der Patientin zu erhalten.

An das Gespräch schließt sich die gynäkologische Untersuchung an. Diese findet, um einen besseren Überblick über das Genitale zu bekommen und eine einigermaßen entspannte Tastuntersuchung zu ermöglichen, in Steinschnittlage auf dem gynäkologischen Stuhl statt. Für diese Untersuchung sollte die Patientin die Harnblase entleert haben.

Die Inspektion beginnt mit der Betrachtung der äußeren Genitalien, wobei der Arzt auch Anus und Damm untersucht. Dann spreizt man vorsichtig die großen Schamlippen, um die kleinen Schamlippen, Klitoris, Scheideneingang und Harnröhrenöffnung zu inspizieren. Hierbei achtet man sowohl auf Hautveränderungen, wie Ekzeme oder Warzen, als auch auf Kratzspuren, die auf eine Infektion hinweisen können. Außerdem lässt der Arzt die Patientin kräftig husten oder pressen, um eine Gebärmuttersenkung oder Inkontinenz auszuschließen.

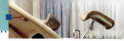

3.2 Spektulumuntersuchung

Bei einem Spekulum, das in der Gynäkologie verwendet wird, handelt es sich um ein flaches oder rinnenförmiges Instrument, mit dem der Arzt Scheide und Portio betrachten kann.

M *Bevor eine Tastuntersuchung vorgenommen wird, muss eine Spekulumuntersuchung erfolgen, da jede Irritation der Portio das Ergebnis der Zytologie verfälschen kann.*

Man verwendet entweder ein einteiliges, sog. Entenschnabelspekulum oder die zweiteiligen Spiegel. Durch ein kaltes Spekulum spannt sich die Muskulatur an und das Einführen des Instruments in die Vagina bzw. die Untersuchung selbst wird für die Patientin unnötig unangenehm. Daher sollten Spekula im Wärmeschrank oder unter fließendem, warmem Wasser vorgewärmt werden. Letzteres erleichtert besonders bei älteren Frauen mit trockener Scheidenschleimhaut das Einführen des Spekulums.

Der Arzt führt das Spekulum zunächst parallel zum Oberschenkel seitlich in die Scheide ein. Dann spreizt er die Branchen auseinander und zieht sie durch eine 90°-Bewegung in Richtung Damm. Dabei gelangt der hintere Teil der Spiegel hinter die Portio, wodurch man Gebärmuttermund und -hals sehen kann. Danach werden Abstriche entnommen und die Kolposkopie (Lupenuntersuchung) durchgeführt. Beim Herausziehen der Spiegel wird die Scheidenwand von allen Seiten inspiziert. Falten und Einbuchtungen der Scheidenwand und das Scheidengewölbe werden auf Veränderungen (z. B. Schleimhautveränderungen oder Verhärtungen) untersucht. Zu dokumentieren sind alle Veränderungen, z. B.:

- Farbveränderungen (z. B. die Lividität in der Schwangerschaft oder die Leukoplakie, eine Verhornungsstörung, die mit der Entstehung weißer Herde einhergeht),
- Beschaffenheit des Zervixschleims,
- gutartige Neubildungen (z. B. Warzen oder Polypen),
- karzinomverdächtige Bereiche.

3.3 Abstriche

M *Man unterscheidet zwischen mikrobiologischen Abstrichen, die dem Nachweis von Keimen dienen, und zytologischen Abstrichen, bei denen Krebszellen oder deren Vorstufen gesucht werden.*

Bei dem Verdacht auf eine Infektion wird mittels Watteträger aus dem Zervikalkanal oder dem hinteren Scheidengewölbe Sekret entnommen und in ein Nährmedium gebracht. Die weiteren Untersuchungen finden im Labor statt, in dem Kulturen angesetzt werden. Will man selbst einen ersten Eindruck gewinnen, kann man ein Nativpräparat anfertigen. Hierzu werden einige Tropfen physiologische Kochsalzlösung auf einen Objektträger gebracht und mit dem gewonnenen Sekret vermischt. Nach Abdecken mit einem Deckglas kann man mit dem Mikroskop Hefepilze, Bakterien und Trichomonaden nachweisen. Unter dem Amintest (**Abb. 3.1**) versteht man das Vermischen des gewonnenen Scheidensekrets mit 10%iger KCl-Lösung. Typischerweise kommt es bei Vorliegen einer Infektion mit dem Bakterium Haemophilus vaginalis zum Auftreten eines Fischgeruchs (Aminkolpitis). Mittels pH-Indikatorpapier lässt sich der intravaginale pH-Wert leicht feststellen. Normalerweise ist das Scheidenmilieu sauer bei einem pH-Wert von 4–4,4. Höhere Werte zeigen ein gestörtes Milieu und gegebenenfalls eine Infektion an.

Zytologische Abstriche von der Zervix sind Bestandteil der gesetzlichen Krebsfrüherkennungsuntersuchung. Hierzu wird mit je einem Wattetupfer, Spatel oder Bürste ein Abstrich von der Portiooberfläche sowie aus dem Zervikalkanal entnommen und auf einen mit Namen beschrifteten Objektträger ausgerollt. Die Objektträger muss man sofort fixieren, entweder mit einem Spray oder in 96%igem Äther-Alkohol. Im zytologischen Labor werden diese Abstriche gemäß dem Spezialverfahren nach Papanicolaou (Pap) ge-

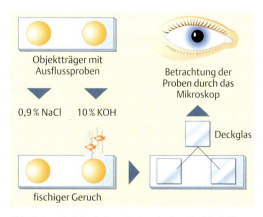

Abb. 3.1 ▪ **Amintest.** Zum Nachweis einer Aminkolpitis.

färbt und klassifiziert (**Tab. 3.1**). Rund 50 % der Zervixkarzinome entdeckt man im Rahmen der Früherkennung. Hierbei erbringt der zytologische Befund jedoch nur die Verdachtsdiagnose, die durch eine Gewebeentnahme und eine histologische Untersuchung gesichert werden muss.

Tabelle 3.1 Einteilung der zytologischen Abstriche nach Papanicolaou (Pap)

Pap	Befund
I	Normaler Zellbefund
II	Entzündliche Zellveränderungen
IIw	Stark entzündliche Zellveränderungen
III	Zweifelhafte, schwere entzündliche oder degenerative Zellveränderungen
III D	Leichte bis mittelgradige Dysplasie
IVa	Schwere Dysplasie
IVb	Schwere Dysplasie mindestens bis zum Carcinoma in situ
V	Invasives Karzinom

3.4 Kolposkopie

Während der Spekulumuntersuchung kann der Gebärmutterhals mithilfe eines Mikroskops, dem Kolposkop, 6–40fach vergrößert betrachtet werden (**Abb. 3.2**). Die Brennweite des Kolposkops ist so bemessen, dass man es vor dem Scheideneingang belassen kann. Zunächst stellt der Arzt mit einem Spekulum den Muttermund dar. Das Oberflächenepithel kann er so besser beurteilen und ggf. bei Auffälligkeiten gezielt Abstriche oder Probeentnahmen vornehmen. Durch das Aufbringen von Essigsäure werden Eiweißstoffe ausgefällt, wodurch das Bild klarer wird.

Im Rahmen der Untersuchung kann man die Schiller-Jodprobe durchführen, die ein Färbeverfahren darstellt. Indikation der Schiller-Jodprobe ist die Suche nach karzinomverdächtigen Arealen auf der Portio. Die Anfärbbarkeit des Gewebes durch die Jodlösung hängt von seinem Glykogengehalt ab. Glykogen ist ein Zuckerspeicherstoff. Da Karzinomzellen oder deren Vorläuferzellen wegen ihres erhöhten Stoffwechsels wenig oder kein Glykogen speichern, lassen sie sich durch die Jodlösung nicht färben. Bei der

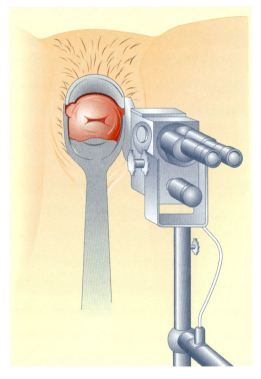

Abb. 3.2 ▪ **Kolposkopie.** Ermöglicht die vergrößerte Darstellung des Gebärmutterhalses.

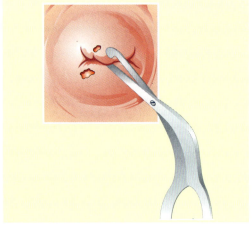

Abb. 3.3 ▪ **Knipsbiopsie.** Aus dem Gebärmutterhals.

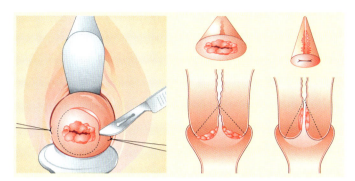

Abb. 3.4 ▪ **Konisation.** Je nach Lage der Veränderung ergibt sich ein flacher oder tiefer Konus.

Schiller-Jodprobe wird die Portiooberfläche mit einer 3 %igen, wässrigen Jod-Jodkaliumlösung betupft und die Färbung der Portio beobachtet.
Normales Plattenepithel speichert Glykogen und wird deswegen blau-braun angefärbt. Karzinomzellen dagegen bleiben hell. Dies ist für eine pathologische Veränderung Hinweis gebend, allerdings nicht beweisend.

Bei auffälligen Befunden kann durch eine Knipsbiopsie (**Abb. 3.3**) umgehend eine histologische Abklärung erfolgen. Besteht ein Pap IVa oder ein Pap III D über einen längeren Zeitraum, ist eine Konisation (**Abb. 3.4**) angezeigt. Hierbei wird in Narkose ein kegelförmiger Gewebezylinder aus dem Gebärmutterhals geschnitten und sorgfältig histologisch untersucht.

3.5 Palpation

Die Palpation ist eine Tastuntersuchung, die Scheide, Gebärmutter, Eileiter, Eierstöcke und ggf. auch das Rektum umfasst. Sie gehört zum Standard der gynäkologischen Untersuchung, findet aber auch bei speziellen Fragestellungen (z. B. der Tumorsuche) Anwendung.

Die gynäkologische Tastuntersuchung beginnt mit dem Austasten der Scheide. Man führt zunächst den Zeigefinger, dann auch den Mittelfinger in die Vagina ein. So kann der Arzt unter anderem die Scheidenwände, Scheidengewölbe und die Portio ertasten. Hierbei achtet man auf Elastizität des Gewebes, Resistenzen (Widerstände), Schmerzhaftigkeit und anatomische Veränderungen.
Bimanuelle Untersuchung. Hier unterscheidet man die „innere Hand", die die Scheide palpiert, von der „äußeren Hand", die von außen die Bauchdecke abtastet. Die innere Hand hebt die Zervix an und schiebt so die Gebärmutter gegen die Bauchdecke. Die äußere Hand umgreift dabei den Gebärmutterkörper. Hierdurch können die Größe, Lage, Form, Konsistenz und Schmerzhaftigkeit vom Uterus beurteilt werden. Verschiebt man den Gebärmutterhals zwischen innerer und äußerer Hand, kann der für eine Entzündung des inneren Genitales typische Portioschiebeschmerz ausgelöst werden. Die Eierstöcke sind gelegentlich schwierig zu palpieren. Bei den Eileitern gelingt dies bei Normalbefund äußerst selten, da sie sich als sehr dünne, zarte Strukturen darstellen.

Zum Abtasten der Eierstöcke wird der untersuchende Finger in das seitliche Scheidengewölbe vorgeschoben. Dann hebt die innere Hand die Eierstöcke der äußeren Hand entgegen, die sie durch die Bauchdecke abtastet.

M *Die Ovarien sind druckschmerzhaft. Der bei der Untersuchung verursachte Schmerz muss daher keinen krankhaften Hintergrund haben.*

Rektale Untersuchung. Zusätzliche Informationen über die Uterushinterfläche und die Rektumschleimhaut bringt die rektale Untersuchung, die nach der vaginalen durchgeführt wird. In besonderen Fällen, z. B. um eine Tumorausbreitung zu beurteilen, kann der Arzt auch gleichzeitig von vaginal und rektal untersuchen. Hierbei werden die Parametrien beurteilt.

D *Unter Parametrien versteht man die seitliche Aufhängung der Zervix im kleinen Becken zwischen Blase und Rektum.*

3.6 Ultraschalluntersuchung

Zusätzlich zur Tastuntersuchung kommt dem Ultraschall eine wichtige Rolle zu. Mittels eines intravaginalen Schallkopfes können Uterus und Adnexen beurteilt werden. So kann zum Beispiel die Struktur von Adnextumoren Hinweise auf die Gut- oder Bösartigkeit (Dignität) des Prozesses geben. Auch ist es beispielsweise möglich, die Dicke der Gebärmutterschleimhaut zu beurteilen, was unter einer Hormontherapie wichtig ist.

P *Für die vaginale Schalluntersuchung sollte die Harnblase der Patientin leer sein. Bei einem abdominalen Schall verbessert eine volle Harnblase die Schallbedingungen. Erkundigen Sie sich vorher beim Arzt, ob er vaginal oder abdominal „schallen" möchte, dann können Sie die Patientin korrekt vorbereiten. Der abdominale Schall wird bei Jungfrauen oder Patientinnen mit engen Scheidenverhältnissen angewandt. Auch wenn sehr große intraabdominelle Tumoren vorliegen, ist die Übersicht von abdominal besser. Zum Nachweis oder zur Überprüfung einer Schwangerschaft wird bis zur 12. SSW von vaginal und später von abdominal geschallt.*

3.7 Untersuchung der Brust

Zunächst erfolgt die Inspektion der Brust (**Abb. 3.5**) im Stehen oder aufrechten Sitzen. Hier ist auf Seitendifferenzen oder Hauteinziehungen zu achten. Die Palpation erfolgt mit beiden Händen und erfasst alle Quadranten der Brust. Manchmal ist es hilfreich, sowohl bei der liegenden als auch bei der sitzenden Patientin zu tasten, zumal bei tastbaren Knoten diese für die Operation im Liegen zu orten sind. Jeder unklare Tastbefund muss abgeklärt werden. Zusätzliche Informationen liefern die Ultraschalluntersuchung und die Mammografie.

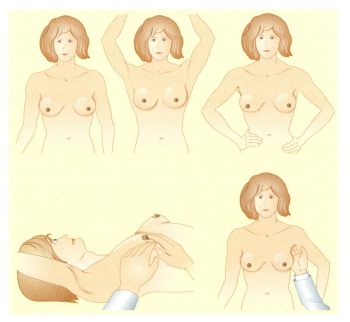

Abb. 3.5 ▪ **Brust.** Inspektion und Tastuntersuchung.

Pflegeschwerpunkt Gynäkologische Untersuchungen

Die gynäkologische Untersuchung kann ein Spektrum verschiedenartiger Gefühle auslösen. Die Art der Gefühle ist z. B. abhängig vom Anlass der Untersuchung, den Hoffnungen oder Befürchtungen, den Vorerfahrungen, dem Informationsstand, dem Alter oder der Religion der Patientin.

Vorbereitung

Ideal ist es, wenn die Vorbereitung, Assistenz und Nachsorge von einer Pflegeperson übernommen wird, zu der die Patientin Vertrauen hat. Sie wird sich ihr eher anvertrauen. In der Vorbereitung auf die Untersuchungssituation sollte die Pflegeperson versuchen, mögliche Ängste in Erfahrung zu bringen, um entsprechend handeln zu können. Ein junges Mädchen, das zum ersten Mal untersucht wird, hat vielleicht Angst vor der Situation selbst, vor dem Untersuchungsstuhl, den Instrumenten, vor dem Arzt, der sie untersuchen wird.

Das Mädchen sollte daher in ruhiger Atmosphäre mit den Räumlichkeiten und dem Untersuchungsablauf vertraut gemacht werden und von der Pflegeperson Antwort auf ihre Fragen erhalten. Einige der häufigsten Fragen sind folgende:

- Wo ist das Untersuchungszimmer?
- Kann ich mich vorher noch schnell waschen?
- Wann muss ich mich ausziehen? Was darf ich anbehalten?
- Wie setze ich mich auf den Untersuchungsstuhl?
- Was macht der Arzt mit mir?
- Werden Instrumente eingeführt? Was sind das für Instrumente?
- Wie lange dauert die Untersuchung?
- Kann jemand bei mir bleiben?
- Untersucht mich ein Arzt oder eine Ärztin?

Im Informationsgespräch lässt sich schon frühzeitig erkennen, wie ängstlich ein Mädchen ist. Da Ängste zu Verkrampfung führen können, die die Untersuchung sehr unangenehm werden lassen, sollten sie abgebaut werden. Informieren Sie ggf. den Arzt darüber. Wenn möglich kann für diese Untersuchung etwas mehr Zeit eingeplant werden, sodass sie in ruhiger Atmosphäre stattfindet. Die erste Untersuchungserfahrung wirkt sich oft auf das weitere Verhalten der Patientin aus. Unangenehme Erfahrungen können dazu führen, dass wichtige Vor- oder Nachsorgetermine nicht wahrgenommen werden.

Ältere Frauen kennen die Untersuchungssituation meist schon. Im Gespräch gilt es dann eher, ein Informationsdefizit auszumachen und zu entscheiden, ob diese Information durch die Pflegeperson oder den Arzt erfolgen sollte. Dabei kann es um frühere Untersuchungsbefunde, die Art der geplanten Untersuchung, die Anwesenheit einer Frau usw. gehen.

Bei ausländischen Patientinnen ist es wichtig zu erkennen, wie stark mögliche Sprachbarrieren das Verständnis erschweren. Ggf. sollte eine Pflegeperson oder ein Mediziner, der die Sprache beherrscht, hinzugezogen werden. Ideal ist es, wenn auf jeder Station mehrsprachige Informationsblätter zur Verfügung stehen.

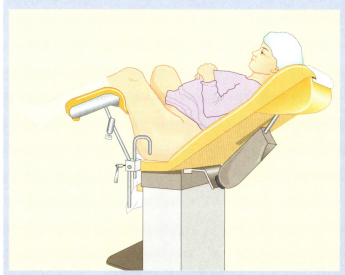

Abb. 3.6 • **Steinschnittlage.** Mit ausgeglichener Lordose der Lendenwirbelsäule und leicht nach vorn gebeugtem Kopf.

Bei verwirrten Patientinnen ist die deutliche und ruhige Information besonders wichtig. Beruhigender Körperkontakt, z. B. eine Hand auf der Schulter der Patientin, schafft Vertrauen und hilft der Patientin, die folgende Untersuchung durchführen zu lassen. Orientierungslosigkeit und Angst vor einem Mann, der dem Intimbereich nahe kommt, können große Abwehrreaktionen hervorrufen. Die Anwesenheit der Bezugspflegeperson kann dazu beitragen, die Situation zu entspannen.

Assistenz während der Untersuchung

Während der Untersuchung haben Sie zwei Aufgaben: dem Arzt zu assistieren und die Patientin zu unterstützen. Helfen Sie der Patientin auf den Untersuchungsstuhl und unterstützen Sie sie ggf. dabei, die Beine in die Schalen zu legen und die korrekte Steinschnittlage einzunehmen (**Abb. 3.6**). Fordern Sie sie auf, Becken, Rücken und Bauch zu entspannen.

Während der Untersuchung stehen Sie neben dem Stuhl, am besten mit wechselndem Blickkontakt zwischen Patientin und Arzt. So können Sie erkennen, ob die Patientin Zuspruch oder der Arzt Assistenz benötigt. Das kann z. B. der Fall sein, wenn er einen Abstrich entnimmt. Er hält dann mit einer Hand das hintere Blatt des Spekulums, während Sie das vordere Blatt halten. Achten Sie dabei darauf, das Blatt nicht zu verkanten, sondern es in der gleichen Stellung zu übernehmen, in der es der Arzt vorher gehalten hat. Sie lösen dadurch keine unnötigen Schmerzen aus und der Arzt hat freien Zugang zur Entnahmestelle.

Nachbereitung

Wenn nötig, helfen Sie der Patientin vom Untersuchungsstuhl zu steigen, sich wieder anzukleiden und führen Sie sie ggf. wieder zurück in ihr Zimmer. Beschriften Sie das Untersuchungsmaterial und die entsprechenden Anforderungsformulare und verpacken Sie das Material in die dafür vorgesehenen Transportbehälter.

Der Untersuchungsstuhl wird für die nächste Untersuchung vorbereitet, indem das benutzte Einmalpapier entsorgt wird. Die Auflageflächen werden wischdesinfiziert. Bitte achten Sie auf die Einwirkzeit des von Ihnen verwendeten Desinfektionsmittels. Vergewissern Sie sich, dass noch genügend Einmalpapier für die nächste Untersuchung zur Verfügung steht.

Je nachdem, wie sich die Untersuchungssituation für die Patientin dargestellt hat und ob sie die Gelegenheit hatte, mit dem Arzt ausführlicher zu sprechen, sollten Sie ein Nachgespräch führen. Dabei kann es sich um eine kurze Nachfrage nach dem Befinden oder um ein vertrauliches Gespräch über die ersten Erfahrungen mit dieser intimen Untersuchungssituation handeln. Die Patientin hat Gelegenheit, nochmals Fragen zu stellen. Sind diese eher medizinischer Natur, fungiert die Pflegeperson als Vermittlerin eines weiteren Gesprächs zwischen Arzt und Patientin.

II Spezielles gynäkologisches Wissen

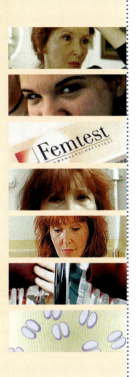

4 Sexualleben der Frau • *26*

5 Kontrazeption • *30*

6 Sterilität und Infertilität • *38*

7 Klimakterium und Senium • *46*

8 Psychosomatik in der Gynäkologie • *53*

9 Akute Notfallsituationen • *59*

10 Sexuell übertragbare Erkrankungen • *66*

4 Sexualleben der Frau

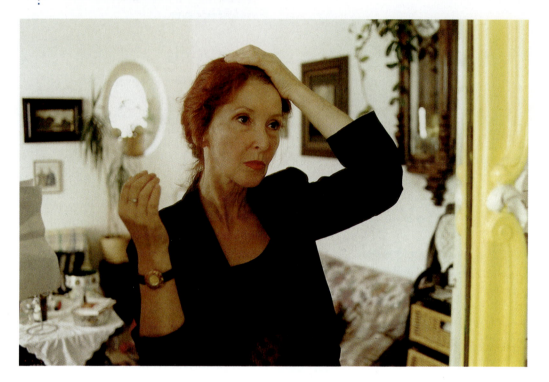

4.1   Libido ▪ 26

4.2   Gesamtablauf der sexuellen Reaktion ▪ 27
4.2.1 Erregungsphase ▪ 27
4.2.2 Plateauphase ▪ 27
4.2.3 Orgasmusphase ▪ 27
4.2.4 Rückbildungsphase ▪ 27

4.3   Störungen in der Sexualität ▪ 28
4.3.1 Orgasmusstörungen ▪ 28
4.3.2 Dyspareunie ▪ 28

4.4   Sexualstörungen nach gynäkologischen Operationen ▪ 29

4.5   Vaginismus ▪ 29

Das sexuelle Erleben der Frau ist in besonderer Weise an ihre Entwicklungsphasen geknüpft. Neugier und das Sammeln von Erfahrungen werden abgelöst von dem Wunsch nach Reproduktion. Ist dieser Wunsch nicht vorhanden, bzw. hat sich der Kinderwunsch erfüllt, nimmt die Sexualität wiederum eine andere Bedeutung in der Beziehung an.

4.1 Libido

D *Libido (lat.) bedeutet übersetzt Geschlechtstrieb oder die Lust nach sexueller Betätigung.*

M *Die Libido ist an kein bestimmtes Alter geknüpft.*

Bereits im Kindesalter kann dieser Geschlechtstrieb vom Mädchen entdeckt werden, z. B. durch zufällige Berührung der Klitoris oder durch Onanie.

Bei der Frau ist die Zeitspanne der Geschlechtsreife für die Libido nicht relevant, denn auch nach der Postmenopause ist der Geschlechtstrieb noch vorhanden. Natürlich ist dieser individuell verschieden stark ausgeprägt. Ein komplettes Fehlen der Libido kommt extrem selten vor.

Es kann jedoch zum vorübergehenden Fehlen der Libido kommen:

- bei schweren Erkrankungen,
- vor und/oder nach Operationen,
- unter Erschöpfungszuständen,
- im Klimakterium.

4.2 Gesamtablauf der sexuellen Reaktion

M *Die sexuelle Reaktion wird von Masters und Johnson sowohl für die Frau als auch für den Mann in folgende Stufen unterteilt (Abb. 4.1):*
- *Erregungsphase,*
- *Plateauphase,*
- *Orgasmusphase,*
- *Rückbildungsphase.*

Im Folgenden gehen wir jedoch nur auf die sexuellen Reaktionen und die Störungen der weiblichen Sexualität näher ein.

4.2.1 Erregungsphase

Wird die Frau sexuell stimuliert, beginnt die sog. Erregungsphase. Hier spielen die erogenen Zonen wie z. B. Mund, Hals, Brust etc. eine Rolle, deren Berührung für die Frau eine erotische Anregung bedeuten kann.

M *Jede Frau definiert ihre erogenen Zonen anders, da es sich um rein subjektive Empfindungen handelt.*

In dieser Stufe wird die Lubrikation der Scheide erhöht. Hierunter versteht man einen Vorgang, bei dem das Kapillarnetz der Scheidenschleimhaut eine Flüssigkeit zur vaginalen Befeuchtung und zur besseren Gleitfähigkeit absondert. Es kommt zudem zu einer Schwellung der Klitoris, der Brust und Brustwarzen sowie der großen und kleinen Schamlippen. Außerdem erweitert und verlängert sich die Scheide. Dies wird durch einen Hochstand der Gebärmutter hervorgerufen.

4.2.2 Plateauphase

Hier ist ein Anstieg von Blutdruck, Puls und Atemfrequenz zu verzeichnen. Die Bartholin-Drüsen (siehe S. 88, Abb. 11.11) sondern ein Sekret ab, das die Gleitfähigkeit im Bereich des Scheideneingangs erhöht.

Die Gebärmutter vergrößert sich. Die Brustwarzen dagegen scheinen sich zu verkleinern. Dieser Eindruck entsteht lediglich, weil die Warzenhöfe anschwellen. Es kann zu einer hyperämischen Hautreaktion kommen, wobei sich die Haut vollständig oder fleckenförmig rötet.

4.2.3 Orgasmusphase

In dieser Phase erreichen Blutdruck, Atem- und Pulsfrequenz ihre höchsten Werte. Es treten bei der Frau 3–12 rhythmische Kontraktionen der Scheide nach einem anfänglichen Vaginalspasmus auf.

4.2.4 Rückbildungsphase

Relativ schnell kommt es nun zur Entspannung und Rückbildung der Blutfülle. Dies äußert sich darin, dass die Brustwarzenhöfe abschwellen und sich das Lumen der Scheide normalisiert.

Man darf nicht davon ausgehen, dass der sehr komplexe Ablauf der sexuellen Reaktion angeboren ist. Es wird dafür viel Zeit benötigt, damit ein ungestörter psychosexueller Reifungsvorgang diese vier Phasen zulässt.

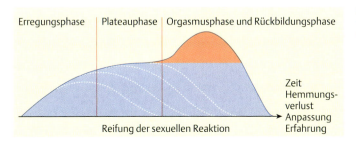

Abb. 4.1 • **Phasen der sexuellen Reaktion.** Nach: Schmidt-Matthiesen u. Hepp, 1998.

4.3 Störungen in der Sexualität

Es gibt verschiedene Störungen oder Erkrankungen, die die Sexualität bzw. die sexuelle Erlebnisfähigkeit der Frau beeinträchtigen können.

4.3.1 Orgasmusstörungen

Obgleich der Orgasmus ein mehr oder weniger stereotyper Vorgang ist, kann er durch die unterschiedlichsten Faktoren gesteigert bzw. auch gestört werden. Orgasmusfördernde Faktoren sind z. B. eine intakte Partnerbeziehung ohne psychosexuelle Hemmungen oder Rahmenbedingungen, die frei von Störfaktoren sind.

Orgasmusstörungen kommen primär oder sekundär vor und sind absolut oder situativ bedingt. Bei den betroffenen Frauen geht die Plateauphase ohne Orgasmus direkt in die Rückbildungsphase über.

Ein Verlust oder eine Störung der sexuellen Erlebnisfähigkeit kann z. B. auf einer Angst vor dem Geschlechtsverkehr basieren. Hintergründe sind häufig falsche Moralvorstellungen, Schwangerschafts- oder Verletzungsangst. Auch kann die Furcht, beim sexuellen Akt zu versagen, zu einer Orgasmusstörung führen (**Abb. 4.2**).

Eine weitere Ursache ist die psychosexuelle Hemmung, die sich auf den Sexualpartner bezieht. Hier spielen die mangelnde Zuneigung oder von der Frau abgelehnte Eigenarten des Partners wie z. B. Alkoholismus eine Rolle.

Die Frau kann zudem bewusst oder unbewusst dem Mann durch das Ausbleiben ihres Orgasmus ihre Überlegenheit demonstrieren bzw. ihm das Gefühl geben, versagt zu haben.

Eine selbstbezogene Hemmung basiert gemeinhin auf Schuldgefühlen, sei es aufgrund eines Schwangerschaftsabbruchs oder als Folge einer Sterilisation.

Vorübergehende Orgasmusstörungen nach der Geburt eines Kindes sind relativ häufig. Es wird vermutet, dass die Ursache hierfür in einer überstarken Hinwendung zum Neugeborenen zu finden ist.

Die neue Lebenssituation nach der Geburt eines Kindes bringt eine Verlagerung der Lebensinhalte mit sich, aus der eine zeitweise Abkehr vom Partner resultieren kann. Im Normalfall verschwinden solche Störungen innerhalb von 2–3 Monaten ohne therapeutisches Zutun.

Orgasmusstörungen können aber auch *organische Ursachen* haben:
- schwerer Diabetes mellitus,
- Schilddrüsenunterfunktion,
- Morbus Addison,
- Hypophysentumoren,
- maligne Tumorerkrankungen,
- Depressionen.

Im gynäkologischen Bereich führen oft Karzinombehandlungen, die Folgen einer Gebärmutterentfernung und v. a. die psychische Belastung nach einer Brustamputation zur Einschränkung der sexuellen Erlebnisfähigkeit.

Therapie
Bei der Vielzahl der möglichen Ursachen kann es keine einheitliche Therapie für Orgasmusstörungen geben. Im Vordergrund steht die Beseitigung der jeweiligen Ursache, die beispielsweise durch eine somatische Behandlung, eine Sexualberatung oder Psychotherapie erfolgen kann.

4.3.2 Dyspareunie

Als Dyspareunie wird ein Geschlechtsverkehr bezeichnet, der für die Frau mit Schmerzen verbunden ist. Ursachen hierfür können sowohl organischer als auch psychischer Natur sein.

Organische Ursachen
Kolpitis, Vulvitis
Es liegen hier Entzündungen vor, die den Geschlechtsverkehr schmerzhaft, wenn nicht sogar unmöglich machen. Die betroffenen Bereiche erstrecken sich von der Vulva über die Vagina bis hin zu Gebärmutter, Eilei-

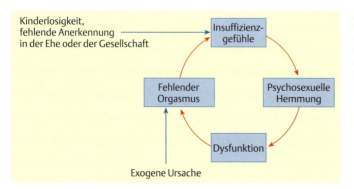

Abb. 4.2 ▪ **Teufelskreis.** Aufgrund unterschiedlicher Ursachen kann sich in Bezug auf Orgasmusstörungen ein Teufelskreis entwickeln, der die Störung aufrecht erhält und ggf. sogar verstärkt (nach: Schmidt-Matthiesen u. Hepp, 1998).

tern und Eierstöcken. Benachbarte Organe (Blase, Rektum) sind unter Umständen mitbeteiligt.

Es sollte deshalb, nach einer Fluordiagnostik, eine entsprechende Therapie eingeleitet werden. Die Mitbehandlung des Partners kann, je nach Ursache, erforderlich werden. Die Beschwerden sollten verschwunden sein, sobald die Entzündung abgeklungen ist.

Enger Introitus/mangelnde Gleitfähigkeit
Der Geschlechtsverkehr kann bei Mädchen oder jungen Frauen Schmerzen bereiten, falls der Scheideneingang sehr eng ist. Die gleiche Problematik tritt bei Frauen in der Postmenopause auf, da dort oft Schrumpfungserscheinungen durch einen Östrogenmangel vorliegen.

Hier ist es ratsam, der Patientin eine Gleitcreme zu verschreiben, die sie vor dem Geschlechtsverkehr zwischen den großen Schamlippen aufträgt. Es ist darauf zu achten, dass bei keinem der beiden Partner allergische oder schmerzhafte Reaktionen auf die Gleitcreme eintreten.

Organische Veränderungen
Zu den organischen Veränderungen, die zu Schmerzen beim Geschlechtsverkehr führen können, gehören:

- durch Geburten oder Operationen verursachte Gewebeschäden oder Narben,
- Endometriosen,
- Tumoren, die sich im zurückliegenden Teil des Gebärmutterhalses oder in den Douglas-Raum zwischen Gebärmutter und Rektum entwickeln,
- Abszesse,
- eine Gebärmutter, die rückwärts gebeugt fixiert ist.

Können diese Veränderungen durch eine Behandlung nicht behoben werden, sollte man der Patientin einen Positionswechsel beim Geschlechtsverkehr vorschlagen, um der Dyspareunie entgegenzuwirken. Zusätzlich haben sich im Einzelfall auch Gleitcremes bewährt.

Psychische Ursachen
Ist in der Vergangenheit ein schmerzhafter Geschlechtsverkehr durch eine organische Ursache ausgelöst worden, besteht die Möglichkeit, dass die Frau den Geschlechtsverkehr immer noch mit Schmerzen verbindet, obwohl die frühere Erkrankung schon erfolgreich behandelt wurde. Durch eine Gedankenassoziation wurde aus der organischen eine psychische Ursache. Eine Dyspareunie kann jedoch auch aufgrund negativer sexueller Erfahrungen verursacht werden.

4.4 Sexualstörungen nach gynäkologischen Operationen

Neben den o. g. Ursachen kommt es bisweilen auch nach Operationen zu psychisch bedingten Störungen in der Sexualität. Beispiele hierfür sind:
- Hysterektomie,
- Sterilisation,
- Brustamputation.

Bei vielen Frauen, v. a. bei jungen und/oder kinderlosen, löst die Entfernung der Gebärmutter oder eine Sterilisation psychosexuelle Störungen aus. Durch den Verlust der Fortpflanzungsfähigkeit ist nicht selten das Selbstwertgefühl dieser Frauen gestört. Zudem kann die sexuelle Identität verloren gehen, mit der Folge einer eingeschränkten Erlebnisfähigkeit im sexuellen Bereich.

Hier ist schon im Vorfeld darauf zu achten, sinnvolle Informationen zu geben und Gespräche mit der Frau und ihrem Partner zu führen. Hiermit soll das Selbstwertgefühl gestärkt und auftretende Störungen vermieden werden.

Auch sollte man der Frau eine postoperative Beratung anbieten, um ihr bei aufkommenden Problemen frühzeitig helfen zu können.

Ähnliche Folgen sind gelegentlich auch bei einer Brustamputation zu beobachten, zumal der Verlust dieses Körperteils für die Frau jeden Tag aufs Neue sichtbar ist. Deshalb sollte einer Brust erhaltenden Operation der Vorrang gegeben werden, wenn es aus onkologischen Gesichtspunkten möglich ist. Ein Wiederaufbau der Brust kann das gestörte Körpergefühl verbessern.

4.5 Vaginismus

D *Bei einem Vaginismus verkrampft sich das untere Vaginaldrittel und die Dammmuskulatur, sodass kein Geschlechtsverkehr mehr stattfinden kann.*

Beim Vaginismus handelt es sich in den überwiegenden Fällen um eine psychische Abwehrreaktion, die durch Angst (z. B. vor Schwangerschaft oder Verletzung), psychosexuelle Hemmungen oder ein Trauma, das in der Vergangenheit erlebt wurde, ausgelöst wird.

In selteneren Fällen kann der Vaginismus Folge einer lang anhaltenden Dyspareunie sein.

Wesentliches Element der Therapie sind glatte, konische Stäbe in unterschiedlicher Größe, die als Dilatoren bezeichnet werden. Sie werden in zunehmender Größe mit Gleitmittel eingeführt.

5 Kontrazeption

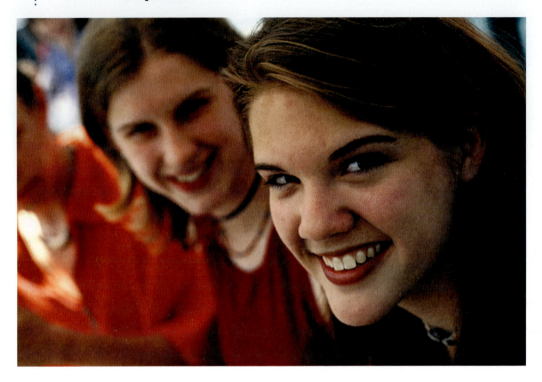

5.1 Nicht hormonelle Kontrazeptiva • *31*
5.1.1 Verhaltensmethoden • *31*
5.1.2 Chemische Methoden • *32*
5.1.3 Mechanische Methoden • *33*

5.2 Hormonelle Kontrazeption • *34*
5.2.1 Pillenpräparate • *35*
5.2.2 Nebenwirkungen • *35*

5.2.3 Kontraindikationen • *35*
5.2.4 Pille danach • *36*

5.3 Sterilisation • *37*
5.3.1 Indikationen • *37*
5.3.2 Kontraindikationen • *37*
5.3.3 Operationsmethoden • *37*

D *Unter Kontrazeption versteht man die Empfängnisverhütung.*

Die Kontrazeption ist Bestandteil der persönlichen Lebens- bzw. Familienplanung. Man unterscheidet generell zwischen *hormonellen* und *nicht hormonellen* Methoden, wobei die Wahl einer passenden Verhütungsmethode sehr individuell ist.

M *Die Zuverlässigkeit der unterschiedlichen Methoden gibt der Pearl-Index wieder. Er beschreibt die Zahl der ungewollten Schwangerschaften, die in einem Jahr auftreten, wenn 100 Frauen im gebärfähigen Alter die jeweilige Methode anwenden.*

Beispiel: Der Pearl-Index für den Coitus interruptus beträgt 10–38. Das bedeutet, wenn 100 Frauen diese Verhütungsmethode anwenden, werden 10–38 Frauen schwanger.

M *Der Pearl-Index für ungeschützten Geschlechtsverkehr liegt altersabhängig bei etwa 80.*

Die Werte weisen speziell bei den nicht hormonellen Methoden erhebliche Schwankungen auf. Diese sind darauf zurückzuführen, dass innerhalb der verschiedenen sozialen und kulturellen Schichten die Versagerquote der kontrazeptiven Methoden unterschiedlich hoch ist.

5.1 Nicht hormonelle Kontrazeptiva

Tab. 5.1 gibt einen Überblick über die Zuverlässigkeit der unterschiedlichen Verhütungsmethoden.

Tabelle 5.1 Zuverlässigkeit von Verhütungsmethoden

Methode	Pearl-Index
Zeitwahlmethode nach Knaus-Ogino	1–35
Billings-Methode	1–15
Basaltemperaturmessung	1
Symptothermale Methode	1
Coitus interruptus	10–38
Computerunterstützte Verhaltensmethoden (Persona)	6*
Chemische Methoden	3–25
Kondom (Präservativ)	7–14
Portiokappe	7
Femidom	1–2*
Lea-Kontrazeptivum	3,7*
Scheidendiaphragma	2–25
Intrauterinpessare (IUP)	0,5–2,7

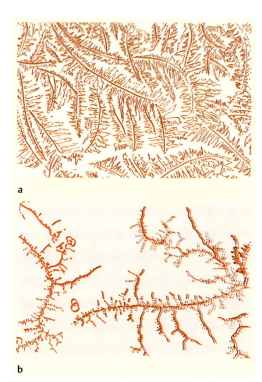

Abb. 5.1 ▪ **Farnkrautphänomen. a** Zur Zeit des Follikelsprungs **b** in der späten Gelbkörperphase.

5.1.1 Verhaltensmethoden

Es existieren unterschiedliche Verhaltensmethoden. Hierzu gehört auch die Zeitwahlmethode nach Knaus-Ogino, bei der die fruchtbaren Tage der Frau berechnet werden. Diese Methode hatte jedoch den Nachteil, dass von vergangenen Zyklen auf den aktuellen Zyklus geschlossen wurde und daher die Berechnungen oft falsch waren.

Billings-Methode

Die Billings-Methode basiert auf der Beobachtung des Zervixschleims, der sich zyklusabhängig in typischer Weise verändert.

> **M** Während der Follikelphase und in der Zeit um den Eisprung ist der Schleim aufgrund vermehrter Wassereinlagerung klar, wässrig und gut spinnbar. Das bedeutet, dass sich nach Entnahme des Schleims 10–12 cm lange Fäden zwischen Daumen und Zeigefinger ziehen lassen.

Nach der Ovulation wird der Schleim unter dem Einfluss des Progesterons trübe und zähflüssig. Der Erfolg dieser Methode ist abhängig von der Disziplin und der Selbstbeobachtungsgabe der Frau, darüber hinaus können die Beobachtungsergebnisse durch genitale Infektionen verfälscht werden.

Gibt man während der östrogenen Phase einen Tropfen Zervixschleim auf einen Objektträger, so kann man während und nach dem Eintrocknen farnkrautähnliche Kristalle beobachten (**Abb. 5.1**). Während der Progesteronphase entstehen dagegen nur kleine Mengen gering verzweigter Kristalle (S. 12).

Basaltemperaturmessung

In einem physiologischen Menstruationszyklus weist die Basaltemperaturkurve einen charakteristischen Verlauf auf (**Abb. 5.2**).

> **M** Vor dem Eisprung liegt die Temperatur bei verhältnismäßig konstanten 36,5 °C. Nach der Ovulation steigt die Basaltemperatur aufgrund des erhöhten Progesteronspiegels um 0,4–0,6 °C an. Die fruchtbare Phase liegt 1–2 Tage vor dem Anstieg der Temperatur (Hyperthermie).

Die unfruchtbare Phase beginnt am 3. Tag der Hyperthermie, dauert 12–14 Tage und wird durch die Menstruation beendet.

5 ■ Kontrazeption

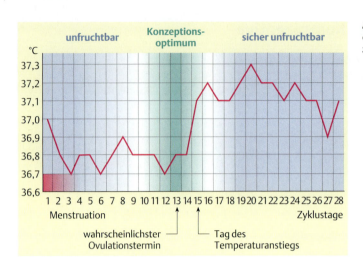

Abb. 5.2 ■ Basaltemperaturkurve. Bei einem physiologischen Menstruationszyklus.

Bei der Anwendung der Basaltemperaturmessung geht man von der Tatsache aus, dass nach dem Anstieg der Basaltemperatur eine Befruchtung nicht mehr stattfinden kann. Die Zeit, in der Geschlechtsverkehr unterbleiben sollte, ermittelt man, indem vom ersten Tag der Temperaturerhöhung 6 Tage abgezogen werden.

Voraussetzung für einen sicheren Konzeptionsschutz ist neben einem stabilen Zyklus die Messung der Basaltemperatur über mehrere Zyklen, um den Termin der Ovulation festlegen zu können. Die Messung sollte nach mindestens 6 Stunden Schlaf immer zur gleichen Zeit vor dem Aufstehen erfolgen. Schlafentzug, fieberhafte Erkrankungen oder Alkoholgenuss können die Werte verfälschen.

Symptothermale Methode

Bei der symptothermalen Methode handelt es sich um eine Kombination aus Billings-Methode und Basaltemperaturmessung. Ein ungeschützter Geschlechtsverkehr ist möglich, wenn
- der Zervixschleim anzeigt, dass keine fruchtbare Phase mehr vorliegt **und**
- an 3 aufeinander folgenden Tagen erhöhte Basaltemperaturwerte gemessen werden.

Bei konsequenter Anwendung weist diese Methode eine hohe Sicherheit auf.

> **M** Um von der Zuverlässigkeit einer Verhütungsmethode zu profitieren, sollte man an den fruchtbaren Tagen konsequent auf Geschlechtsverkehr verzichten. Wendet man beispielsweise neben der Basaltemperaturmessung (Pearl-Index 1) an den fruchtbaren Tagen Kondome an (Pearl-Index 7–14), so erniedrigt sich die Sicherheit der Basaltemperaturmessung um die Unzuverlässigkeit der Kondome.

Coitus interruptus

> **D** Unter einem Coitus interruptus versteht man den Abbruch des Geschlechtsverkehrs vor der Ejakulation („Aufpassen").

Diese Methode ist mit einer hohen Versagerquote belastet, da Spermien auch schon vor der Ejakulation austreten können, zudem führt sie selten zu einer sexuellen Befriedigung beider Geschlechtspartner. Der Coitus interruptus stellt keine Verhütungsmethode dar und kann daher nicht empfohlen werden.

Computerunterstützte Verhaltensmethoden

Es handelt sich hierbei um ein Computersystem, das mithilfe von Teststäbchen an 8 Tagen im Zyklus das luteinisierende Hormon (LH) und das Estron-3-Glucuronid (E3), ein Abbauprodukt des Estradiols, im Urin misst. Zusätzlich werden die Daten aus mehreren Zyklen gespeichert. Der Computer zeigt dann an, ob ein fruchtbarer oder ein nicht fruchtbarer Tag vorliegt.

Darüber hinaus sind zahlreiche Computersysteme im Handel, die die Basaltemperatur messen und speichern. Hier wird mit den Daten der letzten Zyklen eine Berechnung der fruchtbaren und unfruchtbaren Tage durchgeführt. Die Sicherheit ist jedoch nicht höher als die herkömmliche Methode des Messens, die Durchführung wird allenfalls erleichtert.

5.1.2 Chemische Methoden

Die Mehrzahl der chemischen Verhütungsmittel ist den mechanischen in Bezug auf ihre Sicherheit unterlegen. Es handelt sich hierbei um spermizide Substanzen, die man als Tabletten, Zäpfchen, Salben oder

Nicht hormonelle Kontrazeptiva • 5.1

Schaum vor dem Verkehr in die Scheide einführt. Auf diese Weise sollen die Spermien abgetötet werden, ehe sie in die Gebärmutter gelangen können. Ein weiterer Vorteil der chemischen Verhütungsmittel ist eine gleichzeitige Schutzwirkung gegen einige Bakterien-, Pilz- und Virenarten, die beim Geschlechtsverkehr übertragen werden können. Nachteilig sind Schleimhautreizungen, die häufig mit dem Gebrauch dieser Mittel verbunden sind.

5.1.3 Mechanische Methoden

Kondom (Präservativ)

Das Kondom ist eine einfache und wirkungsvolle Methode der Empfängnisverhütung. Zudem bietet es den Vorteil, Infektionserkrankungen wie AIDS oder Geschlechtskrankheiten abzuwehren. Die relativ hohe Versagerquote beruht auf falscher Anwendung oder mechanischen Schäden. Mittlerweile sind für Latexallergiker auch latexfreie Kondome im Handel erhältlich.

Portiokappe (Abb. 5.3)

D *Die Portiokappe ist eine Schale, die meist aus einem weichem Latexgummi besteht.*

M *Die Portiokappe wird auf die Portio gesetzt und soll so eine Kontaktbarriere zwischen Spermien und Portio schaffen.*

Nach der Menstruation wird die Portiokappe durch einen Arzt oder die Frau selbst eingesetzt und saugt sich dann durch Kapillaradhäsion an der Portio fest. Kurz vor der nächsten Menstruationsblutung wird sie wieder entfernt.

Femidom

Das Femidom ist eine Art Kondom für Frauen. Es wird in die Scheide eingeführt und soll diese sowie den gesamten Introitus bis zur Vulva bedecken. Das Femidom ist die einzige aktive Möglichkeit für Frauen, sich vor AIDS zu schützen.

Scheidendiaphragma

D *Unter einem Scheidendiaphragma versteht man eine gewölbte Gummihalbschale, deren Rand mit einem Metallring versehen ist.*

Das Diaphragma gibt es in unterschiedlichen Größen, wobei die richtige Größe vom Arzt angepasst wird. Das Scheidendiaphragma wird vor dem Geschlechtsverkehr eingeführt und bedeckt die Portio und große Teile des vorderen Scheidengewölbes (**Abb. 5.4**). Man darf jedoch nicht davon ausgehen, dass das Diaphragma den Gebärmutterhals dicht umschließt.

M *Die Wirkung dieses Verhütungsmittels basiert darauf, dass die Spermien eine längere Strecke durch das saure Scheidenmilieu wandern müssen. Folge davon ist eine Einschränkung ihrer Beweglichkeit, weswegen sie das Hindernis kaum überwinden können.*

Zusätzlich muss noch eine spermizide Substanz auf beiden Seiten und am Rand des Diaphragmas aufgetragen werden, was die Sicherheit beträchtlich erhöht. Die Einlage des Diaphragmas sollte nicht mehr als 6 Stunden vor dem Geschlechtsverkehr stattfinden. Nach einer Ejakulation muss es noch 6 Stunden lang in der Scheide verbleiben. Der Sicherheitsgrad

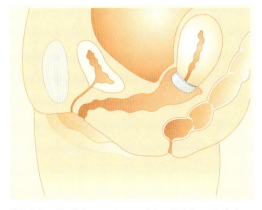

Abb. 5.3 • **Portiokappe.** Lage auf dem Gebärmutterhals.

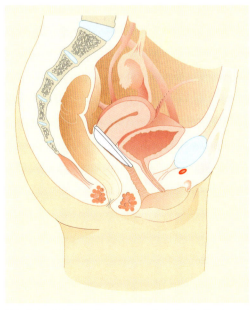

Abb. 5.4 • **Scheidendiaphragma.** Bedeckt die Portio und große Anteile des vorderen Scheidengewölbes.

Teil II Spezielles gynäkologisches Wissen • 33

steigt und fällt mit der Genauigkeit der Anwendung. Bei korrekter Einführungstechnik stellt dieses Verfahren eine passable Verhütungsmethode dar.

Intrauterinpessare (IUP)

Ein Intrauterinpessar (**Abb. 5.5**) besteht meist aus einem T-förmigen Kunststoffträger, der am vertikalen Arm mit einer Kupferwicklung versehen ist oder ein Gestagen (z. B. Progesteron) enthalten kann. Die Kupferionen, die in die Gebärmutterhöhle abgegeben werden, sind für den kontrazeptiven Effekt von besonderer Bedeutung, da sie die Beweglichkeit der Eileiterzilien hemmen.

Das Intrauterinpessar verhindert offensichtlich die Befruchtung der Eizelle durch das Spermium.

Progesteronhaltige Intrauterinpessare führen außerdem über Milieustörungen im Endometrium zu einer Beeinträchtigung der Einnistung.

Für die Verhütung mit dem Intrauterinpessar kommen besonders Frauen in Betracht, die bereits ein Kind zur Welt gebracht haben. Auch Frauen, die Ovulationshemmer nicht vertragen, können ein Intrauterinpessar nach entsprechender Voruntersuchung anwenden.

Es besteht eine Kontraindikation bei:
- Fehlbildungen der Gebärmutter oder Myomen,
- entzündlichen Erkrankungen des inneren Genitaltrakts,
- Blutungsanomalien,
- unbehandelten bösartigen Tumoren (z. B. Endometrium- oder Zervixkarzinom),
- Schwangerschaft,
- Kupferallergie.

Das Intrauterinpessar kann zwischen dem 3. und 6. Tag nach Beginn der Menstruation oder in der Mitte des Zyklus eingelegt werden. In dieser Zeit ist der Zervikalkanal leicht geöffnet. Die Lage des Intrauterinpessars wird mittels Ultraschall kontrolliert. Kupferpessare können etwa 3–5 Jahre in der Gebärmutter verweilen, ohne ihre Wirkung zu verlieren.

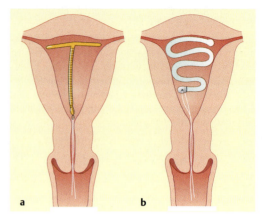

Abb. 5.5 ▪ **Intrauterinpessar. a** Kupfer-T 200 **b** Lippes-Schleife.

M Nebenwirkungen des Intrauterinpessars:
- Zwischenblutungen, Schmierblutungen,
- schmerzhafte Menstruationen (Dysmenorrhö),
- verstärkte Menstruationen (Hypermenorrhöen),
- Unterbauchschmerzen,
- Entzündungen der Gebärmutterschleimhaut,
- aufsteigende Infektionen mit der Folge der Sterilität,
- extrauterine Schwangerschaften.

In etwa 10 % der Fälle kommt vor, dass ein Intrauterinpessar ausgestoßen wird. Auch kann es beim Einlegen des Intrauterinpessars zu einer Perforation der Gebärmutterwand kommen, was bei fachgerechtem Vorgehen jedoch sehr selten der Fall ist.

Falls eine Frau trotz Intrauterinpessars schwanger wird, so liegt die Rate der Fehlgeburten bei ca. 50 %. Auch besteht eine höhere Gefahr aufsteigender Infektionen. Darüber hinaus ist die Zahl der Eileiterschwangerschaften bei Pessarträgerinnen im Verhältnis höher, da eine Schwangerschaft im Eileiter nicht unbedingt verhindert wird.

5.2 Hormonelle Kontrazeption

D Das Prinzip der hormonellen Kontrazeption („Pille") beruht auf der exogenen Zufuhr von Hormonen, die durch Hemmung der Ovulation oder Einflussnahme auf die zyklischen Veränderungen eine Schwangerschaft verhindern.

Hierbei werden verschiedene Arten der Kombination von Östrogenen und Gestagen unterschieden. Die Östrogene erzielen neben der Ovulationshemmung eine Zyklusstabilisierung, während die Gestagene zusätzlich über die Beeinflussung der Gebärmutterschleimhaut und des Gebärmutterhalsschleims wirken (**Abb. 5.6**).

Hormonelle Kontrazeption • 5.2

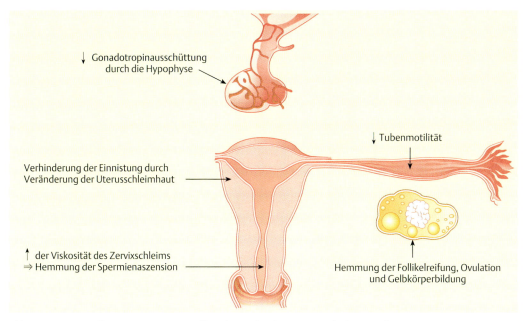

Abb. 5.6 • **Hormonelle Kontrazeption.** Angriffspunkte und Wirkungsweisen der hormonellen Kontrazeptiva.

5.2.1 Pillenpräparate

Man unterscheidet Stufen- und Phasenpräparate, bei denen die Zusammensetzung von Östrogenen und Gestagenen wechselt, von Einphasenpräparaten, bei denen alle Pillen gleich sind. Dadurch bestehen unterschiedliche Nebenwirkungsprofile.

Mit der Pilleneinnahme wird am 1. Tag der Regelblutung begonnen. Die Einnahme wird 21 Tage fortgesetzt. In der Pillenpause kommt es in der Regel zu einer Hormonentzugsblutung, die mit der Periodenblutung vergleichbar ist. Bei regelmäßiger Einnahme ist die Verhütung mit der Pille sehr sicher.

Unter der **Mikropille** versteht man einphasige Pillen mit sehr niedrig dosiertem Östrogenanteil. Sie ist von der Minipille zu unterscheiden.

Die **Minipille** ist eine reine Gestagenpille. Sie wird ohne Pause eingenommen und wirkt nicht über eine Ovulationshemmung, sondern über die Veränderung des Zervixschleims und der Gebärmutterschleimhaut. Hier sind Zwischenblutungen häufig, weil die zyklusstabilisierende Wirkung der Östrogene fehlt. Die Minipille ist für Frauen geeignet, bei denen Östrogene verboten sind, außerdem kann sie in der Stillzeit eingenommen werden.

Die sog. **3-Monats-Spritze** wirkt im Prinzip wie eine Minipille, das Gestagen wird jedoch nicht geschluckt, sondern als Depot intramuskulär verabreicht. Sie eignet sich für Frauen, bei denen eine sichere Kontrazeption gewünscht, die Zuverlässigkeit der Einnahme aber nicht gewährleistet ist.

Trotz vieler Ansätze ist eine vergleichbare **Pille für den Mann** noch in weiter Ferne, sodass dazu keine Empfehlung abgegeben werden kann.

5.2.2 Nebenwirkungen

Es kann zu einer erhöhten Rate von Hypertonus, Thromboembolien, Gallensteinen sowie zum Auftreten von Leberadenomen kommen. Ein Diabetes mellitus oder eine bestehende Fettstoffwechselstörung wird in der Regel verschlechtert.

Zu den positiven Nebenwirkungen der Pille gehören die Verbesserung einer Endometriose, schwächere Blutungen (geringerer Blutverlust) und eine Besserung von bestehenden Periodenschmerzen. Durch Kombination mit einem Gestagen, die gegen männliche Hormone wirken, können Hauterkrankungen wie z. B. eine ausgeprägte Akne verbessert werden.

M *Unter der Pilleneinnahme ist das Risiko, an einem Eierstockkrebs zu erkranken, erniedrigt.*

5.2.3 Kontraindikationen

Die Kontraindikationen unterscheidet man in *absolute* und *relative* Kontraindikationen. Bei den relativen

5 ■ Kontrazeption

Tabelle 5.2 Vor- und Nachteile bei der Anwendung oraler Kontrazeptiva (Kaiser u. a., 1996)

Vorteile	Nachteile
Hohe kontrazeptive Sicherheit	■ Tägliche Pilleneinnahme
■ Methode ist reversibel	■ **Negative** potenzielle Nebenwirkungen bei Risikogruppen = gesundheitliche Schäden
■ gute Geheimhaltung	
■ keine Störung der Intimsphäre und des Koitus	■ Kardiovaskuläres System – Herzinfarkt
■ **Positive** Nebenwirkungen: Symptome von Erkrankungen, die verschwinden oder gebessert werden: – dysfunktionelle Blutungen – Eisenmangelanämie – prämenstruelles Spannungssyndrom – Akne, Seborrhö, Hirsutismus – Ovarialzysten – gutartige Mammatumoren – Myome – Endometriose – Dysmenorrhö – rheumatoide Arthritis	– Thromboembolien – Hypertonie – Thrombosen – zerebrale Insulte ■ Leber – Stoffwechselstörungen – Lebertumoren – Gallenblasenerkrankungen
■ Relativer Schutz vor einigen neoplastischen Erkrankungen	

Kontraindikationen muss das individuelle Risiko gegen die Verhütungssicherheit abgewogen werden. Kontraindikationen sind:
- venöse thromboembolische Erkrankungen oder arterielle Erkrankungen in der Anamnese,
- bekannte Thrombophilie,
- bekannter Hypertonus,
- Rauchen,
- Diabetes mellitus,
- Leberzelladenome und andere Lebererkrankungen,
- gynäkologische Tumoren in der Vorgeschichte.

W *Unter Thrombophilie versteht man eine vermehrte Gerinnungsneigung. Diese Störung hat verschiedene Ursachen und ist meist genetisch bedingt.*

Vor der Verschreibung der Pille ist eine sorgfältige Anamnese zu erheben, regelmäßige gynäkologische Kontrolluntersuchungen sind notwendig.

Tab. 5.2 fasst die Vor- und Nachteile bei der Anwendung oraler Kontrazeptiva zusammen.
Mehrere Medikamente haben durch Wechselwirkungen Einfluss auf die Wirksamkeit der Pille: Das sind u. a. die meisten Antiepileptika und viele Antibiotika. Ebenso können Erbrechen und Durchfall die Resorption der Pille verschlechtern und so die Sicherheit beeinträchtigen.

5.2.4 Pille danach

D *Unter der „Pille danach" versteht man eine einmalige Gabe eines Gestagens.*

Spätestens 48 Stunden nach einem ungeschützten Geschlechtsverkehr wird eine Tablette (Unofem) eingenommen. Sie wirkt durch eine Veränderung der Gebärmutterschleimhaut und verhindert u. a. die Einnistung einer evtl. vorhandenen befruchteten Eizelle.

5.3 Sterilisation

 Die Sterilisation ist eine operative Methode der Empfängnisverhütung.

Wie vor jedem anderen chirurgischen Eingriff muss der Sterilisation ein aufklärendes Gespräch vorangehen. Dieses Beratungsgespräch sollte

- beide Partner einschließen,
- auch die Frage nach einer Sterilisation des Mannes beinhalten,
- auf Irreversibilität und Operationsrisiken hinweisen,
- deutlich machen, dass eine Sterilisation mit einer, wenn auch geringen, Versagerquote behaftet ist.

5.3.1 Indikationen

Die Entscheidung, eine Sterilisation vornehmen zu lassen, basiert in erster Linie auf dem Wunsch nach einer sicheren Verhütung. Es besteht jedoch auch die Möglichkeit einer ärztlichen Indikation, z. B. wenn eine weitere Schwangerschaft zu gesundheitlichen Komplikationen führen würde.

5.3.2 Kontraindikationen

Zur Sterilisation stehen sehr viele Verfahren zur Verfügung. Aufgrund der höheren Wahrscheinlichkeit von Versagern oder Komplikationen ist eine Sterilisation bei Adipositas, Verwachsungen, Entzündungen der Eileiter oder des Bauchfells kontraindiziert. Große Tumoren im Bauchraum sollten abgeklärt sein.

M *Sterilisation und Kastration stellen zwei gänzlich unterschiedliche Verfahren dar, weil bei der Sterilisation die Ovarien nicht miteinbezogen werden und somit auch keine Auswirkungen auf die hormonellen Vorgänge im Körper zu verzeichnen sind.*

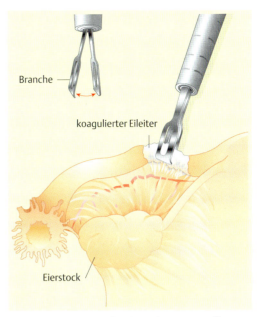

Abb. 5.7 ▪ **Bipolare Elektrokoagulation**. Am Übergang vom engen in den weiten Teil des Eileiters.

5.3.3 Operationsmethoden

Für eine Sterilisation kommen die verschiedensten Möglichkeiten infrage, von denen hier eine Auswahl vorgestellt werden soll.

Abdominale Durchtrennung der Eileiter

Die abdominale Durchtrennung wird im Rahmen einer Laparotomie durchgeführt. Hier bietet sich eine *Minilaparotomie* an, bei der ein ca. 3 cm langer suprapubischer (oberhalb des Schambeins) oder subumbilikaler (unterhalb des Bauchnabels) Schnitt durchgeführt wird. Durch die Öffnung wird eine Sonde eingeführt, mit der die Tuben durchtrennt werden.

Tubenkoagulation unter laparoskopischer Sicht

Zu den Methoden, die am häufigsten angewendet werden, gehört die laparoskopische Tubensterilisation. Dabei wird der Eileiter mit einer Zange erfasst, zwischen deren Branchen Strom fließt (**Abb. 5.7**). Die Tube wird so an mehreren Teilstücken 4- bis 6-mal koaguliert. Dabei werden etwa 3–6 cm des Eileiters beschädigt.

Clipsterilisation

Bei dieser Methode werden Clips, die aus Plastik oder Titanium bestehen können, im Bereich der Eileiterabgänge angebracht. Das komprimierte Tubengewebe atrophiert nach einiger Zeit. Da nur wenige Zentimeter des Eileiters davon betroffen sind ist die Chance einer Reversibilität bei dieser Methode am höchsten.

6 Sterilität und Infertilität

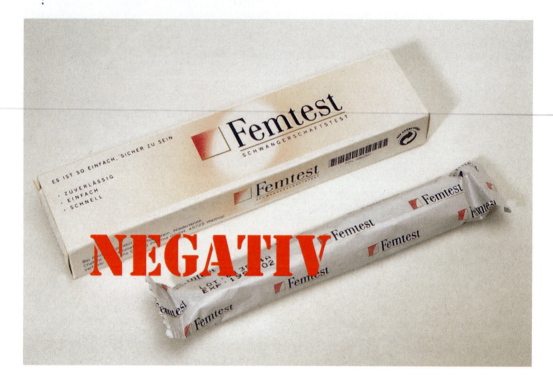

6.1 Definition ▪ 38

6.2 Ursachen ▪ 39
6.2.1 Ursachen bei der Frau ▪ 39
6.2.2 Ursachen beim Mann ▪ 41

6.3 Diagnostik ▪ 42

6.4 Therapie ▪ 43
6.4.1 Hormonelle Therapie ▪ 43
6.4.2 Insemination ▪ 45
6.4.3 Künstliche Befruchtung (IVF u. ICSI) ▪ 45

6.1 Definition

D Wenn es trotz regelmäßigem Geschlechtsverkehr innerhalb eines Jahres nicht zu einer Schwangerschaft kommt, spricht man von Sterilität. Infertilität ist das Unvermögen, eine entstandene Schwangerschaft auszutragen.

M Man unterscheidet eine primäre Sterilität, bei der die Frau noch niemals schwanger war, von einer sekundären Sterilität, bei der nach einer Schwangerschaft keine weitere eintritt.

Ab dem 35. Lebensjahr sinkt die Fruchtbarkeitsrate bei der Frau stark ab. Das liegt daran, dass sich die Eizellen nicht vermehren können. Bereits im fetalen Alter nimmt die Anzahl der Eibläschen (Follikel) ständig ab. Mit Beginn der Pubertät gehen in jedem Zyklus reichlich Follikel zugrunde. Wenn diese „aufgebraucht" sind, kann der Eierstock nicht mehr genügend Hormone zu Verfügung stellen. Die Wechseljahre setzen ein.

M Die normale Fertilisierungs- bzw. Schwangerschaftsrate beim Menschen liegt bei 80–85 % Schwangerschaften im ersten Jahr.

Männer bleiben bis ins hohe Alter zeugungsfähig, weil bei ihnen die Samenzellen nach Verbrauch nachgebildet werden. In Deutschland bleiben ca. 10 % der Paare ungewollt kinderlos. Die Ursachen teilen sich

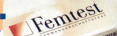

ungefähr gleich zwischen Mann und Frau auf, wobei aber auch in 15 % der Fälle beide Partner Störungen aufweisen. In 10–20 % der Fälle kann keine Ursache gefunden werden.

Die ungewollte Kinderlosigkeit ist ein schwieriges Problem für das betroffene Paar. Oft sind es nicht nur körperliche Faktoren, die ein Hemmnis darstellen. Die psychosoziale Situation spielt ebenso eine große Rolle. Gerade wenn sich ein Paar in eine Therapie begibt, kommt noch ein enormer Erwartungsdruck hinzu. So ist für die Diagnostik und Therapie von Sterilitätspatienten die Berücksichtigung psychosomatischer Aspekte hilfreich.

6.2 Ursachen

6.2.1 Ursachen bei der Frau

M *Die Ursachen der Sterilität sind zu 60 % hormonell bedingt. Anatomische Ursachen sind mit 15 % seltener. In 25 % der Fälle liegen vaginale, psychische oder extragenitale wie z. B. genetische Ursachen vor.*

Hormonelle Störungen

D *Hormonelle Störungen betreffen entweder die „zentrale" Achse, also das hypothalamisch-hypophysäre System, FSH (follikelstimulierendes Hormon) und LH (luteinisierendes Hormon), oder das Ovar selbst.*

M *Ein erhöhter Prolaktinspiegel stört die empfindliche Zusammenarbeit zwischen GnRH und den hypophysären Hormonen FSH und LH.*

Weitere Ursachen sind:
- Stress,
- Adipositas,
- Untergewicht, v. a. bei Essstörungen: hier gilt die kritische Körpergewichtsgrenze von etwa 48 kg,
- Hochleistungssport.

Erkrankungen im Bereich der Hypophyse wie z. B. Adenome können die Sekretion von LH und FSH beeinträchtigen. Die hormonellen Störungen führen zu Unregelmäßigkeiten im Menstruationszyklus und zu ovariellen Funktionsstörungen und somit zu Sterilität, manchmal auch zum Ausbleiben der Regelblutung (Amenorrhö).

In 30 % der Fälle kann das Ovar für die Sterilität verantwortlich gemacht werden. Hier kommen sehr unterschiedliche Störungen infrage (Kap. 13):
- genetische Ursachen und Fehlbildungen (z. B. Turner-Syndrom),
- zystische Veränderungen,
- polyzystisches Ovarsyndrom (Stein-Leventhal-Syndrom),
- Ovarialtumoren,
- Endometriose im Ovar (Schokoladenzysten),
- Follikelreifungsstörung oder Corpus luteum-Insuffizienz.

Störungen der Ovartätigkeit

Liegt die Ursache der Störung im Ovar selbst, d. h. das Ovar kann auf die von der Hypophyse ausgeschütteten Hormone LH und FSH nicht reagieren, spricht man von *primärer ovarieller Insuffizienz*. *Follikelreifungsstörungen* ergeben sich aus einer mangelnden Stimulation durch FSH. Es kommt zwar zum Wachsen der Follikel, aber die letzte Ausreifung und der Eisprung unterbleiben. In diesen Fällen kommt es immer wieder zur Ausbildung von sog. funktionellen Zysten, da die nicht gesprungenen Follikel weitere Flüssigkeit aufnehmen (Follikelpersistenz). Solche Zysten können selbst Hormone (vor allem Östrogene) produzieren, die das Zyklusgeschehen noch weiter aus dem Gleichgewicht bringen.

M *Follikelreifungsstörungen führen häufig zu Follikelzysten, die ihrerseits den Zyklus negativ beeinflussen.*

Von einer *Corpus-luteum-Insuffizienz* (zu schwacher Gelbkörper) spricht man, wenn das Progesteron aus dem Corpus luteum nicht ausreicht, um die für die zweite Zyklushälfte vorgesehene Veränderung an der Gebärmutterschleimhaut durchzuführen. Die Einnistung der befruchteten Eizelle wird verhindert und es kommt zu sehr frühen Aborten, die den Patientinnen verborgen bleiben. Diagnostisch gibt der Verlauf der Basaltemperaturkurve Aufschluss mit einem zu frühen Absinken der mitzyklisch angestiegenen Temperatur oder mit dem treppenartigen Ansteigen der Temperatur. Therapeutisch kann versucht werden, die Lutealphase durch Gestagene zu unterstützen. Diese werden vorzugsweise vaginal verabreicht.

Veränderungen am Eileiter

Die Durchgängigkeit der Eileiter ist Voraussetzung für das Eintreten einer Schwangerschaft. Durch vorausgegangene Infektionen der Eileiter und Eierstöcke können Verklebungen entstanden sein, die zur Sterilität führen.

6 ■ Sterilität und Infertilität

Tabelle 6.1 Übersicht über Befunde und Ursachen der weiblichen Infertilität und Sterilität

Diagnostisches Vorgehen	Befunde	Mögliche Ursache
Anamnese	s. gynäkologische Anamnese, Arbeitsplatz, Rauchen	
Basaltemperatur	kein Anstieg verzögerter Temperaturanstieg treppenförmiger Temperaturanstieg vorzeitiger Temperaturabfall	anovulatorischer Zyklus (Amenorrhö?) Follikelreifungsstörung Corpus-luteum-Insuffizienz
gynäkologische Untersuchung	auffälliger Tastbefund schmerzhafter Tastbefund Zervixschleim ungünstig	Fehlbildung, Myom, Tumor, Zyste Entzündung, Endometriose Östrogenmangel, Zervixveränderungen
Vaginalsonografie in der Zyklusmitte	Endometriumdicke zu niedrig kein Follikel sprungbereit	Östrogenmangel Follikelreifungsstörung
Hormonstatus	TSH erhöht oder erniedrigt Testosteron erhöht Prolaktin erhöht	Schilddrüsenfunktionsstörung weitere Abklärung notwendig weitere Abklärung notwendig
Hormontests	negativ	kein reaktionsfähiges Endometrium
Postkoitaltest nach SimsHuhner	keine bzw. zu wenig mobile Spermien	Antikörper im Zervixsekret, Dysmukorrhö
Hysterosalpingografie, Kontrastsonografie	Stenose	verklebte Eileiter, Fehlbildung, Myome
Laparoskopie mit Chromopertubation	Stenose	verklebte Eileiter, Fehlbildung, Myome

M Vorausgegangene Adnexentzündungen, v. a., wenn Chlamydien bei der Entzündung beteiligt waren, sind eine häufige Ursache für primäre und sekundäre Sterilität, weil es zu Verklebungen der Eileiter gekommen ist.

Eine Endometriose kann ebenfalls im erheblichen Ausmaß die Tuben verkleben oder in ihrer Motilität so beeinträchtigen, dass sie das sprungreife Ei nicht mehr erreichen können. Bauchoperationen, manchmal auch eine Blinddarmoperation, können durch Verwachsungen die Fertilität beeinflussen. Das Flimmerepithel der Tuben ist sehr empfindlich. Rauchen lähmt die Bewegung und mindert so die Empfängnisfähigkeit. Auch das hormonelle Gleichgewicht nimmt Einfluss auf die Bewegungen der Flimmerhaare.

Uterine Ursachen

Die Gebärmutter ist in seltenen Fällen die Ursache für eine Sterilität. Myomknoten kommen eher als Ursache für wiederholte Fehlgeburten infrage, können aber auch Schwangerschaften ganz verhindern. Die nicht so seltenen Fehlanlagen des Uterus sollten im Rahmen der Diagnostik ausgeschlossen sein.

Der *Zervixschleim* spielt für die Fertilität eine besondere Rolle. Deshalb kann die Selbstbeurteilung der Konsistenz des Schleims als Verhütungsmethode angewendet werden (s. Billings-Methode, S. 31). Natürlich kann man mit der gleichen Methode auch ein Empfängnisoptimum bestimmen. Ist die Schleimbildung gestört, spricht man von Dysmukorrhö. Ursachen sind meist hormonelle Störungen. In (**Abb. 6.1**) sind zwei Untersuchungsmethoden des Zervixschleims dargestellt.

Eine weitere Sterilitätsursache ist die Entfernung des für die Empfängnis wichtigen Zervixdrüsenfeldes, z. B. durch eine vorangegangene Konisation oder als Folge einer Geburtsverletzung. Dann finden die Spermien kein günstiges Milieu vor und sind in ihrer Lebensdauer vermindert.

In sehr seltenen Fällen bildet die Frau *Antikörper* gegen Spermien des Mannes. Diese werden dann ins Zervixsekret abgegeben und lähmen die Spermien. Wenn dieser Fall vorliegt, kann das Paar durch den Gebrauch von Kondomen über einen bestimmten Zeitraum die Befruchtungschancen verbessern. Die Antikörperbildung wird durch den fehlenden Reiz unterbrochen. Um eine Empfängnis zu erreichen, werden dann die Kondome zum Befruchtungsoptimum weggelassen.

Sonstige Faktoren

Neben den genitalen Erkrankungen können auch *extragenitale Veränderungen* zur Sterilität beitragen. Aus der Fülle der Möglichkeiten sind v. a. wegen ihrer Häufigkeit die Schilddrüsenunter- und -überfunktion zu nennen. Schwere allgemeine Erkrankungen wie ein schlecht eingestellter Diabetes mellitus, Alkohol- und Drogenabhängigkeit, Dialysepflichtigkeit oder schwere innere Erkrankungen können zur Sterilität

Ursachen ■ 6.2 ■

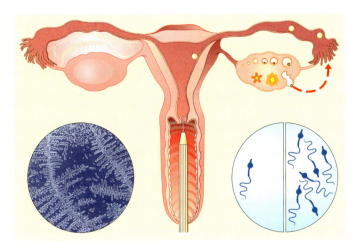

Abb. 6.1 ■ **Farnkraut- und Postkoitaltest.** Links: Der Zervixschleim zeigt ein positives Farnkrautphänomen. Es liegt eine gute Empfängnisbereitschaft vor. Beim Postkoitaltest nach Sims-Huhner wird der Zervixschleim nach einem Geschlechtsverkehr auf mobile Spermien untersucht (rechts).

führen. Hier muss vor einer Therapie aber auf jeden Fall sorgsam ein eventuelles Schwangerschaftsrisiko gegen den Kinderwunsch abgewogen und mit dem betroffenen Paar besprochen werden.

B Die 32-jährige Monika M. hat seit 2 Jahren die Antibabypille abgesetzt, weil sie und ihr Mann sich ein Kind wünschen. Ihre Periode war zunächst regelmäßig, die Abstände wurden jedoch immer größer. Jetzt hat sie seit 4 Monaten keine Periodenblutung mehr. Immer wieder hat sie Schwangerschaftstests durchgeführt, die jedoch negativ waren. Sie wendet sich an ihren Frauenarzt. Dieser findet bei der gynäkologischen Untersuchung einen unauffälligen Befund. Beim Ultraschall der Eierstöcke zeigen sich jedoch viele kleine Eibläschen von bis zu einem halben Zentimeter Durchmesser Größe. Eine Hormonanalyse zeigt, dass Monika M. zu viele männliche Hormone hat. Vielleicht hat sie aus diesem Grund in den letzten Monaten mit Akne zu kämpfen. Auch ist sie mit 85 kg deutlich übergewichtig. Der Frauenarzt überweist Monika M. zur weiteren Therapie in die Kinderwunschsprechstunde einer Spezialpraxis.

6.2.2 Ursachen beim Mann

Für die Sterilität des Mannes gibt es ebenfalls zahlreiche Ursachen. Einen Überblick gibt (**Tab. 6.2**).

Tabelle 6.2 ⋮ Übersicht über Befunde und Ursachen der männlichen Sterilität

Diagnostisches Vorgehen	Befunde	Mögliche Ursache
Anamnese	Mumps, Hodenhochstand, Varikozele, Arbeitsplatz, Rauchen Kohabitationsstörung	Hypospadie, Phimose
körperliche Untersuchung	Gynäkomastie untypische Fettverteilung untypischer Haarwuchs Leistenhoden, Tumor palpable Bläschendrüsen Balanitis Hypospadie, Phimose	zu viel Östrogen (Leberschaden?) zu wenig Testosteron Z. n. Nebenhodenentzündung Infektion angeboren oder erworben
Sonografie des Skrotums	Varikozele	angeboren oder erworben (Z. n. Leistenbruchoperation)
Hormonstatus	pathologisch	Zellschaden des Hodens
Spermiogramm	pathologisch bzw. keine Spermien erniedrigter Fruktosegehalt des Seminalplasmas	s. Anamnese Z. n. Entzündung, idiopathisch Zellschaden des Hodens

Teil II Spezielles gynäkologisches Wissen ■ 41

6.3 Diagnostik

Bei der Sterilitätsberatung ist die Einbeziehung beider Partner von besonderer Bedeutung. Zunächst wird die Anamnese erhoben, bei der auch nach dem Stand der Aufklärung geforscht werden sollte. Dabei spielen Sexualpraktiken und Konzeptionsoptima eine nicht zu unterschätzende Rolle. Umweltfaktoren, Arbeitsplatz und Arbeitszeiten sowie psychische Faktoren sind zu beachten.

Nach der Anamnese erfolgt die gynäkologische Untersuchung mit besonderer Beachtung der Zervix und des Zervixschleims. Eine Ultraschalluntersuchung kann weiteren Aufschluss geben. Mit der Sonografie kann normalerweise in der Zyklusmitte ein reifer, d. h. sprungbereiter Follikel nachgewiesen werden (**Abb. 6.2**).

Ist die hormonelle Regulation gestört, ist als nächster Schritt die Beobachtung des Menstruationszyklus notwendig. Hierzu wird die Patientin gebeten, für die nächsten drei Monate die Basaltemperatur zu messen und zu dokumentieren. Zu erwarten ist ein mitzyklischer Anstieg um ca. 0,5 °C. Diese Temperaturerhöhung sollte 12–14 Tage anhalten (**Abb. 6.3**).
Besteht eine Amenorrhö, sind hormonelle Provokationstests möglich, um die Ursache der Störung zu finden. Hormonuntersuchungen sollten die Schilddrüsenhormone und das Prolaktin umfassen. Je nach Ergebnis erfolgen weitere diagnostische Schritte.

Der Postkoitaltest nach Sims-Huhner macht eine Aussage über die Anzahl vitaler Spermien im Zervixschleim der Frau. Dazu wird 12 Stunden nach einem Geschlechtsverkehr ein Abstrich aus der Zervix im Mikroskop betrachtet. Mit diesem Test können mehrere Störfaktoren ausgeschlossen werden (s. **Abb. 6.1**).

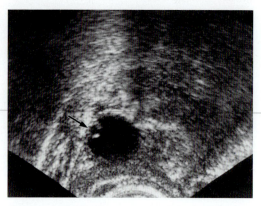

Abb. 6.2 ▪ Follikelreifung. Ein vaginal durchgeführter Ultraschall zeigt einen sprungbereiten Graaf-Follikel. Der Pfeil deutet auf den Eihügel (S. 9) hin.

Zur Abklärung des sog. Tubenfaktors sind zwei Verfahren möglich. Zum einen kann Ultraschall-Kontrastmittel über den Muttermund in die Gebärmutterhöhle gespritzt werden. Der Austritt über die Eileiter kann sonografisch verfolgt werden. Hierzu ist keine Narkose notwendig. Eine weitergehende Aussage lässt die Bauchspiegelung zu, die mit einer Gebärmutterspiegelung kombiniert werden sollte. Hierzu wird in Narkose zunächst die Gebärmutter von innen betrachtet (**Abb. 6.5**). Manche Geräte erlauben auch gleich die Entfernung von evtl. vorhandenen Verwachsungen oder Myomen (**Abb. 6.5**). Bei der folgenden Bauchspiegelung wird der gesamte Bauchraum eingesehen, Verwachsungen, eine Endometriose oder Fehlbildungen können so ausgeschlossen werden. Über einen Adapter wird mit blauem

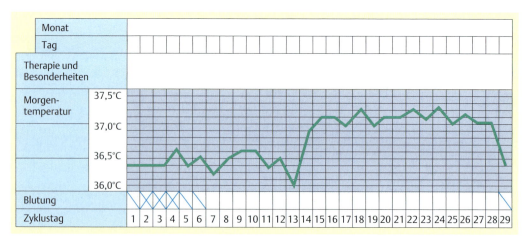

Abb. 6.3 ▪ Temperaturkurve. So sieht eine normal verlaufende Basaltemperaturkurve aus. Der Eisprung löst eine Temperaturerhöhung um 0,5 °C aus, die während der Lutealphase anhält.

Farbstoff eingefärbte Kochsalzlösung ins Cavum gespritzt. Von innen sieht man den Farbaustritt aus den Tuben (Chromopertubation, **Abb. 6.4**).

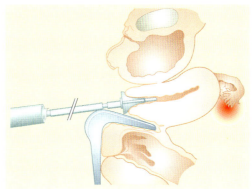

Abb. 6.4 ▪ **Chromopertubation.** Darstellung einer Laparoskopie mit blau-Probe. Der dargestellte Eileiter ist durchgängig.

Abb. 6.5 ▪ **Hysteroskopie.** Diagnostische Hysteroskopie (oben) und Operationshysteroskop (unten).

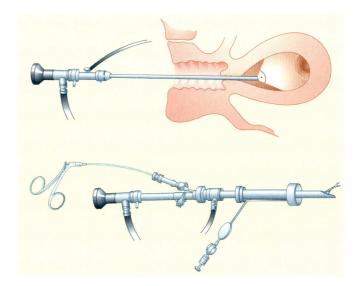

6.4 Therapie

6.4.1 Hormonelle Therapie

Ein häufig eingesetztes Medikament ist Clomifen. Es wirkt als Antiöstrogen und führt so zu einer vermehrten Freisetzung von LH und FSH. Mithilfe von Clomifen kann bei leichteren Störungen eine Ovulation ausgelöst werden.

Bei schwereren Störungen stehen unterschiedliche therapeutische Hormonpräparate zur Verfügung. Sie werden unter engmaschiger sonografischer Kontrolle meist s.c. verabreicht. Zum Auffinden des optimalen Befruchtungszeitpunktes werden die Anzahl und die Größe der Follikel beurteilt (**Abb. 6.6**).

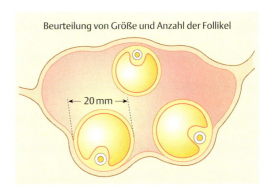

Abb. 6.6 ▪ **Follikulometrie.** Im Rahmen der Sterilitätstherapie wird mittels Ultraschall ausgemessen, ob sprungreife Follikel herangewachsen sind.

Teil II Spezielles gynäkologisches Wissen ▪ 43

6 ■ Sterilität und Infertilität

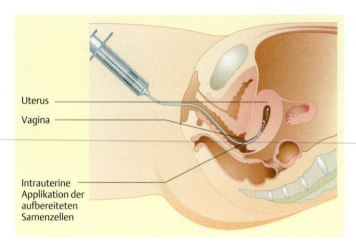

Abb. 6.7 ■ **Insemination.** Das aufbereitete Ejakulat wird direkt in die Gebärmutter eingespritzt.

Uterus
Vagina
Intrauterine Applikation der aufbereiteten Samenzellen

M Ein Problem bei dieser Art der Therapie ist das sog. Überstimulationssyndrom, bei dem zu viele Follikel herangewachsen sind. Es entstehen sehr große Ovarialzysten, Aszites und Ödeme.

Gefährdet sind die Patientinnen wegen der Elektrolytverschiebung und der Gefahr von Thrombosen. Außerdem ist die Mehrlingsrate bei einem solchen Verfahren bis zu 8fach erhöht. Bei Patientinnen mit zu vielen männlichen Hormonen wird Kortison eingesetzt. Schilddrüsenfunktionsstörungen werden entsprechend behandelt. Ist der Prolaktinspiegel zu hoch, wird dieser medikamentös gesenkt (z. B. mit Bromocriptin [Pravidel] s. a. unter „Abstillen", Kap. 19).

B Susanne B. ist 37 Jahre alt und wünscht sich seit 2 Jahren ein Kind. Sie hat regelmäßige Periodenblutungen und die Untersuchungen beim Frauenarzt waren unauffällig. Auch das Spermiogramm ihres Mannes ist unauffällig. Der Frauenarzt verordnete ihr Clomifen-Tabletten und sie nahm diese vom 5. bis zum 9. Zyklustag ein. Heute, am 11. Tag, kommt sie in die Praxis, um zu berichten, wie ihr das Medikament bekommen ist. Sie hat den Eindruck, dass der Bauch dicker geworden ist, da sie die Hose nicht mehr richtig zubekommt. Außerdem hat sie oft mit Übelkeit zu kämpfen. Ihr Frauenarzt macht einen Ultraschall und stellt fest, dass sich ein wenig Wasser in der Bauchhöhle angesammelt hat. Die Eierstöcke sind vergrößert und druckempfindlich. Er nimmt Blut ab, bittet sie auf Geschlechtsverkehr zu verzichten und sich morgen zur erneuten Kontrolle einzufinden. Bei Susanne B. liegt ein Überstimmulationssyndrom vor.

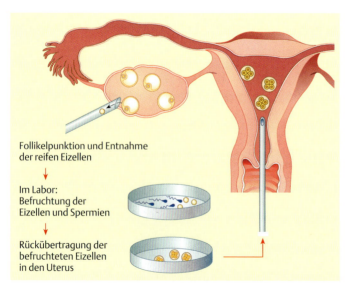

Abb. 6.8 ■ **In-vitro-Fertilisation.** Die einzelnen Schritte. Die Embryonen werden im Vierzellstadium in die Gebärmutter rückgeführt.

Follikelpunktion und Entnahme der reifen Eizellen

Im Labor: Befruchtung der Eizellen und Spermien

Rückübertragung der befruchteten Eizellen in den Uterus

44 ■ Teil II Spezielles gynäkologisches Wissen

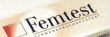

6.4.2 Insemination

Um ein minderwertiges Spermiogramm aufzubessern und die Chancen auf eine Befruchtung zu vergrößern, besteht die Möglichkeit der Insemination. Hierzu wird das Ejakulat aufbereitet und entweder mittels Portiokappe zum Gebärmutterhals geführt oder direkt in die Gebärmutter eingebracht (**Abb. 6.7**). Wenn Spermien eines Spenders verwendet werden, spricht man von *heterologer* Insemination, bei Spermien vom eigenen Partner von *homologer* Insemination.

6.4.3 Künstliche Befruchtung (IVF u. ICSI)

Weiterführende und technisch hoch differenzierte Methoden der extrakorporalen Befruchtung sind erst seit den späten 70er Jahren entwickelt worden („Retortenbaby"). Für die **I**n **V**itro **F**ertilisation werden zunächst durch Überstimulation genügend reife Follikel erzeugt. Diese punktiert man unter Ultraschall-Kontrolle und gewinnt die Eizellen. Im Reagenzglas werden jetzt Spermien des Mannes (oder eines anonymen Spenders) hinzugegeben. Bei der ICSI (Intracytoplasmatische Spermieninjektion) wird dem Spermium geholfen, in die Eizelle einzudringen. Höchstens drei befruchtete Embryonen dürfen in die Gebärmutter der Frau zurückgegeben werden (**Abb. 6.8**).

> **P Beratung.** *Häufig werden an Pflegepersonen hohe Erwartungen gestellt: Sie sollen Frauen mit unerfülltem Kinderwunsch nach einer erfolglosen Behandlung wieder aufbauen, ihnen Hoffnung und Zuversicht vermitteln und ihnen dabei helfen, Schuldgefühle zu reduzieren. Bei allen Bemühungen, der Patientin zu helfen, sollte nicht vergessen werden, dass der unerfüllte Kinderwunsch eine zutiefst existenzielle Erfahrung der Frau ist und eine Pflegeperson wahrscheinlich nur bedingt helfen kann. Die Kürze der Aufenthaltsdauer im Krankenhaus wirkt einem soliden Vertrauensverhältnis, das die Basis für tiefer gehende Gespräche ist, erschwerend entgegen. Umso wichtiger ist es, dass die Patientin eine feste Bezugspflegeperson erhält und sich diese offen und gesprächsbereit verhält, ohne sich aufzudrängen.*

7 Klimakterium und Senium

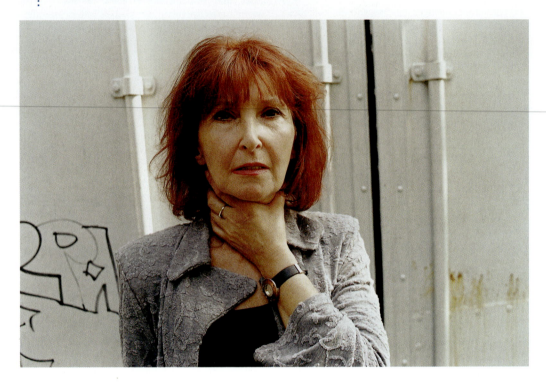

7.1   Prämenopause • 46
7.1.1 Blutungen in der Prämenopause • 47

7.2   Postmenopause • 47
7.2.1 Blutungen in der Postmenopause • 47

7.3   Klimakterisches Syndrom • 48
7.3.1 Vegetatives Syndrom • 48

7.3.2 Organisches Syndrom • 48
7.3.3 Psychisches Syndrom • 49

7.4   Therapie • 50
7.4.1 Behandlungsformen • 50
7.4.2 Verabreichungsformen • 50

7.5   Senium • 52

D *Das Ende der Reproduktionsfähigkeit und den damit verbundenen schrittweisen Übergang ins Senium bezeichnet man als Klimakterium oder „Wechseljahre".*

Der durchschnittliche Zeitraum des Klimakteriums liegt bei ca. 10 Jahren, kann jedoch von Frau zu Frau entweder kürzer oder länger sein. Die letzte vom Eierstock gesteuerte Regelblutung, die in dieser Phase stattfindet, nennt man Menopause.

M *Durch die Menopause wird das Klimakterium in eine prämenopausale und eine postmenopausale Phase unterteilt* **(Abb. 7.1)**.

7.1 Prämenopause

In der Prämenopause, die sich über einige Monate bis Jahre hinziehen kann, werden die regulären Zyklen anovulatorisch, d. h. es findet kein Eisprung mehr statt. In den seltensten Fällen tritt die Menopause mit dem plötzlichen Ausbleiben der bis dahin regelmäßigen Monatsblutung ein. Eine vorherige Oligomenorrhö ist also normal.

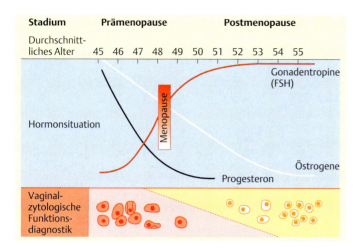

Abb. 7.1 ▪ **Menopause.** Schematische Darstellung der Hormonsituation in Prä- und Postmenopause (nach: Schmidt-Matthiesen u. Hepp, 1998).

M Oligomenorrhö bedeutet, dass die Regelblutungen in größeren Abständen und i.d.R. schwächer werdend auftreten.

Bereits vor der letzten Regelblutung kann nachweisbar sein, dass die Eierstöcke allmählich in ihrer Funktion nachlassen. Hierbei sind auch Veränderungen zu beobachten, z. B.
- Gefäßsklerosierungen,
- die Unfähigkeit der Enzymsysteme, weiterhin auf Reize der hypophysären Hormone FSH und LH zu reagieren,
- eine Follikelverarmung.

7.1.1 Blutungen in der Prämenopause

In der Prämenopause kommen häufiger Endometriumhyperplasien (verstärkter Aufbau der Gebärmutterschleimhaut) und damit verbundene Blutungen vor. Der Grund hierfür ist, dass die Eierstöcke immer noch genug Östrogene produzieren, um das Wachstum der Gebärmutterschleimhaut anzuregen. Es fehlt jedoch eine sekretorische Umwandlung, weil die Progesteronproduktion, relativ gesehen, zu gering ist. Als Folge dessen können Zwischenblutungen oder sogar Dauerblutungen auftreten. Sind diese trotz einer Hormonsubstitutionstherapie (mit Östrogen und Gestagen) nicht zum Stillstand zu bringen, kann eine hormonunabhängige Ursache angenommen werden. In diesem Fall muss an ein Endometriumkarzinom gedacht werden. Um die Diagnose zu erheben, wird eine fraktionierte Kürettage vorgenommen. Dabei handelt es sich um eine Ausschabung, bei der die Schleimhaut des Gebärmutterhalses und des Gebärmutterkörpers entnommen und histologisch untersucht wird.

Andere Auslöser für Blutungen in der Prämenopause sind z. B. eine verspätete Follikelreifung, eine exogene Hormonzufuhr oder Hormon bildende Tumoren sowie gutartige Korpuspolypen (sog. Matronenadenome). Daher kann nur durch die feingewebliche Untersuchung des Ausschabungsmaterials eine sichere Diagnose gestellt werden.

7.2 Postmenopause

In der Postmenopause stellen die Eierstöcke langsam auch die Östrogenbildung ein. Die noch vorhandenen Follikel reagieren nicht mehr auf gonadotrope Reize (durch FSH oder LH), da sie atretisch geworden sind. Die Frau unterliegt in der Postmenopause einem Östrogenmangel, der für die Entstehung des klimakterischen Syndroms verantwortlich ist.

7.2.1 Blutungen in der Postmenopause

M Wenn eine Amenorrhö und eine gleichzeitige Erhöhung des FSH-Spiegels vorliegen, kann davon ausgegangen werden, dass die Frau in die Postmenopause eingetreten ist.

Treten in der Postmenopause dennoch Blutungen auf, so sollten nach der Inspektion und der Tastuntersuchung Abstriche von der Portiooberfläche und dem Gebärmutterhalskanal entnommen und zytologisch untersucht werden. Weitere Hinweise bringt auch hier eine fraktionierte Kürettage.

M Wenn in dieser Zeit Blutungen auftreten, ist die Wahrscheinlichkeit eines Karzinoms als auslösender Faktor erhöht. Hier sind gerade Karzinome des Gebärmutterkörpers und der Zervix in Betracht zu ziehen (in der Postmenopause sind sie die häufigste Blutungsursache).

7.3 Klimakterisches Syndrom

D Das klimakterische Syndrom, oder auch Menopausensyndrom genannt, bezeichnet die gesamten Veränderungen des Körpers, die durch einen Östrogenmangel entstehen können.

Zum klimakterischen Syndrom gehören das vegetative, das organische und das psychische Syndrom.

7.3.1 Vegetatives Syndrom

M Zu den häufigsten Symptomen zählen Hitzewallungen, Schweißausbrüche, Schwindel, Herzjagen und Herzklopfen.

Diese Symptome treten als Folge des Östrogenmangels auf, da es durch Abnahme dieses Hormons zu einer vasomotorischen Instabilität kommt. Die genannten Beschwerden können daher durch eine Substitutionstherapie (Gabe von Östrogenen) gemildert bzw. ganz aufgehoben werden.

7.3.2 Organisches Syndrom

Die endokrine Umstellung hat auch organische Folgen. Die wichtigsten Veränderungen sind (s. **Abb. 7.4**):

Knochen

Osteoporose

D Die Osteoporose ist eine stoffwechselbedingte Knochenerkrankung mit lokalisierter oder universeller Abnahme des Knochengewebes ohne Veränderung der Gesamtform.

Durch den Mangel an Östrogenen baut sich die Menge des Knochenmineralgehalts und die Knochenmasse stetig ab. Dies ist dadurch bedingt, dass der von den Osteoklasten (Knochenabbauzellen) ausgehende Knochenabbau normalerweise von Östrogenen gehemmt wird.
Risikofaktoren, die die Gefahr erhöhen, an einer Osteoporose zu erkranken, sind:
- frühe Menopause,
- schlanker Habitus oder Untergewicht,
- kalziumarme Ernährung,
- hoher Kaffeekonsum, Alkoholabusus,
- Mangel an körperlicher Belastung,
- genetische Disposition.

M Normalerweise wird davon ausgegangen, dass ein Verlust von 0,3 bis 1,5 % Knochenmasse pro Jahr bei einer Frau im vierten Lebensjahrzehnt vorhanden ist. Bei der Osteoporose liegt dieser Wert jedoch höher (ca. 3–4 %), in Extremfällen ist ein Wert von 5–15 % pro Jahr möglich.

Eine quantitative Computertomografie oder die Knochendichtemessung können Aufschluss über die Knochenmasse geben.

M Betroffene Frauen tragen ein höheres Risiko als gleichaltrige Männer, Frakturen zu erleiden, die durch die Abnahme der Knochenfestigkeit bedingt sind.

Zudem kann es als Folge der Osteoporose aufgrund einer Demineralisierung der Wirbelkörper zu Einbrüchen in die Deckplatten kommen, wodurch wiederum Keilwirbel auftreten. Dann ist das typische Erscheinungsbild des „Witwenbuckels" (Verkleinerung der Körpergröße und Ausbildung von Kyphosen) zu sehen (**Abb. 7.2**).

M Um die Risiken zu verringern, ist hier eine Substitutionstherapie mit Östrogenen in Verbindung mit einer kalziumreichen Kost und evtl. Vitamin D-Gabe indiziert.

Durch die geeignete Therapie kann die Häufigkeit z. B. von Wirbelfrakturen um 50 % gesenkt werden, unter Umständen ist auch ein erneuter Aufbau von Knochenmasse zu verzeichnen. Empfehlenswert ist es, einen Orthopäden in die Behandlung mit einzubeziehen.

Haut, Schleimhaut und Hautanhangsgebilde

Aufgrund des Östrogenmangels unterliegen auch Haut und Schleimhäute einem Wandel. Atrophische Veränderungen sind demzufolge auch im Bereich der Harnblase und Harnröhre sowie an Scheide und Vulva feststellbar. Die Haut ist weniger elastisch, wird trockener und dünner (bedingt durch den Verlust an Kollagen).

Auch die Mundschleimhaut sowie die Bindehaut des Auges machen diese Veränderungen mit. So können z. B. Mundtrockenheit oder Probleme mit Kontaktlinsen auftreten.

Ein verstärkter Ausfall der Haare bzw. das Auftreten eines so genannten „Damenbartes" kann Folge eines relativen Androgenüberschusses sein.

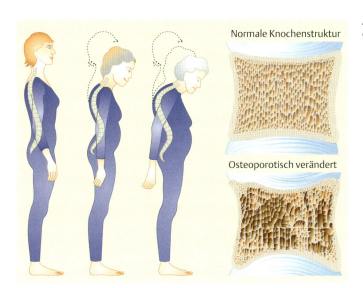

Abb. 7.2 ▪ **Osteoporose.** Veränderungen an der Wirbelsäule.

Herz-Kreislauf-System

Während bei der gesunden Frau vor der Postmenopause die Werte für LDL (Low-density-Lipoproteine) und Cholesterin östrogenbedingt niedrig sind und HDL (High-density-Lipoproteine) erhöht ist, wird in der Postmenopause ein Anstieg von Cholesterin und ein Abfall des HDL verzeichnet. Durch diese Verschiebung ist die Schutzwirkung für die Gefäße verringert, womit eine Arteriosklerose begünstigt wird und somit auch das Herzinfarktrisiko steigt.

Störungen der Harnentleerung und Senkungserscheinungen

Bei einer Harninkontinenz in der Postmenopause handelt es sich meist um eine Dranginkontinenz (Urge-Inkontinenz, s. Kap. 15). Darunter versteht man eine Harninkontinenz, bei der es trotz geringer Blasenfüllung zu einem starken Harndrang mit nicht mehr zu hemmender Entleerung kommt. Ursache ist vor allem die altersbedingte Veränderung der ableitenden Harnwege (Abnahme des Urethraverschlussdrucks).

Falls Blase und Harnröhre in ihrer Lage verändert werden, weil eine ausgeprägte Gebärmuttersenkung mit Zystozele vorliegt, kann sowohl eine Stressinkontinenz (= Verschlussinsuffizienz) als auch eine Dranginkontinenz auftreten (**Abb. 7.3**) u. Kap. 15.

M *Bei Lage- und Haltungsveränderungen der Beckenorgane kann es auch zu einer Restharnbildung kommen, sodass das Risiko für aufsteigende Infektionen der ableitenden Harnwege erhöht ist.*

7.3.3 Psychisches Syndrom

Die Zeit des Klimakteriums kann mit psychischen Belastungen einhergehen. Stellt es für die eine Frau kein Problem dar, das Älterwerden zu akzeptieren, ist es für die andere der Verlust von Attraktivität und Fortpflanzungsfähigkeit. Diese Nichtakzeptanz kann sich durch Nervosität, Schlafstörungen und Reizbarkeit bis hin zu depressiven Verstimmungen bemerkbar machen. Dadurch bedingt können sich Konfliktsituationen in der Ehe, im Beruf und im Familienleben entwickeln.

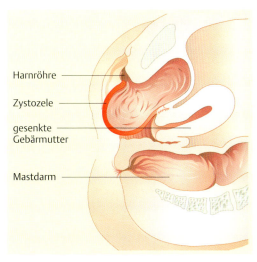

Abb. 7.3 ▪ **Gebärmuttersenkung.** In Verbindung mit einer Zystozele.

7.4 Therapie

7.4.1 Behandlungsformen

Östrogenbehandlung

Die alleinige Östrogenbehandlung führt der Arzt bei Frauen durch, die eine Entfernung der Gebärmutter hinter sich haben, da ansonsten das Risiko für ein Endometriumkarzinom zu hoch ist.

> **M** Der Vorteil in einer alleinigen Östrogengabe liegt darin, dass die Dosis gut veränderbar und schnell abzusetzen ist.

Bei dieser Behandlung bestehen jedoch Bedenken hinsichtlich der Entstehung von adenomatösen Endometriumhyperplasien (überschießender Aufbau der Gebärmutterschleimhaut) und daraus resultierenden Umwandlungen in ein Karzinom. Die Östrogentherapie ersetzt den abfallenden Hormonspiegel und beseitigt Wechseljahresprobleme sehr zuverlässig.

Östrogen-Gestagen- Substitutionsbehandlung

Wenn ein Östrogen-Gestagen-Präparat verabreicht wird, sollte Folgendes beachtet werden:
- Risikofaktoren und Kontraindikationen sind abzuwägen,
- Patientinnen sollten halbjährlich untersucht werden, damit die Dosierung und Indikationsstellung überprüft werden kann,
- bei eintretenden Blutungen ist eine fraktionierte Kürettage indiziert, um bösartige Veränderungen auszuschließen,
- die geringste wirksame Verabreichung sollte verordnet werden.

> **M** Eine Östrogen-Gestagen-Substitutionstherapie ist dann angezeigt, wenn eine Frau mit klimakterischen Erscheinungen noch einen Uterus hat.

Neuere Studien lassen den Schluss zu, dass die Langzeithormontherapie mit einer Erhöhung des Brustkrebsrisikos einhergeht. Daher ist eine sorgfältige Risikoabwägung und regelmäßige Kontrollen erforderlich.
Kontraindiziert ist eine Östrogen-Gestagen-Substitutionstherapie, wenn ein Mamma- oder Endometriumkarzinom, eine Leberschädigung oder eine thromboembolische Krankheit vorliegt.

Präparate mit androgener Restwirkung

Diese Mittel, die sich als Depotpräparate wirksam gezeigt haben und in einem Abstand von vier Wochen zu verabreichen sind, werden selten eingesetzt. Man sollte sie nur über einen kurzen Anwendungszeitraum (z. B. zwei bis vier Monate) verabreichen, um gegebenenfalls bei Libidoverlust und Erschöpfungszuständen eine Besserung zu erzielen. Die kurze Applikationsdauer erklärt sich dadurch, dass sich diese Präparate negativ auf die Blutfettwerte auswirken können, was Schäden für Herz und Blutgefäße nach sich zieht.

Alternative Behandlungsmethoden

Alternative Methoden werden angewendet, wenn Kontraindikationen oder Nebenwirkungen bei anderen Therapien auftreten, bzw. wenn versucht werden soll, die klimakterischen Beschwerden ohne Eingriffe in den Hormonhaushalt günstig zu beeinflussen. So kann man z. B. bei Depressionen ein Vitamin B6-Präparat verordnen.
Moorbäder oder Kneipp-Kuren können dazu beitragen, dass klimakterische Beschwerden gemildert werden. Pflanzliche Präparate kommen bei leichteren Fällen ebenfalls in Betracht.

7.4.2 Verabreichungsformen

> **M** Die Behandlung klimakterischer Beschwerden sollte immer zum Ziel haben, der Frau diese Phase ihres Lebens zu erleichtern bzw. die Begleiterscheinungen zu mildern.

Durch die richtige Medikation können Osteoporose- und Arterioskleroserisiken und deren Folgeerscheinungen sowie Urogenitalbeschwerden und klimakterische Beschwerden im Allgemeinen gemildert oder reduziert werden.
Folgende Verabreichungsformen stehen bei der Therapie zur Verfügung:

Parenterale Behandlung

Der Begriff parenteral bezeichnet die Medikamentengabe unter Umgehung des Verdauungstraktes, z. B. als Injektion. Die Verabreichung von Depotpräparaten hat sich bei der Behandlung des Menopausensyndroms bewährt. Es steht ein Präparat mit geringer Androgenwirkung zur Verfügung (Gynodian Depot).

Transdermale Behandlung

Hierbei klebt die Frau ein Pflaster auf die Haut, welches kontinuierlich Östrogene abgibt. Diese werden über die Haut (transdermal) aufgenommen. Zusätzlich verabreicht man Gestagene als Tabletten, um eine Dauerproliferation der Gebärmutterschleimhaut zu verhindern.

Eine weitere Möglichkeit zur transdermalen Behandlung ist ein auf die Haut aufzutragendes Gel. Auch hier ist eine systemische Wirkung zu verzeichnen.

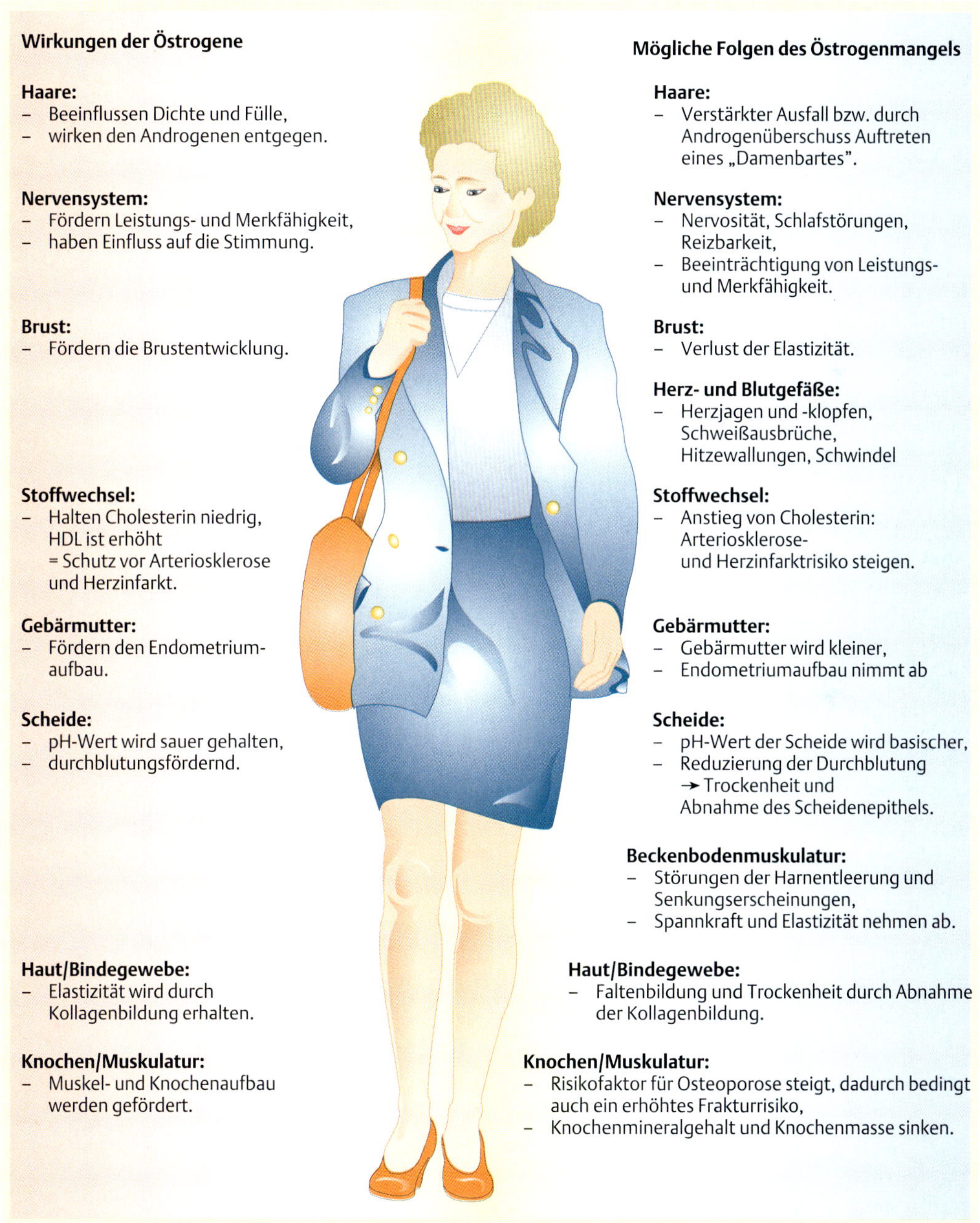

Wirkungen der Östrogene

Haare:
- Beeinflussen Dichte und Fülle,
- wirken den Androgenen entgegen.

Nervensystem:
- Fördern Leistungs- und Merkfähigkeit,
- haben Einfluss auf die Stimmung.

Brust:
- Fördern die Brustentwicklung.

Stoffwechsel:
- Halten Cholesterin niedrig, HDL ist erhöht = Schutz vor Arteriosklerose und Herzinfarkt.

Gebärmutter:
- Fördern den Endometriumaufbau.

Scheide:
- pH-Wert wird sauer gehalten,
- durchblutungsfördernd.

Haut/Bindegewebe:
- Elastizität wird durch Kollagenbildung erhalten.

Knochen/Muskulatur:
- Muskel- und Knochenaufbau werden gefördert.

Mögliche Folgen des Östrogenmangels

Haare:
- Verstärkter Ausfall bzw. durch Androgenüberschuss Auftreten eines „Damenbartes".

Nervensystem:
- Nervosität, Schlafstörungen, Reizbarkeit,
- Beeinträchtigung von Leistungs- und Merkfähigkeit.

Brust:
- Verlust der Elastizität.

Herz- und Blutgefäße:
- Herzjagen und -klopfen, Schweißausbrüche, Hitzewallungen, Schwindel

Stoffwechsel:
- Anstieg von Cholesterin: Arteriosklerose- und Herzinfarktrisiko steigen.

Gebärmutter:
- Gebärmutter wird kleiner,
- Endometriumaufbau nimmt ab

Scheide:
- pH-Wert der Scheide wird basischer,
- Reduzierung der Durchblutung
  → Trockenheit und Abnahme des Scheidenepithels.

Beckenbodenmuskulatur:
- Störungen der Harnentleerung und Senkungserscheinungen,
- Spannkraft und Elastizität nehmen ab.

Haut/Bindegewebe:
- Faltenbildung und Trockenheit durch Abnahme der Kollagenbildung.

Knochen/Muskulatur:
- Risikofaktor für Osteoporose steigt, dadurch bedingt auch ein erhöhtes Frakturrisiko,
- Knochenmineralgehalt und Knochenmasse sinken.

Abb. 7.4 • **Hormonsituation.** Veränderung der hormonellen Situation im Klimakterium.

Lokale Applikationsform

Bei dieser Behandlungsform finden östriolhaltige Cremes und Suppositorien Anwendung, die auf die Vulvahaut aufgetragen oder eingeführt werden. Es besteht nur geringe systemische Wirkung oder Nebenwirkung.

7.5 Senium

Das Senium beginnt mit dem Abschluss der Wechseljahre, etwa zwischen dem 60. und 65. Lebensjahr.

Die Frau hat mittlerweile die Folgen eines jahrelangen Östrogenmangels erlebt. Diese werden noch durch die Reduzierung von anabol wirkenden Steroiden, die die Nebennierenrinde produziert, verstärkt. Durch den Abbau der Schleimhäute und die Schrumpfungserscheinungen im Genitalbereich kann es zu folgenden Beschwerden im Senium kommen:
- Inkontinenzerscheinungen,
- Senkungsbeschwerden,
- Entzündungen im Scheidenbereich,
- Schmerzen beim Geschlechtsverkehr.

Außerdem können typische Symptome auftreten, wie
- Atherosklerose,
- Abbau des Unterhautgewebes,
- Osteoporose.

Treten in dieser Phase bei der Frau Blutungen auf, liegt die Wahrscheinlichkeit, an einem Karzinom erkrankt zu sein, sehr hoch. Daher sollte auf jeden Fall eine Ausschabung vorgenommen werden.

Eine endogene Östrogenproduktion, bedingt durch einen hormonaktiven Ovarialtumor, oder eine exogene Östrogenzufuhr können ebenfalls eine Blutung hervorrufen.

Auch wenn äußere Anzeichen einer Androgen- oder Östrogenwirkung auftreten (exogene Hormonzufuhr sollte ausgeschlossen sein), sollten diagnostische Maßnahmen erfolgen, da diese Anzeichen auch ein Signal für einen hormonaktiven Tumor sein können.

8 Psychosomatik in der Gynäkologie

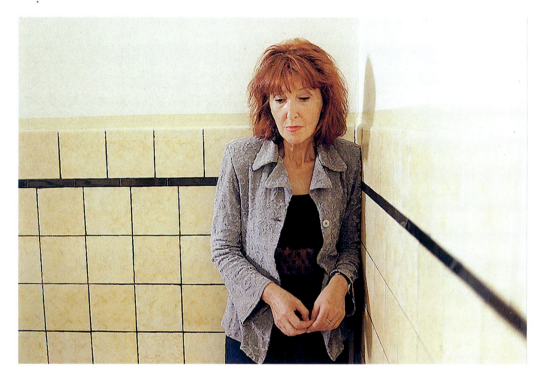

8.1 Der Reifungsvorgang und seine Störungen ▪ 54
8.1.1 Zeitfaktor ▪ 54
8.1.2 Leitbilder ▪ 54
8.1.3 Erlebnis-Fehlreaktion ▪ 54
8.1.4 Kindesalter ▪ 55
8.1.5 Pubertät und Erwachsenenalter ▪ 55
8.1.6 Klimakterium ▪ 56

8.2 Diagnose psychosomatischer Erkrankungen ▪ 57

8.3 Therapie ▪ 57

D *Psychosomatische Erkrankungen sind eine Gruppe verschiedenster körperlicher Krankheiten, deren Entwicklung oder Fortbestehen durch psychische Faktoren bestimmt werden.*

Schon seit Anfang des vorigen Jahrhunderts ist der Einfluss psychischer Vorgänge für die Entstehung von Erkrankungen und Störungen der Befindlichkeit bekannt. Auch in der Gynäkologie spielen psychosomatische Interaktionen eine Rolle, sodass bei der Diagnosestellung in manchen Fällen Zweifel auftreten, ob die von der Patientin geäußerten Beschwerden alleine mit Hilfe des organischen Befunds zu erklären sind. Der Verdacht auf eine psychische Ursache ergibt sich z. B. wenn die Patientin
- sehr theatralisch auftritt,
- ihre Beschwerden in einer auffälligen Art schildert,
- unpräzise, wechselhafte Angaben macht,
- ausweichende Antworten auf konkrete Fragen gibt,
- Symptome schildert, die schwerlich in ein medizinisches Bild einzuordnen sind.

Ein weiterer Verdacht auf einen psychosomatischen Zusammenhang kann auch auf der Tatsache beruhen, dass Beschwerden und Organbefund in einem deutlichen Missverhältnis stehen (psychische Faktoren als Symptomverstärker) und keine Behandlung wirklich greifen will.

M *Psychosomatische Erkrankungen in der Gynäkologie sind (neben gegenwärtigen situationsbedingten Konflikten) größtenteils auf zwei Problemkreise zurückzuführen: den gestörten Reifungsvorgang und die Erlebnis-Fehlreaktion.*

D Definition   M Merke   P Praxistipp   W Wissen   B Fallbeispiel   Teil II Spezielles gynäkologisches Wissen ▪ 53

8.1 Der Reifungsvorgang und seine Störungen

Die Reifung der Frau ist ein Entwicklungsvorgang mit dem Ziel, den femininen Habitus zu bejahen und Sexualität ohne inneren Konflikt ausüben zu können. Häufig wird in den Reifungsprozess die Bereitwilligkeit zur Mutterschaft als Reifungsziel mit einbezogen.

> **M** *Aus der Ablehnung der femininen Körperlichkeit kann möglicherweise ein Konflikt mit den funktionellen weiblich-körperlichen Prozessen resultieren.*

Die Bereitschaft zur Weiblichkeit, Sexualität und Mutterschaft ist nicht von vornherein existent, sondern das Resultat des o. g. körperlichen und psychischen Reifungsprozesses. Hier spielen Zeit, Leitbilder, die Erziehung, aber auch andere Außeneinflüsse eine wichtige Rolle.

8.1.1 Zeitfaktor

Zeit ist für die Reifung sowohl in körperlicher als auch in psychischer Hinsicht sehr wichtig.

> **M** *Die körperliche und psychosexuelle Reifung vollziehen sich stufenweise, wobei der körperliche Reifungsprozess gemeinhin früher beendet ist.*

Dieses Auseinanderstreben der beiden Reifungsvorgänge ist als normal anzusehen, solange keine prägnante Verzögerung der psychosexuellen Reifung zu verzeichnen ist. Im Falle einer solchen Retardierung treten häufig in der Sexualität oder Schwangerschaft Probleme auf, die in einer Abwehrhaltung begründet sind und sich beispielsweise als Dyspareunie (schmerzhafter Geschlechtsverkehr) oder verstärktes Schwangerschaftserbrechen bemerkbar machen können.

Daneben kann es zu einem breiten Spektrum anderer Symptome kommen, denn Ursache und Wirkung sind von Frau zu Frau unterschiedlich. Ebenso kommen für die Dyspareunie und das Schwangerschaftserbrechen eine Vielzahl anderer Ursachen in Frage, sodass der Schluss, die genannten Beispiele basierten immer auf psychosomatischen Erkrankungen, unzulässig ist. Dies gilt auch für die nachfolgend beschriebenen Krankheitsbilder.

8.1.2 Leitbilder

> **M** *Leitbilder entstammen dem sozialen Umfeld, können aber auch in Form fiktiver Personen, beispielsweise aus Film und Literatur, für das Mädchen eine Rolle spielen.*

Eine Schlüsselstellung im Leitbildspektrum nimmt die Familie ein, wobei die Eltern zu Repräsentanten der Frauen- und Männerrolle werden. So kann der Vater die aktuelle und spätere Einstellung des Mädchens zum männlichen Geschlecht sowohl positiv als auch negativ beeinflussen.

Die Mutter lebt eine Frauenrolle vor, mit der sich das Mädchen ein Stück weit identifizieren wird. Negative Leitbilder können die Einstellung sowohl im Bezug auf Männer als auch auf die eigene Weiblichkeit so stark beeinflussen, dass ggf. psychosexuelle Hemmungen und Vorbehalte das Ergebnis sind. Ebenso kann sich die Beziehung der Eltern zueinander auf die Haltung des Mädchens zu Partnerschaft und Ehe auswirken.

8.1.3 Erlebnis-Fehlreaktion

> **M** *Negative Erlebnisse können eine einmal erreichte Stufe der Reifung verändern.*

Die Gefahr besteht, dass das Negative zwar im Bewusstsein verdrängt wird, im Unterbewusstsein jedoch mit dem Erlebnis oder dem Erlebnispartner verbunden wird. So vermag der Prozess der Reifung gestört werden, wenn die Realität des ersten sexuellen Erlebens nicht mit den daran gestellten Erwartungen einhergeht. Dabei spielt es keine Rolle, ob dies aufgrund einer falschen Erwartung geschieht oder einem Fehlverhalten des Partners zuzuschreiben ist.

Die endgültigen Auswirkungen eines Erlebnisses können sich verschiedenartig darstellen und hängen von der Wertigkeit und der traumatisierenden Wirkung des Erlebten (z. B. bei einer Vergewaltigung eines Mädchens) ab. Dabei ist allerdings zu beachten, dass Erlebnisreaktionen auch in inadäquater Form gesteigert oder überzeichnet verlaufen können. Die durch Erlebnisreaktionen erzeugten Störungen körperlich-seelischer Funktionen sind oft bereits im Rahmen des ärztlichen Gesprächs ausfindig zu machen. Dies geschieht durch einen zeitlichen Einschnitt im Befinden. Das Erlebnis teilt das Leben in ein „Vorher" und „Nachher". Das Symptom muss dann bezüglich seines Sinngehaltes und seines Ausdrucks aufgeschlüsselt werden.

> **M** *Das Vorkommen bestimmter psychosomatischer Krankheiten kann auch im Zusammenhang mit den Lebensphasen der Frau gesehen werden.*

8.1.4 Kindesalter

Die Ausformung der Geschlechtsidentität wird durch das biologische Geschlecht, die Interaktion der Eltern und die Identifikation mit sich selbst geprägt.

Im Kindesalter kann es daher bereits zu Beeinträchtigungen der psychosexuellen Entwicklung kommen.

Psychosomatische Erkrankungen entstehen häufig auf der Basis frühkindlicher Störungen, z. B. in der Mutter-Kind-Beziehung. Ein Beispiel hierfür ist die Bestrafung der kindlichen Masturbation. In diesem Fall wird das Gefühl für den eigenen Körper als Grundlage einer gesunden Sexualentwicklung durch Angst gehemmt. Frauen, die diese Erfahrung in ihrer Kindheit gemacht haben, weisen bei später auftretenden Sexualstörungen eine schlechtere Prognose auf.

8.1.5 Pubertät und Erwachsenenalter

M *Die Pubertät geht mit prägnanten körperlichen Entwicklungen einher, die auch wesentliche psychosoziale Veränderungen nach sich ziehen.*

Das Mädchen muss zum einen mit der hormonellen Umstellung, den psychischen und körperlichen Veränderungen zurechtkommen, wird zudem aber auch von seiner Umwelt massiv beeinflusst.

Mit dem Eintritt in das Erwachsenenalter ist der Reifungsprozess noch nicht abgeschlossen, denn nun muss sich die Frau mit Lebenssituationen auseinandersetzen, die z. B. eine Partnerschaft, Familie oder Schwangerschaft und nicht zuletzt gesellschaftliche Anforderungen mit sich bringen.

Im Folgenden werden exemplarisch einige gynäkologische Störungen dargestellt, die sowohl auf einer organischen als auch auf einer psychosomatischen Grundlage entstehen können.

Primäre und sekundäre Amenorrhö

Der monatliche Zyklus der Frau ist von einer ungestörten Koordination des Großhirns, des Hypothalamus, der Hypophyse und der Eierstöcke abhängig. Diese funktionelle Einheit kann durch psychische Einflüsse gestört werden.

Eine primäre Amenorrhö liegt vor, wenn eine Frau noch nie eine Menstruationsblutung hatte. Bei rund 80 % der betroffenen Frauen liegt hier eine organische Ursache vor. Bei einer psychogenen primären Amenorrhö sind keine organischen Befunde als Ursache zu finden. Der Grund hierfür liegt häufig in einer Störung der psychosexuellen Entwicklung, bei der eine dominierende Mutter die Entwicklung ihrer Tochter behindert.

Eine sekundäre Amenorrhö bezeichnet das Ausbleiben der Menstruation über einen Zeitraum von mehr als 90 Tagen. Es wird angenommen, dass in gut 80 % der Fälle eine psychosomatische Ursache vorliegt. Den Grund hierfür sieht man in Konfliktsituationen wie gehemmter Sexualität, Abwehr des Sexualtriebes, körperlichen oder psychischen Stresssituationen oder Identitätsproblemen.

Scheinschwangerschaft

Eine Scheinschwangerschaft ist eine eingebildete Schwangerschaft. Im Rahmen dieser Wunschneurose finden sich Symptome, die denen einer wirklichen Gravidität sehr ähnlich sind. Es sind dies das Ausbleiben der Regelblutung, eine Gewichtszunahme und auch eine Zunahme des Bauchumfangs. Die Scheinschwangerschaft kann je nach Lebensalter der Frauen andere Hintergründe haben. Ist es bei jungen Frauen die Angst, schwanger zu werden, liegt die Ursache bei älteren Frauen eher in einem nicht erfüllten Kinderwunsch.

Prämenstruelles Syndrom (PMS)

Unter einem prämenstruellen Syndrom leiden vor allem Frauen jenseits des 35. Lebensjahres. Es äußert sich in einer vermehrten Wassereinlagerung, Spannungsgefühl in den Brüsten und einer Störung des seelischen Wohlbefindens vor Beginn der Menstruationsblutung. Organisch wird eine nachlassende Gelbkörperfunktion angenommen. Der psychogene Hintergrund kann in einem negativen Erleben der Menstruation bei gestörter Akzeptanz der weiblichen Rolle liegen. Als Ursache kommt eine neurotische Ich-Störung in Betracht.

Dysmenorrhö

Unter einer Dysmenorrhö versteht man eine Menstruation, die mit kolikartigen Unterleibsschmerzen verbunden ist. Sie resultieren aus lang anhaltenden, schmerzhaften Kontraktionen der Gebärmutter. Als organische Ursache ist eine erhöhte Prostaglandinsynthese in der Gebärmutterschleimhaut anzusehen. Auf psychosomatischer Basis kann sie Zeichen einer Verneinung der Weiblichkeit sein. Ursache kann aber auch ein drängender, unerfüllter Kinderwunsch anzusehen. Die Monatsblutung zeigt der Frau immer wieder an, dass sie nicht schwanger geworden ist. Dies kann von ihr als „schmerzlich" empfunden werden.

Chronische Unterbauchschmerzen

Chronische Schmerzen des Unterbauchs können unabhängig vom Zyklus auftreten, ohne dass sich eine klare organische Diagnose finden lässt. Es besteht jedoch auch die Möglichkeit, dass sie als zyklusabhängige Rezidive in Erscheinung treten, in erster Linie als prämenstruelles Syndrom oder Dysmenorrhö.

Chronische Unterbauchschmerzen haben unterschiedliche psychosomatische Gründe. So findet man sie bei Frauen, die sich in ihren Rollen (Hausfrau, Mutter, Beruf) permanent überfordert fühlen. Auch liegt der Grund bisweilen in einer gestörten Partnerbeziehung, die ggf. auch mit einer Sexualaversion einhergeht. Eine weitere Ursache kann ein Trauma sein, das von einem sexuellen Missbrauch herrührt.

Allerdings sind chronische Unterbauchschmerzen u. U. auch ein Hinweis auf ein ernsteres psychiatrisches Problem wie eine Persönlichkeitsstörung oder eine larvierte Depression.

M *Unter einer larvierten Depression versteht man ein Krankheitsbild, bei dem die typische depressive Verstimmung von somatischen Beschwerden so in den Hintergrund gedrängt wird, dass sie als solche nicht mehr erkennbar ist.*

Der Großteil der betroffenen Frauen hat sich bereits feste Vorstellungen über eine organische Ursache ihrer Erkrankung gemacht. Im Rahmen dieser subjektiven Krankheitstheorie gehen sie meist von Verwachsungen, Zysten oder einem Hormonmangel aus. Dabei steht die somatische Krankheitstheorie der Bewältigung der eigentlichen Probleme sehr stark im Weg. Findet der Arzt keine organische Ursache, ist das weitere Festhalten an der körperlichen Ursache falsch. Einerseits wäre dann die Frau nicht in der Lage, die wahren Ursachen ihrer Beschwerden zu erkennen und eine entsprechende Therapie zu akzeptieren. Andererseits würde die strikte Annahme einer somatischen Ursache eine Vielzahl von entbehrlichen diagnostischen bzw. therapeutischen Maßnahmen nach sich ziehen.

Dysfunktionelle Blutungen

Dysfunktionelle Blutungen treten außerhalb der Monatsblutungen auf. Es handelt sich z. B. um Mittelblutungen beim Eisprung oder prämenstruelle Blutungen. Bei einer psychosomatischen Ursache können sie z. B. für eine zwiespältige Haltung gegenüber der Sexualität an sich oder gegenüber dem Partner sprechen.

Eine gestörte Partnerbeziehung kann sich auch noch in anderer Form äußern. Die Patientinnen schildern, dass der Geschlechtsverkehr mit Schmerzen verbunden ist, was bei den Frauen zu einem Vaginismus führen kann.

M *Unter einem Vaginismus versteht man eine reflektorische Verkrampfung der Scheiden- und Beckenbodenmuskulatur, die den Geschlechtsverkehr fast oder ganz unmöglich macht.*

Fluor genitalis (Ausfluss)

M *Ein Fluor genitalis liegt dann vor, wenn die Frau die Menge der Scheidenflüssigkeit als übermäßig empfindet. Der Fluor kann als Produkt der vaginalen Transsudation, der Zervix- oder Bartholindrüsen entstehen. Unter einer Transsudation versteht man die Absonderung von Flüssigkeiten aus Blutgefäßen.*

Bei einer psychosomatischen Störung handelt es sich i. d. R. um einen therapieresistenten Fluor. In der Vorgeschichte der Patientin sind zahlreiche Behandlungen mit den unterschiedlichsten Methoden dokumentiert. Die Patientin selbst neigt häufig dazu, die Symptomatik überzubewerten und sieht den Fluor als Ausdruck einer vermeintlichen Krebs- oder Geschlechtserkrankung. Dabei kann der Ausfluss durchaus ein Zeichen unerfüllter sexueller Wünsche sein. Im Gegensatz dazu gibt der dauernde Ausfluss der Frau auch die Möglichkeit, die sexuellen Wünsche des Partners abzuwehren.

Bei neurovegetativ labilen Frauen führt oft schon eine Stresssituation (z. B. Konflikt mit dem Partner) über eine Aktivierung des Parasympathikus zu einem verstärkten zervikalen Fluor.

8.1.6 Klimakterium

D *Das Klimakterium, auch als „Wechseljahre" bezeichnet, stellt den Übergang von der Geschlechtsreife zum Senium dar (S. 46).*

Es kommt bei der Frau zur Auseinandersetzung mit dem Altern. Das Körperbild verändert sich, was bei vielen Frauen mit einer Abnahme des Selbstwertgefühls einhergeht, weil sie sich nicht mehr attraktiv fühlen. Die Regelblutung bleibt aus und die Reproduktionsfähigkeit erlischt.

Das Klimakterium kann in 4 Phasen unterteilt werden:
1. Phase: Verunsicherung,
2. Phase: Entwicklung einer Identitätskrise,
3. Phase: Ansätze individueller Problemlösungen,
4. Phase: Akzeptanz und Stabilisierung.

Die wichtige vierte Phase kann durch frühkindliche Erfahrungen stabilisiert oder geschwächt werden.

Symptomatisch treten psychische und körperliche Erscheinungen auf, die zum einen den hormonellen Veränderungen zugeschrieben werden können (Hitzewallungen, Schweißausbrüche, Kopfschmerzen, Schwindel, Schlaflosigkeit, Depressionen), zum anderen dem Alterungsprozess anhängen (Nervosität, Müdigkeit, Nachlassen der sexuellen Lust, hypochondrische Überbewertung unterschiedlicher Körperfunktionen, Depressionen, die oft mit typischen körperlichen Begleiterscheinungen einhergehen).

Daneben ändert sich auch das soziale Rollenbild der Frau. Hat sie außerdem Probleme, z. B. in der Partnerschaft, Familie oder am Arbeitsplatz, kann dies die Entwicklung klimakterischer Beschwerden fördern.

So konnte beobachtet werden, dass das Klimakterium bei den Frauen deutlich beschwerdeärmer ist, die
- erst spät ihre erste Regelblutung bekamen,
- nie schwanger waren,
- sich nicht über ihre äußere Attraktivität definieren,
- unverheiratet waren oder in einer harmonischen Partnerschaft leben,
- berufstätig sind,
- aus oberen sozialen Schichten stammen.

Wie anhand der vielen Beispiele zu ersehen ist, wird die Grundlage für die spätere Entwicklung einer psychosomatischen Störung im Laufe des Lebens geschaffen. Auslöser ist jedoch i. d. R. ein aktueller Konflikt, in dem die Frau gefangen ist. Andererseits besteht die Möglichkeit, dass die Frau Symptomträgerin eines kranken Beziehungs- oder Familiengefüges ist.

8.2 Diagnose psychosomatischer Erkrankungen

M *Die Behandlung psychosomatischer Störungen basiert auf einer gleichwertigen Berücksichtigung physiologischer, körperlicher, seelischer und sozialer Faktoren und deren Wechselspiel.*

Wichtig ist bei der Diagnose eine genaue Analyse der zugrunde liegenden Problematik. Daher ist die Erhebung einer Sexualanamnese, die auch als therapeutische Komponente zu betrachten ist, von Bedeutung. Im Rahmen dieser Anamnese geht es um die Klärung konkreter Beschwerden, die Umstände der Sexualaufklärung, die Einstellung zur Sexualität, Fantasien und Ängste. Daneben ist eine Analyse der Partner- bzw. Berufssituation ebenso sinnvoll wie die Suche nach Hinweisen, die auf das Vorliegen einer Persönlichkeitsstörung oder depressiven Erkrankung hindeuten könnten. Eine somatische Ursache muss der Arzt vorher ausschließen.

M *Oft ist die Diagnosestellung mit Schwierigkeiten verbunden, da in vielen Fällen eine klare Abgrenzung zwischen psychosomatischer und organischer Erkrankung nicht mehr möglich ist.*

Es wäre daher falsch, eine Erkrankung, deren organische Ursache nicht gefunden werden kann, als rein psychosomatisch zu diagnostizieren. Demgegenüber muss aber auch bei klarem Organbefund eine psychogene Mitbeteiligung in die diagnostische Überlegung miteinbezogen werden.

8.3 Therapie

Neben der Ursachenforschung steht zunächst einmal die Stabilisierung der Patientin im Vordergrund. Wichtig ist dabei eine menschenfreundliche Grundhaltung und ein unvoreingenommenes Handeln. Vielfach stellen Verständnis und einfühlsames Zuhören den ersten therapeutischen Schritt dar.

Durch die stationäre Aufnahme gibt man der Patientin die Möglichkeit, sich von der konfliktauslösenden Situation zu distanzieren. Wird die Ursache unmittelbar im sozialen Umfeld der Familie vermutet, kann ein Gespräch mit dem Sozialdienst der Klinik weiterhelfen.

M *Es ist von entscheidender Bedeutung, dass die Patientin bereit ist, die psychosomatische Erkrankung als solche anzuerkennen.*

Für die weitere Behandlung einer psychosomatischen Erkrankung kommen unterschiedliche Verfahren in Betracht.
- **Hypnose und autogenes Training:** fungieren als zudeckende Methoden.
- **Verhaltenstherapie:** Sie geht davon aus, dass menschliches Verhalten, ebenso wie das Problemverhalten, erlernt ist. Für die Therapie ist es wichtig zu erkennen, welche Faktoren das gestörte, krankmachende Verhalten bestimmen. Ziel der Therapie ist es, durch Anwendung unterschiedlicher Methoden das gestörte Verhalten wieder zu verlernen.
- **Psychoanalyse:** Die psychoanalytischen Verfahren basieren auf Introspektion und Interpretation unbewusster Prozesse (z. B. frei Assoziationen zu äußern oder Träume zu schildern und zu bearbeiten).

Die Patientin wird motiviert, alles, wie es ihr gerade in den Sinn kommt, zu äußern. Dabei ist es egal, ob ihr diese Gedanken unwichtig oder vielleicht sogar peinlich erscheinen. Auch Erlebnisse aus der Vergangenheit oder zukünftige Befürchtungen sollen miteinbezogen werden.

- **Pharmakotherapie:** Sie kann eine Psychotherapie unterstützen. Es sollte jedoch nicht davon ausgegangen werden, dass eine Patientin mit alleinigem Einsatz von Medikamenten geheilt werden kann. Die Medikamente mildern lediglich die Symptome, können jedoch nicht die Ursachen beseitigen.

P *Die Pflegeperson spielt eine wichtige Rolle bei der Aufdeckung psychosomatischer Zusammenhänge. Sie ist häufiger mit der Patientin zusammen, berät sie in anderen Gesundheitsaspekten, lernt sie als Mensch intensiver kennen. So kann die Patientin Vertrauen zur Pflegeperson entwickeln. Die Gespräche laufen dann erfahrungsgemäß auf einer vertrauteren Ebene ab als zwischen Arzt und Patientin.*

9 Akute Notfallsituationen

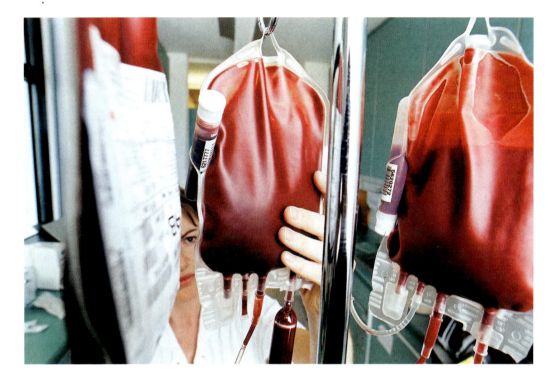

9.1	Irreguläre genitale Blutungen ▪ 59		9.4	Überstimulationssyndrom ▪ 63
9.2	Akute Schmerzen ▪ 61		9.5	Vergewaltigung ▪ 64
9.3	Toxisches Schocksyndrom ▪ 63		9.6	Genitalverletzungen ▪ 65

9.1 Irreguläre genitale Blutungen

Zyklische Blutungen aus der Scheide sind zum Zeitpunkt der Geschlechtsreife Kennzeichen normaler hormoneller Vorgänge.

 Als irregulär werden Genitalblutungen bezeichnet, die
- unabhängig vom normalen Menstruationszyklus auftreten,
- in Art oder Stärke von der normalen Monatsblutung abweichen,
- in der Postmenopause in Erscheinung treten.

Irreguläre Blutungen in der Gynäkologie sind meist nicht als akute Notfälle anzusehen, müssen allerdings abgeklärt werden, da sie Zeichen einer Erkrankung, ggf. sogar eines bösartigen Prozesses sein können.

Ursachen
Um die Ursache der Blutungen zu ermitteln, muss eine Differenzialdiagnostik in Erwägung gezogen werden, d. h. eine Diagnostik, mit deren Hilfe eine bestimmte Erkrankung in einer Gruppe symptomatisch ähnlicher Krankheiten abgegrenzt und erkannt wird (**Abb. 9.2**). Dabei müssen unterschiedliche Kriterien beachtet werden:

1. Lebensphase der Frau
Vor der Pubertät muss bei genitalen Blutungen an eine mögliche Vergewaltigung gedacht werden. Es kann jedoch auch ein Fremdkörper in der Scheide, eine Entzündung oder, in sehr seltenen Fällen, ein Tumor als Ursache in Frage kommen. Ein anderer Grund

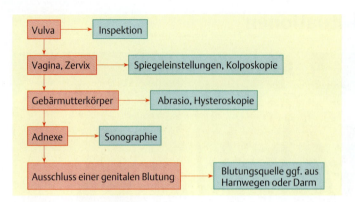

Abb. 9.1 ▪ **Blutungsquelle.** Aszendierender Untersuchungsgang, Organ für Organ wird als Ort der Blutung ausgeschlossen.

ist eine vermehrte Östrogenwirkung, wie sie bei der Pubertas praecox (Einsetzen der Pubertät vor dem 8. Lebensjahr) oder bei Östrogen bildenden Eierstocktumoren vorkommt.

In der geschlechtsreifen Phase der Frau findet man als Ursache v. a. Schwangerschaftskomplikation. Weitere Ursachen für Blutungen zeigt (**Tab. 9.1**).

In der Postmenopause weist eine irreguläre genitale Blutung sehr häufig auf einen bösartigen Prozess, z. B. ein Endometrium-, Vulva- oder Ovarialkarzinom hin. Die Blutung kann jedoch auch Ausdruck einer Entzündung (z. B. Kolpitis senilis, Endometritis) oder gutartiger Tumoren wie Myome oder Polypen sein.

2. Blutungsquelle

Um die Blutungsquelle ausfindig zu machen, wird eine aszendierende (= aufsteigende) Diagnostik vorgenommen, das bedeutet, dass der Untersuchungsgang bei der Vulva beginnt und bei den Adnexen endet (**Abb. 9.1**).

3. Hormonhaushalt

Besteht der Verdacht, dass die Blutung hormonell gesteuert ist, wird überprüft, ob es sich um eine exogene (medikamentöse) oder endogene (z. B. Hormon bildender Tumor) Zufuhr von Hormonen handelt. Hinweise können dabei ein Abstrich aus der Scheide oder eine feingewebliche Untersuchung der Gebärmutterschleimhaut bringen.

4. Extragenitale Erkrankungen

Die Ursache für eine genitale Blutung kann auch außerhalb des Genitaltrakts zu finden sein. So besteht die Möglichkeit, dass die Blutung Resultat einer Blutgerinnungsstörung ist. Ebenso kommen Bluthochdruck, Nieren- oder Lebererkrankungen in Betracht. Die Diagnose wird, neben der körperlichen Untersuchung, über die Erhebung von Laborwerten gesichert.

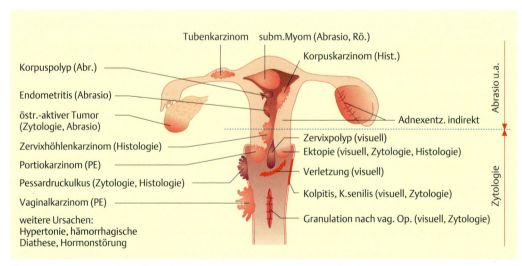

Abb. 9.2 ▪ **Blutungsursachen.** Übersicht möglicher Ursachen irregulärer genitaler Blutungen.

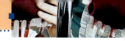

Tabelle 9.1 Ursachen irregulärer genitaler Blutungen während der geschlechtsreifen Phase

Ort der Blutung	Ursachen
Gebärmutter	• Entzugsblutung, Mittelblutung, Durchbruchblutung • Myome • Gebärmutterpolypen • Entzündungen von Gebärmutter, Eileiter oder Eierstock • Hormon bildende Eierstocktumoren • Endometriumkarzinom • Intrauterinpessar („Spirale")
Gebärmutterhals	• Kontaktblutungen bei Ektopie der Portio • Zervixkarzinom
Vulva, Scheide	• Verletzungen durch Unfall, Fremdkörper, Vergewaltigung, Masturbation oder Geschlechtsverkehr

Tabelle 9.2 Ursachen und Diagnosen von Blutungen während der Schwangerschaft

Ursache	Diagnose
Abort	• Inspektion • Ultraschalluntersuchung • Schwangerschaftstest
Placenta praevia	• Sonografie • vorsichtige Spekulumeinstellung
vorzeitige Lösung der Placenta	• Ultraschalluntersuchung • die Patientin hat eine brettharte Gebärmutter und Schmerzen • CTG-Veränderungen
extrauterine Schwangerschaft (z. B. Eileiterschwangerschaft)	• β-hCG-Test • im Ultraschallbild sieht man eine leere Gebärmutter trotz positivem Schwangerschaftstest • u. U. Nachweis eines Adnextumors oder freier Flüssigkeit im Bauchraum

5. Schwangerschaft, Geburt, Wochenbett

M *Bei gynäkologischen Erkrankungen findet man meist nur schwache Blutungen, die Raum für eine umfassende Diagnostik lassen. In der Schwangerschaft und unter der Geburt sind Blutungen oft schwerwiegender Natur oder sogar lebensbedrohlich. In diesem Fall ist eine sofortige Behandlung in einer geburtshilflichen Abteilung erforderlich. Hier ist neben einer Kreislaufstabilisierung eine zügige Diagnosestellung wichtig.*

(**Tab. 9.2**) zeigt häufige Blutungsursachen in der Schwangerschaft mit den zugehörigen diagnostischen Schritten.

9.2 Akute Schmerzen

Der Begriff „akutes Abdomen" bezeichnet einen lebensbedrohlichen Zustand, der durch unterschiedliche Erkrankungen verursacht werden kann.
Mögliche Symptome sind
- akute Bauchschmerzen,
- Erbrechen,
- Stuhlverstopfung,
- gespannte Bauchdecke mit Abwehrreaktion,
- schwere Beeinträchtigung des Allgemeinzustandes,
- Fieber.

M *In der Gynäkologie stehen bei einem akuten Abdomen die Diagnosen extrauterine Schwangerschaft, Entzündung der Adnexe oder Stieldrehung eines Ovarialtumors im Vordergrund (**Tab. 9.3**).*

Der erste diagnostische Schritt besteht in der Erhebung einer Anamnese. Hier wird die Patientin über die Entstehung der Schmerzen befragt. Es ist wichtig, die Schmerzqualitäten zu unterscheiden. Man kann diese in einen viszeralen und somatischen Schmerz unterteilen. Viszerale Schmerzen gehen von den Bauchorganen und dem innen liegenden Blatt des

9 • Akute Notfallsituationen

Tabelle 9.3 Genitale Ursachen des akuten Abdomens

	Ursachen außerhalb der Schwangerschaft	Ursachen während der Schwangerschaft
Entzündungen	• akute Adnexitis • Tuboovarialabszess • zerfallenes Karzinom • infiziertes Myom	• septischer Abort • Amnioninfektsyndrom • Fieber im Wochenbett
innere Blutungen	• Ruptur einer Eierstockzyste • Perforation eines Karzinoms • Blutungen nach Operationen	• vorzeitige Lösung der Plazenta • Extrauteringravidität • Ruptur der Gebärmutter

Bauchfells aus. Sie werden als dumpf, bohrend oder krampfartig empfunden. Der Schmerz ist diffus und wird meist beidseits der Mittellinie lokalisiert, ohne dass sich dort die Ursache des Schmerzes befinden muss.

Somatische Schmerzen gehen von der Bauchwand und dem bauchwandgerichteten Blatt des Bauchfells aus. Die Patientin hat einseitige dumpfe, scharfe oder brennende Dauerschmerzen. Sie haben gegenüber den viszeralen Schmerzen den Vorteil, gut lokalisierbar zu sein. Zudem bessern sie sich bei Schonhaltung. Über die Lokalisation von Schmerzen informiert (**Abb. 9.3**).

In der Gynäkologie oder Geburtshilfe sollte darüber hinaus ermittelt werden, ob die Patientin schwanger ist, ggf. muss ein Schwangerschaftstest und eine sonografische Untersuchung vorgenommen werden. Zum Ausschluss einer entzündlichen Ursache können zunächst Temperaturmessung und Blutuntersuchung weitere Hinweise geben.

Differenzialdiagnostisch muss an eine innere Blutung gedacht werden. Hierzu wird zunächst eine Messung von Blutdruck und Puls vorgenommen. Weitere Zeichen sind Blässe der Haut und Schleimhäute und ein Schwäche- bzw. Schwindelgefühl.

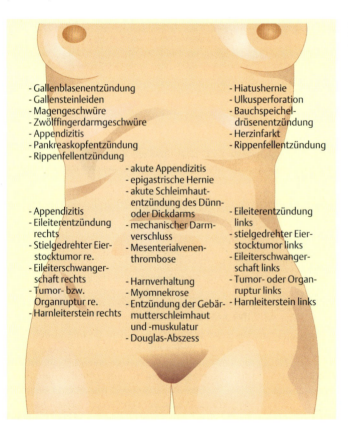

Abb. 9.3 • **Schmerz.** Lokalisation verschiedener Ursachen eines akuten Abdomens.

62 • Teil II Spezielles gynäkologisches Wissen

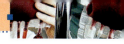

9.3 Toxisches Schocksyndrom

M *Stämme des Kugelbakteriums Staphylokokkus aureus können ein Gift bilden, das als Endotoxin F bezeichnet wird. Die Bakterien sind dadurch in der Lage, im Falle einer sehr starken Anreicherung bei der Frau einen Kreislaufschock auszulösen.*

Eine Anreicherung mit Endotoxin F kann im Rahmen der Menstruation (Gebrauch von Tampons) vorkommen, aber auch die Folge einer Geburt oder Operation sein.

Symptome
Die Symptomatik ist vielfältig und kann von hohem Fieber, Hypotonie, Durchfall, Haut- und Schleimhautveränderungen bis zur Niereninsuffizienz reichen.

Diagnostik
Die Diagnose wird über den Nachweis des verursachenden Erregers durch einen Abstrich aus der Scheide gestellt.

Therapie
Die Behandlung besteht in der Beseitigung der Ursache, z. B. die Entfernung des Tampons und der Kreislaufstabilisierung. Neben der intensivmedizinischen Therapie der Symptome wird gegen den Erreger antibiotisch vorgegangen.

P **Beobachtung.** *Bei Patientinnen, die Schocksymptome, aber keine äußeren Blutungen oder andere offensichtliche Ursachen für einen Schock zeigen, sollte auch an einen vergessenen Tampon gedacht werden. Das gilt für alle Frauen im gebärfähigen Alter und sollte sich nicht auf die Arbeit auf gynäkologischen Stationen beschränken. Manche Frau lässt das Rückholbändchen des Tampons nicht nach außen hängen, sodass es auf den ersten Blick nicht ersichtlich ist. Im Falle eines Unfalles kann sie vielleicht keine Auskunft mehr geben, sodass sich dann ein toxisches Schocksyndrom entwickeln kann. Daher sollte bei der Pflegeanamnese immer auch das Datum der letzten Menstruation erfragt werden. Ist die Patientin bewusstlos, kann ggf. der Partner Auskunft geben.*

9.4 Überstimulationssyndrom

Patientinnen mit Kinderwunsch und Anzeichen einer Sterilität werden hormonell mit Gonadotropinen behandelt, um eine Follikelreifung zu erreichen. Unter dieser Therapie reifen im Gegensatz zum normalen Zyklus i.d.R. mehrere Follikel heran. Durch die erhöhte Abgabe von Östrogen aus den Follikeln kommt es zum sog. ovariellen Überstimulationssyndrom.

Symptome und Therapie
M *Der hohe Östrogenspiegel verursacht eine Verlagerung von Blutflüssigkeit in den Extravasalraum, den Raum außerhalb der Blutgefäße. Daraus resultieren Wasseransammlungen in Körperhöhlen und Gewebe.*

Durch den Flüssigkeitsaustritt aus dem Gefäßsystem kommt es zu einem Aszites, einem Pleuraerguss oder zu Ödemen. Ovarialzysten füllen sich mit Wasser und nehmen deutlich an Größe zu. Es besteht die Gefahr einer Stieldrehung. Zudem kann es durch ein Aufreißen der mit Wasser gefüllten Zysten zu einer Blutung in den Bauchraum kommen.

Darüber hinaus resultiert aus dem Austritt von Flüssigkeit ins Gewebe eine erhöhte Blutkonzentration. Damit ist eine Thromboemboliegefahr verbunden.

Das Überstimulationssyndrom lässt sich bezüglich der Symptomatik in drei Grade einteilen, die unterschiedliche therapeutische Maßnahmen erfordern (**Tab. 9.4**).

M *Das Hormon Östradiol ist das wichtigste weibliche Geschlechtshormon. Es gehört zu den Östrogenen.*

Im Normalfall bilden sich die Symptome etwa drei Tage nach Beginn der Regelblutung spontan zurück. Ist eine Schwangerschaft eingetreten, wird die Symptomatik noch einige Wochen durch die erhöhte HCG-Konzentration im Blut erhalten bleiben. Sofern es keine Komplikationen gibt, kann man im zweiten Schwangerschaftsdrittel mit einem Abklingen der Beschwerden rechnen.

Ein Überstimulationssyndrom lässt sich vermeiden, wenn die Behandlung mit Gonadotropinen unter ständiger ärztlicher Kontrolle vorgenommen wird. Ggf. muss auf eine Fortsetzung der Behandlung verzichtet werden.

Tabelle 9.4 Die Gradeinteilung des Überstimulationssyndroms

Grad	Symptome	Therapie
Grad 1	▪ Erhöhte Östradiolkonzentration im Serum ▪ Eierstöcke sind mäßig vergrößert (< 5 cm)	▪ Medikamente absetzen ▪ kontinuierliche ambulante Überwachung
Grad 2	▪ Östradiolkonzentration stark erhöht ▪ Eierstöcke weisen einen Durchmesser von 5–12 cm auf ▪ Aszites ▪ Übelkeit ▪ Erbrechen ▪ Durchfall	▪ Symptomatische Therapie ▪ stationäre Überwachung ▪ Kontrolle von Kreislauf, Hämatokrit und Gerinnung
Grad 3	▪ Große Eierstockzysten ▪ Aszites ▪ Pleuraergüsse ▪ Hämokonzentration ▪ Leibschmerzen ▪ Atembeschwerden ▪ Thromboemboliegefahr	▪ Intensivtherapie mit Wasser-, Eiweiß-, Elektrolytersatz ▪ Entlastung von Aszites und Hydrothorax ▪ Thromboembolieprophylaxe

9.5 Vergewaltigung

B *Die 22-jährige Silke ist mit ihrer langjährigen Freundin Marion verabredet. Silke redet kaum. „Was ist denn los?", möchte Marion wissen. Silke druckst herum. Plötzlich bricht sie in Tränen aus: „Gestern Abend, als ich nach Hause kam, ist mir auf dem Parkplatz ein Mann gefolgt. Und dann, kurz vor der Haustür, du weißt schon, in dieser dunklen Ecke, hat er mich gepackt und in den Park gegenüber gezerrt." Sie schluchzt auf und kann nicht weiter reden. „Was ist dann passiert? Hat er dich dann etwa vergewaltigt?", fragt Marion leise. Silke schluchzt auf und nickt. „Ich fühle mich so ekelhaft und mir tut alles weh." Marion schaut Silke an: „Du musst zum Arzt und auch zur Polizei gehen. Wenn du möchtest, komme ich mit."*

D *Eine Vergewaltigung liegt nach § 177 StGB vor, wenn der Beischlaf mit Gewalt oder durch Drohung mit gegenwärtiger Gefahr für Leib und Leben erzwungen wird. Der Beischlaf gilt als vollzogen, wenn der Penis des Vergewaltigers in den Scheidenvorhof eindringt.*

Ist eine Frau vergewaltigt worden, wird eine gynäkologische Untersuchung erforderlich, die sich in einigen Punkten vom normalen Untersuchungsgang unterscheidet. Der Arzt, oder in diesem Fall besser eine Ärztin, beginnt mit einer Inspektion des gesamten Körpers, wobei nach Schürfwunden, Blutergüssen, Abwehrverletzungen, Schleimhautverletzungen oder Würgemalen gesucht wird.

Jeder Befund muss genauestens schriftlich dokumentiert und fotografiert werden. Ebenso wird im Rahmen der vaginalen Untersuchung nach Verletzungen, Rötungen, Schürfungen, Blutungen oder evtl. Zeichen einer Entjungferung gesucht. Zudem nimmt man fünf Abstriche vor. Die Tupfer stehen der Gerichtsmedizin zur Tätersuche mittels DNA-Analyse zur Verfügung. Auch die Schamhaare der Frau werden ausgekämmt und später auf Fremdhaare untersucht. Es erfolgt eine Blut- und Urinuntersuchung, um bereits vorhandene Infektionskrankheiten (Gonorrhö, Syphilis, AIDS, Hepatitis) nachzuweisen und eine Schwangerschaft auszuschließen.

Ggf. erhält die Patientin eine Postkoitalpille („Pille danach") zur Empfängnisverhütung.

9.6 Genitalverletzungen

Verletzungen der Scheide oder der Vulva können durch Geschlechtsverkehr, Masturbation, eine Vergewaltigung oder einen Unfall verursacht werden (**Abb. 9.4**).

Symptome
Die Symptomatik ist abhängig vom Ausmaß der Verletzung. In jedem Fall kommt es zu einer Blutung, die mit akuten Schmerzen verbunden ist.

> **M** Ist das hintere Scheidengewölbe verletzt, kann es von dort aus in den Bauchraum hinein bluten. Im Rahmen der Untersuchung müssen auch Verletzungen der Nachbarorgane wie z. B. Mastdarm, Harnblase oder Harnröhre ausgeschlossen werden.

Therapie
Die Behandlung einer solchen Verletzung besteht in einer Kompression der Wunde, gefolgt von einem chirurgischen Eingriff. Bei einer Verletzung des hinteren Scheidengewölbes mit Verdacht auf intraabdominelle Einblutung, sind weiterführende Maßnahmen wie z. B. eine Laparatomie angezeigt.

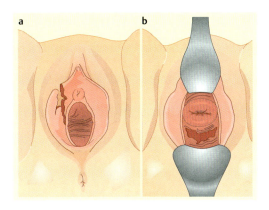

Abb. 9.4 • **Genitalverletzungen. a** Risswunde rechts neben der Klitoris. **b** Durch Geschlechtsverkehr entstandene Verletzung des hinteren Scheidengewölbes.

10 Sexuell übertragbare Erkrankungen

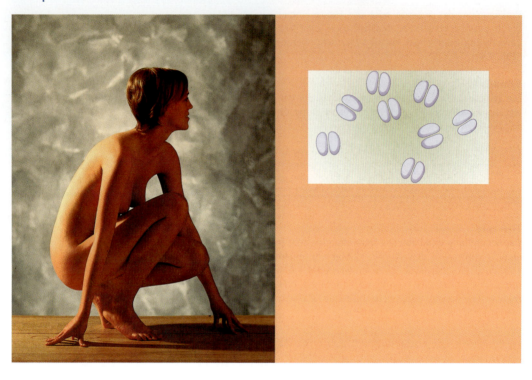

10.1 Gesetzesgrundlagen ▪ *66*	10.3.2 Herpes genitalis ▪ *72*
	10.3.3 HIV-Infektion, AIDS ▪ *73*
10.2 Bakterielle sexuell übertragbare Infektionen ▪ *67*	**10.4 Parasiten** ▪ *74*
10.2.1 Chlamydieninfektionen ▪ *67*	10.4.1 Trichomoniasis ▪ *74*
10.2.2 Mykoplasmainfektionen ▪ *67*	10.4.2 Phthiriasis pubis ▪ *75*
10.2.3 Gonorrhö ▪ *67*	10.4.3 Skabies (Acarodermatitis) ▪ *76*
10.2.4 Lues (Syphilis) ▪ *69*	
	10.5 Mykotische sexuell übertragbare Infektionen ▪ *76*
10.3 Virale sexuell übertragbare Infektionen ▪ *70*	
10.3.1 Papillomavirusinfektion (HPV) ▪ *70*	

10.1 Gesetzesgrundlagen

Geschlechtskrankheiten sind ansteckende Erkrankungen, die hauptsächlich auf sexuellem Weg übertragen werden. Heutzutage spricht man jedoch gemeinhin nicht mehr von Geschlechtskrankheiten, sondern von sexuell übertragbaren Erkrankungen (Sexual transmitted diseases = STD).

Die Meldepflicht wird seit dem 1. Januar 2001 durch das Infektionsschutzgesetz (IfSG) geregelt. So besteht gemäß § 7 IfSG eine Meldepflicht bei Nachweis der Krankheitserreger Treponema pallidum (s. u. Lues) und HIV (s. u. AIDS). Sie erfolgt ohne Nennung von Namen oder Adresse des Betroffenen.

10.2 Bakterielle sexuell übertragbare Infektionen

10.2.1 Chlamydieninfektionen

Erreger und Übertragung

D *Bei Chlamydien handelt es sich um intrazellulär wachsende, gramnegative Bakterien.*

M *In unseren Breiten sind Chlamydia trachomatis (Serotypen D-K) die Erreger der häufigsten sexuell übertragenen bakteriellen Krankheiten. Gut jede zehnte jüngere Frau ist mit diesem Erreger infiziert.*

Symptome
40–70 % der Infektionen verlaufen asymptomatisch. Im Rahmen einer Chlamydieninfektion können jedoch auch die folgenden entzündlichen Erkrankungen auftreten:
- Urethritis,
- Zervizitis,
- Endometritis,
- Salpingitis (wahrscheinlich die häufigste Ursache der Eileiterentzündung in den westlichen Ländern),
- Periappendizitis (Entzündung der Nachbargewebe bei einer Entzündung des Wurmfortsatzes),
- Perihepatitis (= Fitz-Hugh-Curtis-Syndrom, Entzündung der Leberkapsel),
- Monarthritis (Gelenkentzündung, die auf ein einziges Gelenk beschränkt ist, entsteht auf hämatogenem Weg).

Diagnostik
Bei der Spekulumuntersuchung findet man die Absonderung eines schleimigen, eitrigen Sekrets aus dem Muttermund.
Um eine sichere Diagnose stellen zu können, muss man die Chlamydien jedoch konkret nachweisen. Das Vorgehen entspricht der Entnahme eines Abstrichs aus Zervix und Urethra. Für den direkten Nachweis der Erreger eignet sich ein *Immunfluoreszenztest*.

Therapie
Die Behandlung einer Chlamydieninfektion erfolgt antibiotisch. Hier sind Doxycyclin oder Tetracyclin die Mittel der Wahl. Eine Partnerbehandlung ist unbedingt notwendig.

10.2.2 Mykoplasmainfektionen

D *Mykoplasmen stehen in der mikrobiologischen Klassifizierung zwischen Bakterien und Viren.*

M *Bei der genitalen Infektion kommen Mykoplasmen immer in Verbindung mit anderen sexuell übertragbaren Erregern vor.*

Symptome
Mykoplasmen können zusammen mit den anderen Erregern Entzündungen von Scheide, Gebärmutterhals, Gebärmutterschleimhaut und Adnexen verursachen.

Diagnostik
Zur Diagnosestellung bedient man sich eines zervikalen Abstrichs. Des Weiteren können aber auch Abstriche von den Adnexen oder aus dem Douglas-Raum (**Abb. 12.3**, S. 96) im Rahmen einer Laparoskopie oder Laparotomie entnommen werden.

Therapie
Aufgrund der Tatsache, dass Mykoplasmen eine Resistenz gegen Penicillin aufweisen, sind Tetracyclin oder Doxycyclin indiziert.

10.2.3 Gonorrhö

D *Die Gonorrhö, volkstümlich auch „Tripper" genannt, ist eine spezifische Infektion mit Neisseria gonorrhoeae (= Gonokokken, (**Abb. 10.1**). Bei diesen Bakterien handelt es sich um semmelförmige, zumeist paarig auftretende Kokken (Diplokokken).*

M *Die Gonorrhö ist die häufigste Geschlechtskrankheit. Die Übertragung erfolgt nahezu ausschließlich über den Geschlechtsverkehr. Die Inkubationszeit beträgt 3–5 Tage.*

Wie aus (**Abb. 10.2**) ersichtlich, siedeln sich Neisseria gonorrhoeae auf den Oberflächen der Schleimhaut an. Die Gonokokken heften sich an die Schleimhautzellen und provozieren so eitrige Entzündungen.

M *Die Skene-Drüsen (**Abb. 10.2**) sind 1–2 cm lange, blind endende Schläuche, die neben dem Harnröhrenausgang münden. Sie entsprechen der Prostata des Mannes.*

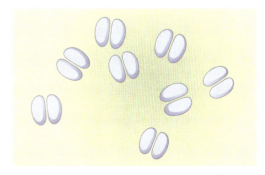

Abb. 10.1 ▪ **Neisseria gonorrhoeae.** Die Gonokokken sind semmelförmige Bakterien, die meist paarig auftreten.

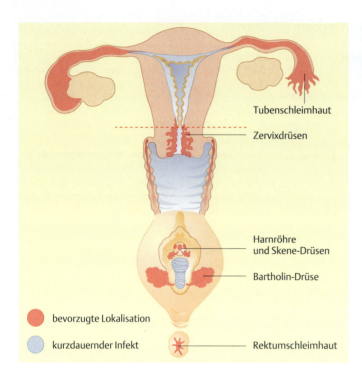

Abb. 10.2 • **Lokalisation der Gonorrhö.** Gonokokken befallen bevorzugt Schleimhaut und Drüsengewebe. Die gestrichelte Linie zeigt die Grenze zwischen unterer und oberer Gonorrhö.

Man unterscheidet zwei Stadien der Gonorrhö:
- **Untere Gonorrhö:** symptomarm, betroffen sind die Strukturen unterhalb des inneren Muttermunds (Zervix, Bartholin-Drüse, Harnröhre, Skene – Drüsen, Rektumschleimhaut),
- **Obere Gonorrhö:** symptomreich, befallen sind zunächst Gebärmutterschleimhaut, Eileiter und Eierstöcke. Es kann jedoch auch zu einer peritonealen Aussaat kommen.

Symptome
Die Symptomatik richtet sich nach dem Sitz der Infektion. Die Gonorrhö ruft eine entzündliche Reaktion (**Abb. 10.3**) hervor (Bartholinitis, Zervizitis, Endometritis, Adnexitis, Urethritis, Proktitis), deren Symptome in den entsprechenden Kapiteln nachgelesen werden sollten. Häufig verläuft die Infektion jedoch asymptomatisch oder als Entzündung des Gebärmutterhalses mit geringen Symptomen.

> **M** *Die Gonorrhö begünstigt die Infektion durch andere Erreger wie beispielsweise Chlamydien, wodurch häufig eine Mischinfektion entsteht.*

Diagnostik
Für die Diagnose ist allein der Erregernachweis entscheidend. Hierzu muss man eine Kultur anlegen. Mikroskopisch kann der Nachweis nicht eindeutig geführt werden, da Gonokokken aufgrund ihrer intrazellulären Lage relativ schwer auffindbar sind und zudem auch Neisserien existieren, die keine Erkrankungen hervorrufen.

Komplikationen
Bei einer aufsteigenden Infektion kann sich eine Eileiterentzündung entwickeln, die möglicherweise eine sekundäre Sterilität zur Folge hat. Während der Schwangerschaft besteht die Gefahr eines vorzeitigen Blasensprungs und der intrauterinen Infektion des Ungeborenen.

> **P** *Prophylaxe.* Das Neugeborene kann sich beim Durchtritt durch den engen Geburtskanal infizieren. Um das zu verhindern, wird die sog. Crede-Prophylaxe durchgeführt. Dabei träufelt man dem Neugeborenen je ein Tropfen Silbernitratlösung 1% oder antibiotische Augentropfen in jedes Auge.

Therapie
Neisseria gonorrhoeae ist ein Bakterium, das gut auf Antibiotika anspricht. Immer ist eine Mischinfektion (vor allem Chlamydien) zu bedenken und ggf. zu behandeln.

Um einer Reinfektion vorzubeugen, sollte die Therapie die Mitbehandlung der Geschlechtspartner beinhalten.

Bakterielle sexuell übertragbare Infektionen ▪ 10.2

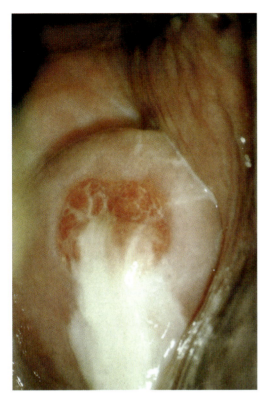

Abb. 10.3 ▪ **Folgen einer Gonokokkeninfektion.** Gonorrhoische Entzündung des Gebärmutterhalses mit Bildung eines gelblichen, leukozytenhaltigen Sekrets (Petersen, 1997).

10.2.4 Lues (Syphilis)

D *Die Lues oder Syphilis ist eine meldepflichtige sexuell übertragbare Erkrankung. Ihr Erreger ist eine korkenzieherartig gewundene Bakterie namens Treponema pallidum (**Abb. 10.4**).*

Ursache
Treponema pallidum ist ein umweltlabiles Bakterium, das sich nur in einem begrenzten pH- und Temperaturbereich vermehren kann. Die Infektion erfolgt gemeinhin durch Geschlechtsverkehr, wobei sich die Bakterien den Weg durch die Schleimhaut bahnen oder über kleinste Hautverletzungen eindringen.

M *Die Lues ist eine langsam fortschreitende Erkrankung, bei der sich symptomatische und asymptomatische Phasen abwechseln.*

Symptome
Die unbehandelte Lues verläuft in verschiedenen Stadien:

Lues I (Primärstadium)
Nach einer Inkubationszeit von etwa 3 Wochen entsteht ein Knötchen im Bereich der Schamlippen, aus dem sich ein schmerzloses Ulkus mit derbem Randwall (Ulcus durum = harter Schanker [**Abb. 10.5**]) entwickelt. Die Leistenlymphknoten sind angeschwollen, jedoch ebenfalls schmerzfrei. Das Geschwür heilt nach etwa 1–2 Monaten spontan ab.

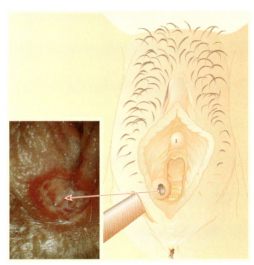

Abb. 10.5 ▪ **Harter Schanker.** Ulcus durum im Bereich der kleinen Schamlippe (Petersen, 1997).

Lues II (Sekundärstadium)
Nach etwa 6–12 Wochen kommt es zu einer Erregeraussaat in das Blut. Dies macht sich in erster Linie durch das Auftreten unterschiedlichster Hauterscheinungen bemerkbar. Im Genitalbereich können breite Kondylome auftreten, die als *Condylomata lata* (**Abb. 10.6**) bezeichnet werden. Weiterhin kommen Schleimhautschäden, Lymphknotenvergrößerungen, Haarausfall sowie der Befall innerer Organe oder der Hirnhäute vor. Das Sekundärstadium kann Monate oder Jahre fortbestehen. Die Patientinnen sind im Allgemeinen beschwerdefrei, weisen aber noch Erreger in den lymphatischen Organen auf. Man spricht in

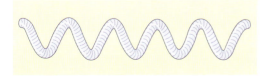

Abb. 10.4 ▪ **Treponema pallidum.** Der Erreger der Lues ist eine korkenzieherartig gewundene Bakterie.

Teil II Spezielles gynäkologisches Wissen ▪ 69

10 ■ Sexuell übertragbare Erkrankungen

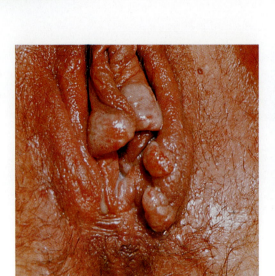

Abb. 10.6 ■ Breite Kondylome. Condylomata lata der Vulva.

dieser Phase von *latenter* Syphilis. Es besteht nach wie vor Ansteckungsgefahr.

Lues III (Tertiärstadium)
Nach wenigen Jahren oder erst nach Jahrzehnten kommt es zum Tertiärstadium der Lues. Hier können praktisch alle Organe des Körpers befallen sein. Es entstehen Gummen, runde, zentral erweichte Strukturen, die an der Oberfläche geschwürig verändert sein können.

Eine weitere Krankheitsfolge, die kardiovaskuläre Syphilis, tritt erst nach 10–25 Jahren auf. Hier kann sich als Folge einer Aortenentzündung ein Aneurysma entwickeln. Auch das Nervensystem kann in Form der progressiven Paralyse und der Tabes dorsalis in Mitleidenschaft gezogen werden (s. Lehrbücher der Neurologie). Man spricht dann von der *Neurolues*, die häufig auch als Lues IV bezeichnet wird.

Diagnostik
Von Bedeutung ist auch bei der Lues der Erregernachweis. Der direkte Nachweis erfolgt mikroskopisch, der indirekte serologisch über die Suche nach Antikörpern.

Die Syphilis-Grunddiagnostik setzt sich zunächst aus Tests zusammen, die nach Treponema-Antikörpern suchen. Diese bilden sich nach der Infektion und sind lebenslang, auch nach erfolgreicher Therapie, nachweisbar. Bei den Diagnoseverfahren handelt es sich um:
- TPHA-Test (Treponema-pallidum-Hämagglutinationstest), der als qualitativer Suchtest dient,
- FTA-Abs-Test (Fluoreszenz-Treponemen-Antikörper-Absorptionstest), als Bestätigungsreaktion,
- VDRL-Test (Venereal Disease Research Laboratory), um den Therapieerfolg beurteilen zu können.

Therapie
Therapeutisch ist Penicillin G das Mittel der Wahl. Bei Penicillinallergie kommen Tetrazykline oder Erythromycin in Frage. Die Patientin muss mit den Antibiotika über längere Zeit hoch dosiert behandelt werden. 24 Stunden nach Therapiebeginn ist keine Infektiosität mehr vorhanden.

> **P** **Beobachtung.** Zu Beginn der Therapie können Sie kurzfristig eine Verschlimmerung der Symptome beobachten. Sie wird als Herxheimer-Reaktion bezeichnet und auf eine Toxinfreisetzung bei Bakterienzerfall zurückgeführt.

> **M** Seltenere bakterielle STD's sind Ulcus molle (weicher Schanker), Lymphogranuloma venereum und Granuloma venereum.

10.3 Virale sexuell übertragbare Infektionen

10.3.1 Papillomavirusinfektion (HPV)

> **D** *Humane Papillomaviren verursachen unterschiedliche Hautwarzen. Zurzeit kennt man mehr als 60 HPV-Typen.*

Erreger und Übertragung
Je nach Virustyp äußern sich HPV-Infektionen als:
- spitze Kondylome: Warzen des Genitaltrakts,
- Verrucae vulgares: Warzen der verhornenden Haut,
- Papillome (gutartige epitheliale Hauttumoren mit einem zentralen Bindegewebeanteil): z. B. des Kehlkopfes oder der Bindehaut.

Die nachfolgend beschriebenen HPV-Typen kommen im Genitalbereich vor und werden durch Geschlechtsverkehr übertragen.

M Auch eine Immunschwäche kann eine Erkrankung durch den HPV fördern. Daher sollte man bei starker Ausprägung an eine zusätzliche Infektion mit dem AIDS-Virus denken.

Die Durchseuchung mit Papillomaviren ist sehr hoch. Man darf annehmen, dass gut die Hälfte aller Erwachsenen mit diesem Virus infiziert ist, jedoch treten nur bei etwa 1 % der Betroffenen Symptome auf.

Symptome
Humane Papillomaviren vermehren in den Plattenepithelien und regen das Zellwachstum der Haut an, wobei Kondylome (Warzen) allerdings eine sehr langsame Wachstumsgeschwindigkeit aufweisen. Je nach Virustyp kommt es dabei zu unterschiedlichen Hauterscheinungen. HPV 6 und 11 sind für die Entstehung der Condylomata acuminata verantwortlich. Darunter versteht man spitze, hahnenkammartig angeordnete Knötchen, die hauptsächlich die kleinen und großen Schamlippen, Scheide, Gebärmuttermund und den Analbereich befallen (**Abb. 10.7**).

HPV-16 oder -18 verursachen fleckförmige papulöse Hauterscheinungen von 2–3 mm Größe mit glatter oder körniger Oberfläche.

Vielfach verläuft die Infektion asymptomatisch. Es kann allerdings auch zu Entzündungsreaktionen an Vulva und Scheide kommen, die von Ausfluss und Juckreiz begleitet sind.

Diagnostik
Im Bereich der Vulva findet man warzenartige Tumoren. Papillomaviren lassen sich nicht in Zellkulturen vermehren, jedoch ist es möglich, den Virustyp zu bestimmen, indem man den Virus-DNS-Nachweis erbringt.

Komplikationen
Bei starkem Befall des Geburtsweges mit Kondylomen ist eine Infektion des Neugeborenen im Rahmen der vaginalen Entbindung möglich. Es ist dann in erster Linie mit dem Auftreten von Kehlkopfpapillomen zu rechnen. Ist eine vorgeburtliche Beseitigung der Kondylome nicht möglich, kann man einen Kaiserschnitt in Erwägung ziehen. Dieser wird aber nur in besonders ausgeprägten Fällen durchgeführt, da die Kondylome keine hohen Erregerzahlen aufweisen und daher das Risiko einer Infektion für das Neugeborene geringer ist als vielfach angenommen.

M Von großer Bedeutung ist der Zusammenhang zwischen der HPV-Infektion und der Entstehung zervikaler intraepithelialer Neoplasien (s. S. 134 ff.) bis hin zum Zervixkarzinom. Hier sind es speziell die Subtypen 16 und 18, die eine für das Tumorwachstum notwendige Zellvermehrung aufrechterhalten.

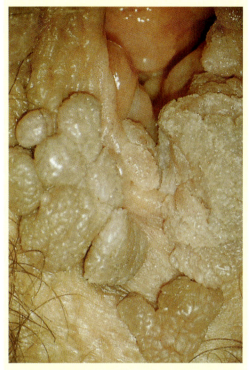

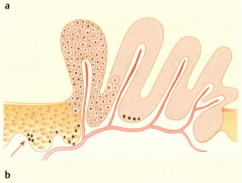

Abb. 10.7 ▪ **Condylomata acuminata. a** Mehr als 2 Jahre alt. Die Therapie bestand in einer Abtragung (aus Petersen: Infektionen in der Gynäkologie und Geburtshilfe, 3. Aufl. Thieme, Stuttgart 1997). **b** Die Viren (s. Pfeil), die in der Realität noch nicht einmal lichtmikroskopisch erkennbar sind, wurden stark vergrößert dargestellt.

Frauen mit nachgewiesener HPV-Infektion sollten wegen der erhöhten Wahrscheinlichkeit, Neoplasien zu entwickeln, häufiger auf entsprechende Veränderungen untersucht werden.

M Gegen die Virustypen 6, 11, 16 und 18 gibt es jetzt eine Impfung, die vor Aufnahme des ersten Geschlechtsverkehrs durchgeführt werden sollte.

Therapie

M *Die Behandlung der Kondylome kann neben der Behebung des Grundleidens nur symptomatisch sein, da sich das Virus nicht eliminieren lässt.*

Es bestehen drei Therapiemöglichkeiten:
1. OP: Laser- oder Elektrokoagulation, die Schlingenabtragung, die Entfernung mit dem scharfen Löffel.
2. Säure: Anwendung hochprozentiger Säuren wie Trichloressigsäure oder Solco-Derman.
3. Imiquimod (Aldara): Ein Immunmodulator, der als Creme aufgetragen wird.

Bei allen genannten Therapiemaßnahmen muss mit einem Rezidivrisiko von etwa 25 % gerechnet werden.

10.3.2 Herpes genitalis

B *Die 25-jährige Krankenschwester Daniela Schwarz hat seit vier Wochen einen neuen Partner. Sie berichtet ihrem Gynäkologen: „Zuerst dachte ich an eine Grippe, ich hatte Kopf-, Gliederschmerzen und auch Fieber. Aber dann kamen noch starke Schmerzen im Genitalbereich und beim Wasserlassen dazu. So etwas hatte ich noch nie." Bei der Untersuchung bemerkt der Arzt gruppenweise auftretende Bläschen im Bereich von Vulva und Scheide.*

Erreger und Übertragung

Der Herpes genitalis wird in den meisten Fällen durch das Herpes-Simplex-Virus (HSV) hervorgerufen:
- **Herpes-Simplex-Virus Typ I (HSV I):** Etwa 90 % aller Erwachsenen sind mit dem Erreger infiziert, er verursacht vornehmlich Symptome im Mund-/Gesichtsbereich wie z. B. Herpes labialis (Lippenherpes),
- **Herpes-Simplex-Virus Typ II (HSV II):** Es ist für 50–70 % der Herpes genitalis-Erkrankungen verantwortlich.

Von den beiden Herpes-simplex-Typen ist der Typ II gefährlicher. Der Verlauf der Erkrankung ist schwerwiegender, Rezidive treten häufiger auf.

Das Virus wird durch Kontaktinfektion beim Geschlechtsverkehr oder während der Geburt übertragen. Die Inkubationszeit beträgt 3–8 Tage. Die Viren sind nicht auf die genannten Lokalisationen beschränkt. Das HSV I kann zum Herpes genitalis, HSV II zu Infektionen im Mund-/Gesichtsbereich führen.

Formen

Auch hier kann man zwei Formen unterscheiden:
- **Primärer Herpes genitalis:** Er entsteht nach der erstmaligen Infektion mit dem Herpes simplex-Virus.
- **Rezidivierender Herpes genitalis:** Er entsteht durch Reaktivierung des bereits im Körper befindlichen Virus (siehe Pathophysiologie). Die Erkrankung weist einen milderen Verlauf auf.

Pathophysiologie

Es gehört zur Überlebensstrategie des Virus, sich nach erfolgter Infektion in ein Ganglion zurückzuziehen (**Abb. 10.8**). Dort ist das Herpesvirus für das Immunsystem des Körpers nicht angreifbar und kann daher in den meisten Fällen auch nicht mehr aus dem Organismus entfernt werden.

M *Die Reaktivierung des Virus kann durch Infektionskrankheiten, Stress, Menstruation, aber auch durch Geschlechtsverkehr oder starke Sonnenbestrahlung erfolgen.*

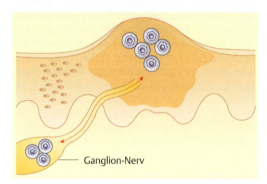

Abb. 10.8 · Herpes-simplex-Viren. Rückzug und Reaktivierung. Die Viren sind stark vergrößert dargestellt.

Symptome

Für die Schwere der Infektion ist es maßgeblich, ob die Frau zum Zeitpunkt der Infektion schon über Antikörper gegen das HSV I verfügt. Da Typ I und II eine Verwandtschaft aufweisen, können Antikörper gegen HSV I in einem gewissen Umfang auch gegen die Infektion mit dem HSV II schützen.

Nach der Inkubationszeit von 3–8 Tagen kommt es zum Auftreten der ersten Symptome. Typisch für den Herpes genitalis ist das gruppenweise Auftreten von Bläschen an der Innenseite der großen und kleinen Schamlippen, an Vulva, Scheide oder Muttermund. Außerdem leiden die Patientinnen an Juckreiz und brennenden Schmerzen.

Die Bläschen rupturieren und es entstehen kleine, scharf begrenzte Geschwüre, denen eine Krustenbildung folgt (**Abb. 10.9**). Über das Krustenstadium verheilen die Hauterscheinungen ohne Bildung von Narben. Bei einer primären Infektion mit HSV kann es zu Allgemeinsymptomen kommen. Diese sind dann besonders ausgeprägt, wenn die Patientin noch keine Antikörper gegen Herpes-Simplex-Viren besitzt.

Bei den Allgemeinsymptomen handelt es sich um Fieber, Schmerzen beim Wasserlassen und beim Stuhlgang sowie Muskel- und Gelenkbeschwerden. Typisch sind auch geschwollene, schmerzhafte Leistenlymphknoten (**Abb. 10.10**). Bei einem nicht behandelten primären Herpes genitalis muss man mit

Virale sexuell übertragbare Infektionen ▪ 10.3

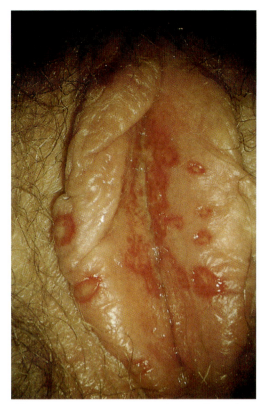

Abb. 10.9 ▪ **Primärer Herpes genitalis.** Im Ulkusstadium, 8 Tage nach der Infektion (aus Petersen: Infektionen in der Gynäkologie und Geburtshilfe, 3. Aufl. Thieme, Stuttgart 1997).

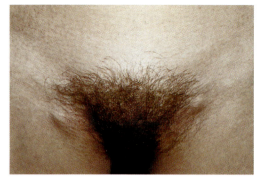

Abb. 10.10 ▪ **Leistenlymphknoten.** Typische Schwellung bei Herpes genitalis (aus Petersen: Infektionen in der Gynäkologie und Geburtshilfe, 3. Aufl. Thieme, Stuttgart 1997).

einer Krankheitsdauer von etwa 2–3 Wochen rechnen.

Diagnostik
Der Diagnosestellung dient das klinische Bild und der typische Verlauf der Erkrankung. Zur Diagnosesicherung kann man Abstriche aus dem Bläscheninhalt vornehmen und einen Virusnachweis führen. Weitere Möglichkeiten sind die immunologische Suche nach Virusantigenen und der serodiagnostische Nachweis von IgM- und IgG-Antikörpern.

Komplikationen
Durch eine Ausbreitung der Viren über den ganzen Körper sind Entzündungen des Gehirns oder eine Neuralgie möglich. Unter einer Neuralgie versteht man Schmerzsyndrome, die sich auf das Ausbreitungsgebiet eines Nervs beschränken.

Die primäre Herpesinfektion kann während der Schwangerschaft auf das Kind übergehen und zu einer schweren Infektion führen, die mit einer hohen Sterblichkeitsrate belastet ist. Gefährlicher ist jedoch der Erregerkontakt während der vaginalen Entbindung, sodass bei der Primärinfektion eine Entbindung per Kaiserschnitt indiziert ist.

Nach der Geburt sollte rechtzeitig eine vorbeugende Behandlung des Neugeborenen mit Aciclovir erfolgen. Bei chronisch rezidivierendem Herpes genitalis ist keine Indikation für einen Kaiserschnitt gegeben, da das Risiko für das Neugeborene als gering einzuschätzen ist.

Therapie
Zur Behandlung einer Herpesinfektion dient Aciclovir.
Die Verabreichungsart richtet sich nach dem Schweregrad der Erkrankung:
- Befall einzelner, kleiner Hautareale → 5× täglich Aciclovirsalbe,
- ausgedehnter Hautbefall → Aciclovir 5× 200 mg täglich p. o.,
- bei schweren Allgemeinsymptomen → Aciclovir per Infusion.

Außerdem kann eine symptomatische Behandlung zur Reduzierung der Entzündungszeichen oder Schmerzen von Nöten sein. Bei einer bakteriellen Superinfektion ist eine Antibiotikatherapie angezeigt.

10.3.3 HIV-Infektion, AIDS

Erreger
AIDS (acquired immune deficiency syndrome) wird durch die Infektion mit den beiden humanpathogenen Retroviren HIV-I (human immunodeficiency virus) und HIV-II verursacht. Während HIV-II vorwiegend in Afrika zu finden ist, ist HIV-I der weltweit häufigste AIDS-Erreger.

Übertragung

Die Übertragung erfolgt durch:
- **Sexualkontakte:** Das HI-Virus wird insbesondere bei Anal- und Vaginalverkehr übertragen, da hier mit einem erhöhten Verletzungsrisiko der Schleimhäute zu rechnen ist,
- **Blutkontakte:** Z. B. durch gemeinsame Benutzung von Injektionsmaterial bei Drogenabhängigen,
- **Blutkonserven,**
- die **Plazenta** auf das Ungeborene: Man spricht hier von einer *vertikalen Übertragung* von der Mutter auf das Kind. Sie kann während der Schwangerschaft, bei der Geburt oder über die Muttermilch erfolgen.

Pathophysiologie

Die Oberfläche des Virus besitzt ein Eiweiß, das die Bindung des Virus an Rezeptoren der T-Helferzellen ermöglicht. Auch kann das Protein an die Oberfläche einiger Fress- und Gehirnzellen andocken. Das Virus vermehrt sich in diesen Zellen.

Da das Virus hauptsächlich Zellen des Immunsystems befällt, ist es nicht verwunderlich, dass nach seiner Aktivierung ein zellulärer Immundefekt auftritt.

> **M** *Kommt es zu einem Abfall der T-Helferzellen unter eine kritische Grenze, können selbst vergleichsweise harmlose Erreger schwere und teilweise sogar tödliche Infektionen bei den betroffenen Personen auslösen.*

Breiten sich Erreger auf dem Boden einer gestörten immunologischen Abwehr aus, so spricht man von *opportunistischen Infektionen*.

Symptome

Bei den meisten HIV-positiven Patienten kommt es nach einer Latenzzeit, die bis zu 12 Jahre dauern kann, zu Symptomen, die in 4 Stadien eingeteilt werden können:
- **Akute Infektion:** Es entstehen unspezifische, grippeähnliche Symptome. Diese können Tage, aber auch mehrere Wochen andauern.
- **Asymptomatische Phase:** Die Patienten sind symptomfrei. Das Virus ist jedoch im Organismus und vermehrt sich in den Abwehrzellen.
- **AIDS-related complex (ARC):** Im Anschluss an die asymptomatische Phase entwickelt sich bei etwa der Hälfte der Infizierten ein Stadium, das durch Lymphknotenschwellung geprägt ist.
- **Vollbild AIDS:** Das Vollbild des AIDS zeichnet sich durch opportunistische Infektionen, Tumore und Befall des ZNS aus.

Darüber hinaus kann es zu folgenden Symptomen kommen:
- **Allgemeinsymptome:** Nachtschweiß, Fieber, Abnahme des Körpergewichts, Diarrhö,
- **Neurologische Symptome:** Myelopathie, Neuropathie, Meningitiden, Demenz,
- **Opportunistische Infektionen:** Zytomegalie, Herpes simplex, Pneumocystis carinii, Toxoplasmose, Pilzinfektionen,
- **Neoplasien:** Karposi-Sarkom, Non-Hodgkin-Lymphome.

Diagnostik

I. d. R. wird die Diagnose durch serologische Untersuchungen gestellt. Die spezifischen Antikörper sind gewöhnlich 1–3 Monate nach Infektion nachweisbar. Sollte der Suchtest positiv sein, wird die Diagnose zur Absicherung durch eine zweite Blutprobe mittels einer anderen Testmethode bestätigt.

> **M** *Für die Durchführung eines HIV-Tests ist das Einverständnis der Patientin Voraussetzung.*

Therapie

AIDS kann in der heutigen Zeit noch nicht geheilt werden. Daher ist es das Therapieziel, die Vermehrung der HI-Viren zu hemmen. Man bedient sich heute einer Kombination aus mehreren antiviralen Substanzen. Durch Abnahme der Virusvermehrung kann sich die Zahl der T-Helferzellen steigern und den Verlauf der Krankheit verlangsamen.

> **M** *Wichtig ist auch eine Prophylaxe (insbesondere gegen die Pneumocystis-carinii-Infektion) oder eine Therapie opportunistischer Infektionen. Diese Prophylaxe wird mit Bakterien, Virus, Protozoen oder Pilz hemmenden Medikamenten durchgeführt.*

10.4 Parasiten

10.4.1 Trichomoniasis

Erreger und Übertragung

Erreger der Trichomoniasis ist Trichomonas vaginalis. Trichomonaden sind sehr beweglich. Die Übertragung erfolgt auf sexuellem Weg.

Symptome

> **M** *Trichomonas vaginalis führt zu Entzündungen der Scheide und Harnröhre. Die Frau leidet unter einem unangenehm riechenden, häufig schaumigen, grünlichen Fluor.*

Parasiten 10.4

Hinzu kommen die Beschwerden, die die Entzündungen mit sich bringen. Eine Infektion muss aber nicht zwangsläufig zu Beschwerden führen. Bei etwa der Hälfte der infizierten Frauen und bei 90 % der betroffenen Männer treten keine Symptome auf.

Diagnostik
Bei der vaginalen Untersuchung mittels Spekulum sieht man neben einer Rötung der Vaginalwand viele stecknadelkopfgroße, rötliche Knötchen. Außerdem stellt der typische Ausfluss einen diagnostischen Hinweis dar. Auch beim mikroskopischen Trichomonadennachweis eröffnet sich dem Untersucher ein charakteristisches Bild. Im Dunkelfeld oder mit dem Phasenkontrastmikroskop sieht man birnenförmige, begeißelte Erreger, die sich ruckartig bewegen. (**Abb. 10.11**).

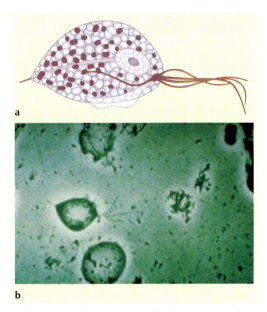

Abb. 10.11 ▪ **Trichomonaden. a** Trichomonas vaginalis. **b** Trichomonadennachweis mit dem Phasenkontrastmikroskop (Pfleiderer u. a., 2000).

Therapie
Mittel der Wahl sind Nitroimidazolpräparate. Im Allgemeinen ist eine Einmalbehandlung mit 2 g Tinidazol und 2 g Metronidazol p. o. genügend.

10.4.2 Phthiriasis pubis

Erreger und Übertragung
Die Filzlaus ist etwa 2 mm groß, hat einen gedrungenen, schildförmigen Körper und weist typische zapfenförmige Fortsätze am Hinterleib und sehr starke Fußklauen auf. Der Blutsauger befällt gewöhnlich den Schamhaarbereich (**Abb. 10.12**), kann aber auch im Körperhaar oder sehr selten im Kopfhaar zu finden sein. Die Filzläuse leben auf der Haut und profitieren vom Blut und der menschlichen Körperwärme, die sie zum Überleben brauchen. Die Eier, die man auch als *Nissen* bezeichnet, werden von den Weibchen in die Haare des Wirtes geklebt.

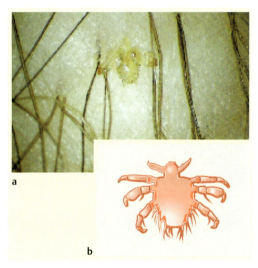

Abb. 10.12 ▪ **Filzlaus. a** Man kann erkennen, wie sich die Laus an zwei Schamhaaren angeheftet hat (aus Pfleiderer, A. u. a.: Gynäkologie und Geburtshilfe, 3. Aufl. Thieme, Stuttgart 2000). **b** Filzlaus.

Symptome
Im Vordergrund steht ein starker Juckreiz, außerdem können ekzemartige Hautveränderungen auftreten.

Diagnostik
Erster Hinweis auf den Filzlausbefall sind neben den klinischen Zeichen die Nissen, die in der Schambehaarung kleben. Danach kann man die Diagnose mikroskopisch bestätigen.

Therapie
Zur Behandlung dient Lindan-Gel, das auf die betroffenen Gebiete appliziert wird. Lindan ist ein Insektizid, das bei Insekten zur Lähmung des Nervensystems führt. Da Filzläuse auch über unbelebte Gegenstände übertragen werden können, sollte man zum Ausschluss einer erneuten Infektion Bett- und Unterwäsche auskochen.

10.4.3 Skabies (Acarodermatitis)

Erreger und Übertragung
Die etwa 0,3 mm großen Krätze-Milben werden beim Geschlechtsverkehr durch Kontaktinfektion übertragen. Ferner besteht noch die seltene Möglichkeit einer Übertragung durch gemeinsame Benutzung von Bettwäsche oder Ähnlichem.
 Das Weibchen der Milbe bohrt Gänge in die Hornschicht der Oberhaut und legt darin ihre Eier ab, die dann als kleine dunkle Punkte noch mit bloßem Auge zu sehen sind.

Symptome
Das Hauptsymptom ist ein hochgradiger Juckreiz, der insbesondere bei Bettwärme auftritt.

Diagnostik
Im Bereich der Infektion findet man gerötete, intrakutane Milbengänge. Der exakte Nachweis erfolgt mikroskopisch. Der Körper der Krätze-Milbe ist rund und weist zwei dreieckige, haarige Fortsätze im Mundbereich auf (**Abb. 10.13**).

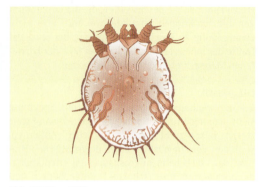

Abb. 10.13 ▪ Milbe.

Therapie
Die Behandlung entspricht der Therapie bei Filzlausbefall und besteht in der Anwendung von Lindan-Gel. Ebenso sollte zum Ausschluss einer erneuten Infektion Bett- und Unterwäsche ausgekocht werden.

10.5 Mykotische sexuell übertragbare Infektionen

Die häufigsten Erreger von Pilzerkrankungen im Genitalbereich sind Candida albicans und Candida glabrata, die auf sexuellem Weg übertragen werden können. Allerdings leiden auch viele Frauen während der Menstruation oder bei Antibiotikaeinnahme unter vermehrtem Befall der Genitalregion mit Hefepilzen. Symptome, Diagnostik und Therapie (Kap. 11) „Soorkolpitis".

III Gynäkologische Erkrankungen

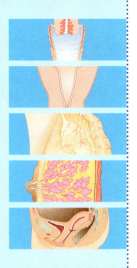

11 Erkrankungen der Vulva und Vagina ▪ *80*

12 Erkrankungen des Uterus ▪ *95*

13 Erkrankungen der Adnexe ▪ *113*

14 Erkrankungen der Brustdrüse ▪ *127*

15 Lage- und Haltungsveränderungen der Beckenorgane ▪ *145*

11 Erkrankungen der Vulva und Vagina

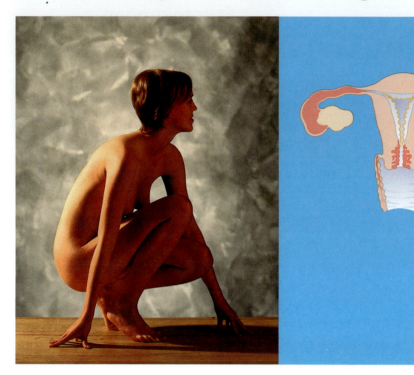

11.1 Überblick über Anatomie, Physiologie und Histologie • 80	11.3.5 Bartholinitis • 87
11.1.1 Vulva • 80	11.3.6 Follikulitis/Furunkel/Karbunkel • 89
11.1.2 Vagina • 81	11.4 Gutartige Erkrankungen der Vulva und der Vagina • 89
11.2 Untersuchung von Vulva und Vagina • 83	11.4.1 Lichen sclerosus et atrophicus • 89
	11.4.2 Gutartige Tumoren und Zysten • 90
11.3 Entzündliche Erkrankungen der Vulva und der Vagina • 83	11.5 Bösartige Tumoren der Vulva und der Vagina • 90
11.3.1 Pruritus vulvae • 83	11.5.1 Vulvakarzinom • 90
11.3.2 Fluor genitalis (Ausfluss) • 83	11.5.2 Vaginalkarzinom • 92
11.3.3 Vulvitis • 85	
11.3.4 Kolpitis • 85	

11.1 Überblick über Anatomie, Physiologie und Histologie

11.1.1 Vulva

Der äußere Genitalbereich der Frau als Vulva bezeichnet. Hierzu gehören der Schamhügel (Mons pubis), die großen und kleinen Schamlippen (Labia majora/minora), der Kitzler (Klitoris), die äußere Harnröhrenöffnung (Ostium urethrae externum), die Bartholin-Drüsen (Glandula vestibularis major) und das Jungfernhäutchen (Hymen) bzw. dessen Reste (**Abb. 11.1**).

Die obere Begrenzung des äußeren Genitalbereichs ist der Schamhügel. Er hat eine dreieckige Form mit einem Polster aus subkutanem Fettgewebe. Seitlich wird die Vulva von den großen Schamlippen begrenzt. Hierbei handelt es sich um breite, behaarte Hautwülste, die die Schamspalte umschließen. Sie

Überblick über Anatomie, Physiologie und Histologie ▪ 11.1

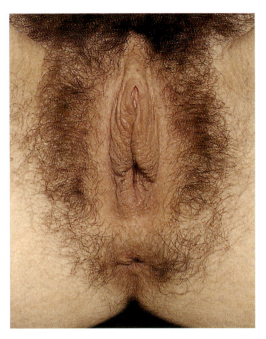

Abb. 11.1 ▪ **Vulva.** Von einer jungen Frau.

beginnen am Schamhügel und enden in der Aftergegend. Wenn die großen Schamlippen nicht symmetrisch sind, ist dies durchaus normal. Der Bereich zwischen Scheide und After wird als Damm bezeichnet.

Bei den kleinen Schamlippen handelt es sich um gerunzelte, dünne Hautfalten, die frei von Fettgewebe sind. Im Gegensatz zu den großen Schamlippen sind sie unbehaart, enthalten aber dennoch Talgdrüsen. Außen sind sie stark pigmentiert.

Der Kitzler ist dem männliche Penis ähnlich aufgebaut (**Abb. 11.2**). Er setzt sich aus der Kitzlereichel (Glans clitoridis) und dem Kitzlerschaft (Corpus clitoridis) zusammen. Der Kitzler besitzt ebenso wie der Penis die Fähigkeit zur Erektion. Sie ist reichlich mit Nerven versorgt, sodass neben der sexuellen Reizbarkeit auch eine erhöhte Schmerzempfindlichkeit gegeben ist, die bei der gynäkologischen Untersuchung berücksichtigt werden muss.

M *Nicht nur die Klitoris, sondern die gesamte Vulva ist in hohem Maße sensibel innerviert. Daher ist es nicht verwunderlich, dass Juckreiz (Pruritus vulvae) ein Symptom der meisten Vulvaerkrankungen darstellt.*

Zwischen den kleinen Schamlippen liegt der Scheidenvorhof (Vestibulum vaginae). Hier findet sich unterhalb des Kitzlers die äußere Harnröhrenöffnung und ein wenig tiefer der Scheideneingang (Ostium vaginae = Introitus vaginae). Rechts und links vom Scheideneingang münden die Bartholin-Drüsen (**Abb. 11.11**).

Die Vulva weist eine gesteigerte Flüssigkeitssekretion auf. Dies liegt zum einen an der Schweißbildung, die nach der Achselhöhle im Vulvabereich am höchsten ist, zum anderen an Sekreten aus dem Scheidenvorhof und der Vagina.

11.1.2 Vagina

Die Scheide (Vagina) ist ein etwa 10 cm langer elastischer Schlauch, der im Wesentlichen aus Bindegewebe und Muskulatur besteht. Sie reicht vom Scheidenvorhof (Vestibulum vaginae) bis zur Gebärmutter (Uterus). Die Wände der Vagina liegen aufeinander,

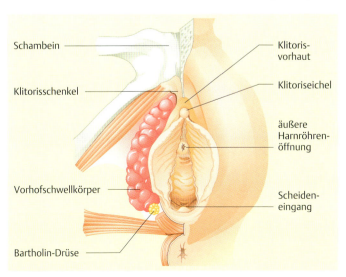

Abb. 11.2 ▪ **Vulva.** Die rechte Seite wurde freipräpariert.

11 • Erkrankungen der Vulva und Vagina

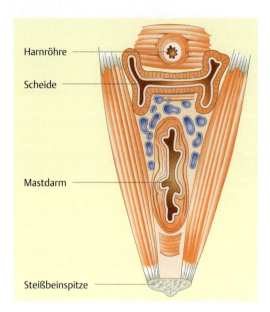

Abb. 11.3 • **Horizontalschnitt.** Durch die Ausführungsgänge der weiblichen Beckenorgane.

da sie von den Nachbarorganen zusammengedrückt werden. Dadurch hat die Scheide im Horizontalschnitt eine H-Form (**Abb. 11.3**).

Man unterscheidet eine vordere und eine hintere Scheidenwand. Die vordere Scheidenwand ist 6–8 cm lang und straff mit Blase und Harnröhre verbunden (**Abb. 11.4**). Letztere kann man im vorderen Wandbereich als Harnröhrensporn (Carina urethralis) erkennen. An dieser Stelle besteht eine erhöhte Schmerzempfindlichkeit. Die hintere Scheidenwand hat eine Länge von 8–10 cm und eine lockere Verbindung mit dem Rektum.

Da die Portio in das Vaginalrohr hineinragt, entsteht rund um die Portio ein schmaler, ringförmiger Raum, den man in einen vorderen, hinteren und zwei seitliche Anteile gliedern kann. Sie werden als Scheidengewölbe bezeichnet.

M *Das hintere Scheidengewölbe reicht bis zum Douglas-Raum (**Abb. 12.3**, S. 96), deshalb ist an dieser Stelle ein vaginaler Zugang (Punktion, Palpation) zur Bauchhöhle möglich. Das vordere Scheidengewölbe dagegen hat keine Verbindung zum Bauchfell.*

An der Oberfläche der Vagina findet sich ein mehrschichtiges, unverhorntes Plattenepithel, das auch die Portio überdeckt. Dieses Epithel ist stets an Orten lokalisiert, die einer starken mechanischen Beanspruchung unterworfen sind.

Die Vagina besitzt keine Drüsen. Das Vaginalsekret stammt aus Venen, die ein Transsudat absondern, das gemeinsam mit dem Zervixschleim und abgestoßenen Epithelien den physiologischen Fluor der Vagina aufbaut.

M *Das Glykogen, ein Zuckerspeicherstoff, dient den Döderlein-Stäbchen als Grundsubstanz zur Produktion von Milchsäure, die dem Vaginalsekret einen pH-Wert von 4–4,5 verleiht, also leicht sauer ist. Das saure Scheidenmilieu stellt eine Barriere für Keime dar.*

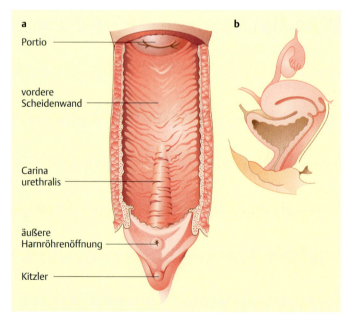

Abb. 11.4 • **Scheide. a** Vorderwand **b** rote Linie markiert den Schnittverlauf des Scheidenpräparats.

82 • Teil III Gynäkologische Erkrankungen

Entzündliche Erkrankungen der Vulva und der Vagina ■ 11.3 ■

Die Scheidenmuskulatur besteht aus glatten Muskelzellen, die spiralförmig angeordnet sind. Die Muskulatur ist von Bindegewebe durchsetzt.

Außen ist die Scheide von einer bindegewebigen Hüllschicht, der Tunica adventitia bedeckt.

Bei virgilen (jungfräulichen) Mädchen oder Frauen findet sich am Scheideneingang eine dünne Schleimhautfalte, die als Jungfernhäutchen (Hymen) bezeichnet wird. Diese weist eine Öffnung auf, damit bei Eintritt der Menstruation das Blut aus der Vagina abfließen kann.

> **W** *Manche Frauen weisen ein angeborenes Fehlen dieser Öffnung (Hymenalatresie) auf. Das hat zur Folge, dass sich mit Beginn der Pubertät das Menstruationsblut in die Gebärmutter zurückstaut und das Jungfernhäutchen durch einen queren Einschnitt eröffnet werden muss.*

Der Hymen reißt meist beim ersten Geschlechtsverkehr. Dies kann mit Schmerzen und einer leichten Blutung verbunden sein.

11.2 Untersuchung von Vulva und Vagina

Bei der Untersuchung der Vulva wird sowohl auf deren Behaarung, als auch auf die Größe des Kitzlers und der kleinen Schamlippen geachtet. Wichtig ist es auch Hautveränderungen oder Kratzspuren zu erfassen. Dann werden die kleinen Schamlippen mit Daumen und Zeigefinger gespreizt, um den Scheideneingang zu betrachten. Dieser kann gemäß dem Alter und den Lebensumständen (Geburten, Virgilität) unterschiedlich aussehen.

Bei der Untersuchung der Vagina wird neben der Tastuntersuchung eine Spekulumeinstellung vorgenommen. Dies dient in erster Linie der Untersuchung der Portio. Beim Herausziehen der Spiegel wird die Scheidenwand von allen Seiten inspiziert. Hier ist besonders auf Schleimhautveränderungen oder Verhärtungen zu achten.

11.3 Entzündliche Erkrankungen der Vulva und der Vagina

Bei entzündlichen Erkrankungen der Vulva und der Vagina spielen zwei Symptome, der Pruritus vulvae und der Fluor vaginalis, eine wichtige Rolle. Daher sollen sie, auch in Anbetracht ihrer diagnostischen Bedeutung für andere gynäkologische Erkrankungen, zu Anfang dieses Kapitels gesondert behandelt werden.

11.3.1 Pruritus vulvae

Der Pruritus vulvae (Juckreiz im Bereich der Vulva) kann eine eigenständige Erscheinung sein, aber auch durch äußere Reize oder innere Erkrankungen verursacht werden.

> **M** *Vom Pruritus vulvae können Frauen jeglichen Alters betroffen sein. Während der Geschlechtsreife sind die Hauptursachen Pilzerkrankungen, Kontaktekzeme oder Infektionen wie Herpes genitalis. Bei der alten Frau dagegen kommt der Pruritus eher im Rahmen einer atrophischen Dystrophie, eines Diabetes mellitus oder einer Krebserkrankung vor.*

Therapie

Im Vordergrund der Therapie steht die Behandlung der verursachenden Erkrankung. Hinzu kommen lokale Maßnahmen, wie Kamillesitzbäder und entzündungshemmende Salben.

Da dem quälenden Juckreiz häufig mit Kratzen begegnet wird, kommt es zu Schäden des Epithels, die wiederum im Rahmen einer Entzündungsreaktion zu einem weiteren Juckreiz führen können. Hier ist eine Wundsalbe (z. B. Bepanthen) indiziert. Der Juckreiz wird zudem symptomatisch mit Antipruriginosa (z. B. Fenistil Gel) und bei ausbleibender Besserung mit einem Oberflächenanästhetikum (z. B. Xylocain Gel) behandelt. In der Postmenopause kann außerdem, wie bei der Vulvitis, eine Östrogentherapie sinnvoll sein.

11.3.2 Fluor genitalis (Ausfluss)

> **D** *Man spricht dann von einem Fluor genitalis, wenn die Menge des weißlich-schleimigen Vaginalinhalts von der Frau als übermäßig empfunden wird.*

Der Fluor kann einen unangenehmen Geruch haben und zusammen mit Brennen und Juckreiz und/oder Veränderungen der Haut im äußeren Genitalbereich einhergehen. Die Ursachen sind vielfältig (**Abb. 11.5**):

Teil III Gynäkologische Erkrankungen ■ 83

11 ■ Erkrankungen der Vulva und Vagina

- mechanisch,
- allergisch (z. B. durch Kosmetika, Scheidenspülungen),
- entzündlich,
- bedingt durch einen Tumor,
- Östrogenmangel,
- psychisch.

Herkunft, Farbe und Konsistenz können wichtige diagnostische Hinweise geben (**Abb. 11.5**) und (**Tab. 11.1**).

Wichtig ist es v. a. im Rahmen der Anamnese Angaben der Patientin bezüglich der Art des Fluors und aktueller oder durchgemachter Erkrankungen einzuholen. Hierzu gehört auch die Regelanamnese, da ein Ausfluss auch im Rahmen einer Frühschwangerschaft vorkommen kann.

> **Beobachtung.** Ein vermehrter Fluor kann ebenso durch einen Wärmestau und mechanische Irritation durch das Tragen enger Kleidung, synthetischer Wäsche und luftundurchlässiger Slipeinlagen hervorgerufen werden. Auch in der Mitte des Zyklus, bei sexueller Erregung und bei psychischer Belastung ist ein vermehrter farb- und geruchloser Fluor normal. Verändern sich jedoch Farbe, Geruch oder Konsistenz, kann dies ein Zeichen einer Erkrankung sein. Bei Mädchen vor der Pubertät kann es zu einem vermehrten Fluor kommen, wenn sie kleine Spielzeuge in die Vagina einführen.

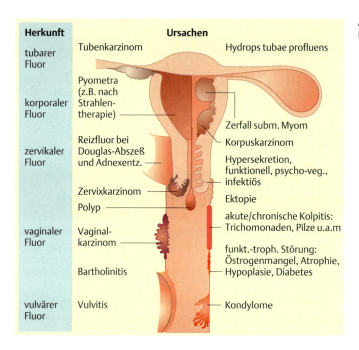

Abb. 11.5 ■ Genitaler Fluor. Herkunftsbereich und Ursache.

Tabelle 11.1 ┊ Farbe und Konsistenz des Fluor genitalis können Hinweise auf mögliche Erkrankungen geben

Befund	Ursache
klar, ohne Geruch	z. B. Östrogenstimulation, Ektopie, Polypen des Gebärmutterhalses, Stress
weiß-gelblich, cremig	z. B. Infektion mit Candida albicans (Pilz)
gelb-grünlich, schaumig	z. B. Trichomonadenbefall
gelblich	z. B. Genitaltuberkulose
eitrig	z. B. Gonorrhö
grau, wässrig	z. B. Kolpitis durch Haemophilus vaginalis oder Kokken
braun, blutig, wässrig	z. B. bösartiger Tumor
gelblich, serös	z. B. parasitärer Befall
bräunlich, übel riechend	z. B. Fremdkörper in der Scheide

Entzündliche Erkrankungen der Vulva und der Vagina ▪ 11.3 ▪

11.3.3 Vulvitis

D *Eine Vulvitis ist eine Entzündung des äußeren weiblichen Genitalbereichs und des Scheideneingangs.*

Ursachen
Die Ursachen sind sehr unterschiedlich und entsprechen weitestgehend den Ursachen des Pruritus vulvae. Faktoren, die die Entstehung einer Vulvitis begünstigen sind:
- mangelhafte oder übertriebene Hygiene,
- vermehrtes Schwitzen bei adipösen Frauen,
- Epithelschäden, z. B. durch Kratzen oder Sexualkontakte,
- zu enge Kleidung.

Auch internistische Erkrankungen, wie der Diabetes mellitus, Leukämien oder Lebererkrankungen gehen oft mit einer Entzündung der Vulva einher.

Symptome
Wie bei anderen Entzündungen sind die Hauptsymptome Rötung, Schwellung, Überwärmung und Schmerzen, hinzu kommt ein oft quälender Juckreiz. Auch das Wasserlassen ist mit Schmerzen verbunden.

Therapie
Neben der Behandlung der Grunderkrankung kommen als lokale Therapie Kamillesitzbäder in Frage. Vorteilhaft ist die Gabe einer entzündungshemmenden, ggf. antibiotikahaltigen Salbe. In der Postmenopause kann außerdem eine Östrogentherapie indiziert sein.

11.3.4 Kolpitis

D *Die Kolpitis ist eine Entzündung der Vagina, die durch Erreger, mechanische oder chemische Irritationen ausgelöst werden kann.*

Über die Vagina können Keime in den Körper der Frau eindringen und bis in die freie Bauchhöhle aufsteigen. Deshalb ist die Vagina mit verschiedenen „Sicherheitssystemen" ausgestattet.

M *Die Scheide besitzt ein mehrschichtiges unverhorntes Plattenepithel. Höhe und Aufbau des Epithels sind abhängig von Östrogenen und Gestagenen.*

Daraus lässt sich folgern, dass das Epithel in verschiedenen Lebensaltern unterschiedliche Eigenschaften aufweist. Bei einer geschlechtsreifen Frau ist das Epithel hoch aufgebaut, demnach besteht eine weitestgehende Resistenz, wobei vor der Pubertät und im Klimakterium/Senium eine erhöhte Krankheitsanfälligkeit vorliegt.

Auch das Vaginalsekret mit einem physiologisch sauren pH-Wert von 4–4,5 ist eine wichtige Bedingung für die Widerstandsfähigkeit der Vagina gegenüber pathogenen Erregern. Genauso wie das Vaginalepithel verhält sich das Vaginalsekret hormonabhängig. So liegt der pH-Wert bis zum 8.–10. Lebensjahr im neutralen Bereich von 7 und sinkt dann mit steigender Östrogenwirkung. Das saure Milieu schützt nicht nur die Scheide, sondern auch die nachfolgenden Gebiete vor aufsteigenden Infektionen.

M *Beeinträchtigungen des Scheidenmilieus, beispielsweise durch Östrogenmangel, Scheidenspülungen oder eine Therapie mit Antibiotika, senken den Widerstand der Vagina gegenüber mechanischen Reizungen und Infektionen.*

Die Entstehung der Infektion wird durch folgende Faktoren begünstigt:
- bei mangelnder Körperhygiene,
- beim Geschlechtsverkehr,
- bei der Benutzung von Tampons,
- bei hormonabhängigen Veränderungen im Vaginalepithel, wie z. B. in der Schwangerschaft,
- beim Einführen von Fremdkörpern in die Scheide.

Symptome
Die Symptomatik ist nicht bei jeder Kolpitis gleich, sondern abhängig von der Art des Erregers.

M *Ein typisches (wenn auch nicht immer vorhandenes) Symptom ist der Fluor vaginalis, häufig verbunden mit Schmerzen und Juckreiz.*

Die Vaginalhaut weist unterschiedlich strukturierte Rötungen auf.
Eine Entzündung der Vulva, Harnröhre und Harnblase kann sich an die Kolpitis anschließen.

Diagnose
Im Rahmen der Anamnese fragt der Arzt nach erfolgten Scheidenspülungen, dem Sexualleben der Patientin und aktuellen Erkrankungen, wie Diabetes mellitus oder Ursachen für einen möglichen Östrogenmangel. Die Spekulumuntersuchung bringt weitere Hinweise, macht jedoch den mikroskopischen Erregernachweis nicht überflüssig. Bezüglich des Fluors muss die vaginale von der zervikalen Herkunft abgegrenzt werden.
Im Folgenden sollen unterschiedliche Formen der Kolpitis kurz dargestellt werden. Die Übertragung erfolgt in den meisten Fällen durch Sexualkontakte.

Chlamydienkolpitis
Der Erreger der Chlamydienkolpitis ist das intrazellulär lebende Bakterium Chlamydia trachomatis. Die

11 ■ Erkrankungen der Vulva und Vagina

Erkrankung nimmt meist einen milden Verlauf und ist jedoch häufig mit einer Harnröhrenentzündung verbunden. Die antibiotische Therapie erfolgt mit Doxycyclin und Erythromycin. Eine Partnerbehandlung ist notwendig (Kap. 13, S. 115 „Akute Adnexitis").

Bakterielle Vaginose (Aminkolpitis)

Die Aminkolpitis wird durch das Stäbchenbakterium Gardnerella vaginalis verursacht. Die Patientin leidet unter einem verstärkten Juckreiz an der Vulva, typischerweise kommt es zu einem fischartig riechenden Ausfluss (**Abb. 11.6**). Zur Diagnosestellung wird ein Abstrich vorgenommen, in dem Clue cells („Schlüsselzellen") nachgewiesen werden können (**Abb. 11.7**). Zur Behandlung der Aminkolpitis setzt man das Antibiotikum Metronidazol ein.

Trichomonadenkolpitis

Die Ursache für eine Trichomonadenkolpitis beruht auf der Infektion mit Trichomonas vaginalis. Symptomatisch findet sich neben dem Juckreiz ein grüngelblicher, schaumiger, übel riechender und brennender Fluor (**Abb. 11.8**). Bei einer Mitbeteiligung der

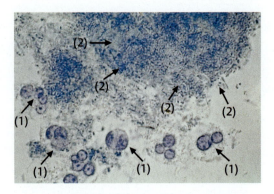

Abb. 11.7 ▪ **Scheidensekret.** Bei einer Patientin mit bakterieller Vaginose. (1) zeigt auf die weißen Blutkörperchen, die (2) deutet auf die Schlüsselzelle.

Harnröhre kann es zu Beschwerden beim Wasserlassen kommen. Unter dem Mikroskop sind birnenförmige, sich bewegende Geißeltierchen zu erkennen. Die Behandlung erfolgt antibiotisch mit Metronidazol, wobei auch der Partner mitbehandelt werden muss.

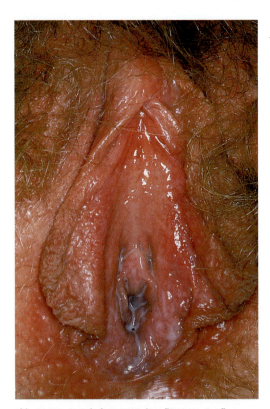

Abb. 11.6 ▪ **Aminkolpitis.** Mit dünnflüssigem Ausfluss.

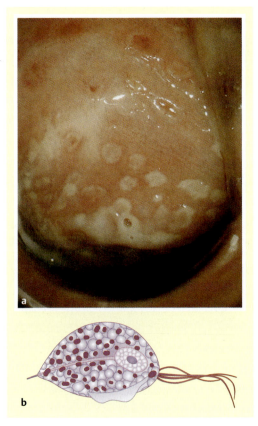

Abb. 11.8 ▪ **Trichomonadenkolpitis.**

Teil III Gynäkologische Erkrankungen

Soorkolpitis

Erreger der Soorkolpitis ist der Pilz Candida albicans. Dieser Erreger gehört zur Gruppe der Hefen (Sprosspilze). Die Patientin leidet unter Juckreiz, Brennen und Schmerzen. Außerdem tritt ein bröckelig-krümeliger, gelber Fluor auf (**Abb. 11.10**). Die Diagnose erfolgt über den mikroskopischen Nachweis von Pseudomyzel (**Abb. 11.9**). Behandelt wird mit einem Antimykotikum, wie z. B. Clotrimazol.

> **P** **Körperhygiene.** Um das normale Scheidenmilieu zu fördern, sollte die Waschung nur mit klarem Wasser erfolgen. Das Abspülen auf dem Bidet ist ideal. Die gründliche Trocknung der Haut entzieht den Pilzen das wachstumsfördernde Milieu. Eine Reinfektion lässt sich durch den täglichen Wechsel des Handtuches und die Verwendung von Einmalwaschlappen verhindern. Die Unterwäsche sollte mindestens einmal täglich gewechselt werden und kochbar sein. Unterhose und Hose sollten locker und luftdurchlässig sein, um einen Wärmestau und mechanische Irritation zu vermeiden.

Colpitis senilis

Bei der Colpitis senilis gibt es keine spezifischen Keime. Sie beruht auf einem Östrogenmangel, der mit einer Atrophie der Vaginalhaut und dem Schwinden der sauren Vaginalflora einhergeht. Hierdurch wird die Besiedelung der Scheide durch pathogene Keime, die nicht selten der Analregion entstammen, erleichtert. Das Ziel der Therapie muss demnach der Aufbau eines funktionstüchtigen Epithels sein. Dies wird durch Gabe östrogenhaltiger Scheidenzäpfchen erreicht. Eine solche Dauertherapie ist auch bei Karzinompatientinnen möglich, da die Zäpfchen den Östrogenspiegel des Blutes nicht erhöhen.

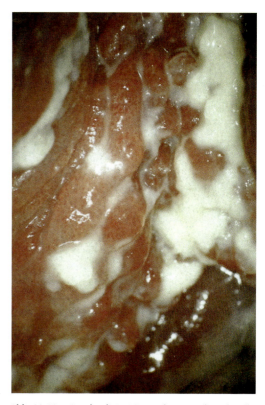

Abb. 11.10 ▪ **Soorkoplitis.** Rötung der Vaginalwand, gelblicher, krümeliger Ausfluss.

> **M** Ein erhöhter Östrogenspiegel kann sich bei verschiedenen gynäkologischen Erkrankungen, wie z. B. Karzinomen, nachteilig auswirken, da Östrogene eine proliferative Wirkung haben (Proliferation = Gewebevermehrung).

Zur Beseitigung der Erreger sind Antibiotika indiziert.

11.3.5 Bartholinitis

> **B** Silke Teichmann, eine 23-jährige Bäckereifachverkäuferin, sucht besorgt ihren Frauenarzt auf, weil sie seit zwei Tagen so starke Schmerzen im Genitalbereich hat, kaum mehr laufen und nicht mehr arbeiten kann. Im Rahmen der körperlichen Untersuchung stellt der Arzt eine einseitige, starke Schwellung und Rötung im Bereich der Schamlippen fest.

> **D** Die Bartholinitis ist eine Entzündung des Ausführungsgangs der Bartholin-Drüse.

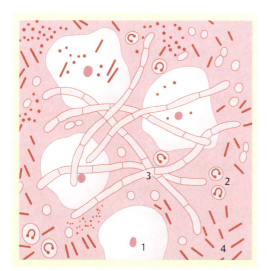

Abb. 11.9 ▪ **Mykose mit Candida albicans.** 1 Plattenepithelien, 2 Pseudomyzel, 3 Leukozyten, 4 Döderlein-Stäbchen.

11 • Erkrankungen der Vulva und Vagina

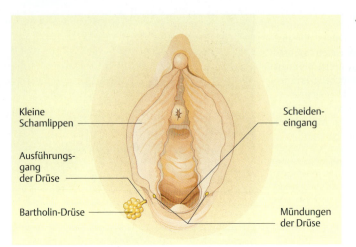

Abb. 11.11 • **Bartholin-Drüse.** Lage.

Anatomie
Neben dem Scheideneingang liegen die beiden Bartholin-Drüsen (**Abb. 11.11**). Sie sind erbsengroß und sezernieren ein helles wasserklares Sekret. Ihre Aufgabe ist es, diese Flüssigkeit beim Geschlechtsverkehr abzusondern, um die Reibung zu vermindern und so Epithelschäden vorzubeugen. Die Bartholin-Drüse hat ihren Ausgang auf der Innenseite der kleinen Schamlippen.

Pathogenese
Über die Mündung der Bartholin–Drüse ist ein Eindringen von Erregern möglich. Dies können Staphylokokken, Streptokokken, Gonokokken oder Kolibakterien sein.

Symptome
Wie im Rahmen einer Entzündung zu erwarten ist, findet sich eine einseitige Schwellung und Rötung (**Abb. 11.12**). Die Patientinnen klagen oft über so große Schmerzen, dass sie kaum sitzen oder gehen können.

Diagnostik
Die Diagnose ergibt sich aus den charakteristischen Symptomen und der Anamnese. Aufgrund der hohen Schmerzhaftigkeit sollte der Arzt auf eine Spekulumuntersuchung zur Diagnosestellung verzichten. Bei Verdacht auf eine Gonokokkeninfektion empfiehlt sich jedoch ein Abstrich, auch im Bereich der Harnröhre.

Therapie
Zunächst wird versucht, das entzündliche Geschehen konservativ zu behandeln. Dazu bietet sich eine resorbierende Behandlung an. Wärme, zum Beispiel Rotlicht, fördert die Abkapselung des Entzündungsherdes vom gesunden Gewebe. Führt diese Therapie nicht zum Erfolg, wird der Arzt einen kleinen Einschnitt vornehmen (**Abb. 11.13**). Wie bei allen infizierten Wunden strebt man auch hier die offene Wundheilung an. Dabei wird auch der Abszessbalg in die Hautränder eingenäht. Durch den Einschnitt er-

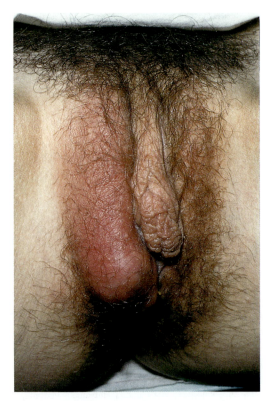

Abb. 11.12 • **Akute Bartholinitis.** Die rechte große Schamlippe ist gerötet und geschwollen.

Gutartige Erkrankungen der Vulva und der Vagina ▪ 11.4

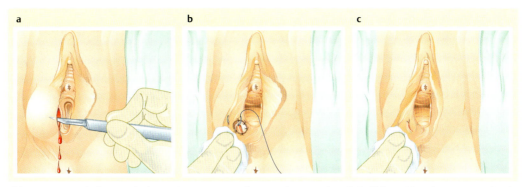

Abb. 11.13 ▪ **Bartholin-Zyste/-Abzess.** Operatives Vorgehen. **a** Inzision mit dem Skalpell, **b** Einnähen der Zystenwand in die Haut des Vorhofs, **c** Zustand nach erfolgter Wundheilung.

gibt sich die Möglichkeit, den Eiter abfließen zu lassen. Ein solches Vorgehen nennt man Marsupialisation. So wird die Funktion der Drüse erhalten. Die Marsupialisation stellt außerdem eine wichtige Rezidivprophylaxe dar. Die Fäden werden nach wenigen Tagen gezogen und die Wunde ist gemeinhin innerhalb von vier bis sechs Wochen völlig verheilt.

W *Die Bezeichnung Marsupialisation leitet sich von dem zoologischen Begriff Marsupialia = Beuteltiere ab.*

11.3.6 Follikulitis/Furunkel/Karbunkel

D *Unter einer Follikulitis versteht man eine Entzündung der Haarfollikel (= Haarbalg). Dies ist die bindegewebige äußere Haarscheide, die die Haarwurzel umhüllt.*

Ursachen
In den behaarten äußeren Teilen der Vulva können eitrige Entzündungen am Haarbalg entstehen, die meist durch Staphylokokken verursacht werden. Bei einer Ausbreitung der Entzündung über den Haarbalg hinaus kommt es zur Bildung eines *Furunkels*, worunter man eine schmerzhafte, knotige Entzündung des Haarbalgs mit zentraler Einschmelzung versteht. Dies ist besonders häufig bei Diabetikerinnen zu beobachten. Ein *Karbunkel* entsteht, wenn es zur Einschmelzung mehrerer abszedierender Herde kommt.

M *Das Rasieren der Schamhaare kann die Ausbildung von Haarbalgentzündungen begünstigen.*

Therapie
Bei geringer Ausprägung genügen Salben oder Sitzbäder mit Kaliumpermanganat. Größere eingeschmolzene Furunkel müssen eröffnet und entleert werden.

11.4 Gutartige Erkrankungen der Vulva und der Vagina

11.4.1 Lichen sclerosus et atrophicus

D *Beim Lichen (= Flechte) sclerosus handelt es sich um eine atrophische Veränderung der Vulva.*

Lichen sclerosus (et atrophicus) ist eine Hauterkrankung, die sich bei beiden Geschlechtern und an unterschiedlichen Körperstellen manifestieren kann. Frauen sind jedoch häufiger betroffen als Männer. Man findet den Lichen sclerosus vornehmlich in der Postmenopause, wo er häufig im Bereich der Vulva seine stärkste Ausprägung hat.

Ursachen
Die Ursache der Veränderungen ist noch nicht vollständig bekannt. Diskutiert werden:
- ein Östrogenmangel in der Postmenopause,
- genetische Ursachen,
- ein rheumatischer Formenkreis.

Symptome
Die betroffene Frau empfindet einen starken Juckreiz im Bereich der Vulva. Der Versuch einer Kohabitation kann zu Hautrissen führen, weil der Scheideneingang durch die Bindegewebsatrophie verengt ist.

11 ■ Erkrankungen der Vulva und Vagina

Diagnostik
Das Hauptmerkmal des Lichen sclerosus ist der Schwund des Hautreliefs; der Kitzler und die kleinen Schamlippen sind mitunter nicht mehr zu erkennen. Die Haut hat eine grauweiße Farbe und erscheint wie Pergament. Der Scheideneingang ist nach starken Schrumpfungsvorgängen häufig verengt (**Abb. 11.14**).

Therapie
Die Therapie besteht in der Gabe von Kortison im Intervall.

11.4.2 Gutartige Tumoren und Zysten

Gutartige Tumoren der Scheide sind selten. In der Vagina wie auch im Bereich der Vulva kann man spitze Kondylome (Condylomata acuminata) finden. Auch das Vorkommen von kleinen Fibromen oder Myomen wird beschrieben. Bei zunehmender Größe können diese zu Problemen beim Geschlechtsverkehr führen.

Zysten sind die häufigsten gutartigen Tumoren der Scheide. Sie sind vornehmlich in der seitlichen Scheidenwand zu finden. Auch sie treten nur bei Größenzunahme symptomatisch in Erscheinung.

Im unteren Drittel der Vagina kann es zur Bildung von Epitheleinschlusszysten kommen. Ursache kann ein vorausgegangener Dammschnitt oder Dammriss sein, in dessen Folge Plattenepithel der äußeren Haut oder der Vagina in die Tiefe verlagert wird. Je nach Symptomatik entfernt man die oben genannten Zysten operativ.

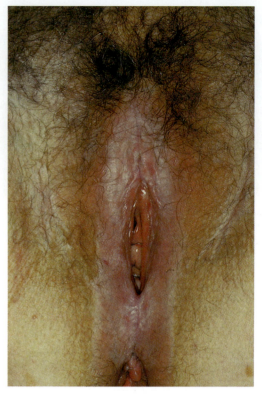

Abb. 11.14 ■ Lichen sclerosus. Die kleinen Schamlippen fehlen fast vollständig, die großen Schamlippen sind abgeflacht.

11.5 Bösartige Tumoren der Vulva und der Vagina

11.5.1 Vulvakarzinom

D *Das Vulvakarzinom ist ein bösartiger Tumor der Vulva. Es macht etwa 5 % der Karzinome des Genitaltrakts aus* (**Abb. 11.15**).

M *Ein Karzinom ist ein bösartiger Tumor, der immer vom Epithelgewebe ausgeht.*

Risikofaktoren
Als Risikofaktor gilt ein hohes Alter (6.–7. Lebensjahrzehnt). Auch wird das Vulvakarzinom häufig bei kinderlosen Frauen beobachtet. Zudem zeigen die Patientinnen Nebenerkrankungen, die ebenso beim Endometriumkarzinom als Trias auftreten: Diabetes mellitus, Adipositas und Hypertonie.

Ursachen
Die Entstehung eines Vulvakarzinoms ist von verschiedenen Faktoren abhängig. Begünstigend ist beispielsweise ein Lichen sclerosus et atrophicus (S. 89). Es existieren jedoch auch echte Präkanzerosen wie Morbus Bowen oder Erythroplasie Queyrat.

Entstehung des Vulvakarzinoms
M *Unter einer Präkanzerose versteht man eine Veränderung des Gewebes, die als Vorstadium eines bösartigen Prozesses gilt.*

Histologie
Histologisch handelt es sich in den meisten Fällen um ein Plattenepithelkarzinom, jedoch können ebenso andere Hauttumoren, wie Melanome oder Sarkome einen bösartigen Prozess der Vulva darstellen.

Bösartige Tumoren der Vulva und der Vagina ▪ 11.5

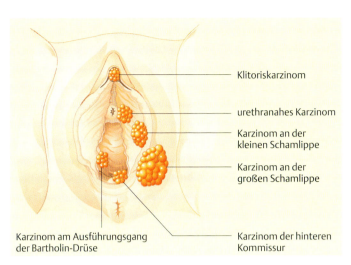

Abb. 11.15 ▪ **Vulvakarzinom.** Lokalisationen.

- Klitoriskarzinom
- urethranahes Karzinom
- Karzinom an der kleinen Schamlippe
- Karzinom an der großen Schamlippe
- Karzinom am Ausführungsgang der Bartholin-Drüse
- Karzinom der hinteren Kommissur

An der Vulva ist auch das Auftreten von Basaliomen möglich. Diese wachsen zerstörend in das umliegende Gewebe ein, metastasieren jedoch nicht. Aus diesem Grunde werden sie als semimaligne Tumoren bezeichnet.

Symptome

M Die Symptome des Frühstadiums sind unspezifisch. Daher sollte ein Vulvakarzinom bei Hautveränderungen, Verhärtungen (oft als Warze verkannt), nicht abheilenden Wunden oder therapieresistenten Ekzemen in Betracht gezogen werden.

Manchmal liegt beim Vulvakarzinom ein chronischer Juckreiz vor. In aller Regel treten sehr früh Schmerzen auf. Diese sind, ebenso wie ein Wundgefühl, auf eine Vulvitis zurückzuführen, die durch eine Infektion des Karzinoms entsteht. Im Spätstadium entwickelt sich ein blumenkohlartig wachsender Tumor (**Abb. 11.16**). Es kommt zur Sekretion einer blutigen Flüssigkeit und einer Schwellung der Leistenlymphknoten. Wenn die Harnröhre bzw. die Harnblase in das Tumorgeschehen mit einbezogen ist, findet sich auch Blut im Urin.

Diagnostik

Untersuchungsmethoden wie die Inspektion, Tastuntersuchung und Kolposkopie können den Verdacht auf ein Vulvakarzinom lenken. Allerdings vermag nur eine feingewebliche Untersuchung des Vulvagewebes diese Diagnose zu sichern. Zur Einteilung der Stadien untersucht man Harnröhre und Harnblase mittels Zystoskopie und den Mastdarm mit Hilfe der Rektoskopie.

Metastasierung

M Die Vulva ist sehr reich an Lymphgefäßen. Dies wirkt sich im Falle des Karzinoms nachteilig aus, weil infolgedessen bereits im Stadium 1 eine Metastasierung in die Leisten- und später in die Beckenlymphknoten erfolgen kann.

Eine hämatogene Metastasierung, die den Herzmuskel, die Leber, das Skelett und die Lunge betrifft, tritt erst im Spätstadium auf. Im fortgeschrittenen Stadium kommt es zu einer direkten Ausdehnung auf Scheide, Harnröhre oder Mastdarm, Fistelbildungen sind möglich. Aufgrund der nah aneinander befindli-

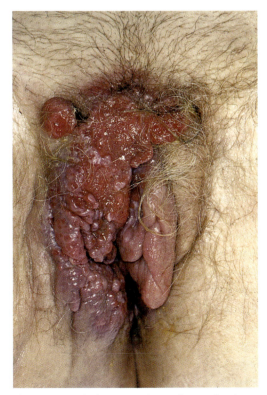

Abb. 11.16 ▪ **Vulvakarzinom der rechten Schamlippe.** Kitzler und Schamhügel sind bereits mitbetroffen.

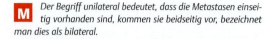

chen Schleimhautoberflächen sind Abklatschmetastasen nicht selten.

Stadien
Stadieneinteilung des Vulvakarzinoms:

Primärtumor (T = Tumor)
- TX Der Primärtumor (= der zuerst entstandene Tumor) kann nicht beurteilt werden
- T0 Es ist kein Anhalt für einen Primärtumor vorhanden
- Tis Carcinoma in situ
- T1 Der Tumor ist begrenzt auf Vulva, Vagina oder Damm, sein größter Durchmesser beträgt weniger als 2 cm
- T1a Invasionstiefe (= Eindringtiefe) weniger als 1 mm
- T1b Invasionstiefe mehr als 1 mm
- T2 Der Tumor beschränkt sich auf Vulva, Vagina oder Damm, sein größter Durchmesser beträgt mehr als 2 cm
- T3 Tumor jeglicher Größe mit Infiltration von Harnröhre, Vagina oder Anus
- T4 Tumor jeglicher Größe mit Infiltration von Harnröhre, Blasen- oder Rektumschleimhaut oder Beckenknochen

Regionäre Lymphknoten (N = Nodus lymphaticus)
- NX Regionäre (= örtliche) Lymphknoten können nicht beurteilt werden
- N0 Keine regionären Lymphknotenmetastasen
- N1 Unilaterale regionäre Lymphknotenmetastasen
- N2 Bilaterale regionäre Lymphknotenmetastasen

Fernmetastasen (M = Metastase)
- MX Fernmetastasen nicht beurteilbar
- M0 Keine Fernmetastasen
- M1 Fernmetastasen

M *Der Begriff unilateral bedeutet, dass die Metastasen einseitig vorhanden sind, kommen sie beidseitig vor, bezeichnet man dies als bilateral.*

Therapie
Die operative Therapie richtet sich nach der Größe des Tumors. Bei kleinen Geschwülsten kann eine Ausschneidung oder eine halbseitige Entfernung der Vulva (Hemivulvektomie) genügen.

Ist dies nicht ausreichend, erfolgt dann eine radikale Entfernung der Vulva (Vulvektomie) (**Abb. 11.17**) gleichzeitiger Entfernung der Leistenlymphknoten, ggf. mit Entfernung der Beckenlymphknoten und einer anschließenden plastischen Deckung. Sind benachbarte Organe befallen, ist eine Erweiterung der Operation erforderlich.

Bei inoperablen Karzinomen ist eine primäre Strahlentherapie angezeigt. Sieht man in der Operation eine Behandlungschance, wird man diese bevorzugen, da die Strahlenbehandlung sehr reich an Nebenwirkungen (Geschwürbildung, Entzündungen) ist.

Prognose
Aufgrund der meist zu späten Diagnosestellung, der frühen lymphogenen Metastasierung und des hohen Alters der Patientinnen gehört das Vulvakarzinom zu den Tumoren mit einer ungünstigen Prognose.

11.5.2 Vaginalkarzinom

D *Das Vaginalkarzinom ist ein bösartiger, epithelialer Tumor der Scheide.*

Präkanzerosen
Die plattenepithelialen Präkanzerosen in der Scheide sind denen der Vulva sehr ähnlich. Es können Rötun-

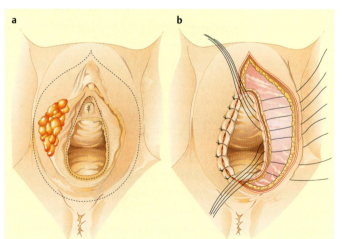

Abb. 11.17 ▪ **Umschneidung eines Vulvakarzinoms. a** Umschneidungsfigur, **b** der Gewebedefekt wird gedeckt.

Bösartige Tumoren der Vulva und der Vagina 11.5

gen oder Verhornungen mit Bildung weißlicher Herde (Leukoplakie) beobachtet werden. Die Frau ist dabei beschwerdefrei.

Formen
Karzinome der Scheide sind selten. Häufiger findet man Metastasen anderer Karzinome (z. B. aus Endometrium, Vulva, Zervix, Eierstock) in der Scheide.

M *Die häufigste Form des Vaginalkarzinoms ist das Plattenepithelkarzinom, das hauptsächlich bei älteren Frauen vorkommt.*

Symptome
Das Karzinom der Scheide verursacht erst dann Symptome, wenn ein geschwüriger Zerfall der Oberfläche vorliegt. Die Symptomatik äußert sich in einem blutig-wässrigen, oft übel riechenden Ausfluss. Es kann jedoch auch zu Blutungen kommen, die häufig nach dem Geschlechtsverkehr auftreten.

Diagnostik
M *Das Plattenepithelkarzinom der Vagina zeigt sich bei der Inspektion meist als unregelmäßiger, höckeriger Tumor. Die Tumoroberfläche weist frühzeitig einen ulzerösen Zerfall und daher eine schnelle Blutungsneigung auf.*

Die Diagnosestellung beginnt mit einer Inspektion der Scheidenhaut im Rahmen der Spekulumuntersuchung. Auch die Palpation der Vagina kann einen Anhaltspunkt auf Gewebeveränderungen geben, weil die Scheidenwand im betroffenen Gebiet eine geringere Verschieblichkeit aufweist. Da kleine Herde, insbesondere im symptomfreien Stadium der Erkrankung leicht bei der Inspektion übersehen werden, kann die Anwendung des Kolposkops und die Schiller-Jodprobe weiteren Aufschluss bringen.

Metastasierung
Karzinome der Scheide wachsen binnen kurzer Zeit in das Bindegewebe ein, das die Vagina umgibt und erreichen so Blase, Mastdarm, Gebärmutter und Vulva. Infolge der guten Lymphdrainage der Scheide werden die Lymphknoten des kleinen Beckens frühzeitig befallen. In fortgeschrittenen Stadien der Erkrankung kann es, wie beim Zervixkarzinom, zu einer tumorösen Ausmauerung des kleinen Beckens kommen.

Die Stadieneinteilung erfolgt entsprechend der des Zervixkarzinoms.

Stadien des Vaginalkarzinoms

Tumor
TX Ein Primärtumor kann nicht beurteilt werden
T0 Es besteht kein Anhalt für einen Primärtumor
Tis Es liegt ein Carcinoma in situ vor
T1 Der Tumor ist auf die Scheide begrenzt
T2 Das Karzinom infiltriert benachbartes Gewebe, jedoch nicht bis zur Beckenwand
T3 Der Tumor erreicht die Beckenwand
T4 Das Karzinom befällt die Schleimhaut der Harnblase und/oder des Mastdarms und/oder überschreitet die Grenzen des kleinen Beckens

Metastasen
M1 Es liegen Fernmetastasen vor

Regionäre Lymphknoten
NX Die regionären Lymphknoten können nicht beurteilt werden
N0 Es liegen keine Tochtergeschwülste an den regionären Lymphknoten vor
    Obere zwei Drittel:
N1 Es sind Metastasen im Bereich der Beckenlymphknoten zu finden
    Unteres Drittel:
N1 Es liegen einseitige Metastasen der Leistenlymphknoten vor
N2 Die Leistenlymphknoten sind beidseitig befallen

Therapie
Die Therapie des Vaginalkarzinoms muss man individuell planen. Ungünstig für die Behandlung wirkt sich dabei die Nähe zu Darm und Harnblase wie auch das frühe Einwachsen des Vaginalkarzinoms in diese Organe aus. Die Form der Therapie ist abhängig von der Lokalisation des Tumors.

M *Karzinome im unteren Scheidendrittel behandelt man wie das Vulvakarzinom. Bei Tumoren des oberen Scheidendrittels entspricht die Therapie der des Zervixkarzinoms.*

Besteht die Möglichkeit einer operativen Therapie nicht, ist eine primäre Strahlenbehandlung indiziert. Auch sie entspricht der Kontakt- und Perkutanbestrahlung des Zervixkarzinoms. Der Nachteil der Strahlenbehandlung ist die Neigung zur radiogenen Fistelbildung im Bereich von Harnröhre, Harnblase und Mastdarm.

Prognose
Die Prognose ist maßgeblich von der Größe und Ausbreitung des Tumors abhängig. Die Heilungserfolge des Vaginalkarzinoms liegen allerdings weit unter denen des Zervixkarzinoms, da die Früherkennung und auch die Therapie des Tumors mit Schwierigkeiten behaftet ist. Die 5-Jahres-Überlebensrate liegt etwa bei 40 %. Eine noch schlechtere Prognose haben Melanome und Sarkome der Scheide.

11 Erkrankungen der Vulva und Vagina

Sekundäre Karzinome

D *Ein sekundäres Vaginalkarzinom liegt vor, wenn die Scheide von Metastasen anderer Tumoren befallen ist. Sekundäre Vaginalkarzinome kommen gut dreimal so oft vor wie die oben beschriebenen primären Vaginalkarzinome.*

Ein kontinuierlicher Befall der Vagina findet sich v. a. beim Zervixkarzinom, aber auch bei Durchbruch eines Karzinoms von Harnröhre, Harnblase oder Mastdarm.

Eine diskontinuierliche Metastasierung, also über den Blut- oder Lymphweg, liegt in erster Linie bei Patientinnen mit Zervix-, Endometrium- oder Chorionkarzinom vor. Die Diagnose erfolgt über eine Gewebeentnahme mit nachfolgender feingeweblicher Untersuchung. Die Behandlung ist abhängig vom Sitz des Primärtumors.

12 Erkrankungen des Uterus

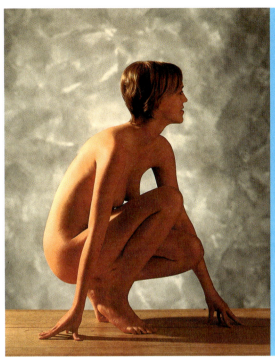
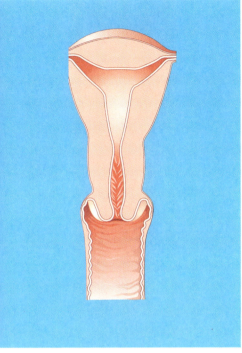

12.1 Überblick über Anatomie und Physiologie ▪ 95

12.2 Fehlbildungen des Uterus ▪ 97
12.2.1 Aplasie ▪ 97
12.2.2 Doppelmissbildungen und Septierungen ▪ 97

12.3 Zervix ▪ 98
12.3.1 Entzündliche Erkrankungen der Zervix (Zervizitis) ▪ 98
12.3.2 Bösartige Tumoren der Zervix ▪ 99

12.4 Korpus (Gebärmutterkörper) ▪ 104
12.4.1 Entzündungen des Korpus/Endometritis ▪ 104
12.4.2 Myome ▪ 104
12.4.3 Bösartige Tumoren des Korpus ▪ 107

12.5 Trophoblast-Tumoren ▪ 109
12.5.1 Blasenmole ▪ 109
12.5.2 Chorionkarzinom ▪ 110

P *Pflegeschwerpunkt Prä- und postoperative Maßnahmen bei abdominaler Hysterektomie* ▪ 111

12.1 Überblick über Anatomie und Physiologie

Die Größe der Gebärmutter ist unterschiedlich, denn sie hängt nicht zuletzt vom Alter und der Anzahl der Geburten ab. Gemeinhin wird die Gebärmutter jedoch als 10 cm lang, 5 cm breit und 3 cm dick beschrieben (**Abb. 12.1**). Ihr Gewicht ist bei 50–100 g anzusiedeln. Sie erinnert optisch an eine Birne und hat bei der nicht schwangeren Frau die Beschaffenheit eines angespannten Skelettmuskels. Während der Schwangerschaft ist die Gebärmutter weich und entspannt.

 Der Uterus setzt sich aus drei Schichten zusammen:
- Endometrium (Schleimhaut),
- Myometrium (Muskelschicht),
- Perimetrium (Bauchfellüberzug).

Die innere Schicht ist das *Endometrium* (s. Kap. 2), eine Schleimhautschicht, die reich an Blutgefäßen und Drüsen ist. Seine Hauptaufgabe besteht in der Ernährung des Keimlings. Die mittlere Schicht, das *Myometrium*, ist ungleich dicker als die beiden anderen und besteht aus spiralig angeordneten Muskelzügen und

12 ■ Erkrankungen des Uterus

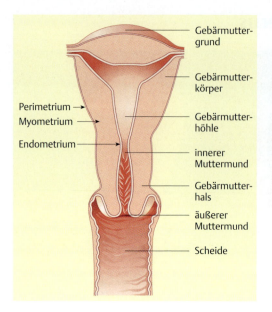

Abb. 12.1 ■ **Uterus.** Längsschnitt.

Bindegewebe. Die wichtigste Aufgabe des Myometriums ist die Austreibung des Kindes unter der Geburt sowie der Nachgeburt. Es dient aber auch der Blutstillung im Rahmen der Menstruation und Nachgeburtsperiode. Die dabei eröffneten Blutgefäße werden durch das Zusammenziehen der Muskulatur komprimiert.

Von außen ist die Gebärmutter vom *Perimetrium*, einem Bauchfellüberzug, umgeben. Der Uterus hat dadurch die Möglichkeit, sich bei einer Schwangerschaft durch Verdrängung der anderen Organe im ganzen Bauchraum auszudehnen.

M *Die typische Lage der Gebärmutter wird als Anteversio-Anteflexio-Lage bezeichnet.*

Der Begriff *Anteversio uteri* beschreibt den Winkel zwischen Scheide und Gebärmutter, *Anteflexio uteri* den stumpfen Winkel zwischen Gebärmutterhals und Gebärmutterkörper (**Abb. 12.2**). Beide Winkel sind nach vorne gerichtet (s. Kap. 15).

Der Uterus liegt zwischen Harnblase und Mastdarm. Uterus und Mastdarm begrenzen eine diagnostisch bedeutsame Bauchfellvertiefung, den Douglas-Raum (**Abb. 12.3**).

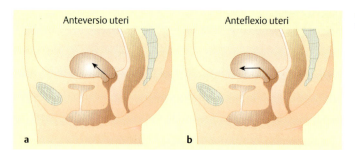

Abb. 12.2 ■ **Lage des Uterus. a** Anteversio uteri **b** Anteflexio uteri.

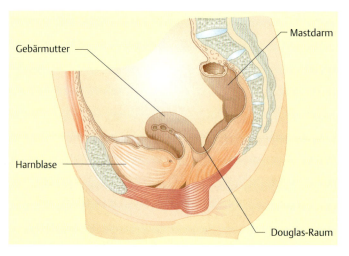

Abb. 12.3 ■ **Lage des Uterus.** Die Gebärmutter liegt zwischen Harnblase und Mastdarm.

12.2 Fehlbildungen des Uterus

Fehlbildungen des Uterus werden vornehmlich durch eine mangelhafte Verschmelzung der vorgeburtlich bestehenden Müller-Gänge, insbesondere durch ein Bestehenbleiben der mittleren Scheidewand (Septum) verursacht.

M *Der Müller-Gang gehört zu den embryonalen Genitalanlagen. Aus ihm entwickeln sich im Verlauf der normalen Sexualdifferenzierung der Eileiter und der Uterovaginalkanal.*

Man kann folgende Formen der Fehlbildung unterscheiden:

12.2.1 Aplasie

D *Bei einer Aplasie ist ein Organ zwar angelegt, jedoch nicht entwickelt.*

Der Bereich der Müller-Gänge, aus denen sich der Uterus entwickelt, kann vereinzelt nicht ausgebildet sein, sodass sich statt der Gebärmutter ein solider Strang bildet. Da die Eierstöcke in ihrer Hormonproduktion nicht beeinträchtigt sind, findet eine normale weibliche Entwicklung statt. Die Patientinnen haben keine Menstruationsblutungen und sind nicht in der Lage, Kinder zu bekommen.

12.2.2 Doppelmissbildungen und Septierungen

Uterus didelphys (didelphys = mit gedoppeltem Uterus): Es entwickeln sich zwei gleich große Uteri und in der Regel auch zwei Scheiden.
Uterus duplex bicornis (duplex = doppelt, cornu = Horn): Unter Verschmelzung der mittleren Wandbereiche haben sich zwei Uteri mit jeweils einem Gebärmutterhals entwickelt (**Abb. 12.4**).
Uterus bicornis unicollis (collum = Hals): Man findet zwei Gebärmutterkörper mit nur einem Gebärmutterhals. Die Vagina weist in diesem Fall keine Fehlbildungen auf.
Uterus septus: Die Gebärmutter ist hier durch eine Trennwand geteilt.
Uterus subseptus: Hier liegt die gleiche Problematik wie beim Uterus septus vor, jedoch ist die Gebärmutterhöhle nur zum Teil septiert.

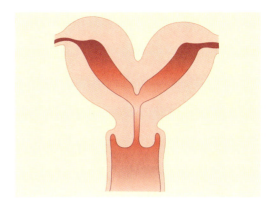

Abb. 12.4 ▪ Uterus duplex bicornis.

Symptome
Da bei den oben genannten Fehlbildungen gewöhnlich die Eierstöcke intakt sind, vollzieht sich die Entwicklung der betroffenen Frauen ganz normal. Auch Menarche und Regelblutungen verlaufen regelrecht. Aufgrund der Symptomarmut werden daher die Fehlbildungen meist erst festgestellt, wenn ein Kinderwunsch besteht. Die Austragung einer Schwangerschaft ist durchaus möglich, jedoch besteht ein hohes Risiko einer Fehlgeburt. In manchen Fällen können die Uterusmissbildungen auch eine Sterilität nach sich ziehen.

Diagnostik
Sofern kein konkreter Verdacht auf eine Fehlbildung vorliegt, ist die Diagnosestellung durch eine Spekulum- oder Tastuntersuchung schwierig. Konkrete Ergebnisse können neben der Sonografie, die Hysterografie (Kontrastdarstellung der Gebärmutterhöhle), Hysteroskopie (endoskopische Untersuchung der Gebärmutterhöhle, Zugang über die Scheide) und Laparoskopie (Endoskopie des Bauchraumes, Zugang durch die Bauchdecke) bringen.

Therapie
Bei Sterilität oder einer hohen Fehlgeburtenrate kann der Versuch einer operativen Korrektur unternommen werden. Diese ist jedoch meist nur bei geringgradigen und symmetrischen Fehlbildungen erfolgreich. Während dann die Rate der Fehlgeburten auf 25 % sinkt, vervierfacht sich die Aussicht auf eine Schwangerschaft.

12.3 Zervix

12.3.1 Entzündliche Erkrankungen der Zervix (Zervizitis)

D *Die Zervizitis ist eine Entzündung des einschichtigen Zylinderepithels des Gebärmutterhalses.*

Erreger
Chlamydien stehen als Verursacher der Zervizitis an erster Stelle. Gonokokkeninfektionen werden heutzutage seltener angetroffen. Daneben können auch Streptokokken der Gruppe A und Herpes-simplex-Viren eine Gebärmutterhalsentzündung verursachen.

Pathogenese
M *Hauptangriffspunkt ist nicht das widerstandsfähige mehrschichtige Plattenepithel, sondern das einschichtige Zylinderepithel, das bei jungen Frauen häufig als Ektopie (s. Vorstufen des Zervixkarzinoms, S. 99) auf der Portio zu beobachten ist (Abb. 12.5).*

Symptome
Die Gebärmutterhalsentzündung ist gewöhnlich symptomarm, charakteristisch ist jedoch ein verstärkter, gelblicher Ausfluss. Außerdem ist eine entzündete Zervix verletzlicher, woraus Kontaktblutungen resultieren können (**Abb. 12.6**).

Diagnostik
Bei der Spekulumuntersuchung fällt zunächst einmal der vermehrte, gelbliche Schleim auf, der die Zervix komplett verdecken kann. Der Gebärmutterhals selbst ist oftmals angeschwollen und gerötet.

Therapie
Bei einer akuten, eitrigen Zervizitis ist eine Therapie mit Antibiotika indiziert.

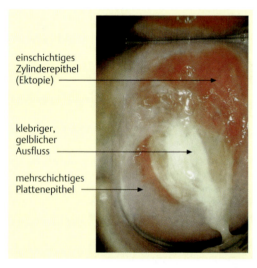

Abb. 12.5 ▪ **Zervizitis.** Portio einer Patientin mit Chlamydienzervizitis (Petersen, 1997).

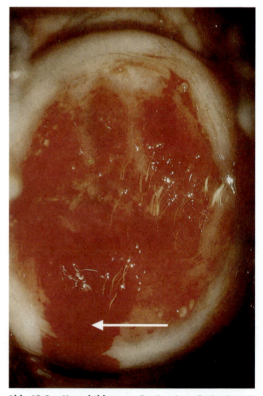

Abb. 12.6 ▪ **Kontaktblutung.** Portio einer Patientin mit Chlamydienzervizitis, es liegt eine Kontaktblutung (s. Pfeil) vor (Petersen, 1997).

Je größer die Ektopie, desto leichter erfolgt die Infektion mit den oben genannten Erregern. So ist auch zu erklären, dass der Altersgipfel bei der Zervizitis zwischen 15 und 25 Jahren liegt. Im Verlaufe des Lebens wird die Portio mehr und mehr von dem mehrschichtigen Plattenepithel der Vagina überzogen, sodass die Wahrscheinlichkeit einer Infektion sinkt.

M *Die Zervizitis ist oft die Ursache für eine aufsteigende Infektion, für die junge Frauen besonders anfällig sind.*

12.3.2 Bösartige Tumoren der Zervix

Vorstufen des Zervixkarzinoms. Heutzutage nimmt die Erkennung und Behandlung der Vor- und Frühstadien einen großen Raum im klinischen Handeln ein.

Dysplasie

D *Eine Dysplasie ist eine Fehlbildung aufgrund einer gestörten Entwicklung eines Gewebes oder Organs. Unter einer epithelialen Dysplasie versteht man Zellatypien in Verbindung mit einem gestörten Aufbau des Epithels.*

M *Bei dysplastischen Veränderungen der Zervix spricht man von einer **c**ervicalen **i**ntraepithelialen **N**eoplasie, kurz CIN. Das bedeutet eine (pathologische) Neubildung von Gewebe innerhalb des Epithels der Zervix.*

Die CIN wird in verschiedene Grade unterteilt:
- **CIN I**: Veränderungen geringer Ausprägung, spontane Rückbildung möglich
- **CIN II**: höhergradige Anomalien, Spontanrückbildung unsicher
- **CIN III** oder **Carcinoma in situ (Cis)**: Übergang in ein invasives Karzinom ist wahrscheinlicher, aber nicht zwingend (**Abb. 12.8**).

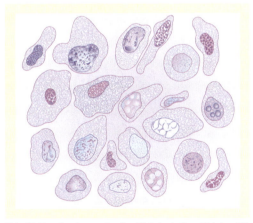

Abb. 12.7 ▪ Carcinoma in situ. Histologisches Bild des CIS, man findet u. a. vielgestaltige Zellen, eine gestörte Epithelschichtung, Zellkerne von unterschiedlicher Gestalt und Größe und einen erhöhter DNA-Gehalt der Zellkerne.

Das Carcinoma in situ lässt sich wie folgt beschreiben: Das mehrschichtige unverhornte Plattenepithel, das die Scheide und teilweise (oder sogar vollständig) die Portio umgibt, besteht aus übereinander geschichteten Lagen platter Epithelzellen. Dieser Verband liegt auf der *Basalmembran*. Das Cis zeichnet sich dadurch aus, dass zwar entartete Zellen vorliegen (**Abb. 12.7**), die Basalmembran jedoch nicht durchbrochen ist. Solange aber diese Membran intakt ist, kann keine Metastasierung erfolgen. Man spricht daher von einer *Präkanzerose*, was bedeutet, dass hier eine Veränderung vorliegt, die die Entstehung eines invasiven Karzinoms wahrscheinlich macht, jedoch noch keinen Krebs im eigentlichen Sinne darstellt.

Nach Durchbrechung der Basalmembran entsteht zunächst ein Mikrokarzinom. Dieses ist als invasives Karzinom von sehr geringer Ausdehnung (Tiefenausdehnung bis 5 mm, Flächenausdehnung bis 7 mm) definiert. Es ist nur über eine Gewebeuntersuchung zu diagnostizieren.

(**Abb. 12.8**) zeigt die Wahrscheinlichkeiten einer Reversibilität (Rückbildung, roter Pfeil) und Progression (Fortschreiten, blauer Pfeil) der einzelnen Stufen des Zervixkarzinoms. Der Begriff „klinisch" ist im Sinne von „symptomatisch" zu bewerten; d. h., ein präklinisches Karzinom ist ein bösartiger Tumor, der noch keine Symptome aufweist.

Lokalisation

Die Lokalisation der oben genannten Veränderungen steht im Zusammenhang mit dem Alter der betroffenen Frauen. Dies ist anhand der Grenze zwischen dem Plattenepithel und dem Zylinderepithel zu erklären. Die Scheide weist ein mehrschichtiges, unverhorntes Plattenepithel auf, die Gebärmutter hingegen ist mit einem einschichtigen Zylinderepithel ausgekleidet. Die Grenze zwischen den beiden Epithelien (Übergangszone) liegt je nach Alter der Frau an einer unterschiedlichen Stelle des Gebärmutterhalses.

M *Bei geschlechtsreifen Frauen ist die Epithelgrenze meist auf der Portio lokalisiert (**Abb. 12.9 a**), wohingegen bei älteren Frauen dieser Übergang innerhalb des Gebärmutterhalses zu finden ist (**Abb. 12.9 b**). Die Übergangszone zwischen den beiden Epithelien ist insofern von Bedeutung, als in diesem Bereich*

Abb. 12.8 ▪ Prognose. Vor- und Frühstadien des Zervixkarzinoms.

12 ■ Erkrankungen des Uterus

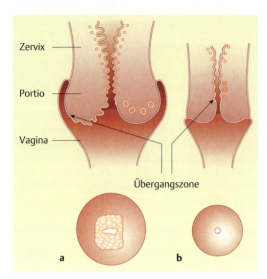

Abb. 12.9 ■ **Übergangszone.** Lokalisation in verschiedenen Lebensaltern **a** Frau im geschlechtsreifen Alter, **b** Frau im Senium.

erhöhte Zellteilungen und Reifungsprozesse ablaufen, die diese Zone offensichtlich für krebserzeugende Einflüsse empfindlicher machen.

Diagnostik
Mithilfe der Kolposkopie kann man die Portio 10- bis 40-mal vergrößert darstellen, um sie nach verdächtigen Bezirken zu untersuchen. Ein Abstrich soll Informationen über den Grad der Dysplasie erbringen. Zu diesem Zweck wird er nach dem *Verfahren nach Papanicolaou* gefärbt (**Tab. 12.1**).

Der Abstrich und die Kolposkopie können lediglich Hinweise auf ein Karzinom geben. Bei verdächtigen Befunden muss die Diagnose histologisch durch Probeentnahme gesichert werden. Der nächste Schritt ist, je nach Ergebnis eine *Konisation*. Hierbei wird in Vollnarkose der Portio und dem Zervikalkanal ein kegelförmiges Gewebestück entnommen. Die Form des Kegels ist vom Alter der Patientin abhängig. Bei der geschlechtsreifen Frau wird man einen breiten, aber flachen Kegel wählen (**Abb. 12.10 a**), um die Veränderungen der Oberfläche zu erfassen. Der Konus bei der postmenopausalen Patientin muss spitz sein, da die Übergangszone innerhalb des Gebärmutterhalses (intrazervikal) liegt (**Abb. 12.10 b**).

Therapie
Bei leichten bis mäßigen Dysplasien (CIN I, II) ist eine Therapie nicht zwingend notwendig. Es sollten sich jedoch regelmäßige Kontrollen anschließen. Weist die Patientin eine CIN III oder ein Carcinoma in situ auf, kann dies im Rahmen der Konisation behandelt werden. Nötige Voraussetzung ist, dass die Konisation eindeutig im Gesunden erfolgt.

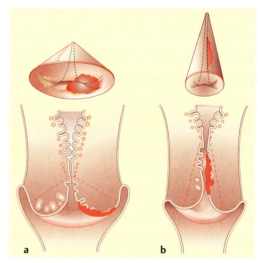

Abb. 12.10 ■ **Konisation.** Unterschiede in verschiedenen Lebensaltern. **a** Geschlechtsreife Frau, **b** postmenopausale Frau.

Tabelle 12.1 ┆ **Papanicolaou-Schema**

Gruppe	Kennzeichen
Gruppe I	unverdächtig, normales Zellbild
Gruppe II	unverdächtig, aber mit leichten entzündlichen oder degenerativen Veränderungen
Gruppe III	schwere entzündliche oder degenerative Erscheinungen machen die Befunderhebung unsicher; um bösartige Veränderungen auszuschließen sollte eine histologische, also feingewebliche Untersuchung, durchgeführt werden
Gruppe IIID (= CIN I, II)	Dysplasie leichten bis mäßigen Grades
Gruppe IVa (= CIN III)	schwere Dysplasie oder Carcinoma in situ
Gruppe IVb	schwere Dysplasie oder Carcinoma in situ, ein invasives Zervixkarzinom ist nicht auszuschließen
Gruppe V	inavsives Karzinon

Die Therapie der Frühstadien (Mikrokarzinom) richtet sich nach der Ausdehnung und der bereits erfolgten Metastasierung, nach Möglichkeit aber auch nach dem Kinderwunsch der Patientin. So reicht das therapeutische Spektrum von der Konisation mit engmaschiger Kontrolle bis hin zur operativen Entfernung der Gebärmutter.

Zervixkarzinom

> **D** Das Zervixkarzinom ist ein bösartiger epithelialer Tumor des Gebärmutterhalses.

Histologie
Der überwiegende Teil der Zervixkarzinome sind Plattenepithelkarzinome. Nur ein sehr geringer Anteil von etwa 4–5 % weist ein Karzinom des Zylinderepithels (Adenokarzinom) auf.

Risikofaktoren
Der Erkrankungsgipfel liegt zwischen dem 40. und 50. Lebensjahr. In Bezug auf die Empfänglichkeit für die Krankheit und dem Sexualverhalten der betroffenen Frauen hat man Zusammenhänge festgestellt. So tritt das Zervixkarzinom bei Frauen mit häufig wechselndem Partner oder frühzeitig (vor dem 17. Lebensjahr) begonnenem regelmäßigem Geschlechtsverkehr merklich häufiger auf als bei jungfräulichen Frauen. Zudem ist eine Beziehung zwischen einer Infektion mit dem Papillomavirus und der Entstehung eines Zervixkarzinoms gesichert (Impfung, S. 71). Ein höheres Risiko besteht auch bei Raucherinnen.

Symptome
Im frühen Stadium finden sich keine Symptome. Dies unterstützt die Wichtigkeit der Vorsorgeuntersuchungen. Später stehen beim Zervixkarzinom zunächst einmal Blutungsbeschwerden im Vordergrund. So können azyklische Blutungen (Metrorrhagien), Schmierblutungen, Blutungen in der Postmenopause oder auch Kontaktblutungen nach dem Geschlechtsverkehr Hinweise auf das Karzinom sein. Des Weiteren treten ein übel riechender, gelb-brauner Ausfluss, sowie Schmerzen (im fortgeschrittenen Stadium) auf. Ödeme können Hinweise auf eine Verlegung von Lymphgefäßen sein.

Diagnostik
Der kolposkopische Befund zeigt eine blutige Oberfläche der Portio, die von Kratern und Geschwüren durchsetzt ist (**Abb. 12.11**). Außerdem muss die Ausbreitung des Tumors eingehend abgeklärt werden.

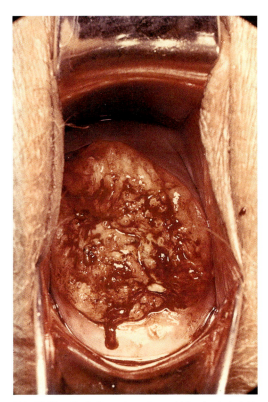

Abb. 12.11 ▪ **Spekulumuntersuchung.** Makroskopisch sichtbares Zervixkarzinom (Martius u. a., 1996).

Metastasierung
Die Metastasierung von Tumoren kann *kontinuierlich* oder *diskontinuierlich* erfolgen. Kontinuierlich bedeutet, dass die Tochtergeschwülste vom Primärtumor ausgehend in benachbarte Körperregionen einwachsen. Man könnte theoretisch von einer Metastase aus den Weg zum Primärtumor zurückverfolgen. Ein kontinuierliches Wachstum würde also beim Zervixkarzinom beispielsweise den Gebärmutterkörper, die Scheide oder die Parametrien betreffen.

Diskontinuierliches Wachstum heißt, dass die Tumorzellen in Blut- oder Lymphgefäße eingeschwemmt werden, um sich von dort aus z. B. in der Lunge anzusiedeln. Eine direkte Verbindung zum Primärtumor besteht dann nicht mehr.

Bei der lokalen Ausdehnung des Tumors unterscheidet man drei Wachstumsrichtungen (**Abb. 12.12**).

> **M** Im Rahmen des Tumorwachstums kommt es bei einem Tumor von 10–20 mm Größe bereits zu einer frühzeitigen lymphogenen Metastasierung in die iliakalen und parametranen Lymphknoten (**Abb. 12.13**). Diese Tendenz steigert sich bei einer Vergrößerung des Tumors.

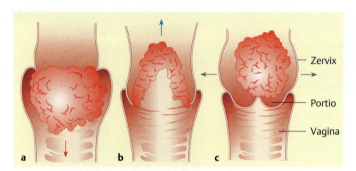

Abb. 12.12 ▪ **Wachstumsformen des Zervixkarzinoms.** a Exophytisches Wachstum, b endophytisches Wachstum, c Zervixhöhlenkarzinom.

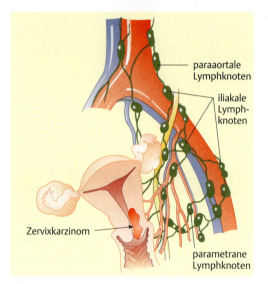

Abb. 12.13 ▪ **Lymphogene Metastasierung.** Lymphdrainage des Gebärmutterhalses.

Aufgrund der Lage zwischen Mastdarm und Harnblase können diese Organe im fortgeschrittenen Stadium durch das Tumorwachstum beeinträchtigt werden. Bei Befall der Harnblase wird man blutigen Urin finden, ein Befall des Mastdarms kann zu so starken Einengungen führen, dass das Anlegen eines künstlichen Darmausgangs unumgänglich ist.

Durch den Zerfall des Karzinoms können sich Gänge, sog. Fisteln, zwischen Gebärmutter, Harnblase (Abgang von Urin aus der Scheide) und Mastdarm bilden (**Abb. 12.14**).

Auch Fernmetastasen sind im Rahmen des Zervixkarzinoms möglich. Sie betreffen in erster Linie Leber, Lunge, Skelett und Gehirn. Hämatogene Metastasen sind selten und treten erst spät in Erscheinung.

Stadien
Nach eingehender Diagnostik lässt sich das Zervixkarzinom in folgende Stadien einteilen:

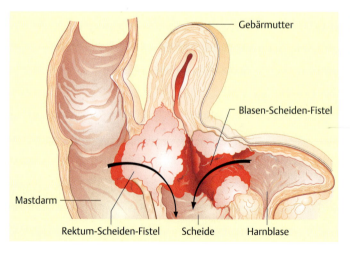

Abb. 12.14 ▪ **Fisteln.** Zervixkarzinom im fortgeschrittenen Stadium, Karzinomeinbruch in Harnblase und Mastdarm mit Fistelbildung.

Primärtumor
- Tx Der Primärtumor kann nicht beurteilt werden.
- T0 Es ist kein Anhalt für einen Primärtumor vorhanden.
- Tis Carcinoma in situ.
- T1 Invasives Karzinom, das auf den Gebärmutterhals begrenzt ist.
- T1a Keine Krankheitssymptome; mikroinvasives, ausschließlich mikroskopisch diagnostizierbares Karzinom.
- T1b Makroinvasives Karzinom.
- T2 Das Karzinom hat den Gebärmutterhals überschritten, die Beckenwand und/oder das untere Drittel der Scheide noch nicht erreicht.
- T2a Es kommt zum Befall der oberen $2/3$ der Scheide, das Parametrium ist noch nicht infiltriert.
- T2b Es kommt zum Befall der oberen $2/3$ der Scheide, das Parametrium ist infiltriert, die Beckenwand jedoch noch nicht befallen.
- T3 Das Karzinom hat in seiner Ausbreitung die Beckenwand und/oder das untere Scheidendrittel erreicht.
- T3a Befall des unteren Drittels der Scheide, die Parametrien sind frei.
- T3b Tumorausbreitung bis zur Beckenwand und/oder Hydronephrose oder stumme Niere, auch Befall der Scheide, regionäre Lymphknotenmetastasen.
- T4 Das Karzinom durchsetzt die Schleimhaut von Mastdarm und/oder passiert die Grenzen des kleinen Beckens.

Regionäre Lymphknoten
- Nx Regionäre Lymphknoten können nicht beurteilt werden.
- N0 Keine regionären Lymphknotenmetastasen.
- N1 Regionäre Lymphknotenmetastasen.

Fernmetastasen
- Mx Fernmetastasen nicht beurteilbar.
- M0 Keine Fernmetastasen.
- M1 Fernmetastasen.

Therapie

Die Therapie des Stadiums 1a wurde bereits auf S. 100 beschrieben.

Im Stadium 1b ist eine Operation die Therapie der Wahl.

 Bei der Operation nach Wertheim-Meigs werden folgende Strukturen entfernt:
- *Gebärmutter,*
- *Parametrien,*
- *Scheidenmanschette,*
- *pelvine und ggf. auch die paraaortalen Lymphknoten.*

Speziell bei einem nach außen hin gerichteten Wachstum auf der Portio ist die Gefahr von Metastasen im Eierstock ausgesprochen gering (< 1 %), was insofern therapeutische Bedeutung hat, als dass die Ovarien nicht obligatorisch mitentfernt werden müssen.

Im Stadium 2 ist eine operative Therapie in Kombination mit einer Strahlentherapie indiziert. Ist eine Operation mit Entfernung des Karzinoms im Gesunden nicht möglich, gibt man der primären Strahlentherapie den Vorzug. Hierunter versteht man die alleinige Anwendung dieser Therapieform unter Verzicht auf Chemotherapie oder Operation.

Ab Stadium 3 ist gemeinhin nur noch eine Verbindung aus Kontakt- und perkutaner Hochvoltbestrahlung möglich.

 Bei der Strahlentherapie gilt es zu bedenken, dass eine effiziente Strahlendosis angemessen hoch sein muss. Dies geht jedoch mit entsprechenden Nebenwirkungen einher. Betroffen sind vor allem Haut, Darm, Harnblase und Skelett.

Prognose

Die Prognose ist abhängig vom Stadium, den geweblichen Eigenschaften des Tumors und vom Lymphknotenbefall. So liegt die 5-Jahres-Überlebensrate bei Tumoren des Stadiums 1b bei etwa 80 % und sinkt bei Karzinomen des Stadiums 4 auf 0–10 %.

12.4 Korpus (Gebärmutterkörper)

12.4.1 Entzündungen des Korpus/Endometritis

D *Die Endometritis ist eine Entzündung der Gebärmutterschleimhaut.*

Ursache
Die Endometritis wird in den meisten Fällen durch ein Aufsteigen von Keimen in die Gebärmutterhöhle verursacht. Dies kann auf verschiedene Arten erfolgen:
- in der Folge physiologischer Ereignisse (Menstruation, Geburt, s. Endometritis puerperalis, Kap. 22),
- iatrogen (Sondierung, Abrasio).

Seltener wird eine Endometritis durch Keimabstieg (z. B. bei einer Salpingitis) oder hämatogen verursacht.

M *Der Begriff iatrogen bedeutet, dass eine Erkrankung durch ärztliches Handeln verursacht wurde. Ein häufiges Beispiel ist die Infektion nach einem therapeutischen oder diagnostischen Eingriff.*

Symptome
Die Symptomatik bei einer Patientin mit unspezifischer Endometritis ist nicht sehr stark ausgeprägt. Sie empfindet leichte Unterbauchschmerzen. Der Bauch ist beim Abtasten gering druckschmerzhaft, eine Temperaturerhöhung ist im Normalfall nur bei Beteiligung der Adnexe zu verzeichnen.

M *Das charakteristische Merkmal der Endometritis sind unregelmäßige atypische Blutungen.*

Bei älteren Frauen kann sich aufgrund des engen Zervixkanals im Rahmen der Endometritis eine Pyometra (Eiteransammlung in der Gebärmutterhöhle, s. a. Korpuskarzinom) entwickeln.

Diagnostik
Die Diagnose kann bereits anamnestisch vorgenommen werden, da die Endometritis gewöhnlich immer in Verbindung mit einem disponierenden Ereignis (Menstruation, ärztlicher Eingriff) steht. Im Zweifelsfall muss jedoch aufgrund der Blutungsanomalien ein Karzinom der Zervix oder des Korpus ausgeschlossen werden.

Therapie
In leichten Fällen, bei denen keine Gefahr für einen Keimaufstieg (Aszension) in die Adnexe abzusehen ist, kann man auf die Selbstheilung bauen, da die entzündete Gebärmutterschleimhaut im Rahmen der folgenden Menstruation ausgestoßen wird. Bei einer Endometritis im Rahmen der Aszension ist im Allgemeinen die Behandlung der Grundkrankheit mit Antibiotika ausreichend.

12.4.2 Myome

B *Die 33-jährige Anna Küppers sucht ihren Gynäkologen auf und schildert, dass sie in den ersten zwei Tagen der Regelblutung fast alle zwei Stunden einen neuen Tampon verwenden müsse. Außerdem dauere die Periode fast sieben Tage. Die Tastuntersuchung zeigt eine vergrößerte Gebärmutter. Bei der nachfolgenden Vaginalsonografie stellt der Arzt dann einen glatt begrenzten, sechs Zentimeter großen Tumor fest.*

D *Ein Myom ist ein gutartiger Tumor, der aus Muskel- und Bindegewebe besteht (**Abb. 12.15**). Ein Muskel setzt sich nämlich nicht allein aus Muskelzellen zusammen, sondern hat auch bindegewebige Anteile.*

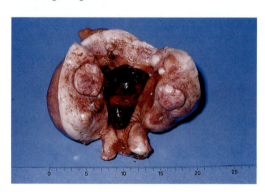

Abb. 12.15 ▪ Operationspräparat. Gebärmutter mit intramuralen Tumoren (s. Pfeile), in der Uterusmitte ein infarziertes submuköses Myom (Martius u. a., 1996).

Das Myom ist von einer Kapsel umgeben, die aufgrund des Drucks auf den das Tumor umgebende Gewebe entsteht.

M *Myome kommen sehr häufig vor. Man geht davon aus, dass bei jeder fünften Frau über 35 Jahren ein solcher Tumor in der Gebärmutter zu finden ist.*

Symptome
Die Symptomatik richtet sich nach dem Sitz des Tumors (**Abb. 12.16**).

Intramurales Myom

D *Intramural bedeutet, dass der Tumor in einer Organwand, in diesem Fall der Muskelschicht der Gebärmutter, lokalisiert ist.*

Korpus (Gebärmutterkörper) ▪ 12.4

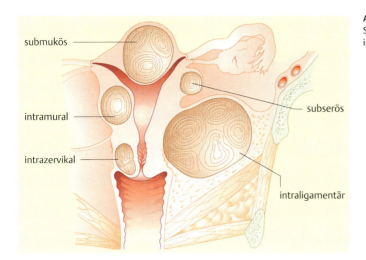

Abb. 12.16 ▪ Lokalisation der Myome.
Sie können an unterschiedlichen Stellen innerhalb der Gebärmutter entstehen.

Aus dem Sitz des Myoms resultiert eine Menorrhagie (Zyklusstörung). Je nach Größe der Geschwulst können Druckerscheinungen auf Nachbarorgane möglich sein. Ist die Harnblase davon betroffen, verspürt die Frau einen häufigen Harndrang bei normaler Ausscheidungsmenge, Druckerscheinungen am Darm können zur Erschwerung der Stuhlentleerung führen.

Durch submuköse Myome ist die Regeneration der darüber befindlichen Schleimhaut gestört. Dies kann Blutungen außerhalb des Zyklus (*Metrorrhagie*) zur Folge haben. Außerdem besteht die Gefahr, dass sich das Myom zu einem gestielten Tumor entwickelt und in die Gebärmutterhöhle hineinwächst. Die Gebärmutter empfindet ihn dann als Fremdkörper, den

Subseröses Myom

D *Beim subserösen Myom liegt der Tumor unterhalb einer serösen Haut. Diese umgibt die Gebärmutter von außen und heißt Perimetrium.*

Da der Tumor in dieser Lage weder das Endometrium berührt, noch die kontraktionsbedingte Blutstillung durch die Muskelschicht beeinträchtigt, ist nicht mit Blutungsstörungen zu rechnen. Dafür birgt diese Lokalisation andere Gefahren. Der Tumor kann sich zu einem *gestielten Myom* entwickeln (**Abb. 12.17**), d. h. er ist nur noch durch einen gefäßführenden Stiel mit der Gebärmutter verbunden.

Dies kann zu Komplikationen führen, falls sich der Stiel „verdreht" (Torsion). Dann würden die für die Blutversorgung notwendigen Gefäße komprimiert. Die venösen Gefäße sind zuerst verlegt, da die Arterien einen höheren Druck aufweisen. Die Folge ist ein arterieller Zufluss bei behindertem venösen Abfluss. Das kann zu Stauungen und Gefäßzerreißungen im Myom mit darauf folgender Einblutung führen. Wird auch die Arterie blockiert, kommt es zu einer Ischämie mit nachfolgender Nekrose. Die Patientin erleidet ein akutes Abdomen.

Submuköses Myom

D *Der Begriff „submukös" verweist auf einen Prozess unterhalb der Schleimhaut, der Tumor liegt also direkt am Endometrium.*

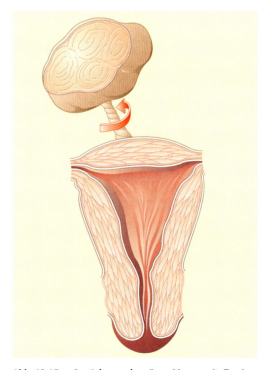

Abb. 12.17 ▪ Gestieltes subseröses Myom mit Torsion.
Die Verdrehung des Gefäßstiels kann zu einem akuten Abdomen führen.

Teil III Gynäkologische Erkrankungen ▪ 105

12 ■ Erkrankungen des Uterus

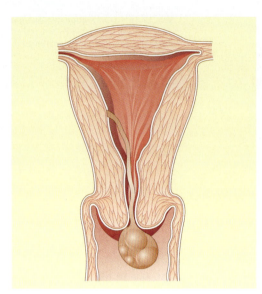

Abb. 12.18 ■ **Myoma in statu nascendi.** Ein submuköses Myom kann in die Scheide „hineingeboren" werden.

sie mittels Muskelkontraktionen aus der Gebärmutterhöhle entfernen will. Daraus resultieren wehenartige Schmerzen und unter Umständen die „Geburt" des Myoms in den Gebärmutterhalskanal (Myoma in statu nascendi, (**Abb. 12.18**). Auch bei submukösen Tumoren sind Torsionen (Achsendrehungen) möglich.

Intraligamentäres Myom

D *Die bindegewebigen Bänder des menschlichen Körpers werden als Ligamente bezeichnet. Das intraligamentäre Myom ist aus der Gebärmutter herausgewachsen und befindet sich zwischen den Blättern des Ligamentum latum.*

Beim intraligamentären Myom besteht die Gefahr, dass der Harnleiter, Blutgefäße oder Nerven komprimiert werden. Blutungsstörungen treten nicht auf.

W *Das gleichzeitige Vorkommen von Myom und Korpuskarzinom ist gehäuft beobachtet worden. Daher wäre es ein Kunstfehler, etwaige Blutungen dem bereits entdeckten Myom zuzuschreiben und auf eine weiterführende Diagnostik zu verzichten.*

Abgesehen vom submukösen Myom sind die Tumoren meist gut tastbar. Jedoch kann der Palpationsbefund alleine die Diagnose nicht sichern, da man differenzialdiagnostisch auch an andere Tumoren des Uterus oder der Ovarien denken muss.

Myom und Schwangerschaft

Sicherlich kann eine Frau, die ein Myom hat, schwanger werden. Es ergeben sich jedoch einige Probleme, die u. a. auch dadurch bedingt sind, dass sich Myome durch den hormonell bedingten Wachstumsreiz während der Schwangerschaft vergrößern.

- **Gestörte Nidation (Einbettung):** Dieser Vorgang kann durch ein größeres, submukös gelegenes Myom empfindlich gestört werden, da es einen Endometriumschaden hervorruft.
- **Lageanomalien:** Bei größeren Myomen sind durch die Einengung des Raumes (**Abb. 12.19**) kindliche Entwicklungsstörungen möglich.
- **Plazenta („Mutterkuchen"):** Es sind Funktioneinschränkung möglich, wenn die Plazenta über dem Myom liegt. Die ungestörte Kontraktionsfähigkeit des Myometriums ist wichtig für die Lösung der Plazenta und die Blutstillung in der Nachgeburtsperiode. Ist die Muskelschicht jedoch durch ein Myom in ihrer Funktion behindert, ist mit einer verzögerten Plazentalösung und einer atonischen, d. h. aufgrund einer Kontraktionsschwäche entstandenen Nachblutung zu rechnen.
- **Geburtshindernis:** Myome können ein Geburtshindernis darstellen. Bei diesen Patientinnen ist ein Kaiserschnitt indiziert.
- **Schwangerschaft nach Myomentfernung:** Nach einer Myomoperation kommt es zur Narbenbildung. In diesem Bereich weist die Gebärmutter eine niedrigere Wandstabilität auf, was im Falle einer Schwangerschaft zu schwerwiegenden Komplikationen (Narbenruptur) führen kann.

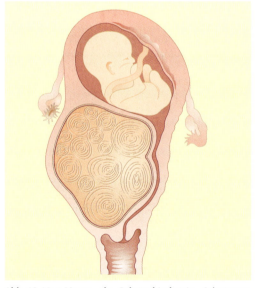

Abb. 12.19 ■ **Myom als Geburtshindernis.** Schwangerschaft mit einem großen zervikalen Myom.

Therapie

Kleine, symptomlose Myome bedürfen keiner Therapie. Im anderen Fall können Myome sowohl konservativ als auch operativ behandelt werden. Falls sich die Symptomatik der Patientin ausschließlich auf Blutungsstörungen beschränkt, kann an eine konservative Behandlung gedacht werden. Dies trifft umso mehr für Frauen zu, bei denen die Menopause kurz bevorsteht.

> **M** *In der Postmenopause kommt es erfahrungsgemäß durch das Ausbleiben der Östrogenstimulation zu einem Abschluss des Wachstums und einer Verkleinerung der Myome. Folglich ist auch mit einem Ende der Blutungsstörungen zu rechnen.*

Zur konservativen Therapie eignen sich zyklische Gaben von Gestagenen bzw. die Gabe von gestagenbetonten Ovulationshemmern. Eine weitere Möglichkeit besteht in der Verabreichung von GnRH-Agonisten (Gonadotropin-Releasing-Hormon-Agonisten). Sie bewirken eine Hemmung der FSH- und LH-Freisetzung (FSH = follikelstimulierendes Hormon, LH = luteinisierendes Hormon) aus dem Hypophysenvorderlappen und führen so zur Funktionsruhe des Ovars. Damit werden östrogenstimulierte Myome in ihrer Größe reduziert. Diese Medikamente dürfen allerdings nur über einen relativ kurzen Zeitraum (4–6 Monate) gegeben werden, da ansonsten die Begleiterscheinungen des künstlichen Mangels an Östrogen negative Auswirkungen (Hitzewallungen, Schweißausbrüche oder Demineralisierung der Knochen) auf die Patientin haben können.

Indikationen zur operativen Therapie sind:

- eine schnelle Vergrößerung des Tumors,
- ein Myomwachstum in der Postmenopause,
- eine unklare Organzugehörigkeit,
- Druckwirkung des Myoms auf Nachbarorgane, Blutgefäße oder Nerven,
- ständige Blutungen, die zu einer Anämie führen können,
- Infertilität oder gehäufte Fehlgeburten durch das Vorhandensein eines Myoms
- zwingend notwendig ist die Operation bei akuten Komplikationen, wie einer Totalnekrose des Myoms, Einblutungen oder einer Torsion mit akutem Abdomen.

Manchmal ist es günstiger, nicht direkt zu operieren, sondern erst eine Verkleinerung der Myome durch eine Hormontherapie anzustreben, sodass das Ausmaß des operativen Eingriffs geringer wird. Als Organ erhaltende Operation kommt eine Myomenukleation in Frage (**Abb. 12.20**), bei der man die Geschwulst ausschält. Sind jedoch akute Komplikationen, Druckerscheinungen oder eine blutungsbedingte Anämie vorhanden, empfiehlt sich eine operative Entfernung der Gebärmutter.

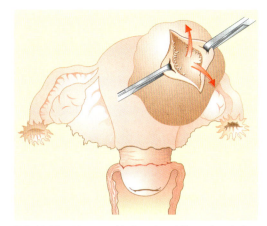

Abb. 12.20 ▪ **Myomenukleation.** Ausschälung eines isolierten Myomknotens.

> **M** *Myome haben eine Entartungswahrscheinlichkeit von unter 0,5 %.*

12.4.3 Bösartige Tumoren des Korpus

Endometriumkarzinom (Synonym: Korpuskarzinom)

> **B** *Helga Timmer, 61 Jahre alt, wiegt 112 kg bei einer Größe von 1,65 m und ist Diabetikerin. Mit sorgenvoller Mine sucht sie ihren Gynäkologen auf. Sie berichtet von neu aufgetretenen Blutungen und einem unangenehm riechenden Ausfluss. „Das wird doch wohl nichts Schlimmes sein?" fragt sie. Der Arzt veranlasst eine fraktionierte Abrasio.*

> **D** *Das Endometriumkarzinom ist ein bösartiger Tumor der Gebärmutterschleimhaut.*

> **M** *In den westlichen Industrieländern nimmt die Erkrankung an Häufigkeit zu. Das Endometriumkarzinom kommt heute ebenso oft vor wie das Zervixkarzinom.*

Histologie
Beim Endometriumkarzinom handelt es sich meist um ein Adenokarzinom, d. h. der Tumor geht vom Zylinderepithel der Gebärmutterschleimhaut aus.

Risikofaktoren
Der Aufbau des Endometriums wird durch die Hormone Östrogen und Progesteron reguliert. Wenn die Gebärmutterschleimhaut der Stimulation des Östrogens in zu starkem Maße unterworfen ist, kann es zur Gewebswucherung und zum Karzinom kommen.

Diesbezügliche Risikofaktoren sind z. B. eine späte Menopause, die alleinige Östrogeneinnahme über einen längeren Zeitraum oder häufige Zyklen ohne Eisprung (s. a. Follikelpersistenz). Der Altersgipfel liegt bei 55–60 Jahren.

M *Es wurde festgestellt, dass Patientinnen mit einem Endometriumkarzinom oftmals unter denselben Nebenerkrankungen leiden, die man als Endometriumkarzinomsyndrom zusammenfasst: Adipositas, Diabetes mellitus und Hypertonie.*

Symptome

M *Hauptsymptom des Endometriumkarzinoms sind Blutungen. Dabei kann es sich um Blutungen in der Postmenopause, Menorrhagien, Metrorrhagien oder Schmierblutungen handeln. Auch ist das Auftreten eines dunklen oder übel riechenden Ausflusses möglich.*

Gewichtsverlust oder Schmerzen treten erst im fortgeschrittenen Stadium auf.

Bei Frauen im Senium ist der Zervikalkanal oft verengt. Dies kann sich nachteilig auswirken, wenn Tumorzellen, die in das Lumen des Uterus hineinwachsen, absterben. Die Konsequenz ist eine ballonartige Erweiterung der Gebärmutterhöhle. Kommt es zudem noch zu einer Infektion dieser Tumoranteile, wandern neben anderen Abwehrzellen auch neutrophile Granulozyten in die Gebärmutterhöhle ein. Diese Blutzellen sind zur Eiterbildung befähigt, sodass eine *Pyometra* (= Eiteransammlung in der Gebärmutterhöhle), (**Abb. 12.21**) entsteht. Sie ist oftmalig der erste Hinweis auf ein Endometriumkarzinom. Die Patientinnen leiden unter beständigen Unterbauchschmerzen. Daher gilt es zunächst einmal, der Patientin Linderung ihrer Beschwerden zu verschaffen. Das geschieht mittels einer Sonde, die in den Zervikalkanal eingeführt wird, um das eitrige Sekret abfließen zu lassen. Anschließend wird ein Fehling-Röhrchen eingelegt, damit sich der Eiter weiter entleeren kann.

Diagnostik

Das Endometriumkarzinom entwickelt sich meist im Fundusbereich, deshalb ist es der Untersuchung nicht so gut zugänglich wie das Zervixkarzinom.

M *Die wichtigste diagnostische Maßnahme ist die fraktionierte Abrasio, die auch als Kürettage oder Ausschabung bezeichnet wird.*

Dabei werden Proben aus Gebärmutterkörper und -hals entnommen und getrennt voneinander untersucht.

Metastasierung

Im Rahmen der kontinuierlichen Metastasierung sind v. a. der Gebärmutterhals, die Eileiter, Eierstöcke und Scheide (oberes Drittel und Vorderwand) betroffen. Außerdem kann der Tumor das Myometrium durchsetzen (**Abb. 12.22**). Die diskontinuierliche Ausbreitung erfolgt vorwiegend auf lymphogenem Weg, wobei gewöhnlich die Lymphknoten im Bereich von Becken und Aorta befallen sind. Eine hämatogene Metastasierung ist selten, tritt aber dennoch häufiger auf als beim Zervixkarzinom. Fernmetastasen finden sich bevorzugt in Lunge (über die untere Hohlvene), Leber, Gehirn und Knochen.

Stadien

Primärtumor

Tx   Primärtumor kann nicht beurteilt werden.
T0   Kein Anhalt für Primärtumor.
Tis Carcinoma in situ.
T1   Der Tumor ist auf den Gebärmutterkörper begrenzt.
T1a Der Tumor ist auf die Gebärmutterschleimhaut begrenzt.
T1b Der Tumor befällt die Gebärmuttermuskulatur < 50 %.
T1c Der Tumor befällt die Gebärmuttermuskulatur > 50 %.
T2   Der Tumor infiltriert den Gebärmutterhals, breitet sich aber nicht außerhalb der Gebärmutter aus.
T2a Es ist zum Befall endozervikaler Drüsen (= Drüsen innerhalb des Gebärmutterhalses) gekommen.
T2b Das Stroma des Gebärmutterhalses ist befallen.
T3   Lokale und/oder regionale Ausdehnung über die Gebärmutter hinaus.
T3a Der Tumor befällt Adnexe und/oder Serosa.
T3b Vaginalmetastasen sind aufgetreten.

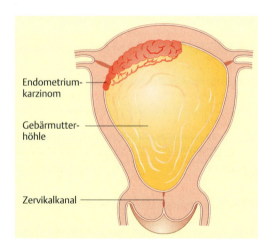

Abb. 12.21 • **Pyometra.** Ansammlung von Eiter in der Uterushöhle.

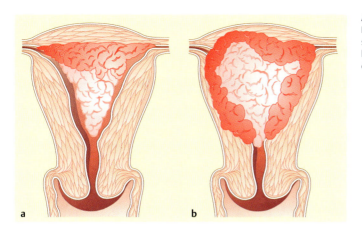

Abb. 12.22 ▪ **Wachstumsarten des Endometriumkarzinoms. a** Exophytische Ausbreitung in die Gebärmutterhöhle, **b** endophytische Ausbreitung in das Myometrium.

T4 Der Tumor ist über das kleine Becken ausgedehnt oder in ein angrenzendes Organ eingebrochen.

Regionäre Lymphknoten
Nx Regionäre Lymphknoten können nicht beurteilt werden.
N0 Keine regionären Lymphknotenmetastasen.
N1 Regionäre Lymphknotenmetastasen.

Fernmetastasen
Mx Fernmetastasen nicht beurteilbar.
M0 Keine Fernmetastasen.
M1 Fernmetastasen.

Therapie
Die Therapie unterscheidet sich von der des Zervixkarzinoms. Dies liegt daran, dass die Eierstöcke häufiger von Metastasen betroffen sind und der Tumor weniger strahlensensibel ist als das Zervixkarzinom.

Im Stadium 1 wird eine Hysterektomie mit Entfernung der Eierstöcke und einer kleinen Scheidenmanschette vorgenommen. Je nach Art des Tumors und dem klinischen Zustand der Patientin muss die Operation durch eine Entnahme der Beckenlymphknoten erweitert werden.

Im Stadium 2 und 3 gleicht der Eingriff der Operation nach Wertheim-Meigs, wobei zusätzlich die Eierstöcke entfernt werden. In allen drei Stadien kann eine nachfolgende Bestrahlung notwendig werden. Eine reine Bestrahlungstherapie ist bei inoperablen Patientinnen indiziert.

Eine weitere Behandlungsmöglichkeit stellt die hochdosierte Gestagentherapie dar. Sie kann durchgeführt werden, wenn Fernmetastasen vorliegen, findet aber auch bei Patientinnen Anwendung, bei denen weder eine Operation noch eine Bestrahlung möglich ist. Es wurde hiermit ein kurzfristiger Rückgang der Krankheitserscheinungen verzeichnet.

Prognose
Da das Endometriumkarzinom sehr früh Symptome entwickelt, wird es meist schon im Stadium 1 erkannt und kann dementsprechend gut operiert werden. Daher hat der Tumor mit einer 5-Jahres-Überlebensrate von 70–80 % eine relativ gute Prognose.

12.5 Trophoblast-Tumoren

D *Unter Trophoblasttumoren versteht man das unkontrollierte Wachstum des plazentaren Anteils einer Schwangerschaft. Man unterscheidet verschiedene (fließende) Übergänge der Bösartigkeit.*

Das Besondere an diesen Tumoren ist, dass sich letztlich kindliche d. h. nicht körpereigene Zellen im mütterlichen Organismus vermehren und sogar bösartig werden können. So sind alle Trophoblasttumoren an eine Schwangerschaft gebunden.

12.5.1 Blasenmole

Ursache
Bei der Blasenmole kommt es zu einem Verlust des embryonalen und einer Degeneration des throphoblastären Anteils einer Schwangerschaft (siehe Befruchtung und Frühentwicklung, S. 160). Die Ursache dieser Fehlentwicklung liegt meistens in chromosomalen Veränderungen.

> **W** Alle Chromosomen in Blasenmolen sind väterlichen Ursprungs, es fehlen die mütterlichen.

Symptome

Klinisch fallen Patientinnen mit Blasenmolen durch vermehrte Übelkeit auf. Die Gebärmutter ist größer als es der Zeit entspricht und weicher, denn die Blasenmole besteht aus vielen blasig veränderten Zysten und Zotten (**Abb. 12.23**). Die β-hCG-Werte sind extrem hoch, da Throphoblastzellen für die Produktion dieses Hormons verantwortlich sind.

Therapie

Therapeutisch steht die Entleerung des Uterus im Vordergrund. Hierzu ist eine vorsichtige Kürettage mit Unterstützung von Kontraktionsmitteln notwendig. Die Verletzungsgefahr für die Gebärmutter ist wegen der Weichheit des Gewebes hoch. Die Übergänge einer Blasenmole in eine destruierende (zerstörende) Blasenmole sind fließend. Daher sind β-hCG-Kontrollen für mindestens drei Monate notwendig. Wenn eine bösartige Entartung vorliegt, wird eine Chemotherapie durchgeführt.

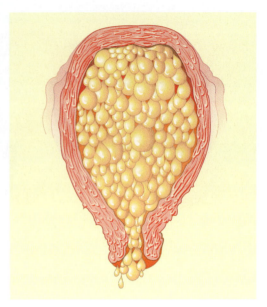

Abb. 12.23 ▪ **Blasenmole.** Die Bläschen werden im aufgeschnittenen Uterus sichtbar. Bei diesem weit fortgeschrittenen Befund gehen Bläschen nach außen ab.

12.5.2 Chorionkarzinom

Ursache

Bei der weiteren Entwicklung einer destruierenden Molenschwangerschaft kann ein Chorionkarzinom entstehen. Hierbei ist der Trophoblast in einen *bösartigen Tumor* umgewandelt, der nicht nur in die Gebärmutterwand einwächst, sondern zu Absiedelungen in anderen Organen führt. Aufgrund seiner Wachstumskraft (Schwangerschaft!) ist das Chorionkarzinom ein hochmaligner Tumor, der frühzeitig über den Blutweg Metastasen setzt, vor allem in die Lunge und das Gehirn.

Symptome

Klinisch können der vaginale Abgang von Zotten oder blaurote Knötchen in der Vagina als lokale Metastasen den Verdacht auf ein Chorionkarzinom lenken. Anhaltende Blutungen und mangelhafte Rückbildung des Uterus nach einer Schwangerschaft sind ebenfalls Hinweiszeichen. Der β-hCG-Wert ist sehr hoch. Da die Trophoblastzellen dieses Hormon produzieren, lässt sich das β-hCG als idealer Tumormarker zum Überprüfen der Therapie einsetzen.

Diagnostik

Die Diagnose wird histologisch gestellt. Eine allgemeine Untersuchung zum Auffinden von Metastasen schließt sich an.

Therapie

Therapeutisch steht die Chemotherapie im Vordergrund, die wegen des schnellen Wachstums der Tumorzellen eine gute Ansprechrate hat. Die Prognose liegt zwischen 80 und 100 % Heilung. Nach Abschluss der Therapie sollten weiter regelmäßige Hormonkontrollen erfolgen, eine erneute Schwangerschaft ist möglich, wenn ein genügender zeitlicher Abstand eingehalten wird.

Pflegeschwerpunkt Prä- und postoperative Maßnahmen bei abdominaler Hysterektomie

Bei der Aufnahme haben die meisten Patientinnen bereits durch den niedergelassenen Gynäkologen die Grundinformationen über ihre Erkrankung und die angestrebte Therapie, die Hysterektomie. Ein Ziel der Pflegeanamnese ist es, herauszufinden, was die Frau bewegt, ob und wovor Ängste bestehen, welche Wissenslücken sie hat und wie sie der Operation gegenüber eingestellt ist.

Medizinische Aufklärung ist Sache des Gynäkologen! Das darf bei allem Beratungseifer nicht vergessen werden. Wird in der Pflegeanamnese spezieller Informationsbedarf festgestellt, kann die Pflegeperson für den Arzt eine Notiz an den Aufklärungsbogen heften, um ihn speziell auf dieses Thema hinzuweisen. Er kann dann an das Gespräch anknüpfen. Diese kleine Maßnahme ist zwar nicht weltbewegend, kann aber das Vertrauen der Patientin in die Zusammenarbeit zwischen Pflegepersonen und Medizinern fördern.

Präoperatives Gespräch

Inhalt des Gespräches sind die Maßnahmen der präoperativen Vorbereitung und die Information darüber, wie es nach der Operation weitergeht:
- Zeitpunkt des ersten Aufstehens,
- Blasenkatheter,
- Ernährung,
- Schmerzen,
- zu- und ableitende Systeme (Infusionen, Drainagen).

Anschließend folgt das Einüben des postoperativen Aufstehens. Dabei sollte zuerst über den Ablauf des Aufstehens über die Seite informiert werden, danach folgt die Bewegungserfahrung. Es ist wichtig, dass die Patientin weiß, worauf es ankommt.

> **M** Das Hauptziel des schonenden Aufrichtens über die Seite ist die Immobilisierung der Bauchdecke in der ersten Phase der Wundheilung. Eine unnötige Anspannung der durchtrennten Bauchmuskulatur wird vermieden und der Verlauf der primären Wundheilung wird nicht gestört. Eine ausreichende Reißfestigkeit der Narbe ist erst nach zwei Wochen erreicht, die maximale Belastbarkeit nach ca. drei Monaten.

Im Sitzen und Stehen ist es vor allem wichtig, die flachen Hände auf den Bauch zu legen und Gegendruck auszuüben. Die Organe üben – vor allem beim leicht nach vorne geneigten Stehen – Druck von innen auf die durchtrennten Muskelschichten aus und verursachen Schmerzen. Der Druck der Hände wirkt dem entgegen. Eine plötzliche Erhöhung des Druckes im Bauchraum entsteht auch beim Husten und Niesen, daher sollte die Patientin darüber informiert werden, wie sie dem Schmerz und der Belastung der Wunde entgegenwirken kann.

Wenn die Patientin den Ablauf zwei bis drei Mal geübt hat, müsste sie sich sicher fühlen. Um ein schonendes und schmerzarmes Mobilisieren zu ermöglichen, ist einheitliches Vorgehen sehr sinnvoll. In die Information über das Aufstehen kann der Umgang mit Blasendauerkatheter und Redondrainage eingebunden werden. Es ist hilfreich, wenn die Patientin weiß, dass sich die Pflegepersonen während der Mobilisation darum kümmern werden bzw. ob und wie sie sich im Bett mit den ableitenden Systemen bewegen kann.

Weitere präoperative Maßnahmen

Rasur

Da Körperhaare generell als keimbesiedelt gelten, werden sie *am Morgen* der Operation vom unteren Rippenbogen über die gesamte Genitalregion bis zur Mitte des Oberschenkels rasiert. Bei einer Nassrasur am Vorabend könnten Mikroläsionen der Haut entstehen, die ein optimaler Nährboden für neues Keimwachstum sind. Um einer Verletzungsgefahr vorzubeugen, sollte die Rasur des Genitalbereichs auf dem Untersuchungsstuhl vorgenommen werden. Die Stellung ist zwar für die Frau vielleicht unangenehmer als mit angewinkelten Beinen im Bett, die Lichtverhältnisse und der Zugang zu Hautfalten sind jedoch viel besser.

Nahrungsaufnahme

Abends kann die Patientin Suppe und Zwieback essen, ab 22.00 Uhr besteht Nahrungs- und Flüssigkeitskarenz.

Ausscheidung

Am späten Nachmittag oder am Abend erfolgt eine Darmreinigung mittels Einlauf. Bei einer möglichen Darmresektion wird das gesamte Kolon durch eine orthograde Spülung entleert. Dabei wird über eine Magensonde 4 bis 10 l körperwarme Spüllösung in einem Zeitraum von 3 bis 4 Stunden infundiert und der Darm somit gereinigt.

M *Die Flüssigkeit in der Tropfkammer muss in einem dünnen Strahl fließen, die einzelnen Tropfen dürfen nicht zu sehen sein. Wäre das der Fall, ist die Fließgeschwindigkeit und die Passage im Darm zu langsam. Die Flüssigkeit würde im Kolon resorbiert und über die Nieren ausgeschieden. Das kann für Patientinnen mit Niereninsuffizienz lebensgefährlich werden.*

Schlaf

Ein ruhiger, erholsamer Schlaf wirkt sich positiv aus, daher wird der Anästhesist meistens ein Schlafmittel verordnen. Vor allem bei Menschen, die nicht regelmäßig Medikamente einnehmen, wird dies eher ein leichtes Medikament sein.

Bei Einschlafproblemen sollte darauf geachtet werden, dass der Zeitpunkt der Medikamenteneinnahme richtig gewählt wird und zwischen Einnahme des Medikaments und optimaler Wirkungsentfaltung keine aktivierenden Maßnahmen mehr stattfinden.

Körperreinigung

Am Morgen der Operation sollte die Patientin duschen und sich ggf. die Haare waschen. Ersteres reduziert die Keimbesiedlung der Haut, letzteres trägt zur Entspannung und zum Wohlbefinden bei. Zwei Punkte sind hierbei wichtig:

1. die Patientin sollte die Prämedikation erst nach dem Duschen einnehmen, um Gefahrensituationen unter der Dusche zu vermeiden (die Prämedikation bewirkt u. a. eine Senkung des Blutdrucks),
2. zwischen dem Duschen und der Operation sollten mindestens zwei Stunden liegen, da sich erst dann das Hautmilieu normalisiert hat. Andernfalls führt das Duschen zu einer Austrocknung der Haut mit einer vermehrten und unerwünschten Hautpartikelabgabe (Sitzmann 1998).

Körperfunktionen

Puls, RR, Atmung, Temperatur und Bewusstsein sollten am Vortag gemessen werden und liefern Vergleichswerte für die postoperative Situation.

Thromboseprophylaxe

Die geeigneten Antithrombosestrümpfe müssen ausgemessen werden. Die Patientin ist darüber zu informieren, wie sie angezogen werden und wie sie sitzen müssen. Die Patientin muss unbedingt wissen, dass sie auf Faltenfreiheit achten muss, da Falten den venösen Rückstrom hemmen können.

Postoperative Maßnahmen

Zu den postoperativen Maßnahmen gehören:
- Überwachung von Puls, Blutdruck, Atmung, Temperatur und Bewusstsein,
- Überwachung, Gabe und Protokollierung von Infusionen, Dokumentation der Art des venösen Zugangs und Kontrolle auf Entzündungszeichen,
- sorgfältige Bilanzierung von Ein- und Ausfuhr, Sicherung des ungestörten Abflusses des Urins über den Blasendauerkatheter, Ziehen des Katheters zwischen dem 1. und 3. postoperativen Tag je nach Allgemeinzustand und Genesungsverlauf,
- Inspektion des Verbandes auf Blutungen,
- Kontrolle der Vorlage auf vaginale Blutungen,
- Überprüfung der Drainagen auf Menge und Aussehen des geförderten Wundsekrets bzw. Blutes, Durchgängigkeit der Drainage, Sogstärke,
- absolute Nahrungskarenz bis zur Anordnung durch den Arzt. Eine stündliche Mundpflege und die Spülung des Mundes mit dem Lieblingstee der Patientin (angenehmer Geschmack) steigern das Wohlbefinden,
- Gabe von Analgetika nach Arztanordnung und Prüfung der Wirkung,
- Mobilisation nach Arztanordnung. Idealerweise sollte die Patientin zur Verhütung postoperativer Komplikationen wie Thrombose oder Pneumonie noch am OP-Tag mobilisiert werden. Die Kreislaufverhältnisse und der Zeitraum zwischen OP und Mobilisation sind maßgebend für deren Ausmaß. Zumindest sollte die Patientin jedoch in der vorher eingeübten Form unter Beobachtung der Kreislauffunktionen an den Bettrand gesetzt werden. Kann sie aufstehen, sollte durch eine zweite Pflegeperson der Durchzieher gewechselt werden, um unnötige spätere, evtl. schmerzhafte Lageveränderungen zu vermeiden. Bei Zeichen von Kreislaufschwäche (Tachykardie, Schwindel, Kaltschweißigkeit, Blässe) ist die Patientin sofort wieder in die liegende Position zu bringen. Die rechtzeitige Gabe von Analgetika vor der Mobilisation erleichtert diese und nimmt der Patientin die Angst vor der Bewegung.
- Beckenbodentraining durch die Physiotherapeuten ab dem 7. postoperativen Tag.

13 Erkrankungen der Adnexe

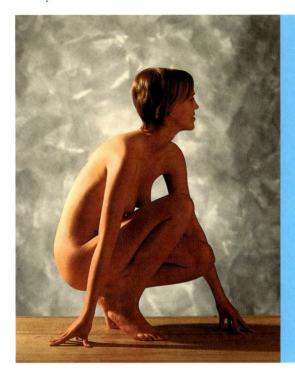
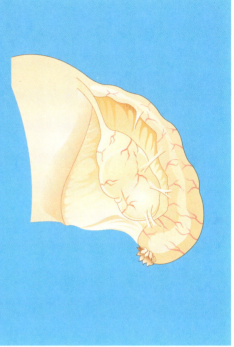

Als Adnexe bezeichnet man bei der Frau die Eierstöcke und die Eileiter.

13.1 Überblick über Anatomie, Physiologie und Histologie ▪ 113
13.1.1 Eileiter ▪ 113
13.1.2 Eierstöcke ▪ 114

13.2 Entzündliche Erkrankungen der Adnexe ▪ 115
13.2.1 Akute Adnexitis ▪ 115
13.2.2 Chronische Adnexitis ▪ 116

13.3 Gutartige Erkrankungen der Adnexe ▪ 116
13.3.1 Überblick über die Histologie des Ovars ▪ 116
13.3.2 Retentionszysten/funktionelle Zysten des Ovars ▪ 117
13.3.3 Gutartige Tumoren des Ovars ▪ 117
13.3.4 Endometriose ▪ 120

13.4 Bösartige Tumoren der Adnexe ▪ 124
13.4.1 Karzinome des Eileiters ▪ 124
13.4.2 Ovarialkarzinom ▪ 124

13.1 Überblick über Anatomie, Physiologie und Histologie

13.1.1 Eileiter

Die Eileiter (Tubae uterinae, Kurzform „Tuben") sind paarig angelegte Schläuche von etwa 10–20 cm Länge. Die Aufgabe der Eileiter besteht darin, die Eizelle, die beim Eisprung (Ovulation) das Ovar verlässt, aufzufangen und zur Gebärmutter zu befördern.

M *Der Eileiter legt sich dem Eierstock nur lose an. Folglich verbindet der Eileiter die Gebärmutterhöhle mit der Bauchhöhle, womit im Grunde auch eine unmittelbare Verbindung zwischen Vulva und Bauchhöhle entsteht, die speziell bei aufsteigenden Infektionen von Bedeutung ist.*

Der Eileiter beginnt mit seinem uterinen Ende in der Muskelwand der Gebärmutter. Hinter dem Tubenabgangs aus dem Uterus folgt ein enger Teil, der

13 ▪ Erkrankungen der Adnexe

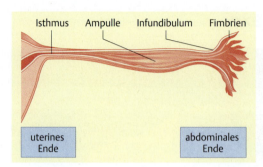

Abb. 13.1 ▪ **Eileiter.** Längsschnitt.

als Isthmus tubae uterinae bezeichnet wird. Dem Isthmus folgt ein weiter Bereich, die Ampulla tubae uterinae (**Abb. 13.1**).

M *In der Ampulle findet gewöhnlich die Befruchtung des Eies statt.*

Das abdominale Ende der Tube heißt Infundibulum. Es ist trichterförmig erweitert und mit etwa 1 cm langen Fransen, den Fimbrien, versehen.
Die Tubenwand setzt sich von innen nach außen aus Schleimhaut (Tunica mucosa), Muskelschicht (Tunica muscularis) und dem Bauchfell (Tunica serosa) zusammen.
Die Schleimhaut besteht aus einem einschichtigen Zylinderepithel mit beweglichen Kinozilien (Flimmerhaare) und Drüsenzellen.
In der Muskelschicht des Eileiters findet man glatte Muskulatur, die in einer inneren Ringschicht und einer äußeren Längsschicht angeordnet ist. Damit ist die Muskulatur zu peristaltischen Bewegungen imstande, die der Tube die Möglichkeit geben, die Eizelle zu transportieren. Sie wird hierbei von den Zilien und den Schleim produzierenden Drüsenzellen unterstützt, die einen Gleitfilm in Richtung Gebärmutter aufbauen.
Die äußere Hülle besteht aus der Tela subserosa, die feine Muskelzüge, Gefäße und Nerven enthält und der Tela serosa (Bauchfell).

13.1.2 Eierstöcke

Die paarig angelegten Eierstöcke (Ovarien) sind 2–3 cm lang, 1,5–2 cm breit und 1–2 cm dick. Die Form ist plattoval. Die Ovarien liegen zwischen der inneren und äußeren Beckenschlagader (A. Iliaca interna bzw. externa, (**Abb. 13.2**) in der Fossa ovarica (Eierstockgrube). Sie befinden sich innerhalb des Bauchfellraums, also intraperitoneal.

M *Hinter den Eierstöcken verlaufen die Harnleiter. Rechtsseitig stehen Ovar und Wurmfortsatz oft in enger räumlicher Beziehung, sodass eine Entzündung des Eierstocks fälschlicherweise als Appendizitis diagnostiziert werden könnte.*

Der Eierstock besteht aus einer peripheren Rindenschicht und einer zentralen Markschicht. Die Rindenschicht setzt sich aus dem kubischen Keimepithel, der bindegewebsreichen Tunica albuginea und dem Füll- und Stützgewebe (Stroma ovarii) zusammen. Im Stroma ovarii befinden sich die Follikel (**Abb. 13.3**). Diese können in unterschiedlichen Stadien als Primär-, Sekundär-, Tertiär- oder Graaf- Follikel vorliegen. Neben den Follikeln wird man, je nach Zyklustag, den Gelbkörper (Corpus luteum) finden.
Die Markschicht besteht aus lockerem Bindegewebe, Blut- und Lymphgefäßen sowie Nerven.

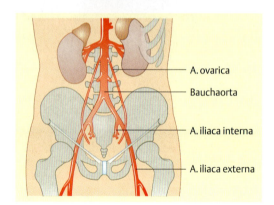

Abb. 13.2 ▪ **Arterielle Blutversorgung.** Darstellung der Becken- und Ovarialarterien.

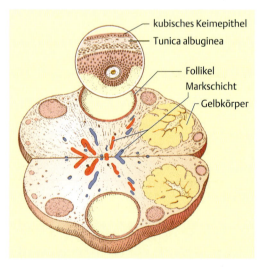

Abb. 13.3 ▪ **Ovarium.** Ovar aufgeschnitten und aufgeklappt, oben: Vergrößerte Darstellung der Eierstockwand.

13.2 Entzündliche Erkrankungen der Adnexe

13.2.1 Akute Adnexitis

D Die entzündliche Adnexerkrankung betrifft in erster Linie die Eileiter. Die Ovarien werden erst sekundär in diesen Prozess mit einbezogen. Häufig bleibt es jedoch bei der Entzündung der Eileiter (= Salpingitis).

Ursachen

Es gibt drei mögliche Infektionswege:
1. aszendierend (aufsteigend), ausgehend von Scheide oder Gebärmutter,
2. Übergreifen krankhafter Prozesse von benachbarten Strukturen, z. B. von einer Appendizitis,
3. in seltenen Fällen über den Blutweg bei Tuberkulose.

M Die häufigste Ursache ist die Keimaszension, die fast ausschließlich bei Frauen im geschlechtsreifen Alter zu beobachten ist.

Der Körper ist gemeinhin den Angriffen der Keime nicht schutzlos ausgeliefert (saures Scheidenmilieu, Zervixschleim), so dass eine Aszension am ehesten erfolgt:
- während oder nach der Menstruation,
- nach einer Geburt oder Fehlgeburt,
- nach ärztlichen Eingriffen,
- bei Verwendung von Intrauterinpessaren zur Verhütung („Spirale").

Als Erreger kommen Kolibakterien, Chlamydien, Gonokokken, aber auch Staphylo- und Streptokokken in Betracht.

Ist es zu einer Entzündung der Tuben gekommen, kann schon sehr früh ein reaktiver Verschluss des bauchwärts gerichteten Eileiterendes erfolgen. Die Gefahr eines Erregerübertritts in die freie Bauchhöhle wird dadurch verringert. Durch die verdickte Eileiterwand und Ansammlung von Exsudat oder Eiter (Pyosalpinx) kann der Eileiter posthornförmig aufgetrieben werden (**Abb. 13.4**).

M Ein Exsudat ist eine Flüssigkeit, die im Rahmen einer Entzündung aus den Gefäßen austritt. Je nach Eiweiß- und Zellgehalt weist sie eine unterschiedlich intensive Trübung auf.

Im weiteren Entzündungsverlauf ist die Umgebung der Eileiter mitbetroffen. Dies ist möglich, wenn die Entzündung auf die mittlere und äußere Wand der Tube übergreift. Man spricht hier von der Perisalpingitis.
  Eine aszendierende Adnexitis tritt i. d. R. beidseitig auf.

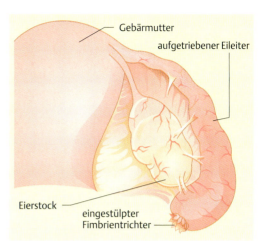

Abb. 13.4 ▪ **Akute Adnexitis.** Das bauchwärts gerichtete Ende des verdickten Eileiters beginnt sich zu verschließen, erste Verwachsungen mit dem Eierstock sind zu erkennen.

Symptome

Die Symptome einer akuten Adnexitis sind unspezifisch. Meist kommt es zu akut auftretenden Schmerzen des Unterbauchs, begleitet von Fieber und möglichem Ausfluss und Schmierblutungen. Der Allgemeinzustand der Patientin ist reduziert. Beim Übergreifen auf das Bauchfell findet man das Bild des akuten Abdomens.

Diagnostik

Neben den genannten Symptomen reagiert die Patientin mit einer verstärkten Druckdolenz (dolent = schmerzhaft) im Bereich der angeschwollenen Adnexe. Bei der bimanuellen Untersuchung zeigt sich ein Portioschiebeschmerz.

M Im Rahmen der bimanuellen Tastuntersuchung kann der Arzt mit der inneren Hand die Portio vom hinteren Scheidengewölbe her anheben. Verspürt die Patientin dabei Schmerzen, spricht man von einem Portioschiebeschmerz.

Die Blutsenkungsgeschwindigkeit ist erhöht und das Blutbild weist eine größere Anzahl Leukozyten auf. Mit der Sonografie kann sich der Arzt ein Bild über die Ausbreitung der Entzündung machen und bereits entstandene Abszesse oder Empyeme lokalisieren.

W Es gilt jedoch immer zu bedenken, dass die Symptome nicht zwangsläufig die Folge der Adnexitis sein müssen, sondern differenzialdiagnostisch ebenso eine Appendizitis, eine Extrauteringravidität (Schwangerschaft außerhalb der Gebärmutterhöhle), eine Nephrolithiasis (Nierensteinleiden) oder ein stielgedrehter Ovarialtumor infrage kommt.

Therapie

Zunächst strebt man eine konservative Therapie an. Sie besteht aus Bettruhe, Kühlung und leichter Kost. Medikamentös sind Breitbandantibiotika, Antiphlogistika und manchmal Kortison indiziert. Bei einem akuten Abdomen oder gar einer Sepsis ist eine Laparoskopie oder eine Laparotomie erforderlich.

Da es sich bei der akuten Adnexitis zumeist um eine aszendierende Infektion handelt, muss man natürlich auch den Ursprungsherd (z. B. Entzündung der Scheide oder des Gebärmutterhalses) sanieren.

13.2.2 Chronische Adnexitis

Ursachen
Die chronische Adnexitis ist eine mögliche Folgeerkrankung der verschleppten akuten Adnexitis.

Symptome
Patientinnen mit einer chronischen Adnexitis leiden unter bohrenden Unterbauchschmerzen von wechselhafter Intensität. Eine Ausstrahlung der Schmerzen in den Oberschenkel ist möglich.

Diagnostik
Bei der Tastuntersuchung ist die entzündete Adnexe zwar druckschmerzhaft, jedoch fehlt die Abwehrspannung. Der Eileiter ist aufgetrieben und gegebenenfalls mit Eiter gefüllt. Die Blutsenkungsgeschwindigkeit ist erhöht, ebenso die Zahl der Leukozyten. Um die Ursache der Entzündung gezielt beseitigen zu können, muss der Erreger bekannt sein. Hier ist eine laparoskopische Abstrichnahme oftmals unerlässlich.

Therapie
Wie bei der akuten Form ist eine stationäre Aufnahme der Patientin sinnvoll. Hier ist zunächst Bettruhe und eine medikamentöse Therapie mit Antibiotika und Antiphlogistika indiziert. Zur Lösung der Verwachsungen (Adhäsionen) mit benachbarten Organen kann eine Wärmetherapie (Moorbäder, Fangopackungen) angewendet werden. Bei mehrfachen Rezidiven ist eine operative Entfernung der entzündeten Eileiter angezeigt.

Prognose
Für einen bestehenden Kinderwunsch ist die Prognose bei der chronischen Adnexitis schlechter als bei der akuten Entzündungsform, da die Ampulle meist verschlossen bleibt. Die Wiederherstellung der Fertilität kann operativ versucht werden.

Komplikationen
Aufgrund der Entzündung kann es zu einer Schädigung der Eileiterwand kommen. Die Folgen sind eine eingeschränkte Beweglichkeit und/oder ein Verschluss des Eileiters. Durch die reduzierte Beweglichkeit steigt das Risiko einer Eileiterschwangerschaft um ein Vielfaches.

 Ein beidseitiger Prozess kann zu einer sekundären Sterilität führen.

13.3 Gutartige Erkrankungen der Adnexe

13.3.1 Überblick über die Histologie des Ovars

Während der Geschlechtsreife verändert sich die Struktur des Eierstocks fortwährend. Auf der einen Seite wachsen in der Ovarialrinde stets mehrere Follikel heran, auf der anderen Seite entsteht nach der Ovulation aus dem Graaf-Follikel (**Abb. 13.5**) der Gelbkörper (**Abb. 13.6**), der solide ist oder mit einem zystischen Hohlraum versehen sein kann.

Daher lassen sich „Ovarialzysten" beobachten, welche nur wachsende Follikel sind und „Ovarialtumoren", bei denen es sich lediglich um den Gelbkörper handelt. Dieser weist aufgrund seiner Funktion als Hormondrüse eine gute Durchblutung auf, wie sie auch bei Karzinomen zu finden ist.

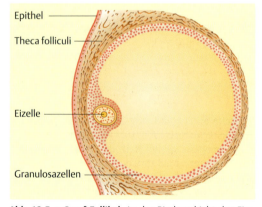

Abb. 13.5 · Graaf-Follikel. In der Rindenschicht des Eierstocks.

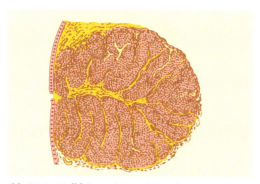

Abb. 13.6 ▪ **Gelbkörper.** (Corpus luteum).

13.3.2 Retentionszysten/funktionelle Zysten des Ovars

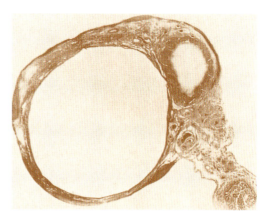

Abb. 13.7 ▪ **Follikelzyste und Gelbkörperzyste.** Eierstock mit Follikelzyste (links) und zystischem Gelbkörper (rechts).

B *Bettina Kunkel, 32 Jahre, wiegt 98 kg bei einer Körpergröße von 1,65 m. Sie sucht den Gynäkologen wegen ihrer Zyklusstörungen auf. Nachdem die Monatsblutungen zuerst sehr unregelmäßig kamen sind sie seit sechs Monaten nun ganz ausgeblieben. Neben ihrem Übergewicht leidet sie unter Akne und Haarausfall.*

D *Retentionszysten sind Zysten, die funktionell oder aufgrund einer anlagebedingten Fehlentwicklung entstanden sind und sich über Jahre, unter Umständen bis ans Lebensende, nicht mehr verändern.*

Unter funktionellen Zysten versteht man flüssigkeitsgefüllte Blasen im Eierstock, die unter hormonellem Einfluss entstehen.
Zu den funktionellen Zysten gehören
- Follikelzysten,
- polyzystische Ovarien,
- Corpus-luteum-Zysten.

Follikelzysten

Die Entstehung von Follikelzysten basiert auf einer hormonellen Störung mit der Folge, dass der Eisprung ausbleibt. Auf diese Weise können sich einkammrige Follikelzysten bilden, die eine Größe von 4–6 cm aufweisen (**Abb. 13.7**). Aufgrund der Östrogenproduktion aus dem Follikel kann es zum übermäßigen Wachstum der Gebärmutterschleimhaut mit Blutungen kommen. Eine Therapie ist in den meisten Fällen nicht notwendig, da sich die Zysten nach etwa 2–3 Monaten spontan zurückbilden. Ist das nicht der Fall muss eine weitere Diagnostik erfolgen.

Corpus-luteum-Zysten

Der Gelbkörper kann sich nach der Ovulation solide oder mit einem zystischen Hohlraum entwickeln. Ist die Zyste besonders groß (6–8 cm), spricht man von einer Corpus-luteum–Zyste. Insbesondere während der Schwangerschaft ist diese Form häufig anzutreffen. Sofern keine Komplikationen eintreten, braucht keine Therapie eingeleitet werden, da sich die Zysten binnen 2–4 Monaten spontan zurückbilden.

13.3.3 Gutartige Tumoren des Ovars

Die Eierstöcke bieten bezüglich ihrer geweblichen Bestandteile (Keimepithel, Follikel, Keimzellen, Bindegewebe) eine große Vielfalt. Dementsprechend hoch ist auch die Möglichkeit der Tumorbildung. Der folgende Abschnitt berücksichtigt die wichtigsten Ovarialtumoren (**Abb. 13.8**).

Kystome (Zystadenome)

D *Kystome (Syn.: Zystadenom) sind epitheliale Tumoren, die Zysten bilden. Man kann folgende Formen unterscheiden* (**Abb. 13.9**):

Seröse Kystome: Sie stellen die häufigsten Tumoren im Eierstock dar. Seröse Kystome sind bei Frauen aller Altersstufen anzutreffen und kommen überwiegend doppelseitig vor. In ihren Hohlräumen findet man ein klares, seröses, eiweißhaltiges Sekret.
Muzinöse Kystome: Muzinöse Kystome enthalten eine schleimige Flüssigkeit. Sie sind bei Frauen aller Altersstufen zu finden und treten eher einseitig auf.

Symptome

Kystome wachsen gewöhnlich in Richtung Bauchhöhle. Bei vermehrtem Wachstum wird die Frau eine Zunahme ihres Bauchumfangs registrieren. Insbesondere die muzinösen Kystome können so immens groß werden, dass sogar ein Druckgefühl im Bereich der oberen Bauchorgane (Magen, Leber) entstehen kann (**Abb. 13.10**).

13 ■ Erkrankungen der Adnexe

M Da Kystome einen hohen Eiweißverbrauch aufweisen, sind viele Patientinnen in einem so schlechten Allgemeinzustand, dass oft zuerst an einen bösartigen Prozess gedacht wird.

P Ernährung. Wenn der schlechte Allgemeinzustand einen zu großen negativen Einfluss auf den Op-Erfolg hätte, wird dieser präoperativ mittels parenteraler Ernährung verbessert. Dies ist vor allem dann indiziert, wenn durch ein sehr großes Kystom Passagehindernisse entstanden sind. Die Infusionslösungen werden über einen zentralen Venenkatheter infundiert.

Diagnose
Eine Verdachtsdiagnose kann bereits mittels einer Tastuntersuchung gestellt werden. Weitere diagnostische Maßnahmen sind die Ultraschalluntersuchung und die Laparoskopie. Eine Punktion sollte bei zweifelhaftem Befund unterlassen werden, da die Gefahr einer Absiedelung von Tumorzellen auf dem Bauchfell besteht. Eine sichere feingewebliche Diagnose ist daher nur im Rahmen einer Operation möglich.

Komplikationen
Der Tumor wird durch einen gefäßführenden Stiel mit Blut versorgt. Dieser kann allerdings durch die Peristaltik des Darms oder Bewegungen des gesamten Körpers verdreht werden (**Abb. 13.11**). Ist das Gefäßlumen noch nicht komplett verlegt, bleibt zunächst der Blutfluss in den arteriellen Gefäßen aufrechterhalten, weil diese über einen höheren Druck verfügen. Die Folge ist, dass Blut zwar zufließt, aber nicht mehr abfließen kann. Es kommt zu Einblutungen in den Tumor. Ist das Gefäßvolumen komplett verschlossen, findet keine Blutversorgung des Tumors mehr statt. Es entsteht ein Infarkt mit einer Nekrose, der sich klinisch als akutes Abdomen bemerkbar macht.

Eine Spontanruptur eines Kystoms ist selten (**Abb. 13.12**). Sie erfolgt meist traumatisch (Unfall o. ä.) oder iatrogen (z. B. im Rahmen einer Operation). Besonders problematisch ist die Zerreißung eines

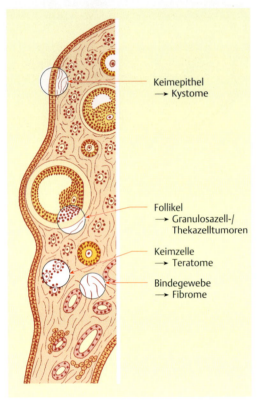

Abb. 13.8 ■ **Tumorbildung.** Möglich in den unterschiedlichen Geweben des Eierstocks.

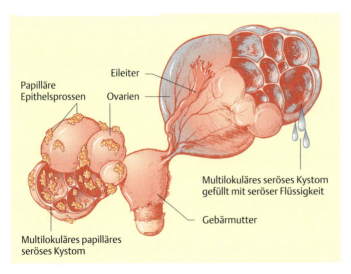

Abb. 13.9 ■ **Kystome.** Eierstöcke mit verschiedenen Kystomen. Vergleiche die Größenverhältnisse von Gebärmutter und Ovar.

Gutartige Erkrankungen der Adnexe • 13.3

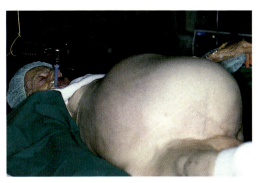

Abb. 13.10 • **Zystadenom.** Patientin mit einem 22 kg schweren Kystom.

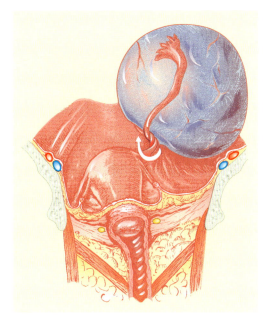

Abb. 13.11 • **Stieldrehung.** Bei einem Eierstocktumor.

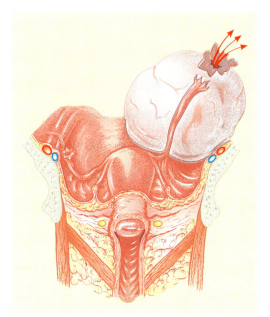

Abb. 13.12 • **Spontanruptur.** Ruptur eines zystischen Eierstocktumors.

fen. Oft kommt es zu einem zusätzlichen Auftreten von Aszites und Pleuraergüssen. Man spricht dann vom Meigs-Syndrom (**Abb. 13.13**). Die Therapie besteht in der Entfernung des betroffenen Eierstocks.

> **M** *Granulosazell- und Thekazelltumoren sind selten und gehen mit einer unphysiologischen Hormonproduktion einher.*

muzinösen Kystoms. Hierbei kommt es zu einer Absiedelung muzinöser Zellen auf dem Bauchfell (Pseudomyxoma peritonei = Gallertbauch). Folge ist das Auftreten von Schleimmassen innerhalb der Bauchhöhle, die nur schwer zu therapieren sind und innerhalb von Monaten oder Jahren zum Tod führen können.

Fibrome

> **D** *Das Fibrom ist ein solider Tumor, der sich aus Bindegewebe zusammensetzt und meist einseitig vorkommt.*

Das Fibrom ist in allen Altersgruppen zu finden, Frauen in der Postmenopause sind jedoch häufiger betrof-

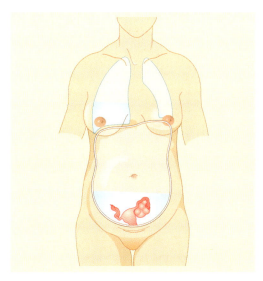

Abb. 13.13 • **Meigs-Syndrom.** Bei der Patientin haben sich Ergüsse in der Pleurahöhle und im Bauchraum gebildet.

Teil III Gynäkologische Erkrankungen • 119

Symptome und Therapie

Das klinische Bild wird bei beiden Tumoren durch die verstärkte Östrogenbildung dominiert und ist altersabhängig.

- Beim Kind entsteht eine Pubertas praecox. Hierunter versteht man eine vor dem 8. Lebensjahr einsetzende Pubertät.
- Bei der geschlechtsreifen Frau führt das gewebeaufbauende Östrogen zu einer Wucherung der Gebärmutterschleimhaut. Die Folge sind Blutungen.
- Bei Frauen in der Postmenopause kommt es zu postmenopausalen Blutungen.

Die Therapie beim Kind und der geschlechtsreifen Frau besteht in der Entfernung des betroffenen Ovars.

M *Aufgrund der Schleimhaut stimulierenden Wirkung des Östrogens findet man in gut 10 % der Fälle ein gemeinsames Vorkommen mit einem Endometriumkarzinom.*

Wegen der möglichen Vergesellschaftung mit einem Endometriumkarzinom sollte die Therapie bei Frauen im geschlechtsreifen Alter um eine fraktionierte Abrasio erweitert werden. Patientinnen in der Postmenopause werden sowohl beide Eierstöcke als auch die Gebärmutter entfernt. Damit entgehen diese Frauen dem Risiko, an einem Uterus- oder Ovarialkarzinom zu erkranken.

Teratome

D *Teratome sind meist gutartige Keimzell-Tumoren, die überwiegend bei jungen Frauen vorkommen. Sie können Anteile aller drei Keimblätter enthalten. Die drei Keimblätter sind Gewebsverbände, die sich im Rahmen der Embryonalentwicklung bilden. Aus ihnen entwickeln sich alle Gewebe und Organe des menschlichen Körpers.*

Am häufigsten kommen die reifen zystischen Teratome, auch Dermoidzysten oder Dermoide genannt, vor. Sie entstehen meist einseitig, der andere Eierstock muss jedoch sehr genau beobachtet werden. Dermoide wachsen langsam und sind gemeinhin nicht mehr als faustgroß. Sie haben eine teigige Konsistenz und eine glatte Oberfläche (**Abb. 13.14**).

M *Im Inneren des Tumors finden sich die unterschiedlichsten Gewebeanteile wie z. B. Oberhaut, Haare, Schleim, Knochen, Talg, Knorpel, Organanteile, Zähne (**Abb. 13.15**).*

Auch bei den eigentlich gutartigen Dermoidzysten kann es zur Entartung einzelner Gewebeanteile kommen.

Eine besondere Form ist die Struma ovarii. Es handelt sich hierbei um ein Teratom, das zu großen Teilen aus aktivem Schilddrüsengewebe besteht. Es finden sich demzufolge erhöhte Thyroxinwerte im Blut.

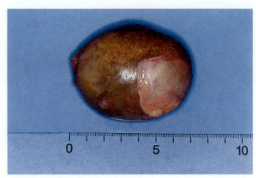

Abb. 13.14 ▪ **Oberfläche eines Teratoms.** Teratom (Dermoidzyste).

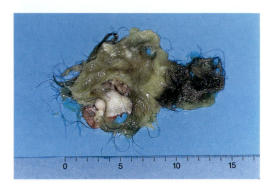

Abb. 13.15 ▪ **Inhalt eines Teratoms.** Eröffnetes Teratom, der Inhalt besteht hier aus Talg, Haaren, Haut und Zähnen.

Symptome und Therapie

Die Symptomatik ist abhängig von der Tumorgröße. Liegt eine Struma ovarii vor, leidet die Patientin unter den Zeichen einer Schilddrüsenüberfunktion.

Die Therapie besteht in der Ausschälung des Teratoms oder ggf. einer Entfernung des betroffenen Eierstocks. Da der Tumor in 25 % aller Fälle beidseitig auftritt, müssen beide Ovarien untersucht werden.

13.3.4 Endometriose

B *Die 24-jährige Christa Müller und ihr Mann hätten so gerne ein Kind, aber es will und will nicht klappen. Endlich entschließt sie sich, ihren Arzt aufzusuchen. Sie berichtet: „Ich habe häufig Schmerzen beim Geschlechtsverkehr. Außerdem ist mir aufgefallen, dass ich Blut im Stuhl habe. Ich dachte, dass meine Hämorrhoiden die Ursache dafür wären. Merkwürdig ist allerdings, dass diese Blutungen immer nur während meiner Regelblutung auftreten."*

D *Die Endometriose ist eine gutartige Wucherung von Gebärmutterschleimhaut außerhalb des Endometriums (**Abb. 13.16**).*

Gutartige Erkrankungen der Adnexe ▪ 13.3

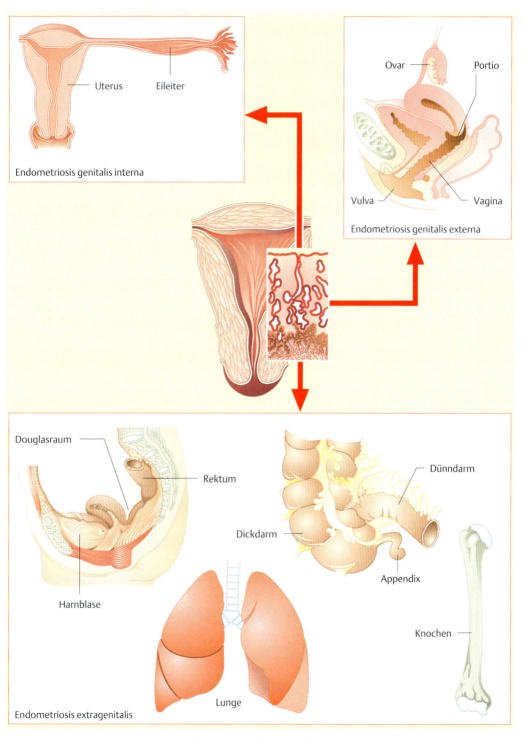

Abb. 13.16 ▪ **Endometriose.** Verschiedene Lokalisationen und ihre Einteilung.

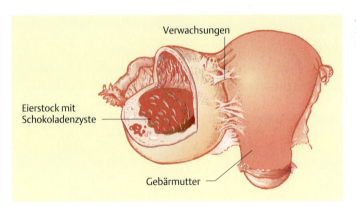

Abb. 13.17 ▪ **Ovarialendometriose.** Schokoladenzyste (Teerzyste) bei Ovarialendometriose.

Das Wachstum der Schleimhautinseln ist hormonabhängig und kommt daher nur im geschlechtsreifen Alter, hauptsächlich vom 20. bis 40. Lebensjahr, vor. Nach der Menopause tritt eine Verkümmerung der Schleimhautwucherungen ein.

Ursachen
Die genaue Ursache der Endometriose ist immer noch unbekannt, es existieren jedoch zahlreiche Theorien. Allem Anschein nach handelt es sich um ein multifaktorielles Geschehen aus endokrinen, immunologischen, genetischen oder mechanischen Faktoren.

Symptome
Die Symptomatik ist abhängig von der Lokalisation der Endometriose. Grundsätzlich gilt jedoch, dass Endometrioseherde den gleichen hormonabhängigen zyklischen Veränderungen unterworfen sind wie die Schleimhaut der Gebärmutter.

 Endometrioseherde verändern sich während des Menstruationszyklus.
Endometrioseherde vergrößern sich im Rahmen eines prämenstruellen Ödems.
Endometrioseherde „bluten".

Daraus lässt sich schlussfolgern, dass die Endometriose außerhalb der Menstruation im Normalfall keine Probleme verursacht. Die Symptomatik tritt gemeinhin vor der Regelblutung auf. In dieser Zeit entsteht ein so genanntes prämenstruelles Ödem der Schleimhaut, das raumfordernd ist. Während der Menstruation lässt die Symptomatik nach.

Endometriosis genitalis externa

D *Der Begriff Endometriosis genitalis externa besagt, dass es sich hierbei um eine Endometriose innerhalb des Genitalbereichs (genitalis), aber außerhalb der Gebärmutter (externa) handelt, also z. B. im Eierstock, im Douglas-Raum, der Scheide, der Vulva oder der Portio (**Abb. 13.16**).*

Die Endometriosis genitalis externa im Eierstock wird als Endometriosis ovarii bezeichnet. Das Menstruationsblut kann im Ovar nicht resorbiert werden, dickt ein und bildet einen Hohlraum (Zyste), aus dem operativ altes teerähnliches Blut entfernt wird. Man spricht von einer Teer- oder Schokoladenzyste (**Abb. 13.17**).

Eine Vaginalendometriose (**Abb. 13.18**) wird erst dann auffällig, wenn eine operative Entfernung des Uterus vorliegt. In diesem Fall kommt es weiterhin zu zyklischen Blutungen, da die Ovarien unversehrt sind und die Endometrioseherde innerhalb der Scheide mit Hormonen versorgen.

Der Douglas-Raum, die Bauchfellvertiefung zwischen Mastdarm und Gebärmutter, stellt den tiefsten Punkt des Bauchfellraums dar. Hier können Endometrioseherde (**Abb. 13.19**) durch Vernarbung zu Verwachsungen von Gebärmutter und Mastdarm führen. Durch die eingeschränkte Bewegungsfreiheit der Gebärmutter hat die Frau Schmerzen beim Geschlechtsverkehr.

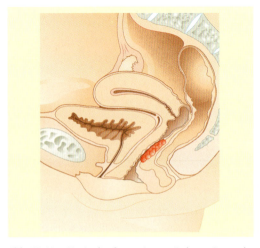

Abb. 13.18 ▪ **Vaginalendometriose.** Endometriose der Scheide.

Gutartige Erkrankungen der Adnexe · 13.3

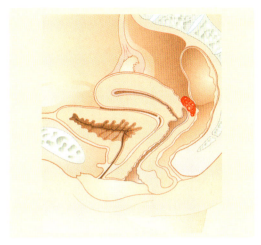

Abb. 13.19 · **Douglas-Endometriose.** Endometriose im Douglas-Raum.

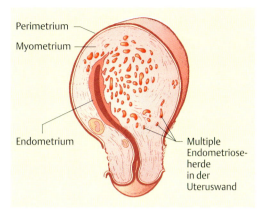

Abb. 13.20 · **Endometriosis uteri interna.** Adenomyosis uteri.

Endometriosis genitalis interna

D *Der Begriff Endometriosis genitalis interna bezeichnet die Endometriose innerhalb der Gebärmutter, aber außerhalb ihres Endometriums. Außerdem wird hier auch der Eileiter (Abb. 13.16) einbezogen, da seine Schleimhaut eine direkte Verbindung zur Gebärmutterschleimhaut aufweist.*

Endometriosis tubae

D *Die Endometriosis tubae hat ihren Sitz im Eileiter.*

Sie kann zur Hämatosalpinx (Blutansammlung im dadurch verdickten Eileiter) führen. Außerdem besteht die Möglichkeit einer Entzündungsreaktion mit Vernarbungen und/oder Tubenmotilitätsstörungen (Motilität = Bewegungsvermögen). Entwickeln sich diese Prozesse beidseitig, kann eine Sterilität die Folge sein.

M *Die Endometriose ist häufig Ursache der sekundären Sterilität.*

Da sich die Endometrioseherde aus Gebärmutterschleimhaut zusammensetzen, besteht zudem die Gefahr, dass sich eine befruchtete Eizelle im Endometriosegewebe der Tube einnistet, mit der Folge einer Eileiterschwangerschaft.

Endometriosis uteri interna

D *Unter einer Endometriosis uteri interna versteht man das Vorkommen von Drüsengewebe in der Muskulatur der Gebärmutter (Abb. 13.20).*

Sie ist die häufigste Form der Endometriose und findet sich meist nach dem 35. Lebensjahr. Hinweise für das Vorliegen einer Endometriosis uteri interna sind Dysmenorrhöen, die 2–4 Tage vor der Regelblutung aufgrund der Ödementwicklung in den Endometrioseherden beginnen. Mit dem Eintritt der Menstruation klingen die Schmerzen ab, da die Anschwellung im Myometrium schwindet. Die Kontraktionsfähigkeit der Uterusmuskulatur ist bei dieser Endometrioseform behindert. Bei der Gewebeabstoßung im Rahmen der Menstruation ist es allerdings notwendig, kleine eröffnete Blutgefäße mittels Myometriumkontraktion zu verschließen. Geschieht dies nicht ausreichend, ergeben sich verstärkte und länger dauernde Regelblutungen. Die Gebärmutter ist zudem leicht vergrößert, unregelmäßig, derb und gering druckschmerzhaft.

Endometriosis extragenitalis

D *Es handelt sich hierbei um eine Endometriose mit Sitz außerhalb der Geschlechtsorgane, z. B. im Darm, in der Harnblase, im Peritoneum, an den Extremitäten oder in der Lunge (Abb. 13.16).*

Eine Endometriose im Darm ist ein verhältnismäßig häufiger Befund, bei dem es zum zyklischen Auftreten blutiger Stühle kommen kann. Bei einer Endometriose der Harnblase ist eine zyklische Makrohämaturie (sichtbares Blut im Urin) möglich. Eine Hämoptoe (Aushusten blutigen Auswurfs oder reinen Blutes aus dem Atmungstrakt) kann Ausdruck einer pulmonalen Endometriose sein. Voraussetzung für oben genannte Symptome ist natürlich das Vorhandensein ausreichend großer Endometrioseherde. Insgesamt ist die extragenitale Endometriose selten.

Therapie

Die Therapie einer Endometriose orientiert sich an dem Alter und den Beschwerden der Patientin. Bei Frauen ohne erkennbare Krankheitszeichen stellt die Endometriose ohnehin nur einen Zufallsbefund dar. Hier ist eine Therapie nicht zwingend notwendig.

Eine Endometriose kann allerdings die Patientin vor so große Probleme stellen, dass eine Behandlung unabdingbar wird. Herde von geringer Größe kann der Arzt laparoskopisch koagulieren. Größere Prozesse muss man im Rahmen einer Laparotomie entfernen.

Wie bereits erwähnt, ist die Endometriose und die damit verbundenen Beschwerden hormonabhängig. Dafür spricht auch die Tatsache, dass die Symptome mit der Menopause verschwinden. Aus diesem Grund hat sich neben der operativen Therapie die medikamentöse Behandlung durchgesetzt, die eine Hemmung der Ovarialfunktion zum Ziel hat. Sie ist indiziert, wenn die Endometriose operativ nicht therapierbar ist oder um einem Wiederauftreten der Erkrankung vorzubeugen. Um dies zu erreichen, werden Gestagene oder gestagenbetonte Ovulationshemmer eingesetzt.

Eine weitere Möglichkeit einer konservativen Einflussnahme ist der Gebrauch von Gonadotropin-Releasing-Hormon-Agonisten (GnRH-Agonisten). Sie bewirken eine Hemmung der FSH- und LH-Freisetzung aus der Hypophyse und führen so zur Funktionsruhe des Eierstocks.

Auch Schwangerschaft und Stillzeit können einen therapeutischen Effekt auf die Endometriose haben. Hierbei kann sie sich so zurückentwickeln, dass die Patientin bei kleinen Endometrioseherden auch nach der Schwangerschaft beschwerdefrei bleibt.

Die Entartungshäufigkeit ist bei der Endometriose schwer festzulegen. In der wissenschaftlichen Literatur finden sich Angaben zwischen 0,5 und 17 %.

13.4 Bösartige Tumoren der Adnexe

13.4.1 Karzinome des Eileiters

Das Tubenkarzinom gehört zu den seltenen bösartigen Tumoren des weiblichen Genitaltrakts. In den meisten Fällen handelt es sich um ein Adenokarzinom, das von der Eileiterschleimhaut ausgeht. Der Altersgipfel liegt um das 50. Lebensjahr.

Symptome
Das Tubenkarzinom entwickelt bereits im Frühstadium Symptome. Die Patientinnen haben Schmerzen auf der betroffenen Seite, Blutungen und einen eitrigen oder bernsteinfarbenen Ausfluss, der sich gelegentlich schwallartig aus der Vagina entleert (**Abb. 13.21**). Letzterer ist ein charakteristisches Symptom für diese Erkrankung und lässt sich darauf zurückführen, dass das bauchwärts gerichtete Ende des Eileiters verschlossen ist und das vom Karzinom produzierte Sekret über Gebärmutter und Scheide abfließen muss.

Diagnostik
Die Tubenkarzinome treten meist einseitig auf. Sie sind bei der Palpationsuntersuchung tastbar und druckempfindlich. Daneben kommen diagnostische Maßnahmen wie bildgebende Verfahren, feingewebliche Untersuchungen oder die Laparotomie zum Einsatz.

Ausbreitung
Der Eileiter weist eine starke Lymphdrainage auf, daher kommt es neben der Wandinfiltration vorwiegend zu lymphogenen Metastasen. Auch eine Ausbreitung über den Blutweg ist möglich.

Therapie
Die operative Therapie des Tubenkarzinoms entspricht der des Ovarialkarzinoms. Die Behandlung wird von einer postoperativen Chemotherapie begleitet. Ist keine Operation möglich, so versucht man den Patientinnen mit einer Kombination aus Chemo- und Strahlentherapie zu helfen.

13.4.2 Ovarialkarzinom

B *Ute Schmitter ist 62 Jahre alt. Bei einem Arztbesuch berichtet sie: „Ich habe das Gefühl, dass mein Bauch immer dicker wird. Einige meiner Hosen passen mir schon nicht mehr. Dabei esse ich im Moment kaum etwas, weil ich so wenig Appetit und in letzter Zeit so ein komisches Druckgefühl im Bauch habe".*

D *Das Ovarialkarzinom ist ein bösartiger Tumor der Eierstöcke. Die meisten Ovarialkarzinome sind epithelialen Ursprungs. Es werden jedoch auch andere bösartige Tumoren der Eierstöcke aufgrund der enormen feingeweblichen Variationsbreite im klinischen Sprachgebrauch als Ovarialkarzinome bezeichnet.*

Das Ovarialkarzinom ist der dritthäufigste Tumor des weiblichen Genitaltrakts. Leider hat das Karzinom eine denkbar schlechte Prognose, weil es aufgrund der spät auftretenden Symptomatik meist nicht rechtzeitig erkannt wird.

Das Haupterkrankungsalter liegt zwischen dem 50. und 70. Lebensjahr, wobei Ovarialkarzinome auch schon bei jungen Mädchen auftreten können.

Risikofaktoren

M *Die Wahrscheinlichkeit an dem Tumor zu erkranken, steht im Zusammenhang mit der Häufigkeit von Ovulationen.*

Bösartige Tumoren der Adnexe ▪ 13.4 ▪

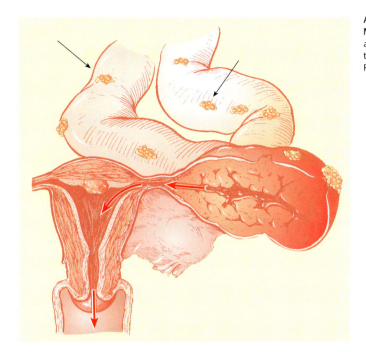

Abb. 13.21 ▪ **Eileiterkarzinom mit Metastasen.** In der Gebärmutter und auf dem Darm (schwarze Pfeile). Die roten Pfeile machen den Sekretstrom in Richtung Scheide kenntlich.

So konnte man feststellen, dass häufige Ovulationen, wie z. B. bei kinderlosen Frauen, mit einem höheren Karzinomrisiko einhergehen, umgekehrt aber Schwangerschaften oder die langjährige Einnahme von Ovulationshemmern das Risiko senken.

Histologie

Der Eierstock setzt sich aus einer Vielzahl von Geweben zusammen, aus denen sich ein Tumor bilden kann. Neben Keimstrangstroma- und Keimzelltumoren stellen die epithelialen Tumoren die Hauptgruppe dar. Hier herrschen vor allem die serösen Zystadenokarzinome vor (**Abb. 13.22**).

In manchen Fällen sind Ovarialkarzinome jedoch keine Primärtumoren, sondern Metastasen anderer Karzinome. So werden ovarielle Metastasen des Magenkarzinoms als Krukenberg-Tumoren bezeichnet. Aber auch andere Organe wie beispielsweise die Schilddrüse, Brustdrüse, Bronchien, Gallenblase oder die Bauchspeicheldrüse können Metastasen in den Eierstock entsenden.

Symptome

 Die schlechte Prognose des Ovarialkarzinoms resultiert aus dem Fehlen von Frühsymptomen.

Der Tumor wird erst in späteren Stadien symptomatisch, was eine heilende Behandlung oft unmöglich macht. Die Symptomatik ergibt sich hauptsächlich aus dem Befall der umliegenden Körperstrukturen und ist dementsprechend unspezifisch.

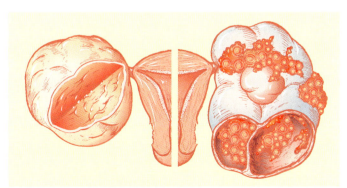

Abb. 13.22 ▪ **Ovarialkarzinome links.** Solides Karzinom, rechts: entartetes, papillär-seröses Zystadenom.

Teil III Gynäkologische Erkrankungen ▪ 125

Folgende Symptome können ein Hinweis auf ein Ovarialkarzinom sein:
- Gewichtsabnahme,
- Zunahme des Bauchumfangs,
- Völlegefühl, Schmerzen im Unterbauch,
- Störungen der Darmpassage, vermehrter Harndrang,
- Fieber, BSG-Erhöhung.

M *Ein wichtiges Spätsymptom für ein Ovarialkarzinom ist die Aszitesbildung (= Ansammlung von Flüssigkeit in der freien Bauchhöhle).*

Bei Hormon produzierenden Tumoren kommen hinzu:
- Schmierblutungen,
- Vermännlichung,
- bei jungen Mädchen Pubertas praecox.

M *25 % der Geschwülste des Eierstocks sind bösartig. Daher ist jeder Ovarialtumor so lange als Karzinom anzusehen, bis das Gegenteil bewiesen ist.*

Diagnostik
Das Ovarialkarzinom ist der Diagnose nur schwer zugänglich. Neben Anamnese und Tastuntersuchung ist die Sonografie das wichtigste diagnostische Verfahren.

Stadien
Stadieneinteilung des Ovarialkarzinoms:

Primärtumor, T = Tumor
Tx Primärtumor kann nicht beurteilt werden
T0 Kein Anhalt für Primärtumor
Tis Carcinoma in situ
T1 Das Karzinom ist auf die Eierstöcke begrenzt, die Kapsel ist intakt
T1a Es ist nur ein Ovar befallen, kein Tumor auf der Oberfläche, kein Aszites
T1b Beide Eierstöcke befallen, kein Tumor auf der Oberfläche, kein Aszites
T1c Einer oder beide Eierstöcke befallen, der Tumor befindet sich auf der Oberfläche, die Kapsel ist punktiert oder rupturiert, im Aszites oder der Peritonealspülung finden sich Tumorzellen
T2 Karzinom eines oder beider Eierstöcke mit Ausbreitung auf das kleine Becken
T2a Ausdehnung auf Gebärmutter oder Eileiter
T2b Ausdehnung auf andere Gewebe im kleinen Becken
T2c Ausdehnung auf Gebärmutter, Eileiter oder andere Gewebe im kleinen Becken, aber mit Karzinom auf der Oberfläche oder mit Kapselruptur, im Aszites oder der Peritonealspülung finden sich Tumorzellen
T3 Karzinom mit Peritonealmetastasierung außerhalb des kleinen Beckens und/oder regionäre Lymphknotenmetastasen
T3a Mikroskopische Peritonealmetastasierung außerhalb des kleinen Beckens
T3b Makroskopische Peritonealmetastasierung außerhalb des kleinen Beckens
T3c Peritonealmetastasen > 2 cm im Durchmesser und/oder regionäre Lymphknotenmetastasen

Regionäre Lymphknoten, N = Nodus lymphaticus
Nx Regionäre Lymphknoten können nicht beurteilt werden
N0 Keine regionären Lymphknotenmetastasen
N1 Regionäre Lymphknotenmetastasen

Fernmetastasen, M = Metastase
Mx Fernmetastasen nicht beurteilbar
M0 Keine Fernmetastasen
M1 Fernmetastasen

Metastasierung
Die Ausbreitung des Ovarialkarzinoms kann auf folgenden Wegen geschehen:
- kontinuierlich durch das Einwachsen in die Nachbarorgane,
- diskontinuierlich auf lymphogenem oder hämatogenem Weg,
- diffus intraperitoneal durch Tumorzellabsiedlung auf das Bauchfell und die von ihm umgebenen Organe.

Fernmetastasen finden sich bevorzugt an Leber und Lunge, gefolgt vom Skelett und dem Gehirn.

Therapie
Aufgrund der zumeist späten Entdeckung des Ovarialkarzinoms ist ein radikales Vorgehen bei der Operation notwendig. Daher werden folgende Strukturen entfernt:
- Ovarien und Eileiter,
- Gebärmutter,
- das große Netz und der Appendix,
- pelvine und paraaortale Lymphknoten,
- makroskopisch sichtbare Tumorreste, befallene Organabschnitte.

Kombiniert wird die operative Therapie durch den Einsatz einer Chemotherapie. Bei einem Rezidiv schließt sich eine erneute Operation mit dem Versuch an, möglichst große Tumormassen zu entfernen. Bei einer Aszitesbildung ist während der Operation die Gabe eines Zytostatikums intraperitoneal möglich und in vielen Fällen hilfreich.

Bei inoperabler Erkrankung kann der Versuch einer primären Zytostatikatherapie unternommen werden, sie hat allerdings geringe Erfolgsaussichten.

14 Erkrankungen der Brustdrüse

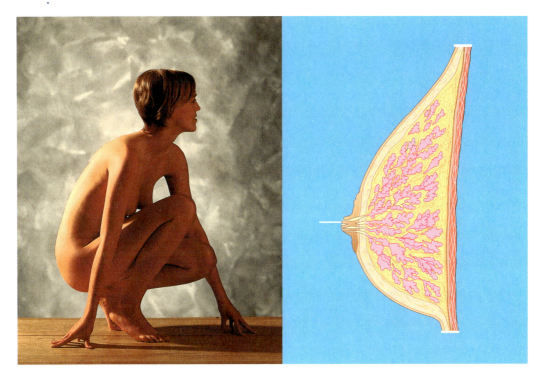

14.1 Überblick über Anatomie, Physiologie und Histologie ▪ 128
14.1.1 Aufbau ▪ 128
14.1.2 Brustwarze und Warzenhof ▪ 128

14.2 Entwicklung/Anomalien ▪ 129
14.2.1 Angeborene Mammaanomalien ▪ 129
14.2.2 Erworbene Mammaanomalien ▪ 130

14.3 Brustuntersuchung ▪ 130
14.3.1 Selbstuntersuchung ▪ 130
14.3.2 Inspektion ▪ 130
14.3.3 Palpation ▪ 130
14.3.4 Mammografie ▪ 132
14.3.5 Galaktografie ▪ 133
14.3.6 Sonografie ▪ 133
14.3.7 Computertomografie und Kernspintomografie (NMR) ▪ 133
14.3.8 Gewebeentnahme aus der Brust ▪ 133

14.4 Entzündungen ▪ 134
14.4.1 Mastitis nonpuerperalis ▪ 134

14.5 Gutartige Erkrankungen der Brustdrüse ▪ 134
14.5.1 Milchgangspapillome ▪ 134
14.5.2 Fibroadenom ▪ 135
14.5.3 Mastopathie ▪ 136

14.6 Bösartige Tumoren ▪ 136
14.6.1 Präkanzerosen ▪ 136
14.6.2 Mammakarzinom ▪ 137

P *Pflegeschwerpunkt Prä- und postoperative Pflege bei Mastektomie ▪ 143*

14 ▪ Erkrankungen der Brustdrüse

14.1 Überblick über Anatomie, Physiologie und Histologie

14.1.1 Aufbau

Die beiden Brustdrüsen (*Mammae*) befinden sich etwa auf gleicher Höhe mit der 3.–6. Rippe. Der Busen, der oft fälschlicherweise als Synonym für die weibliche Brust gebraucht wird, bildet den Bereich zwischen den Brüsten.

Die Mammae von Jungen und Mädchen sind grundsätzlich gleich aufgebaut. Während sich die Brustdrüse beim Jungen schon frühzeitig nicht mehr weiterentwickelt, bildet sie sich beim Mädchen mit der Pubertät zu einem sekundären Geschlechtsmerkmal aus.

Die Mamma der erwachsenen Frau setzt sich aus 15–20 Drüsenlappen zusammen, die durch Binde- und Fettgewebe voneinander getrennt sind (**Abb. 14.1**). Innerhalb der Lappen befinden sich Milch produzierende Drüsenzellen. Jeder der Lappen besitzt einen baumartig verzweigten Milchgang, der sich knapp vor der Brustwarze zu dem Milchsäckchen erweitert. Diesem schließt sich ein kurzer Ausführungsgang an, der auf der Oberfläche der Brustwarze endet. Die Mamma besteht insbesondere bei der nicht schwangeren Frau zu einem großen Teil aus Fettgewebe, das nicht zuletzt auch für die äußere Form der Brustdrüse verantwortlich ist (**Abb. 14.2**). Das bedeutet, dass eine große Brust nicht unbedingt mehr Drüsengewebe besitzt als eine flache Brust. Daher korreliert die Größe der Mamma nicht mit der Stillfähigkeit der Frau. Zwischen Drüsen- und Fettgewebe findet sich Bindegewebe, das für die Straffheit der Brust verantwortlich ist. Im Alter wird dieses Gewebe zusehends schlaffer, was zu einem Herabsinken der Brust führt.

Über Bündel von straffem Bindegewebe ist die Mamma mit der Muskelhülle des großen Brustmuskels (M. pectoralis major) verbunden. Gegen diese Hülle ist die gesunde Brustdrüse gut verschieblich. Die Verschieblichkeit stellt einen wichtigen diagnostischen Hinweis dar, weil Tumoren diese aufheben können.

14.1.2 Brustwarze und Warzenhof

Die Struktur, die gemeinhin als Brustwarze (Mamille) bezeichnet wird, setzt sich aus der Brustwarze und dem Warzenhof zusammen. Die Brustwarze liegt im Zentrum des Warzenhofs. Auf ihrer Oberfläche münden die Milchgänge der einzelnen Lappen. Die Brustwarze ist vom Warzenhof umgeben. Unter dem Warzenhof versteht man ein scharf begrenztes, hyperpigmentiertes Areal mit auffallend zarter Haut,

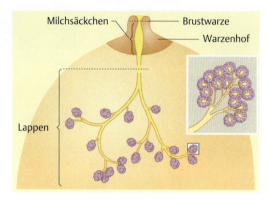

Abb. 14.1 ▪ **Drüsenkörper.** Schematische Darstellung.

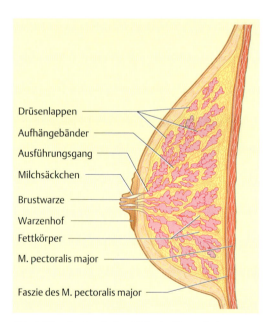

Abb. 14.2 ▪ **Anatomie.** Brustdrüse im Längsschnitt.

unter der sich ein System von Drüsen befindet, deren Mündungen an seiner Oberfläche als kleine Höckerchen zu sehen sind. Es handelt sich dabei um Schweiß- und Talgdrüsen, die die Haut des Warzenhofs feucht und geschmeidig halten. Dies ist besonders in der Stillzeit von Bedeutung, da Brustwarze und Warzenhof in dieser Zeit einer starken mechanischen Belastung ausgesetzt sind. Unter der Brustwarze findet man ein Muskelfasernetz, das schraubenförmig gegliedert ist. Diese Muskeln dienen der Erektion der Brustwarze. Da die Muskelzüge auch in den Warzenhof ausstrahlen, wird er bei der Erektion der Brustwarze zusammengezogen und dementsprechend kleiner. Das Aufrichten der Brustwarze erfolgt reflektorisch auf einen Berührungsreiz hin.

M *Neben einer sexuellen Signalwirkung hat der Erektionsreflex in erster Linie die Aufgabe, den Stillvorgang zu unterstützen, indem sich die erigierte Brustwarze in den Mund des Säuglings hineinschiebt.*

14.2 Entwicklung/Anomalien

14.2.1 Angeborene Mammaanomalien

Polymastie

D *Bei der Polymastie findet man zusätzliche kleine Brüste neben der normal vorhandenen Brust. Diese zusätzlichen Brüste können mit einer Brustwarze ausgestattet sein.*

Die Lokalisation dieser Brüste stimmt mit der Milchleiste überein, die sich beim Embryo von der Achselhöhle bis in die Leistengegend erstreckt (**Abb. 14.3**). Aus der Milchleiste gehen später die Knospen für die Milchdrüsen hervor. Die zusätzlichen Brustdrüsen sind in der Regel klein und machen der Frau keine Beschwerden. Sie beinhalten jedoch funktionelles Brustgewebe, das denselben Veränderungen unterworfen ist, wie die normale Mamma auch. Daher schwellen die akzessorischen Brustdrüsen während der Stillzeit möglicherweise an. Die oft fehlenden Abflusswege können aufgrund eines Milchstaus zu einer Mastitis puerperalis führen.

Amastie

D *Unter einer Amastie (**Abb. 14.4**) versteht man das Fehlen der Brust.*

Diese Anomalie ist sehr selten, tritt jedoch häufig in Kombination mit anderen Anomalien, wie z. B. einer Fehlbildung der Thoraxwand, auf.

Hypomastie

D *Die Hypomastie ist als eine unzureichende Brustentwicklung definiert.*

Die Brust bleibt sehr klein, was für viele Frauen eine starke psychische Belastung darstellt. Eine Hormonbehandlung ist möglich, bringt jedoch nur einen vorübergehenden Erfolg. Daher bleibt den betroffenen Frauen nur die chirurgische Brustvergrößerung.

Anisomastie

D *Hat eine Frau unterschiedlich große Brüste spricht man von einer Anisomastie.*

Die Anomalie wird augenscheinlich, wenn die Brustentwicklung (Thelarche 10.–12. Lebensjahr) beginnt. Man darf davon ausgehen, dass gut 60 % aller Frauen unterschiedlich große Brüste haben. Bei einer ausgeprägten Anisomastie kann der Leidensdruck für die Frauen so groß werden, dass eine plastische Korrektur indiziert ist.

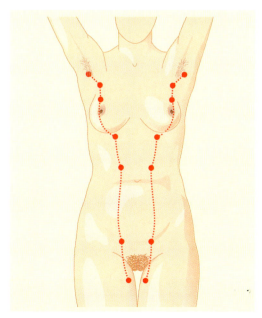

Abb. 14.3 ▪ **Polymastie.** Ehemaliger Verlauf der Milchleiste.

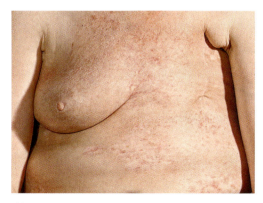

Abb. 14.4 ▪ **Amastie.** Der linken Brust.

Polythelie

 Das Vorkommen überzähliger Brustwarzen wird als Polythelie bezeichnet.

Die überzähligen Brustwarzen finden sich vorwiegend im Bereich der oben genannten Milchleiste. Sie kommen gewöhnlich nur einseitig vor und bedürfen keiner Therapie.

14.2.2 Erworbene Mammaanomalien

Mammahypertrophie

 Die Mammahypertrophie bezeichnet eine starke Größenzunahme der Brust.

Es kommt hierbei zu einem Wachstum aller Elemente der Brust. Die Hypertrophie entwickelt sich im Normalfall schon während der Pubertät und ist dann gewöhnlich nur operativ zu beheben. Sie kann jedoch auch während der Schwangerschaft vorkommen und bildet sich nach der Geburt meist spontan zurück. Ebenso ist eine Gewebevermehrung nach der Menopause möglich. Viele Frauen empfinden ihre große Brust als optischen Makel, daneben können aber auch medizinische Gründe wie Haltungs- oder Rückenbeschwerden zu einer operativen Verkleinerung der Brust (Reduktionsplastik) zwingen.

Mastoptose

 Unter Mastoptose versteht man eine Hängebrust.

Eine Mastoptose findet man häufig bei adipösen Frauen mit einer sehr fettreichen Brust, aber auch bei Frauen im fortgeschrittenen Alter, bei denen sie sich aufgrund einer physiologischen Bindegewebsschwäche ausbildet. Im Falle einer fettreichen Brust entspricht die Therapie der der Mammahypertrophie.

Die operative Brustkorrektur stellt einen Wahleingriff dar. Die Patientin muss darüber aufgeklärt werden, dass bei dem Eingriff, wie bei jeder anderen Operation, Wundheilungsstörungen, Infektionen oder Nekrosen auftreten können. Daneben kann aber auch die Stillfähigkeit der Frau beeinträchtigt werden. Außerdem besteht die Möglichkeit, dass Gefühlsstörungen im Bereich der Brustwarze sowie langfristig Veränderungen von Form und Größe der Brust in Erscheinung treten.

14.3 Brustuntersuchung

14.3.1 Selbstuntersuchung

Für die Früherkennung des Mammakarzinoms stellt die Selbstuntersuchung durch die Frau eine wichtige Unterstützung dar.

Während der Vorsorgeuntersuchung besteht die Möglichkeit, die Patientin zur Selbstuntersuchung (**Abb. 14.5**) anzuleiten.

> **Beobachtung.** Die Selbstuntersuchung sollte einmal monatlich, vorzugsweise am 5. oder 6. Tag nach der Periode durchgeführt werden, da zu dieser Zeit die prämenstruelle Spannung der Brust nachlässt. Es ist empfehlenswert, die Untersuchung beispielsweise während des Duschens vorzunehmen, da die Palpation durch die feuchte Haut vereinfacht wird.

Gegen eine Selbstuntersuchung spricht eine verstärkte Krebsangst der Patientin (Karzinophobie), da auch eine gesunde Brust häufig knotige Veränderungen aufweist, die die Patientin in starke Angst versetzen können.

14.3.2 Inspektion

Die Inspektion der Brust durch den Gynäkologen erfolgt an der stehenden, liegenden oder sitzenden Patientin. Im Verlauf der Untersuchung achtet der Arzt auf Symmetrie in Form und Größe. Brustwarzen und Warzenhof werden auf Einziehungen, ekzematöse/geschwürige Veränderungen und Mamillensekretion hin untersucht. Bei der Inspektion der Haut beurteilt der Arzt ein vergröbertes Hautrelief (**Abb. 14.6**), Vorwölbungen oder Einziehungen (**Abb. 14.7**) auffällige Venenzeichnung und Verfärbungen.

14.3.3 Palpation

An die Inspektion der Brust schließt sich die Tastuntersuchung an. Hierbei wird die Brust mit der Hohlhand fixiert, derweil die andere Hand die Brust palpiert. Seitens der Systematik kann auf zweierlei Weise vorgegangen werden. Falls die Patientin wegen eines von ihr entdeckten Knotens zum Arzt kommt, wird dieser zunächst die Gegenseite abtasten und sich dann der betroffenen Seite zuwenden, um Ver-

Brustuntersuchung • 14.3

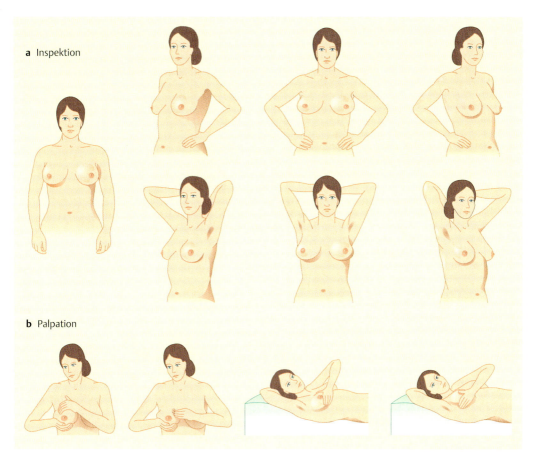

Abb. 14.5 • **Selbstuntersuchung der Brust. a** Die Inspektion sollte von allen Seiten vor dem Spiegel erfolgen. **b** Es ist zu empfehlen, auch eine Tastuntersuchung durchzuführen.

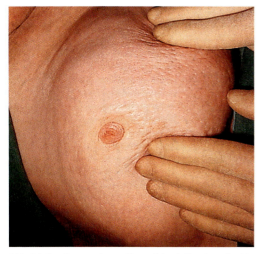

Abb. 14.6 • **Orangenhaut.** Sie spricht dafür, dass der Tumor die Haut infiltriert hat (aus Paetz, B.: Chirurgie für Pflegeberufe, 19. Aufl. Thieme, Stuttgart 2000).

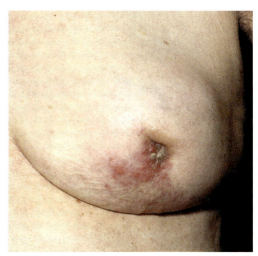

Abb. 14.7 • **Hautmetastasen.** Die Brust weist eine eingezogene Brustwarze und Hautmetastasen auf (aus Pfleiderer, A. u. a.: Gynäkologie und Geburtshilfe, 3. Aufl. Thieme, Stuttgart 2000).

Teil III Gynäkologische Erkrankungen • 131

gleichswerte zu haben. Falls die Patientin nicht mit einem konkreten Anliegen kommt, beginnt der Arzt mit der Palpation des oberen äußeren Quadranten, weil dort die meisten Tumoren lokalisiert sind. Dann werden die anderen drei Quadranten systematisch untersucht. Wird bei der Palpation ein Tumor getastet, so sollte er nach Größe und Verschieblichkeit beurteilt werden.

Den Abschluss der Tastuntersuchung bildet eine Sekretprovokation an beiden Brüsten. Falls Sekret gewonnen wird, prüft der Arzt dies auf Farbe und Konsistenz. Zusätzlich kann ein Abstrich vorgenommen werden.

Nach der Tastuntersuchung der Brust folgt die Palpation der Lymphknoten. Hier sind folgende Lymphabflussgebiete von Bedeutung:
- Achselhöhle,
- infra- und supraklavikuläre Gruben,
- Hals.

Die folgenden Zusatzuntersuchungen sind indiziert, wenn sich aus der Anamnese eine verstärkte Mammakarzinombelastung ergibt oder der Befund der vorausgegangenen Untersuchungen auffällig oder uneindeutig war.

14.3.4 Mammografie

M *Die Mammografie ist die wichtigste und aussagekräftigste apparative Untersuchungsmethode der Brust.*

Die Mammografie weist eine hohe Treffsicherheit auf und bietet eine gute differenzialdiagnostische Abklärung der Befunde. Ein weiterer Vorteil ist, dass nicht nur kleine Karzinome, sondern auch Brustveränderungen mit erhöhtem Krebsrisiko erkannt werden können. Damit hat sich die Früherkennung des Mammakarzinoms merklich verbessert.

Eine Indikation zur Mammografie ist gegeben:
- bei erhöhter Krebsgefährdung:
  - familiär auftretende Brustkrebserkrankungen (z. B. Mutter, Schwester),
  - bereits bestehende einseitige Brustkrebserkrankung der Frau,
  - kontrollbedürftige Befunde vorausgegangener Mammografien,
  - Frauen mit erhöhtem Lebensalter,
  - pathologischer Ausfluss aus einer Brustwarze,
  - vorbestehendes gynäkologisches Karzinom (z. B. Korpuskarzinom);
- wenn eine Tastuntersuchung der Brust unsicher oder erschwert ist:
  - bei klinischen Befunden, die karzinomverdächtig sind,
  - bei Frauen, die eine knotige Mastopathie aufweisen oder schwer zu untersuchende Brüste haben (z. B. große Brüste),
  - Tastbefunde, die schwer einzuordnen sind;
- bei der Nachsorge.

Im Rahmen des Mamma-Screeningprogramms wird die Mammografie i. d. R. ab dem 50. Lebensjahr eingesetzt. Vom 50.–69. Lebensjahr kann dann in 2-jährlichem Abstand mammografiert werden.

Von beiden Brüsten (**Abb. 14.8**) werden jeweils zwei Röntgenaufnahmen in unterschiedlichen Ebe-

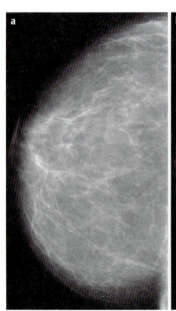
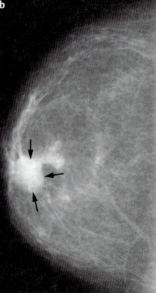

Abb. 14.8 ▪ Mammografie. **a** Unauffällige Brustdrüse, **b** Mammakarzinom (Pfeile) (aus Paetz, B.: Chirurgie für Pflegeberufe, 19. Aufl. Thieme, Stuttgart 2000).

nen gemacht. Bei der mediolateralen Aufnahme wird die Platte mit dem Filmmaterial im Bereich der äußeren seitlichen Brustwand platziert, wohingegen die Platte bei der kraniokaudalen Aufnahme unter die Brust gelegt wird.

> **M** Bei der Interpretation der mammografischen Aufnahmen achtet der Arzt auf:
> - unscharf begrenzte, sternförmige Verschattungen mit strahlenförmigen Ausläufern,
> - gruppierten Mikrokalk,
> - diffuse Verdichtungen oder Rundherde.

14.3.5 Galaktografie

> **D** Unter einer Galaktografie versteht man die radiologische Darstellung eines Milchganges. Sie ist bei pathologischem Milchfluss indiziert.

Dabei wird der betroffene Milchgang mittels einer dünnen Knopfkanüle sondiert und anschließend mit einem Kontrastmittel gefüllt. Anhand dieser Untersuchung können folgende pathologische Veränderungen der Milchgänge zur Darstellung gebracht werden:
- Gangabbrüche,
- Stenosen der Milchgänge,
- Füllungsdefekte,
- Kaliberschwankungen,
- Lichtungsausweitungen des Milchgangs.

14.3.6 Sonografie

Die Sonografie hat in den letzten Jahren für die Diagnose von Mammaveränderungen eine steigende Bedeutung erlangt (**Abb. 14.9**). Sie gibt Hinweise für:
- die Unterscheidung von zystischen und soliden Tumoren,
- zusätzliche Kriterien zur Unterscheidung gutartiger von bösartigen Veränderungen, wobei die Sonografie keine histologische Untersuchung ersetzen kann.

Außerdem schafft die Sonografie die Voraussetzung, Herde in der Tiefe der Brust gezielt punktieren zu können.

> **M** Multizentrisch bedeutet, dass sich mehrere Tumorherde in unterschiedlichen Quadranten entwickeln. Von Multifokalität spricht man, wenn sich weitere Tumorherde im gleichen Quadranten befinden.

Da maligne Tumoren i.d.R. gut durchblutet sind, können manchmal mit Hilfe der Doppler-Sonografie auch kleine, mammografisch nicht erfassbare Mammakarzinome durch den Nachweis eines verstärkten Gefäßreichtums festgestellt werden. Bei einem dichten, mastopathisch veränderten Drüsenkörper ist die Sonografie der Mammografie überlegen.

14.3.7 Computertomografie und Kernspintomografie (NMR)

> **M** Die Tomografie besitzt eine gute Auflösung, sodass auch kleine invasive Herde entdeckt werden können.

Dies gilt auch für maligne Prozesse nahe der Brustwand, auch wenn diese durch ein Silikonpolster überdeckt werden. Die Methode ist allerdings sehr aufwendig und mit hohen Kosten verbunden. Sie ist speziellen Fragestellungen vorbehalten.

14.3.8 Gewebeentnahme aus der Brust

Letzten Aufschluss über die Dignität eines Befundes erbringt die Gewebeentnahme mit anschließender histologischer Untersuchung. Hier bietet die intraoperative Schnellschnittuntersuchung eine gute Möglichkeit. Heute wird eher eine Stanzbiopsie durchgeführt, um Tumoren oder verdächtige Bezirke abzuklären.

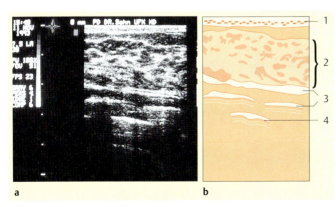

Abb. 14.9 ▪ **Sonografie. a** Darstellung einer unauffälligen Brustdrüse (aus Sohn, C. u. a.: Sonografie in der Gynäkologie und Geburtshilfe, Thieme, Stuttgart 1998) **b** 1 Unterhautgewebe (Subkutis), 2 Drüsenkörper, 3 Thoraxwand, 4 Pleura.

14.4 Entzündungen

14.4.1 Mastitis nonpuerperalis

D *Die Mastitis ist eine Entzündung des Drüsenkörpers.*

M *Man unterscheidet zwischen der Mastitis puerperalis, die im Wochenbett auftritt, und der Mastitis nonpuerperalis. Hierunter versteht man die Brustentzündung außerhalb der Stillzeit.*

Erreger/Übertragung
Den Hauptteil der Erreger machen Staphylococci aurei und koagulasenegative Staphylokokken aus. Es kommen jedoch auch Kolibakterien, Streptokokken oder Anaerobier in Frage. Meist sind mehrere verschiedene Erreger an der Infektion beteiligt.
Als Ursache für die Mastitis nonpuerperalis ist gemeinhin ein infizierter Sekretstau in den Milchgängen der Mamma anzusehen. Häufig besteht eine Abwehrschwäche. Da diese Form der Brustentzündung (**Abb. 14.10**) jedoch außerhalb des Wochenbetts auftritt, entsteht der Sekretstau nicht durch eine physiologische Laktation, sondern oft durch eine vermehrte Ausschüttung des Prolaktins (Hyperprolaktinämie).

Häufigkeit
Das Haupterkrankungsalter (60 % der Betroffenen sind jünger als 30 Jahre) deckt sich mit dem der Mastitis puerperalis, die Mastitis nonpuerperalis ist jedoch seltener.

Symptome
Im Gegensatz zur puerperalen Brustentzündung tritt die Mastitis nonpuerperalis gewöhnlich nur einseitig auf. Der Allgemeinzustand ist meist nicht beeinträchtigt. Die Entzündungen sind hartnäckig und häufig rezidivierend. Klinisch stehen Rötung, eine leichte Schwellung, Überwärmung und Schmerzen im Vordergrund. Häufig kommt es zu einer Abszessbildung.

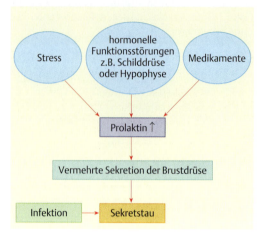

Abb. 14.10 ▪ **Hyperprolaktinämie.** Entstehung der Mastitis aufgrund einer Hyperprolaktinämie.

Diagnostik
Die Diagnose lässt sich anhand der oben beschriebenen Symptome stellen. Jede Mastitis nonpuerperalis sollte jedoch histologisch abgeklärt werden, da auch ein Karzinom Ursache einer rezidivierenden Entzündung sein kann. Außerdem weist das inflammatorische Mammakarzinom, ein prognostisch ungünstiger Tumor, eine ganz ähnliche Symptomatik auf. Zusätzlich ist der Prolaktinspiegel zu überprüfen.

Therapie
Die Therapie der Mastitis nonpuerperalis besteht in der Sanierung der Ursache. Medikamentös sind Prolaktinhemmer, Antibiotika und Antiphlogistika indiziert. Abszesse verlangen ein chirurgisches Vorgehen.

M *Die nonpuerperale Mastitis neigt zur Chronifizierung.*

14.5 Gutartige Erkrankungen der Brustdrüse

Die häufigsten gutartigen Veränderungen der Brustdrüse sind Fibroadenome und die Mastopathie. Sehr viel seltener kommt es zur Bildung von
- Lipomen: Fettgewebsneubildungen,
- Fibromen: Bindegewebsgeschwülste,
- Myomen: Tumoren, die überwiegend aus Muskelgewebe bestehen,
- Angiomen: geschwulstartige Neubildungen, die aus Gefäßsprossung entstehen,
- Myxomen: gutartige Tumoren aus ungeformter bindegewebiger und schleimiger Grundsubstanz.

14.5.1 Milchgangspapillome

D *Bei einem Papillom handelt es sich um einen meist gutartigen Tumor, der aus gefäßhaltigem Bindegewebe besteht und mit einem Epithel überdeckt ist. Die Milchgangspapillome sind Proliferationen der Milchgangsepithelien.*

Gutartige Erkrankungen der Brustdrüse ■ 14.5 ■

Symptome
Papillome sind vornehmlich im zentralen Bereich der Brustdrüse unterhalb der Mamille zu finden. Typisch ist die in den meisten Fällen vorkommende blutige oder seröse Mamillensekretion.

Diagnostik
Da man den Großteil der Papillome weder palpatorisch noch sonografisch oder mammografisch erfassen kann, ist die Galaktografie das diagnostische Mittel der Wahl. Hier zeigen sich Aussparungen im Lumen des Milchganges oder Milchgangsabbrüche als Hinweis auf eine Papillomatose.

Therapie
Nach vorhergehender Darstellung des Milchganges ist eine lokale Entfernung in Kombination mit einer histologischen Untersuchung ausreichend. Die Entartungswahrscheinlichkeit einzelner Milchgangspapillome ist gering, beim Vorkommen mehrerer Papillome steigt sie jedoch an.

14.5.2 Fibroadenom

D *Das Fibroadenom (**Abb. 14.11**) ist der häufigste gutartige Tumor der Brustdrüse vor der Menopause. Der gemischt epithelial-mesenchymale Tumor ist von einer glattwandigen Bindegewebskapsel umgeben und kommt meist einseitig vor.*

Vorkommen
Fibroadenome machen 20% aller Erkrankungen der Brustdrüse aus. Man findet sie hauptsächlich bei jüngeren Frauen zwischen dem 20. und 40. Lebensjahr.

Symptome
Bei der Tastuntersuchung zeigt sich das Fibroadenom als kugeliger, gut abgrenzbarer und verschieblicher Knoten der Brustdrüse. Es hat eine derbe Konsistenz und eine glatte, manchmal auch gelappte Oberfläche. Fibroadenome sind nicht druckschmerzhaft und man findet im Gegensatz zum Mammakarzinom keine Hautveränderungen über dem Tumor. Es ist lediglich eine Vorwölbung der Haut zu verzeichnen, wenn der Tumor hautnah liegt und die Brust der Frau sehr klein ist.

Fibroadenome weisen ein langsames Wachstum auf. Der überwiegende Teil der Fibroadenome ist kleiner als 5 cm. Eine Wachstumstendenz besteht in der Pubertät, während der Schwangerschaft und vor der Menopause.

Diagnostik
M *Prinzipiell muss jeder solide Knoten der Brustdrüse histologisch abgeklärt werden.*

Da die gutartigen Mammatumoren im Allgemeinen keine größeren Probleme bereiten, gilt die Diagnostik in erster Linie dem Ausschluss eines Mammakarzinoms. Hierfür stehen die Tastuntersuchung, die Sonografie (**Abb. 14.12**), die Mammografie oder eine zytologische Abklärung zur Verfügung.

Therapie
Die Therapie besteht, z. B. bei Wachstumstendenz, in der Entfernung und feingeweblichen Abklärung des Tumors. Es wird nach Möglichkeit von einem perimamillären Hautschnitt aus operiert. Dadurch können kosmetisch unschöne Narben vermieden werden.

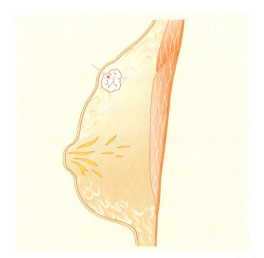

Abb. 14.11 ■ **Fibroadenom.** Die Haut der Brust ist leicht vorgewölbt (Pfeil).

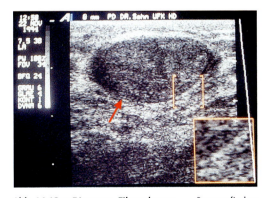

Abb. 14.12 ■ **Diagnose–Fibroadenom.** Sonografisches Bild des scharf begrenzten Fibroadenoms (roter Pfeil) (Sohn u. a., 1998).

Teil III Gynäkologische Erkrankungen ■ 135

14 ■ Erkrankungen der Brustdrüse

14.5.3 Mastopathie

B *Die 30-jährige Viktoria Hockenstett sucht ihren Gynäkologen auf, da sie seit einigen Monaten kurz vor Einsetzen der Regelblutung sehr starke Schmerzen in beiden Brüsten hat. „Sie fühlen sich dann geschwollen an und jede Erschütterung ist schmerzhaft. Mit Beginn der Menstruation lassen die Schmerzen dann immer nach." Bei der Untersuchung tastet der Arzt Knoten unterschiedlicher Größe, beim Druck auf die Mamille entleert sich ein milchiges Sekret.*

D *Unter einer Mastopathie versteht man hormonabhängige Veränderungen im funktionellen Brustdrüsengewebe. Sie können sklerotisch, zystisch oder proliferativ sein.*

Vorkommen
Die Mastopathie ist die häufigste Erkrankung der Brustdrüse. Man findet sie bei jeder zweiten Frau in unterschiedlich starker Ausprägung. Das Erkrankungsalter liegt bei 35–50 Jahren.

Grade
Nach Prechtel kann man die Mastopathie bezüglich der Veränderungen des Epithels in drei Grade einteilen:
- Grad I: einfache Mastopathie ohne Epithelzellwucherung und Zellatypien,
- Grad II: Mastopathie mit Epithelzellwucherung, aber ohne atypische Zellen,
- Grad III: Mastopathie mit atypischer Epithelzellvermehrung.

Mastopathien vom Grad III können in ein Karzinom übergehen.

Ursache
Die Ursache für die Mastopathie ist in einem hormonellen Ungleichgewicht zu finden, d. h. es besteht ein Mangel an Progesteron und ein relativer Östrogenüberschuss. Funktionsstörungen der Schilddrüse und ein erhöhter Prolaktinspiegel werden ebenfalls mit der Mastopathie in Verbindung gebracht.

Symptome
Symptomatisch findet man folgende Trias:
- Knoten unterschiedlicher Größe,
- schmerzhaftes Spannungsgefühl (Mastodynie),
- wässrige, milchige, zeitweilig auch bräunlich gefärbte Sekrete aus der Brustwarze.

Diagnose
Bei Patientinnen mit Mastopathie wird man im Rahmen der Tastuntersuchung Verhärtungen unterschiedlicher Größe und Qualität (feinkörnig, knotig, höckerig) vorfinden. Sie sind gegen Unterlage und Haut gut verschieblich und häufig druckschmerzhaft. Eine spontane oder provozierte Sekretion aus den Mamillen ist möglich. Bei Anwendung der Mammografie findet man diffuse Verdichtungen des Brustdrüsengewebes. Hier lassen sich besonders gut zystische Veränderungen darstellen.

M *Bei allen verdächtigen Befunden sollte immer eine Punktion/Biopsie und eine feingewebliche Untersuchung vorgenommen werden.*

Therapie
Zur Behandlung der Mastopathie gibt es medikamentöse und operative Methoden. Die medikamentöse Behandlung ist i. d. R. symptomatisch. Aufgrund des hormonellen Ungleichgewichts empfiehlt sich bei den Mastopathien vom Grad I und II die lokale Gabe von Progesteron, das mit Hilfe eines Gels auf die Brust aufgetragen wird. Systemisch helfen gestagenbetonte Ovulationshemmer. Bei einer Mastopathie Grad III wird aufgrund des erhöhten Entartungsrisikos eine subkutane Mastektomie diskutiert. Hierbei handelt es sich um die Entfernung des gesamten Drüsenkörpers unter Belassung der Brustwarze. Ist nur ein Teilbereich der Brust betroffen, kann die Operation auf eine Quadrantenresektion beschränkt bleiben.

14.6 Bösartige Tumoren

14.6.1 Präkanzerosen

Formen
Als Präkanzerose gilt das Carcinoma in situ der Brustdrüse. Hier lassen sich zwei Formen unterscheiden:

Ductales Carcinoma in situ (DCIS):
- häufige Präkanzerose,
- atypische Epithelzellen in den Milchgängen,
- geht frühzeitig in ein invasives Karzinom über.

Das **Carcinoma lobulare in situ (CLIS):**
- seltenere Präkanzerose,
- geringere maligne Potenz,
- Läppchen und die Drüsenendstücke sind mit atypischen Epithelzellen gefüllt.

Diagnostik
Das Carcinoma in situ bildet keinen Tumor, daher kann es bei einer Tastuntersuchung nicht gefunden

werden. Nachweisbar ist das Carcinoma in situ durch mammografisch nachweisbare Mikroverkalkungen oder durch verdickte Milchgänge im sonografischen Bild.

Therapie
Das duktale Carcinoma in situ (DCIS) muss im Gesunden entfernt werden. Gelingt dies, kann man die Brust erhalten. Bei einem multizentrischen Vorkommen oder einem Morbus Paget (Einbeziehung der Brustwarze) ist eine Mastektomie meist unumgänglich.

14.6.2 Mammakarzinom

B *Die 50-jährige Ilona Gebhardt berichtet ihrem Gynäkologen: „Herr Doktor, ich habe hier einen Knoten in der Brust. Er tut zwar nicht weh, aber ich habe Angst, dass es Brustkrebs ist. Meine Schwester hat auch Brustkrebs; ihre Chemotherapie hat sie gerade hinter sich. Sonst fühle ich mich eigentlich gut, nur habe ich seit einiger Zeit öfters Rückenschmerzen." Bei der körperlichen Untersuchung tastet der Arzt Lymphknoten im Bereich der Achselhöhle und kann an der Stelle des Knotens ein Plateau-Phänomen auslösen.*

D *Das Mammakarzinom ist ein bösartiger epithelialer Tumor der Brustdrüse.*

Häufigkeit
M *Der Brustkrebs ist die häufigste bösartige Erkrankung der Frau.* Man kann davon ausgehen, dass in Deutschland etwa jede 7. Frau im Laufe ihres Lebens an einem Mammakarzinom erkranken wird.

Einen Anstieg der Erkrankungswahrscheinlichkeit findet man vom 20. bis zum 40. Lebensjahr und noch einmal in der Postmenopause. Der Brustkrebs gilt bei den Frauen zwischen dem 35. und 55. Lebensjahr als häufigste Todesursache.

Risikofaktoren
Die eigentliche Ursache für die Entstehung des Mammakarzinoms ist noch nicht hinreichend geklärt. Man hat jedoch festgestellt, dass folgende Risikofaktoren mit einer unterschiedlich hohen Wahrscheinlichkeit das Auftreten eines Mammakarzinoms begünstigen:
- familiäre Belastung: Ist bereits eine Verwandte 1. Grades (Mutter, Tochter, Schwester) an einem Mammakarzinom erkrankt, steigt das Brustkrebsrisiko deutlich an,
- BRCA 1 (Breast cancer gen): Das BRCA 1 ist ein defektes Gen, das mit einem Brustkrebsrisiko von bis zu 90% verbunden ist,
- endokrine Faktoren: Eine Verbindung zwischen Hormonersatzpräparaten und dem Mammakarzinom ist gesichert. Es wurde beobachtet, dass Frauen, die länger unter Hormoneinfluss standen, ein höheres Brustkrebsrisiko haben.

Weitere Faktoren sind:
- ehemaliges Karzinom der kontralateralen Brust,
- vorausgegangenes Carcinoma in situ,
- Mastopathie Grad III,
- Adipositas,
- Mangelnde Bewegung,
- Rauchen,
- Ovarialkarzinom.

Morphologie
Man kann grob zwei Hauptformen unterscheiden, das *duktale* (Ductus = der Gang) und das *lobuläre* (Lobus = der Lappen) Karzinom. Rund 80% aller Mammakarzinome sind duktale Karzinome. Sie gehen von den Gangepithelien aus. In ca. 33% aller Fälle entstehen sie multizentrisch, d. h. an verschiedenen Stellen der Brust. Die lobulären Karzinome kommen mit einem Anteil von 10–15% deutlich seltener vor. Sie gehen von den Drüsenläppchen aus und entstehen in der Mehrzahl auch multizentrisch.

Eine Sonderform des Mammakarzinoms ist der *Morbus Paget* (**Abb. 14.13**). Es handelt sich dabei um eine intraepidermale Ausbreitung des Karzinoms auf der Brustwarze bzw. dem Warzenhof (**Abb. 14.14**). Man findet ein rötliches, nässendes und schuppendes „Ekzem" an der Brustwarze. In den meisten Fällen ist der Morbus Paget der Brustwarze das äußere Kennzeichen eines invasiven duktalen Karzinoms, das sich in den Milchgängen ausbreitet (**Abb. 14.14**).

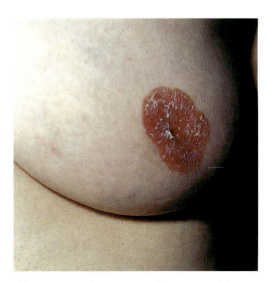

Abb. 14.13 ▪ **Morbus Paget.** An Brustwarze und Warzenhof (Martius u. a., 1996).

14 ■ Erkrankungen der Brustdrüse

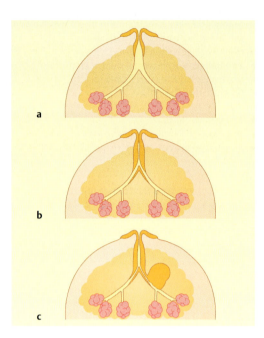

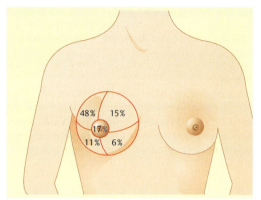

Abb. 14.15 ■ **Lokalisationen.** Prozentuale Verteilung des Mammakarzinoms in den verschiedenen Quadranten der Brust.

Abb. 14.14 ■ **Morbus Paget. a, b** Ausbreitung, **c** mit einem invasiven duktalen Karzinom.

Lokalisation

Ein Mammakarzinom kann sich multizentrisch aus mehreren Herden zusammensetzen.

> **M** *Die häufigste Lokalisation eines Mammakarzinom ist mit 48 % der obere äußere Quadrant.*

Nachfolgend entfallen 17 % auf den retromamillären Bereich in der Brustmitte, 15 % auf den inneren oberen Quadranten, 11 % auf den äußeren unteren Quadranten und lediglich 6 % auf den inneren unteren Quadranten (**Abb. 14.15**).

Metastasierung

Die Metastasierung erfolgt vornehmlich auf dem Lymphweg (**Abb. 14.16**). Hier sind schon sehr früh die axillären Lymphknoten betroffen, die sich bei Tumorbefall als feste, zum Teil verwachsene Geschwulste tasten lassen. Je nach Sitz des Karzinoms kann auch eine Tumorausbreitung über die supraklavikulären (über dem Schlüsselbein), die parasternalen (neben dem Brustbein) und die retrosternalen (hinter dem Brustbein) Lymphknoten erfolgen.

> **M** *Nicht jeder tastbare Lymphknoten ist karzinomverdächtig. Sie stellen bei schlanken und jungen Frauen oft einen Normalbefund dar.*

Die Metastasierung des Mammakarzinoms erfolgt häufig und frühzeitig. Fernmetastasen findet man insbesondere in den Knochen, wo sie Schmerzen verursachen. Weitere Metastasen können sich in Leber, Lunge, Pleura, Nebenniere, im zentralen Nervensystem, in den Eierstöcken und der Gebärmutter bilden.

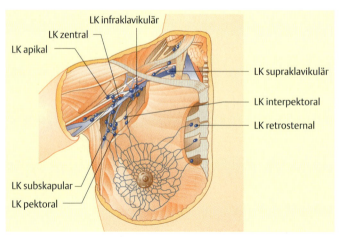

Abb. 14.16 ■ **Lymphogene Metastasierung.** Lymphabflüsse der Brustdrüse (LK = Lymphknoten).

Bösartige Tumoren ▪ 14.6 ▪

Symptome/Befunde

Das Mammakarzinom weist leider keine Frühsymptome auf. Folgende Symptome/Befunde deuten jedoch auf ein Mammakarzinom hin:

- **Tastbarer Knoten in der Brust:** Es handelt sich hierbei gewöhnlich um den ersten Befund. Der Knoten zeichnet sich dadurch aus, dass er meistens derb und schlecht verschieblich ist. Er ist unscharf von der Umgebung abzugrenzen (**Abb. 14.17**) und weist in den meisten Fällen keine Druckschmerzhaftigkeit auf.

> **M** *Ein tastbarer Knoten in der Brust einer alten Frau ist fast immer ein Karzinom. Bei Frauen, die jünger als 25 Jahre sind, tritt ein Mammakarzinom so selten auf, dass man in der Regel von einem Fibroadenom ausgehen kann. Trotzdem kann auch hier ein bösartiger Prozess vorliegen.*

- **Asymmetrie der Brüste** (**Abb. 14.18**): Bei ungleich großen Brüsten gilt es zunächst einmal festzustellen, wann diese Veränderung aufgetreten ist, da es sich auch um eine harmlose Anomalie handeln kann. Man darf im Übrigen nicht davon ausgehen, dass der Tumor in der größeren Brust zu finden ist, da Karzinome Schrumpfungsprozesse an der Brust hervorrufen können, wodurch sich die Brust insgesamt verkleinert.
- **Vergrößerte Lymphknoten:** Das Mammakarzinom verursacht in erster Linie tastbare Lymphknoten im Bereich der Achselhöhle, des Brustbeins und des Schlüsselbeins.
- **Plateau-Phänomen** (**Abb. 14.19**): Beim Mammakarzinom wird die Verschieblichkeit der Haut über dem Tumor so stark reduziert, dass sich beim Anspannen der Haut eine Einziehung („Plateau") bemerkbar macht.
- **Apfelsinenhaut:** Peau-d'orange-Phänomen (**Abb. 14.20**): Unter der Apfelsinenhaut versteht man ein begrenztes Areal mit großporiger Haut. Die Ursache für diese Erscheinung ist eine tumorbedingte Störung des Lymphabflusses mit nachfolgendem Lymphödem. Die Poren entstehen dadurch, dass die Haarfollikel vom Ödem verschont bleiben und so die charakteristischen Einsenkungen bilden.
- **Rötungen der Brust:** Es kann im Rahmen eines Mammakarzinoms zu einer diffusen, flächenhaften Rötung der Brust kommen. Man spricht dann von dem prognostisch sehr ungünstigen *inflam-*

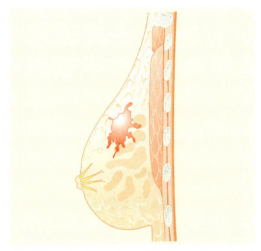

Abb. 14.17 ▪ **Tastbarer Tumor.** Tastbares Mammakarzinom mit unscharfen Rändern.

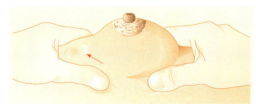

Abb. 14.19 ▪ **Plateau-Phänomen.** Teile der Haut werden durch den Tumor fixiert.

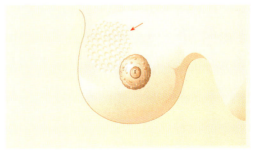

Abb. 14.20 ▪ **Orangenhaut.** Peau d'orange durch tumorbedingte Lymphabflussstörungen.

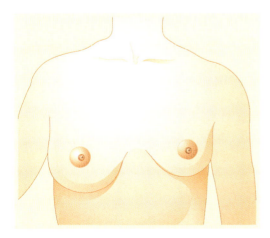

Abb. 14.18 ▪ **Asymmetrie**. Bei vergrößerter rechter Brust.

Teil III Gynäkologische Erkrankungen ▪ 139

14 Erkrankungen der Brustdrüse

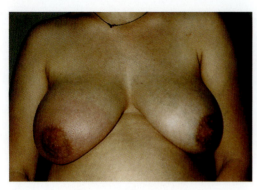

Abb. 14.21 ▪ **Inflammatorisches Mammakarzinom.** Rechte Brust einer jungen Patientin, die trotz Therapie zwei Jahre später verstarb (Petersen, 1997).

matorischen Mammakarzinom (**Abb. 14.21**), welches differenzialdiagnostisch sorgfältig von der Mastitis nonpuerperalis abgegrenzt werden muss.
- **Veränderungen der Mamille:** An der Brustwarze können die unterschiedlichsten Veränderungen auftreten. Eine dieser Veränderungen ist der Morbus Paget. Ebenso wie die Haut kann auch die Brustwarze durch den Tumor fixiert und eingezogen werden (**Abb. 14.22**). Sie erinnert dann optisch an eine Hohlwarze.
- **Absonderungen aus der Brustwarze:** Eine pathologische Absonderung von Sekreten aus der Brustwarze tritt bei vielen Erkrankungen der weiblichen Brust auf. Beim Mammakarzinom ist diese Sekretion auf eine Seite beschränkt und oftmals blutig.
- **Schmerzen:** Schmerzen in der Brust treten beim Mammakarzinom selten auf. Auch der Tumor an sich ist nicht druckschmerzhaft. Daraus lässt sich allerdings nicht folgern, dass man bei Schmerzhaftigkeit ein Mammakarzinom ausschließen kann.

Diagnostik

M *Der Großteil der Mammakarzinome verursacht keine oder nur uncharakteristische Beschwerden. Daher ist die Selbstuntersuchung durch die Frau von besonderer Bedeutung. Die meisten Tumoren werden nämlich nicht durch den Arzt, sondern von der Frau selbst entdeckt.*

Der behandelnde Arzt wird folgende diagnostische Schritte durchführen:

Anamnese
- Allgemeine Anamnese: Aktuelle Beschwerden, Vorerkrankungen usw.,
- Familienanamnese: Brustkrebs bei Verwandten 1. Grades,
- Medikamentenanamnese: insbesondere Östrogen- oder Gestagenpräparate.

Inspektion
- Symmetrieverlust der Brüste,
- Einziehungen der Haut,
- Apfelsinenhaut-Phänomen,
- Rötungen der Brust,
- Einziehungen der Brustwarzen,
- Ekzeme im Bereich der Brustwarze,
- Absonderungen aus der Brustwarze.

Palpation
- Konsistenzunterschiede im Bereich der Brust selbst,
- tastbare Tumoren,
- Tumorbeweglichkeit/-konsistenz,
- vergrößerte Lymphknoten.

Apparative Diagnostik
- *Mammografie*: Die Mammografie stellt für die Brustkrebsdiagnostik die apparative Untersuchungsmethode mit der größten Aussagekraft dar.

M *Bei der Auswertung der mammografischen Bilder wird der Arzt vor allem auf unscharf begrenzte, sternförmige Verschattungen achten, die mit strahlenförmigen Ausläufern versehen sind.*

Ebenso wichtig sind gruppierte Mikroverkalkungen (**Abb. 14.23**). Eine solche Gruppe gilt als Anhaltspunkt für ein Karzinom, wenn sie etwa 10 Verkalkungen umfasst.

W *Die Mikroverkalkungen entstehen durch Zerfall von Zellen in den betroffenen Milchgängen, da die nekrotischen Zellen Kalk einlagern.*

Galaktografie: Mit Hilfe der Galaktografie können Ausdehnung und Lokalisation eines Tumors in den Milchgängen nachgewiesen werden.

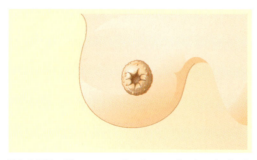

Abb. 14.22 ▪ **Eingezogene Brustwarze.** Karzinombedingt.

Bösartige Tumoren ■ 14.6 ■

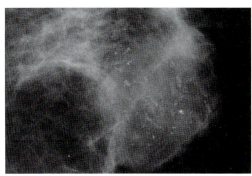

Abb. 14.23 ■ **Mikroverkalkungen.** Mammographisches Bild mit einer Vielzahl von Mikroverkalkungen (Pfleiderer, 2000).

Sonografie: Die Sonografie erfreut sich in der Diagnostik des Mammakarzinoms immer größerer Beliebtheit, was nicht zuletzt auch in der einfachen Anwendung und der geringeren Belastung der Patientin begründet ist. Karzinome sind aufgrund ihres rapiden Wachstums gut durchblutet. Die damit verbundene Erhöhung der Gefäßversorgung lässt sich mit der *Doppler-Sonografie* nachweisen (**Abb. 14.24**). Vorteilhaft ist, dass auch sehr kleine Tumoren gut dargestellt werden können.

Biopsie
Die Biopsie ist die einzige Methode, die letzte Klarheit über die Art der Mammaerkrankung bringen kann. Sie ist indiziert bei allen verdächtigen Befunden, wie tastbare Knoten, die nicht spontan verschwinden oder einer sezernierenden Brustdrüse. Ist ein gut tastbarer Tumor vorhanden, kann dieser mittels Schnellschnitt untersucht werden. Dies ist noch während der Operation möglich, sodass es bei der Patientin keiner weiteren Narkose bedarf.

Stadien
Die Einteilung der Mammakarzinome geschieht gewöhnlich nach dem *TNM-System*:

T = Tumor
TX Primärtumor nicht beurteilbar
T0 kein Anhalt für Primärtumor
Tis Carcinoma in situ
T1 Tumor kleiner als 2 cm
T2 Tumor 2–5 cm
T3 Tumor größer als 5 cm
T4 Tumor beliebiger Größe mit Ausdehnung auf Brustwand und/oder Haut
T4a Befall der Brustwand
T4b Apfelsinenhaut-Phänomen, Geschwüre oder Tochtergeschwulste in der ipsilateralen Brust
T4c Befall von Brustwand und Haut
T4d inflammatorisches Mammakarzinom

N = Nodus lymphaticus = Lymphknoten
NX regionäre Lymphknoten nicht beurteilbar
N0 kein Anhalt für befallene regionäre Lymphknoten
N1 Tochtergeschwulste in verschieblichen ipsilateralen axillären Lymphknoten
N2 Tochtergeschwulste in fixierten ipsilateralen Lymphknoten
N3 Tochtergeschwulste in ipsilateralen Lymphknoten im Bereich der A. mammaria interna

M = Metastase
MX Metastasen nicht beurteilbar
M0 keine Fernmetastasen
M1 Fernmetastasen

> **M** „Ipsilateral" bedeutet „auf der gleichen Seite".

Therapie
Zur Therapie des Mammakarzinoms stehen verschiedene Verfahren zu Verfügung, die kurativ und/oder palliativ eingesetzt werden. Bei der Auswahl der Methoden muss immer bedacht werden, dass Mammakarzinome multizentrisch vorkommen und sehr früh Metastasen bilden können.

> **M** *Eine kurative Therapie dient der Heilung, wohingegen sich eine palliative Behandlung krankheitslindernd auswirkt, ohne zu heilen.*

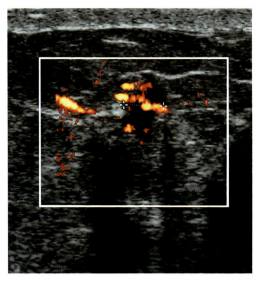

Abb. 14.24 ■ **Dopplersonografie.** Darstellung der Blutgefäße eines Mammakarzinoms (Pfleiderer, 2000).

Operation

Bei einem Low-risk-Tumor (beweglicher Tumor kleiner als 2 cm, keine Multizentrizität, kein Befall der axillären Lymphknoten) führt man nach Möglichkeit eine Tylektomie durch. Darunter versteht man eine brusterhaltende Operation mit alleiniger Ausschneidung des Tumors. Hierbei muss die vollständige Entfernung des Tumors mit ausreichendem Sicherheitsabstand feingeweblich sichergestellt sein. Hinzu kommt die Ausräumung der axillären Lymphknoten und die Nachbestrahlung der Brust.

> **M** *Wenn keine brusterhaltende Therapie möglich ist, wird eine Entfernung der Brust vorgenommen.*

Hierbei wird der komplette Brustdrüsenkörper mit der Muskelfaszie entfernt. Der M. pectoralis major bleibt erhalten, sofern keine Muskelinfiltration stattgefunden hat.

Wie beim brusterhaltenden Vorgehen entfernt man auch hier die axillären Lymphknoten. Ein Brustaufbau kann, sofern er von der Patientin gewünscht wird, direkt während der Tumoroperation oder postoperativ nach etwa 3–6 Monaten vorgenommen werden. Angewendet werden meist Brustprothesen aus Silikon. Es ist jedoch auch ein Wiederaufbau mit körpereigenem Gewebe aus dem M. rectus abdominis oder dem M. latissimus dorsi mit nachfolgender Rekonstruktion der Brustwarze möglich.

Chemotherapie

Im Gegensatz zur Bestrahlung, die lokal eingesetzt wird, wirkt die Chemotherapie systemisch und kann daher zur Behandlung von Metastasen eingesetzt werden, die sich der Strahlentherapie entziehen. Notwendig ist eine Chemotherapie vor allem bei Lymphknotenbefall, Tumoren mit hohem Risiko und bei sehr jungen Patientinnen.

Im Rahmen einer präoperativen Chemotherapie besteht die Möglichkeit, große Karzinome soweit zu verkleinern, dass man sie anschließend einer brusterhaltenden Operation unterziehen kann.

Das Auftreten von Fernmetastasen soll durch die Chemotherapie vermindert werden, denn die meisten Patientinnen mit Mammakarzinom sterben an den Metastasen und nicht am Tumor selbst.

Strahlentherapie

Bei 5–25 % der Mammakarzinome kommt es zu einem multizentrischen Wachstum, daher ist die Nachbestrahlung von eminenter Bedeutung, denn beim Mammakarzinom besteht immer die Gefahr, dass sich sehr kleine unentdeckte Herde in der Brust befinden. Außerdem ist die Rezidivrate bei nachbestrahlten Patientinnen erheblich geringer.

Eine häufige Komplikation ist das Lymphödem des Arms. Es entsteht durch eine Behinderung des Lymphabflusses. Eine Kombination aus Operation und Strahlentherapie fördert das Auftreten dieses Lymphödems. Daher sollte die Achselhöhle nur dann bestrahlt werden, wenn sie stark befallen war. Eine alleinige Strahlentherapie wird bei inoperablen Patientinnen oder als palliativ-analgetische Bestrahlung bei Metastasen vorgenommen.

> **P** *Prophylaxe.* Bereits kurz nach der Operation, aber auch noch Jahre später kann sich ein Lymphödem entwickeln. Zu den wichtigsten Maßnahmen, die das verhindern sollen, gehört die entstauende Lagerung und die Förderung des Lymphflusses durch Aktivierung der Muskelpumpe und manuelle Anregung. Der Arm wird leicht angewinkelt in Abduktionstellung erhöht auf einem Kissen oder einem Schaumstoffkeil gelagert. Dabei sollte der höchste Punkt des Armes die Hand sein. Es darf kein Druck auf die Achsel ausgeübt werden. Der Arm soll sicher und entspannt liegen können. Muskelverspannungen würden eine Lymphabflussstörung eher fördern. Da sich die Lymphgefäße nicht selbst zusammenziehen können, sind sie auf die Pumpbewegungen der umgebenden Muskulatur angewiesen. Im Abstand von einigen Stunden sollte die Patientin ca. 5-mal die Hand zur Faust ballen und die gesamte Armmuskulatur für ca. 3 Sekunden anspannen. Das leichte Ausstreichen des Armes von den Fingerspitzen zur Schulter fördert ebenfalls den Lymphabfluss. Die Patientin sollte alle Maßnahmen vermeiden, die den Lymphfluss stören können, dazu zählen einengende Kleidungsstücke, Ringe, Armbänder, das Herabhängenlassen des Armes über längere Zeit usw.

Hormontherapie

Bei postmenopausalen Patientinnen gehört die Hormontherapie mit dem Östrogenantagonisten Tamoxifen zum Standard. Voraussetzung ist allerdings, dass der Rezeptorbefund den Tumor als hormonempfindlich ausweist. Tamoxifen wirkt über eine Blockade der Östrogenrezeptoren dem Östrogeneinfluss entgegen und hemmt außerdem das Wachstum des Tumors. Auf diese Weise führt es zur Verminderung von Rezidiven und reduziert das Risiko eines Karzinoms in der anderen Brust.

Auch Aromatasehemmer sind Präparate, die man zur Behandlung von hormonempfindlichem Brustkrebs verwenden kann. Sie gehören zu den Antihormonen, da sie die Wirkung des körpereigenen Östrogens unterbinden. Bei jüngeren (prämenopausalen) Patientinnen muss die eigene, innere Östrogenproduktion ausgeschaltet werden. Dazu bedient man sich überwiegend der Gonadotropin-Releasing-Hormon-Agonisten (GnRH-Agonisten). Bei diesen Patientinnen wird so ein Östrogenmangel erzeugt.

Prognose

Die Prognose des Mammakarzinom richtet sich nach folgenden Kriterien:

Pflegeschwerpunkt Prä- und postoperative Pflege bei Mastektomie

- **Lymphknotenbefall:** aussagekräftigster Prognosefaktor,
- **Alter der Patientin:** Tumoren wachsen im fortgeschrittenen Alter meist langsamer,
- **Rezeptorbefund:** vorhandene Rezeptoren sind prognostisch günstig,
- **Stadium,** in dem der Tumor entdeckt wurde.

Bei unbehandelten Mammakarzinomen beträgt die Lebensdauer im Mittel 3,5 Jahre.

Nachsorge

M *Rezidive sind beim Mammakarzinom nicht selten und können auch noch nach vielen Jahren auftreten.*

Wegen des Vorkommens von Rezidiven beim Mammakarzinom ist eine regelmäßige Nachsorge sehr wichtig. Sie umfasst:
- körperliche Untersuchung mit Tastuntersuchung,
- Mammografie einmal im Jahr,
- Apparative Untersuchung, falls neue Beschwerden aufgetreten sind

P Pflegeschwerpunkt Prä- und postoperative Pflege bei Mastektomie

Bedeutung für die Patientin

Die Einstellungen der Patientinnen sind vielfältig und viele Gefühle hemmen die Frau im Umgang mit sich und anderen. Manche Frauen möchten oder können sich nach der Operation nicht mehr berühren oder sich im Spiegel betrachten. Sie scheuen die Blicke anderer oder die Berührung des Lebenspartners und ziehen sich zurück. Andere trauern um ihre Brust, sind aber dennoch erleichtert, mit der Brust die „in ihr wohnende Gefahr" losgeworden zu sein.

Der Verlust der Brust wird auch als ein Verlust der Identität als Frau empfunden. Brüste stehen als Symbol für Weiblichkeit, sie ernähren Kinder, sind sensibel für Berührungen – das Abnehmen der Brust kommt manchen Frauen wie eine Verstümmelung vor. Wo vorher weiche Rundungen waren, bleibt nach der Operation eine knochige, mit Narben „verunstaltete" Fläche zurück. Als Pflegeperson lässt sich nur erahnen, was in der Patientin vorgeht. Eine vertrauensvolle Beziehung ermöglicht es der Patientin, sich zu öffnen, Probleme anzusprechen und Hilfe zu erfahren. Die Pflegeperson sollte nie drängen, jedoch das Gefühl vermitteln, dass sie da ist, wenn die Patientin reden möchte.

M *Präoperative Pflege*
Es gelten die allgemeinen präoperativen Maßnahmen, wie sie in Kap. 12, S. 111, beschrieben wurden. Die Rasur umfasst die betroffene Thoraxhälfte, die Achsel und – falls Behaarung vorhanden – den Oberarm. Es ist sinnvoll, bereits im Vorfeld auf die Lagerung des Armes und seine Schonung einzugehen und der Patientin zu erklären, worauf es ankommt.

Postoperative Pflege
Neben den allgemeinen postoperativen Maßnahmen, wie:
- *der Pneumonie- und Thromboseprophylaxe,*
- *der Überprüfung der Vitalzeichen und des Bewusstseins,*
- *der Beobachtung des Wundgebietes und des Wundsekrets,*
- *der Beobachtung auf Sensibilitätsstörungen,*

sollte besonders auf die Schonung des Armes und der Nähte geachtet werden. Wenn Lymphknoten ausgeräumt wurden, können erhebliche Schmerzen und Schwellungen im Bereich der Achsel entstehen, die möglicherweise in den Arm ausstrahlen.

Lagerung

Es ist sinnvoll, den Arm entsprechend der Schwellung in Abduktionsstellung zu lagern, sodass kein Druck und keine feuchte Kammer zwischen Arm und Thoraxwand entsteht. Liegt der Arm zu eng an, kann Schweiß nicht verdunsten, es bildet sich eine feuchte Kammer, die Keimen eine gute Grundlage bietet und Störungen der Wundheilung zur Folge hätte. Gegebenenfalls sollte der Arm durch den anderen Arm bei Bewegungen unterstützt werden.

Es ist auch darauf zu achten, ob die Patientin Rechts- oder Linkshänderin ist. Je nachdem, welche Körperseite betroffen ist, ist sie vielleicht noch etwas stärker auf Unterstützung bei den ATL's angewiesen.

Hilfreich ist es, wenn die Patientin ein vorne zu knöpfendes, weites Nachthemd trägt. Beim Anziehen sollte sie zuerst mit der betroffenen Seite in den Ärmel schlüpfen.

Wundheilung

Großes Augenmerk ist auf eine komplikationslose, primäre Wundheilung zu legen, da Infektionen und die anschließende Narbenbildung die Beweglichkeit der Schulter erheblich beeinträchtigen können und ein Lymphödem fördern. Zur Ableitung des Wundsekrets liegen 1 bis 3 Drainagen im Wundgebiet der Brust und der Achselhöhle, die je nach Fördermenge

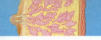

14 ■ Erkrankungen der Brustdrüse

zwischen dem 2. und 4. Tag gezogen werden. Menge, Farbe und Aussehen des Sekrets und die Sogstärke (bei Redondrainagen) werden beobachtet und dokumentiert. Veränderungen sind sofort dem Arzt mitzuteilen.

Der erste Verbandwechsel wird für die Patientin oft zur Belastungsprobe. Sie fürchtet nicht nur Schmerzen sondern auch die Konfrontation mit dem veränderten Körper. Sie scheut sich unter Umständen, selbst die Brust anzusehen und achtet mehr auf die Reaktionen der Pflegeperson oder des Arztes, der den Verbandwechsel durchführt.

Es ist daher wichtig, die eigenen Gefühle im Griff zu haben und professionell vorzugehen. Schüler, die zum ersten Mal beim Verbandwechsel dabei sind, sollten sich so stellen, dass die Patientin ihr Gesicht nicht sehen kann, z. B. am Kopfende des Bettes.

Physiotherapeuten sollten frühestmöglich einbezogen werden, da es infolge der Mastektomie zu Veränderungen der Körperhaltung kommen kann, die schmerzhafte Verspannungen und Bewegungseinschränkungen zur Folge hat.

Beratung vor der Entlassung

Die Beratung vor der Entlassung wird immer häufiger gemeinsam von Gynäkologe und Pflegeperson durchgeführt. Da die Patientin sehr unterschiedliche Fragen hat, kann sie sich an den entsprechenden Gesprächspartner wenden. Bei medizinischen Fragen wird das meist der Gynäkologe sein, bei Fragen, die die Kleidung, die Lebensweise oder das Tragen einer Brustprothese betreffen, kann die weibliche Pflegeperson beraten. Die Patientin sollte entscheiden, wem sie welche Fragen stellen möchte.

Es ist sinnvoll, bereits während des Krankenhausaufenthaltes Kontakt zu einem Sanitätshaus aufzunehmen und die Erstversorgung mit einer leichten Prothese, die mit Watte gefüllt ist, in die Wege zu leiten. Wenn die Patientin bereits eine Mitarbeiterin kennt und merkt, dass sie wertfrei und professionell beraten wird, wird sie mit weniger Scham oder unguten Gefühlen das Sanitätshaus aufsuchen, um sich eine endgültige Prothese anpassen zu lassen.

Jede Station sollte sich eine Mappe mit Informationsunterlagen zusammenstellen. Diese enthält Kontaktadressen von Selbsthilfegruppen, Informationen der Krankenkassen, z. B. zur Finanzierung der Prothese, medizinische Informationen zum Nachlesen, Buchtipps, Adressen von Sanitätshäusern, Informationen zum Antrag auf Anerkennung einer Schwerbehinderung (50 % für 5 Jahre) usw.

15 Lage- und Haltungsveränderungen der Beckenorgane

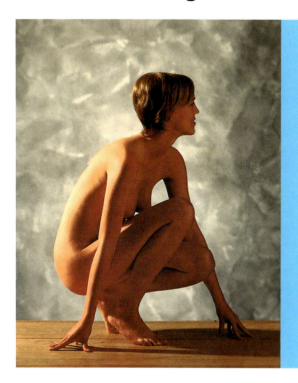
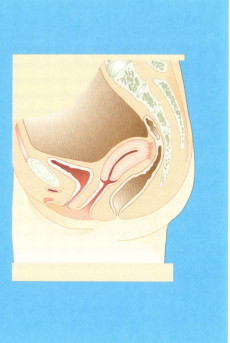

15.1 Überblick über Anatomie und Physiologie ▪ 145

15.2 Retroflexio uteri ▪ 148

15.3 Deszensus und Prolaps ▪ 148

15.4 Inkontinenz ▪ 152
15.4.1 Physiologie der Miktion und des Blasenverschlusses ▪ 152
15.4.2 Stressinkontinenz ▪ 152
15.4.3 Urge-Inkontinenz ▪ 153
15.4.4 Überlaufinkontinenz ▪ 154
15.4.5 Harnfisteln ▪ 154

P *Pflegeschwerpunkt Urininkontinenz* ▪ 155

15.1 Überblick über Anatomie und Physiologie

Die normale Lage der Genital- und Beckenorgane lässt sich am einfachsten mittels einer Seitenansicht erklären **(Abb. 15.1)**. Die räumliche Nähe des Uterus zwischen Blase und Rektum mit ihren unterschiedlichen Füllungszuständen macht eine flexible Aufhängung nötig. Der Uterus liegt der Harnblase locker an. Füllt sich die Harnblase, kann sich der Uteruskörper nach oben verschieben.

M *Nur im Bereich der Zervix sind Blase und Uterus fest verbunden, ansonsten sind beide vom Peritoneum überzogen (in **Abb. 15.1** blau dargestellt).*

Die Befestigung der Genitalorgane wird durch mehrere Mechanismen gewährleistet **(Abb. 15.2)**. Zum einen werden Uterus und Adnexe durch Bänder (Ligamenta) gestützt, v. a. durch ein Band, das die Zervix seitlich an der Beckenwand fixiert. Die runden Mutterbänder entsprechen dem Samenstrang des Mannes und ziehen in den Leistenkanal. Sie stabilisieren das Corpus uteri. Ein weiteres Band überzieht Uterus und Anhänge wie ein Umhang. Die hinteren Bänder befestigen den Uterus steißbeinwärts (**Abb. 15.3**). Diese Bänder muss man sich als bindegewebige, teils

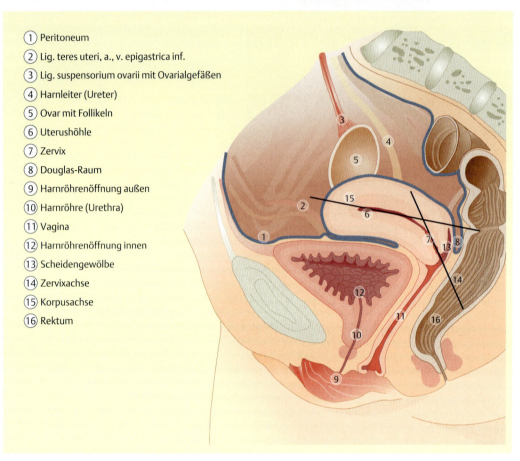

① Peritoneum
② Lig. teres uteri, a., v. epigastrica inf.
③ Lig. suspensorium ovarii mit Ovarialgefäßen
④ Harnleiter (Ureter)
⑤ Ovar mit Follikeln
⑥ Uterushöhle
⑦ Zervix
⑧ Douglas-Raum
⑨ Harnröhrenöffnung außen
⑩ Harnröhre (Urethra)
⑪ Vagina
⑫ Harnröhrenöffnung innen
⑬ Scheidengewölbe
⑭ Zervixachse
⑮ Korpusachse
⑯ Rektum

Abb. 15.1 ▪ **Genitalorgane.** Die normale Lage der Genitalorgane in Seitenansicht. Beachten Sie die enge Beziehung von Uterus und Vagina mit Blase und Rektum. Die Zervix- (**14**) und Korpusachse (**15**) sind eingezeichnet.

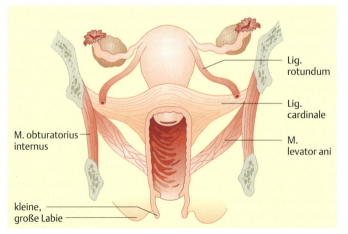

Abb. 15.2 ▪ **Bandapparat der Genitalorgane.** Die Zervix wird durch das Lig. cardinale seitlich an der Beckenwand fixiert. Die Ligg. rotunda stabilisieren das Corpus uteri.

146 ▪ Teil III Gynäkologische Erkrankungen

Überblick über Anatomie und Physiologie ▪ 15.1 ▪

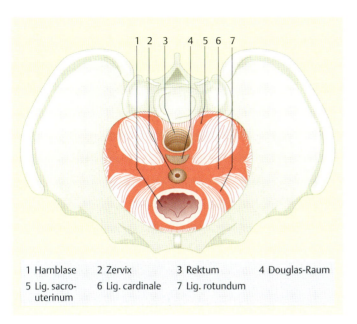

Abb. 15.3 ▪ **Fixierung des Uterus.** Im Beckenbindegewebe. Ansicht von oben.

1 Harnblase 2 Zervix 3 Rektum 4 Douglas-Raum
5 Lig. sacro-uterinum 6 Lig. cardinale 7 Lig. rotundum

muskuläre Verbindungen vorstellen, die nicht immer deutlich voneinander abzugrenzen sind. Zwischen ihnen befindet sich der Douglas-Raum, der tiefste Punkt im Becken. Die anderen Bänder sind weniger stabilisierend, in ihnen verlaufen die wichtigsten Gefäßversorgungen.

Der Spannungszustand der Bauchdecken ist ebenfalls für die Stabilität im kleinen Becken mitverantwortlich. Der Beckenboden soll das Becken nach unten verschließen und Druckerhöhungen im Bauchraum standhalten. Da der Uterus während der Schwangerschaft ausgeprägten Größenveränderungen unterworfen ist, ist eine gute Mobilität innerhalb des kleinen Beckens wichtig. Der Geburtsvorgang stellt eine außerordentliche Dehnung für den gesamten Stütz- und Halteapparat dar. Die dachziegelartige Übereinanderlagerung der einzelnen Muskelschichten des Beckenbodens machen den Durchtritt des Kopfes unter der Geburt möglich, im Wochenbett stabilisieren sich die gedehnten Muskeln und Bänder wieder. Dies muss jedoch durch geeignete Maßnahmen aktiv unterstützt werden.

Neben den Beziehungen der Eingeweideorgane im kleinen Becken zueinander, werden verschiedene Positionen innerhalb der Genitalorgane unterschieden. Am Uterus beschreibt man zwei Achsen, die einen Winkel zueinander bilden (**Abb. 15.1**). Die Halsachse verläuft durch den Zervikalkanal, ihre Krümmung gegenüber der Scheide wird -*versio* genannt. Die Körperachse verläuft durch die Gebärmutterhöhle, ihre Krümmung gegenüber der Zervixachse heißt -*flexio*.

M *Die normale Position des Uterus ist die Anteversio und Anteflexio, das heißt, dass sowohl Gebärmutterhals als auch Körper nach vorne geneigt sind.*

Außer der Retroflexio, bei der der Uteruskörper nach hinten geneigt ist, wird noch eine *Hyperanteflexion* unterschieden, die keinen Krankheitswert hat, bei der es aber wegen der extrem nach vorne weisenden Korpusachse bei Kürettagen häufiger zu Verletzungen kommt. Um den Uterus in Streckstellung zu bringen, wird bei Kürettagen oder auch beim Einlegen einer Spirale die Zervix mit einer Kugelzange angehakt und relativ kräftig nach unten gezogen. Lageanomalien können so oft ausgeglichen werden.

15.2 Retroflexio uteri

D *Bei der Retroflexio uteri ist die Gebärmutter nach hinten geknickt. Man unterscheidet eine mobile von einer fixierten Form.*

Eine Retroflexio uteri mobilis kommt häufig vor und hat an sich keinen Krankheitswert. Die Flexio ist oft mit einer Retroversio kombiniert. Richtet sich der Uterus von alleine wieder auf, macht diese Lageanomalie keine Beschwerden. Wenn eine Lageveränderung nicht möglich ist, z. B. durch Verwachsungen im Zusammenhang mit einer Endometriose oder nach einer Adnexitis, kann es zu Kreuzschmerzen oder chronischen Unterbauchschmerzen kommen, man spricht dann von einer *Retrofixatio* (**Abb. 15.4**). Hier ist die Gebärmutter im Douglas-Raum festgewachsen, die Tastuntersuchung bereitet, besonders wenn rektal untersucht wird, Schmerzen. In solchen Fällen kann eine operative Behandlung mit einer Verwachsungslösung notwendig werden. Die früher häufig durchgeführten Aufrichtungsoperationen haben sich nicht bewährt und werden heute nur noch in Ausnahmefällen vorgenommen. Bei einem retroflektierten Uterus in der Schwangerschaft sorgt das Wachstum der Gebärmutter alleine schon dafür, dass sie sich aufrichtet.

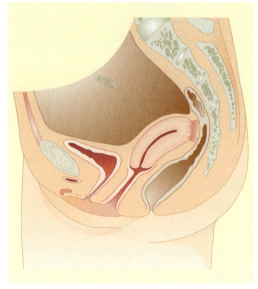

Abb. 15.4 ▪ Retrofixatio. Hier ist der Uterus durch Verwachsungen mit dem Douglasperitoneum retroflektiert und fixiert. Die rektale Untersuchung ist schmerzhaft.

15.3 Deszensus und Prolaps

D *Unter einem Deszensus versteht man die Senkung des inneren Genitales bis zur Vulva. Treten Teile der Beckeneingeweide über den Hymenalsaum (Jungfernhäutchen) nach außen, bezeichnet man das als Prolaps oder Vorfall. Hierbei wird ein Partialprolaps, bei dem Uterus und Vagina teilweise hervortreten (**Abb. 15.5**), von einem Totalprolaps unterschieden, bei dem sie vollständig vor der Vulva liegen (**Abb. 15.6**).*

Da das obere Scheidendrittel eng mit der Blasenhinterwand verbunden ist, kommt es beim Deszensus ebenfalls zu einer Aussackung der Blase. Diese Aussackung der vorderen Vaginalwand zusammen mit der Wand der Harnblase nennt man Zystozele (**Abb. 15.7**). Nach hinten kann die Rektumwand in gleicher Weise in die Scheide „durchhängen" (Rektozele (**Abb. 15.8**). Oft liegt beides kombiniert vor. Nach einer Hysterektomie kann es vorkommen, dass sich der Scheidenstumpf zusammen mit Blase und Rektum nach unten senkt. Man spricht dann von einem Scheidenstumpfprolaps.

Ursachen
Häufig liegt eine allgemeine Bindegewebsschwäche vor. Solche Patientinnen haben oft auch Varizen und

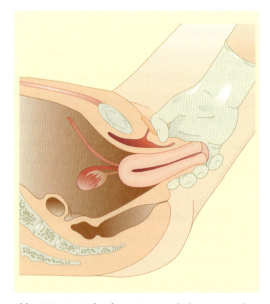

Abb. 15.5 ▪ Partialprolaps. Die Hand des Untersuchers kann den Uterus nicht vollständig umfassen.

Deszensus und Prolaps ▪ 15.3 ▪

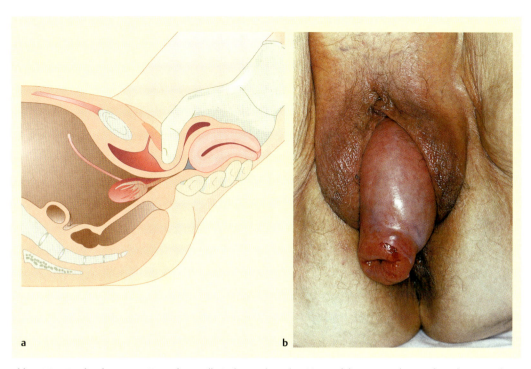

Abb. 15.6 ▪ **Totalprolaps. a** Der Uterus liegt vollständig vor der Vulva. Die Hand des Untersuchers umfasst den Uterus komplett. Die Scheide und die Blasenwand treten mit nach außen, wie in der Zeichnung zu erkennen. **b** Klinisches Bild einer Patientin mit Totalprolaps. Man erkennt ein kleines Druckulkus am Rande der Portio.

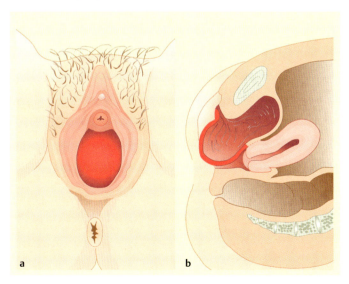

Abb. 15.7 ▪ **Zystozele. a** klinischer Befund bei der Untersuchung, **b** Schnittbild von der Seite. Beachten Sie die Aussackung der Blase (rot).

neigen zu Striae-Bildung („Schwangerschaftsstreifen"). Diese Schwäche ist erblich und therapeutisch nicht beeinflussbar.

Eine weitere Ursache stellt die Insuffizienz des Beckenbodens dar. Sie kommt durch Überdehnung zustande, z. B. nach einer Geburt. Unter der Geburt entstehen Risse oder Überdehnungen der Beckenbodenmuskulatur. Wenn diese schlecht heilen oder nicht wieder trainiert werden, kann daraus eine Senkung resultieren. Besonders gefährdet sind Frauen mit großen Kindern und rasch aufeinander folgenden Entbindungen. Adipositas stellt wegen des erhöhten

Teil III Gynäkologische Erkrankungen ▪ 149

15 ■ Lage- und Haltungsveränderungen der Beckenorgane

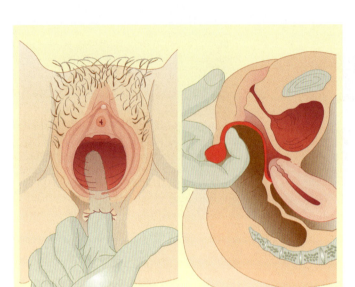

Abb. 15.8 ■ **Rektozele.** Der rektal eingeführte Finger tastet die Rektozele aus. Kotmassen bleiben in der Aussackung hängen und erschweren die Stuhlentleerung. **a** Klinisches Bild bei der Untersuchung. **b** Schnittbild von der Seite. Die Aussackung des Rektums ist rot dargestellt.

Drucks auf das Eingeweidepaket ebenfalls eine Deszensusursache dar, zumal bei adipösen Frauen auch die Spannung der Bauchdeckenmuskulatur oft zu schwach ist. Die gleiche Druckerhöhung belastet den Beckenboden auch beim schweren Heben. Deshalb sollten Wöchnerinnen dies unterlassen. Um Rücken und Beckenboden zu schonen, soll vor allem das Anheben schwerer Lasten vom Boden vermieden werden.

P *Insbesondere Frauen mit „schwachem" Bindegewebe müssen durch geeignete sportliche Betätigung und eine konsequente Beckenbodengymnastik diesen Mangel auszugleichen versuchen; sie sollten besonders auf ihr Gewicht achten.*

Symptome
Die Beschwerden, die durch die Senkung hervorgerufen werden, sind sowohl vom Ausmaß der Senkung als auch vom Empfinden der Frau abhängig. Typischerweise klagen die Frauen über ein Druckgefühl nach unten, „als falle etwas aus der Scheide". V. a. beim Totalprolaps kommt es zu einem Fremdkörpergefühl. Als besonders unangenehm wird das Hinsetzen empfunden. Ebenfalls wird häufig von den betroffenen Frauen über Kreuzschmerzen geklagt. Der gesenkte Uterus zieht an den Bändern, v. a. an der Verbindung zum Kreuzbein, was Schmerzen auslöst. Druckulzerationen z. T. mit Blutungen oder Infektionen sind besonders beim Totalprolaps ein Problem, da diese nur sehr schwer abheilen.

Durch die anatomische Nähe bedingt und durch Zysto- und Rektozele verursacht, kann es zu Inkontinenz, zu Restharnbildung und zu einer mechanisch bedingten Obstipation kommen. Wenn der Uterus tiefer tritt, kann er die Harnröhre abquetschen und das Wasserlassen erschweren. Ebenso behindern in den Zelen verbliebene Urin- oder Stuhlreste den freien Abfluss.

M *Durch eine Zelenbildung entsteht Restharn und als Folge davon eine Blasenentzündung.*

Bei jüngeren Frauen, die von einer Senkung seltener betroffen sind, können Menstruationsbeschwerden auftreten.

Diagnostik
Die Diagnose wird klinisch gestellt. Bei der Spekulumeinstellung fällt das Tiefertreten der Portio im Liegen und beim Pressversuch auf. Die Aussackungen der Vaginalwand vorne und/oder hinten geben den Hinweis auf die Mitbeteiligung von Blase und Darm. Bei der bimanuellen Untersuchung lässt der Arzt die Frau den Beckenboden anspannen, um sich einen Eindruck über die muskulären Schwächen zu verschaffen. Beim Totalprolaps kann der gesamte Uteruskörper vor der Vulva getastet werden, beim Partialprolaps nur ein Teil. Da bei den älteren Frauen der Korpus oft sehr klein und die Zervix durch die Senkung sehr lang gezogen ist, kann die Unterscheidung manchmal schwierig sein.

Wenn eine ausgedehnte Zystozele vorliegt, muss man vor einer Operation klären, ob ein so genannter Quetschhahnmechanismus entstanden ist. Dabei wird die Harnröhre von dem Uterus abgedrückt. Beseitigt man die Senkung durch die Entfernung der Gebärmutter, tritt eine Inkontinenz auf, die vorher verdeckt war. Um dieses zu prüfen, wird ein großer Wattetupfer oder ein Pessar eingelegt, um die Gebärmutter oben zu halten. Dann wird die Patientin gebeten, umher zu laufen. Tritt kein Urin aus, reicht die Korrektur der Senkung, liegt aber zusätzlich eine Inkontinenz vor, muss diese entsprechend behandelt werden.

Therapie

Man unterscheidet konservative Therapieansätze von operativen Maßnahmen. Zunächst ist eine ausreichende *Östrogenisierung* nötig. Dazu werden Salben mit Vaginalzäpfchen kombiniert. Auch eine orale Gabe von Östrogenen ist möglich, hier muss der Arzt jedoch die Nebenwirkungen beachten. Durch *Physiotherapie* wird versucht, sowohl den Beckenboden als auch die Bauchdecken zu trainieren. Es ist viel Einfühlungsvermögen seitens der Physiotherapeuten notwendig, da viele Patientinnen mit dem Begriff „Beckenboden" wenig anfangen können. Besonders beim beginnenden Deszensus, zur Prophylaxe nach der Entbindung oder nach einer erfolgten Senkungsoperation ist die Physiotherapie sehr erfolgreich (s. a. Stressinkontinenztherapie, S. 153).

Die *Pessartherapie* ist zur Überbrückung bis zur Operation oder für die Diagnostik von Bedeutung (**Abb. 15.9**). Auch kann sie bei inoperablen Patientinnen eine Hilfe sein. Hierzu wird ein Pessar, entweder ein Würfel oder eine Schale, in die Vagina eingeführt, um den Uterus oben zu halten (**Abb. 15.10**). Das Pessar „reitet" dabei auf den Beckenbodenmuskelschenkeln und wird dadurch fixiert. Da aber Reinigung und Wechsel meist von den Patientinnen nicht selbst durchgeführt werden können, ist eine lang andauernde Pessartherapie nicht praktikabel. Außerdem kommt es bei den Pessarträgerinnen häufig zu Druckulzerationen mit Blutungen und zu Infektionen.

> **P** **Beobachtung**. Ein nicht passendes Pessar verursacht Schmerzen, wenn es zu groß ist, es verrutscht oder wird verloren, wenn es zu klein ist. Wird ein Pessar falsch platziert, kann es u. U. zum Harnstau kommen, wenn die Harnröhre komprimiert oder abgeknickt wird. Informieren Sie daher die Patientin und weisen Sie sie darauf hin, sich sofort zu melden, wenn sie Harndrang hat, jedoch nicht oder nur mit stärkerem Pressen Wasser lassen kann.

Operative Verfahren dienen der Rekonstruktion des Beckenbodens und werden von vaginal aus durchgeführt. Dabei werden die Scheidenwände rekonstruiert. Scheidenverschließende Operationen werden nur noch in Ausnahmefällen durchgeführt.

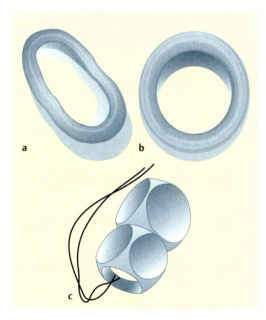

Abb. 15.9 ▪ **Verschiedene Pessarmodelle. a** Der Hodge-Pessar besteht aus mit Silikon überzogenem Metall und ist individuell anpassbar, da man ihn verbiegen kann. Ein Teil liegt unter der Urethra, der andere auf den Levatoren. Er wird vor allem bei Inkontinenz eingesetzt, weniger bei reinem Deszensus. **b** Die Ringpessare bestehen aus Porzellan, aus hartem Kunststoff oder aus weicherem Silikon. Sie finden bei einem Deszensus ohne gleichzeitiger Inkontinenz Anwendung. Die flexiblen Formen können von den meisten Patientinnen mühelos selbst eingesetzt werden. **c** Das Tandemwürfelpessar dient zur Reposition bei einer ausgeprägten Senkung. Durch die Kanten wird eine Sogwirkung mit gutem Halt an der Vaginalwand erzielt. Durch den zweiten Würfel kann die Harnröhre zusätzlich unterstützt werden. Würfelpessare gibt es auch einzeln.

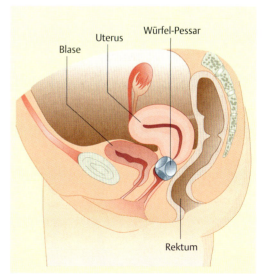

Abb. 15.10 ▪ **Pessar in situ.** Ein Würfelpessar liegt in der Scheide. Zum Einsetzen können diese weichen Pessare zusammengedrückt werden.

Liegt eine Inkontinenz vor, muss diese durch ein geeignetes Verfahren zusätzlich behandelt werden. Scheidenplastiken sind keine Inkontinenzoperationen.

Prognose
Senkungen sind trotz Operation mit einem hohen Rezidivrisiko behaftet, da an den Ursachen oft nichts geändert werden kann. So ist die Gewichtsreduktion bei adipösen Frauen und die Durchführung der Beckenbodengymnastik das beste Mittel gegen ein Rezidiv.

15.4 Inkontinenz

D *Unter Urininkontinenz versteht man den unwillkürlichen Abgang von Urin.*

Dieses sehr häufig vorkommende Krankheitsbild muss differenziert betrachtet werden. Man kann viele unterschiedliche Formen und Ursachen voneinander abgrenzen. Bei der Therapie spielt der Leidensdruck der Patientinnen eine besondere Rolle. Frauen sind von einer Inkontinenz häufiger als Männer betroffen, da ihre Urethra kürzer ist, und der Beckenboden durch die Belastungen von Schwangerschaft und Geburt für die Kontinenz ungünstiger gebaut und entsprechend beansprucht ist. Außerdem spielt im Alter ein „physiologischer" Hormonmangel eine sehr große Rolle.

15.4.1 Physiologie der Miktion und des Blasenverschlusses

M *Die Mechanismen der Blasenfüllung und Entleerung sind kompliziert. Es spielen der Sympathikus und Parasympathikus (vegetatives Nervensystem) sowie die willkürlich innervierte Muskulatur eine Rolle (**Abb. 15.11**).*

Für die Kontinenz sind mehrere Mechanismen von Bedeutung. Der quergestreifte Urethraverschlussmuskel ist eigentlich kein separater Muskel, sondern wirkt zusammen mit Fasern aus dem Beckenboden eher funktionell als Schließmuskel. Die Muskulatur der Harnröhre selbst besteht aus einer innen längs und außen zirkulär verlaufenden Muskelschicht. Da ein Teil der Urethra innerhalb des Bauches liegt und dieser Teil durch Bänder am Schambein fixiert wird, wird die Harnröhre bei einer intraabdominalen Druckerhöhung gegen die Symphyse abgedrückt. Dies ist die so genannte Druckreserve. Bei einer Senkung funktioniert dieser Mechanismus nicht mehr, da hier die Urethra zu tief liegt.

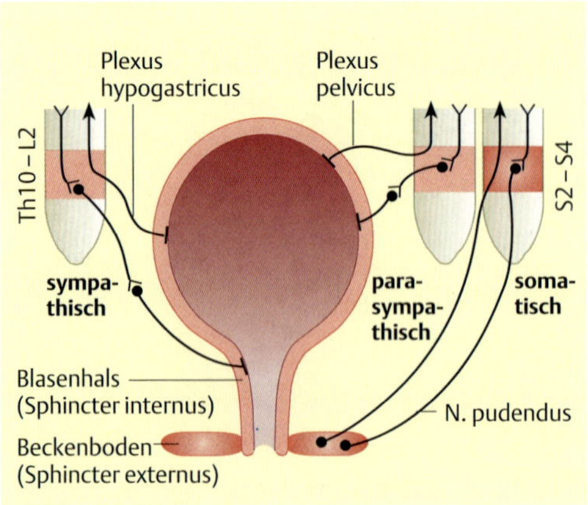

M *Für die Kontinenz ist eine ausreichende Versorgung mit Hormonen von besonderer Bedeutung.*

Die Östrogene verbessern die Durchblutung der Schleimhaut und sorgen für eine stärkere Blutfülle der Venen und somit für eine erhöhte Verschlussfähigkeit.

15.4.2 Stressinkontinenz

D *Wenn bei Erhöhung des intraabdominalen Drucks Urin unwillkürlich abgeht, weil der Verschlussmechanismus defekt ist, spricht man von Stressinkontinenz.*

Es werden **drei Grade** unterschieden:
- **Grad 1:** Urinabgang bei geringer körperlicher Belastung wie Husten, Niesen, Lachen und Pressen,
- **Grad 2:** Urinabgang bei körperlicher Arbeit, Treppensteigen oder Laufen,
- **Grad 3:** Urinabgang im Liegen.

Die Gradeinteilung erfolgt nach den Angaben der Frau, der Arzt kann jedoch auch einen Vorlagentest machen, um die ablaufenden Urinmengen zu objektivieren. Dazu wird eine Vorlage vor und nach einer körperlichen Belastung, wie z. B. Treppensteigen, gewogen. Zusammen mit der Anamnese sollte gleichzeitig nach Hinweisen für eine Blasenentzündung, wie Brennen beim Wasserlassen oder häufiger Harndrang, gesucht werden.

Abb. 15.11 ▪ **Innervation.** Der Blase.

Inkontinenz • 15.4

Diagnostik
Die Diagnose ergibt sich aus der typischen Anamnese und dem Untersuchungsbefund. Häufig ist die Stressinkontinenz zusammen mit einem Deszensus anzutreffen.

> **B** Martha H. kommt zu ihrer Frauenärztin. Sie klagt darüber, dass sie beim Tennisspielen den Urin immer schlechter halten kann. Wenn sie husten oder niesen muss, ist die Unterhose immer ein wenig nass. Nachts hat sie keine Probleme, obwohl sie auch schon mal zur Toilette muss. Von ihren drei Kindern kamen zwei spontan zur Welt, das dritte wurde mit Hilfe einer Saugglocke geboren. Alle Kinder wogen bei der Geburt über 4 kg. Aufgrund der Anamnese vermutet die Frauenärztin eine Stressinkontinenz, was sich bei den anschließenden Untersuchungen bestätigt. Sie verordnet Martha H. ein Trainingsprogramm und bittet sie ein Miktionstagebuch zu führen. In 4 Wochen soll sie dann nochmals in die Sprechstunde kommen.

Therapie
Die Therapie orientiert sich sowohl an den objektiven Befunden als auch am sehr unterschiedlichen Leidensdruck der Patientinnen. Im Vordergrund sollten konservative Maßnahmen stehen, wie Beckenbodengymnastik oder spezielle Trainingsmethoden. Es gibt hierfür Hilfsmittel, wie z. B. kleine Gewichte, die bei Belastungssituationen, wie etwa Treppensteigen, fest in der Scheide zu halten sind (z. B. Femcon, (**Abb. 15.12**)).

Wenig verwendet aber sehr wirkungsvoll sind elektronische Geräte, die sowohl den Beckenboden stimulieren als auch den selbst erzeugten intravaginalen Druck messen können (sog. Bio-feedback-Verfahren, (**Abb. 15.13**)).

Wenn diese konservativen Verfahren neben einer ausreichenden Hormontherapie nicht zum Erfolg führen, können operative Maßnahmen ergriffen werden. Grundsätzlich unterscheidet man vaginale Operationstechniken von abdominalen. Beim vaginalen Zugang ist das Prinzip einer Vielzahl von operativen Maßnahmen die Stabilisierung der Urethra und die

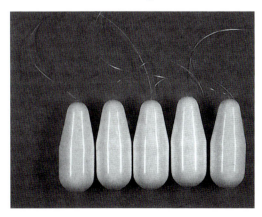

Abb. 15.12 • **Hilfsmittel.** Femcon.

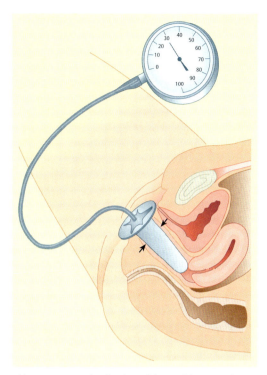

Abb. 15.13 • **Bio-feedback-Verfahren.** Elektrostimulation.

Rekonstruktion des Winkels zwischen Urethra und Blase. Diese Verfahren können mit einer vaginalen Hysterektomie und, falls notwendig, auch mit der Scheidenplastik kombiniert werden. Von der Bauchdecke aus (abdominal) wird das Gewebe neben dem Übergang der Harnröhre aus der Blase an ein Band seitlich von der Symphyse festgenäht.

Komplikationen
Bei allen operativen Verfahren besteht die Gefahr der Überkorrektur. Dann kommt es zum Harnverhalt. Deshalb wird nach solch einer Operation meist für eine längere Zeit ein Blasendauerkatheter gelegt. Leider sind Rezidive nicht selten, da die Ursachen, wie z. B. ein schwaches Bindegewebe, nicht behoben werden können. Auch postoperativ sollte ein intensives Training stattfinden.

15.4.3 Urge-Inkontinenz

> **D** Urge-Inkontinenz (auch Dranginkontinenz genannt) wird als der unwillkürliche Harnabgang mit starkem Harndrang verstanden.

Eine Dranginkontinenz ist gekennzeichnet durch ständigen Harndrang. Es kommt hierbei zu unwillkürlichen Kontraktionen des Detrusormuskels und

Teil III Gynäkologische Erkrankungen • 153

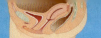

15 ▪ Lage- und Haltungsveränderungen der Beckenorgane

dadurch zu einem Harnfluss. Ursache ist oft eine Entzündung der Blase, v. a., wenn diese bereits chronisch ist. Auch Blasentumoren, vorangegangene Strahlentherapien oder Operationen können eine Urge-Inkontinenz auslösen. Neurologische Erkrankungen sowie psychosomatische Aspekte spielen ebenso eine Rolle.

> **M** *Häufige Ursache für eine Urge-Inkontinenz ist ein Östrogenmangel.*

Diagnostik
Für die Diagnostik ist auch hier die Anamnese besonders wichtig. Welche Form der Urge-Inkontinenz vorliegt, kann dann anhand des anatomischen Bildes sowie einer urodynamischen Untersuchung festgestellt werden. Dazu wird ein Katheter in die Blase eingeführt; unter Füllung der Blase mit warmer physiologischer Kochsalzlösung werden dann verschiedene Messungen durchgeführt. Außerdem sollte eine Zystoskopie (Blasenspiegelung) vorgenommen und eine Urinkultur angelegt werden.

Therapie
Die Therapie richtet sich natürlich nach der Ursache. Operationen führen in diesen Fällen eher zu einer Verschlechterung des Krankheitsbildes. Die *Östrogentherapie* steht an erster Stelle, weil damit oft auch chronische Blasenentzündungen gebessert werden können. Blasentraining mit Miktionskontrolle ist fester Bestandteil der Therapie, aber den Patientinnen mitunter schwierig zu vermitteln. Hier sind einfühlsame Therapeuten besonders wichtig. Medikamentös können Spasmolytika und manchmal auch zentral wirksame Substanzen, wie z. B. Valium, helfen.

Von der Urge-Inkontinenz muss die *Reflexinkontinenz* unterschieden werden, bei der es ohne Harndrang zu reflektorischen Blasenentleerungen kommt. Die Reflexinkontinenz ist meist die Folge von Rückenmarksstörungen (z. B. bei einer Querschnittlähmung).

15.4.4 Überlaufinkontinenz

> **D** *Wenn die Blase zu sehr gefüllt ist, kommt es bei den betroffenen Frauen unwillkürlich zu einem teilweisen Abfließen des Urins (Überlaufinkontinenz). Es bleibt jedoch eine große Restharnmenge in der Blase zurück.*

Diese Form der Harninkontinenz kommt nach radikalen gynäkologischen Operationen, wie z. B. beim Zervixkarzinom, vor. Durch eine Verletzung von Nerven kann die Blase nicht adäquat entleert werden. Auch im Rahmen einer diabetischen Neuropathie kann die Blasensensibilität gestört sein. Mechanisch bedingt, kommt es beim *Quetschhahnphänomen* zu Entleerungsstörungen, wenn ein Hindernis die Urethra abdrückt. Das kann bei Tumoren oder (häufiger) beim Deszensus der Fall sein.

Die Therapie orientiert sich an den Ursachen. Bei operierten oder bestrahlten Patientinnen können Medikamente, die die Blasenentleerung fördern, helfen (z. B. Doryl oder Ubretid). α-Rezeptoren-Blocker, wie Dibenzyran, erniedrigen den Tonus des Sphinkters und erleichtern so die Miktion. Liegt ein Prolaps vor, sollte dieser natürlich operativ angegangen werden.

15.4.5 Harnfisteln

> **D** *Harnfisteln nennt man Verbindungen des harnableitenden Systems mit Hohlorganen der Umgebung. Ist die Scheide betroffen, kommt es zu einem Harnabgang über die Vagina* (**Abb. 15.14**).

Für die Diagnose ist die Anamnese von entscheidender Bedeutung. In unklaren Fällen wird die Blase mit blau eingefärbter Kochsalzlösung aufgefüllt und die Verbindungsstelle gesucht. In schwierigen Fällen kann auch ein intravenöses Urogramm notwendig sein.
Als Ursachen kommen infrage:
- Verletzungen,
- schwere Geburten mit ausgedehnten Geburtsverletzungen,
- Operationen,
- Tumorleiden.

Harnfisteln müssen sehr sorgfältig operiert werden. Oft ist die Zusammenarbeit mehrerer medizinischer Disziplinen notwendig. Zur „Trockenlegung" solcher Fisteln werden zwischenzeitlich auch Nierenbeckenschienungen vorgenommen.

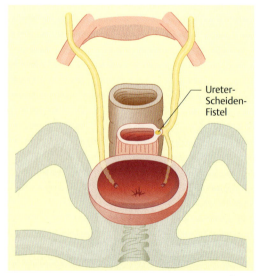

Abb. 15.14 ▪ **Fistel.** Eine Ureter-Scheiden-Fistel wird dargestellt. Der Urin kann über die Scheide abfließen.

Pflegeschwerpunkt Urininkontinenz

Neben dem Beckenbodentraining sind es die Kontinenztrainingsprogramme und die Versorgung mit den richtigen Pflegehilfsmitteln, die den betroffenen Patientinnen deutlich mehr Sicherheit und eine höhere Lebensqualität verschaffen. Wenn auch das Thema intime Bereiche berührt, ist Offenheit die Ausgangsbasis für die Erlangung der Kontinenz. Auch bei diesem Thema ist das Vertrauen in die Pflegeperson sehr wichtig.

Am Beginn aller Aktivitäten steht eine Pflegeanamnese, die sich überwiegend mit der Kontinenz und den Ausscheidungsgewohnheiten beschäftigt, darüber hinaus aber auch Lebensaktivitäten, wie z. B. Essen und Trinken, Bewegen, Kommunikation etc., berührt. Wichtig ist es, zu ermitteln, um welche Inkontinenz es sich handelt und wann der Urinabgang erfolgt, z. B. beim Husten, Niesen, auf dem Weg zur Toilette etc. Es ist sinnvoll, über 3 bis 4 Tage ein Protokoll zu führen, um die Inkontinenz individuell beurteilen zu können.

Das Alter der Patientin, Einschränkungen der Beweglichkeit, neurologische Erkrankungen, wie z. B. Demenz, Sehstörungen etc., geben ebenfalls Aufschlüsse, mit welchen Maßnahmen sich das Problem lösen lassen könnte. (**Tab. 15.1**) benennt die Störfaktoren, was sie bewirken und welche Pflegemaßnahmen ergriffen werden können.

Tabelle 15.1 Inkontinenzbegünstigende Faktoren (THIEME, Pflege, 2004)

Inkontinenzbegünstigende Faktoren	Folgen	Pflegemaßnahmen in Zusammenarbeit mit anderen Berufsgruppen
Physiologische Altersveränderungen • verminderte Blasenkapazität • abnehmende Kontraktionskraft des Blasenmuskels • Abnahme der Toleranzzeit zwischen Wahrnehmung des Harn-/Stuhldrangs und Zeitpunkt der Entleerung • Östrogenmangel bei Frauen mit atrophischer Urethritis u. Kolpitis	• Miktion bei 200–250 ml • Gefahr der Restharnbildung • Gefahr des unwillkürlichen Harn- und Stuhlverlusts • pH-Wertveränderungen in der Vagina, vermehrter Harndrang, Infektionsneigung	• Miktionsvolumen erfassen durch Abmessen des Urins beim Toilettengang • Restharn überprüfen in Absprache mit dem Arzt (Ultraschall) • Feststellen der Toleranzzeit Inspektion d. Genitale, Gefühl der Trockenheit der Scheide erfragen, Patientinnen über die Veränderung informieren, evtl. Mithilfe bei der Verabreichung von Östrogenen
Verschlussleistung des Beckenbodens für die Blase durch Druckbelastung gemindert (z. B. durch Adipositas, schweres Heben und Tragen)	unzureichender Blasenverschluss	• Information der Betroffenen über die Funktion des Beckenbodens beim Blasenverschluss • Beckenbodentraining • Schulung zum richtigen Heben u. Tragen in Zusammenarbeit mit Physiotherapeuten • Information u. Anleitung zur Gewichtsreduktion
Obstipation (Verstopfung)	Harndrang kann verstärkt werden	• Obstipation erfassen, Maßnahmen zur Obstipationsbehandlung und -prophylaxe einleiten • Betroffene über die Zusammenhänge informieren
Patientin hat akuten, symptomatischen Harnwegsinfekt	verstärkter Harndrang, verringerte Toleranzzeit	• Urinbeobachtung (Miktionsfrequenz, Geruch, Beimengungen etc.) • Information der Patientin (evtl. Brennen, Schmerzen beim Wasserlassen, verstärkter Harndrang) • zur verstärkten Flüssigkeitszufuhr anregen

Tabelle 15.1 (Fortsetzung)

Inkontinenzbegünstigende Faktoren	Folgen	Pflegemaßnahmen in Zusammenarbeit mit anderen Berufsgruppen
Eingeschränkte Funktion der unteren Extremität (Gehen, Aufstehen, Hinsetzen)	▪ Zeit beim Gang zur Toilette verlängert ▪ Zeitintervall zwischen Wahrnehmen des Harndrangs und willkürlicher Entleerung verlängert ▪ Hinsetzen auf die Toilette erschwert	Funktionelle Fähigkeiten erfassen ▪ Toilettengang einüben in Zusammenarbeit mit Physiotherapie, z. B. Einsatz von Gehhilfen, Toilettensitzerhöhung, evtl. Toilettenstuhl, Steckbecken, evtl. Anleitung der Angehörigen bei den Hilfestellungen ▪ Toilettentraining
Eingeschränkte Funktion der oberen Extremität (Schulter-Armbewegung, Feinmotorik)	Öffnen u. Ausziehen der Kleidung erschwert	▪ Veränderung der Kleidung (z. B. Klettverschlüsse) ▪ Selbsthilfetraining
Eingeschränkte sprachliche Äußerungsfähigkeit in Verbindung mit eingeschränkter Selbstständigkeit (z. B. Schlaganfall)	Patientinnen können erschwert Harndrang äußern und Hilfe beim Toilettengang erbitten	▪ auf nonverbale Äußerungen achten (z. B. Unruhe, Nesteln an der Kleidung) ▪ mit Pat. Zeichen für Harndrang und Hilfe vereinbaren (z. B. Pat. zeigt auf Unterbauch) ▪ Klingel bereitstellen
Eingeschränkte Orientierung (z. B. Sehstörung, Verwirrtheit)	Auffinden der Toilette erschwert oder nicht möglich, Gefahr des Urinverlusts	▪ Einübung des Gangs zur Toilette ▪ Kennzeichnen der Toilette (z. B. Symbole) ▪ evtl. Toilettenstuhl oder andere Hilfen anbieten
Eingeschränkte kognitive Fähigkeiten (z. B. Entwicklungsverzögerung, geistige Behinderung, demenzielle Erkrankung)	Harndrang kann nicht interpretiert werden	▪ Verhaltensbeobachtung ▪ Toilettentraining ▪ Orientierungshilfen ▪ Assistenz beim Toilettengang ▪ einfache Wortwahl ▪ Beratung und Anleitung der Angehörigen über die Fähigkeitsstörung und notwendige Hilfestellungen
Psychische Belastungen (z. B. Abhängigkeit von der Hilfe anderer, Angst, Verunsicherung, Veränderung der Lebenssituation, Depression)	▪ Hilfe zum Toilettengang wird als beschämend erlebt, nicht in Anspruch genommen ▪ Antriebshemmung durch Depression ▪ Toilettengang wird hinausgezögert	▪ Aufbau einer vertrauensvollen Pflegebeziehung ▪ Gesprächsbereitschaft signalisieren, ▪ auf Ängste eingehen ▪ Information zum Krankenhausaufenthalt und Erkrankung geben ▪ zum Toilettengang auffordern bzw. erinnern ▪ Unterstützung in der Selbstständigkeit beim Toilettengang
Einnahme bestimmter Medikamente, z. B. ▪ Anticholinergika, Opioide, Ca-Antagonisten ▪ Diuretika ▪ Sedativa	▪ Kontraktionsschwäche des Blasenmuskels ▪ verstärkte Urinproduktion ▪ verzögerte Wahrnehmung des Harndrangs, Verwirrtheit	▪ Pat. nach dem Gefühl der entleerten Blase nach dem Toilettengang fragen ▪ Ein- und Ausfuhrkontrolle ▪ Restharnkontrolle in Rücksprache mit dem Arzt ▪ Pat. auf Nebenwirkungen beobachten ▪ Verhaltensbeobachtung, z. B. Orientierung
Blasenreizstoffe (Alkohol, Koffein) verstärken Harndrang und Diurese	Ausscheidung wird angeregt, Harndrang wird verstärkt wahrgenommen	Aufklärung über die Wirkung und Anleitung zur Selbstbeobachtung

Pflegeschwerpunkt Urininkontinenz

Tabelle 15.1 (Fortsetzung)

Inkontinenzbegünstigende Faktoren	Folgen	Pflegemaßnahmen in Zusammenarbeit mit anderen Berufsgruppen
Inkontinenzbegünstigende Umgebungsfaktoren: • entfernt gelegene Toilette, schwer zugängliche Toilette • niedrige Toilette • unsaubere, kalte Toilette • Toilette ist schlecht auffindbar	• Toilettengang ist zeitaufwändig • Hinsetzen und Aufstehen ist erschwert • Toilettengang wird hinausgezögert • Toilettengang ist zeitaufwändig	• Pat. beim Toilettengang beobachten, Störfaktoren feststellen • Selbsthilfetraining in Zusammenarbeit mit Physiotherapie und Ergotherapie gegebenenfalls Veränderungen der Toilette (z. B. Haltegriffe, Türverbreiterung), Toilettenstuhl bereitstellen • Toilettensitzerhöhung • für gutes Raumklima in der Toilette sorgen • deutliche Kennzeichnung der Toilette in Institutionen, Weg zur Toilette einüben

Kontinenztrainingsprogramm

Das Beckenbodentraining wird meist von Physiotherapeuten durchgeführt. Das Hauptziel der funktionellen Übungen ist die Wiederherstellung der Funktionsfähigkeit der Beckenbodenmuskulatur. Im Einzelnen geht es darum,
- die Beckenbodenmuskeln bewusst zu spüren,
- die Koordination der Aktivität der Beckenbodenmuskeln mit der des Zwerchfells wiederherzustellen,
- die Aktivität der Muskeln rund um den Beckenboden und die Funktion der Beckenbodenmuskeln zu koordinieren und
- die Muskelfasern zu trainieren.

Das Toilettentraining umfasst verschiedene Formen des Blasentrainings. Beim Blasentraining „bladder drill", das bei bestimmten Formen der Dranginkontinenz angewendet wird, darf die Patientin nur zu ganz bestimmten Zeiten Wasser lassen, egal ob sie Harndrang hat oder während der Zeitintervalle unkontrolliert Urin verliert. Die Ergebnisse werden im Protokoll dokumentiert. Das Ziel ist die Gewöhnung der Blase an bestimmte Entleerungszeiten.

Hilfsmittel

Bei der Wahl der Hilfsmittel sollten folgende Kriterien beachtet werden:
- die Größe der Hilfsmittel muss den Ausscheidungsmengen angepasst werden,
- es sollte möglichst einfach anwendbar und hautverträglich sein,
- es sollte zwischen Tag- und Nachtlösungen unterschieden werden.

Es hat sich als sehr sinnvoll herausgestellt, zum Beratungsgespräch einen Mitarbeiter des örtlichen Sanitätshauses hinzuzuziehen. Manche Kliniken verfügen über speziell geschulte Inkontinenzberater, denen sich die Patientin anvertrauen kann. Die Pflegeperson bildet dabei das Bindeglied und kann auf der Station für die nötige Unterstützung und die besten Voraussetzungen, z. B. für ein Toilettentraining sorgen.

IV

IV Geburtshilfe

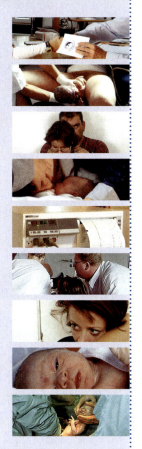

16 Beginn der Schwangerschaft • 160

17 Physiologie der Geburt • 175

18 Analgesie und Anästhesie in der Geburtshilfe • 187

19 Wochenbett und Laktation • 192

20 Pathologische Schwangerschaft • 206

21 Pathologie des Geburtsablaufs • 253

22 Pathologische Veränderungen während des Wochenbetts • 268

23 Das Neugeborene • 278

24 Prinzipien der wichtigsten geburtshilflichen Operationen • 283

16 Beginn der Schwangerschaft

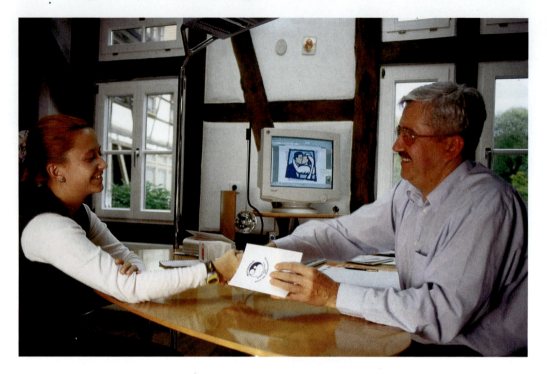

16.1	**Befruchtung und Frühentwicklung ▪ 160**		16.2.6	Schilddrüse ▪ 167
16.1.1	Plazenta ▪ 161		16.2.7	Gebärmutter ▪ 167
16.1.2	Physiologie der Plazenta ▪ 162		16.2.8	Vagina, Vulva, Adnexe ▪ 167
16.1.3	Eihäute ▪ 164		16.2.9	Halte- und Stützapparat ▪ 167
16.1.4	Nabelschnur ▪ 164		16.2.10	Brustdrüse ▪ 167
16.1.5	Fruchtwasser ▪ 164		16.2.11	Feststellung der Schwangerschaft ▪ 168
			16.2.12	Mutterschaftsrichtlinien ▪ 169
16.2	**Physiologische Veränderungen des mütterlichen Organismus in der Schwangerschaft ▪ 164**		16.2.13	Anamnese ▪ 169
			16.2.14	Schwangerschaftsdauer, Berechnung des Geburtstermins ▪ 169
16.2.1	Herz und Kreislauf, Blut, Lunge ▪ 164		16.2.15	Untersuchung der Schwangeren ▪ 169
16.2.2	Nieren ▪ 165		16.2.16	Beratung der Schwangeren ▪ 170
16.2.3	Ableitende Harnwege ▪ 165		16.2.17	Arzneimittel und Impfungen in der Schwangerschaft ▪ 171
16.2.4	Magen-Darm-Trakt ▪ 166			
16.2.5	Haut/Haare ▪ 166		16.2.18	Pränatale Diagnostik ▪ 172

16.1 Befruchtung und Frühentwicklung

Für eine Schwangerschaft müssen eine befruchtungsfähige Eizelle und ein befruchtungsfähiges Spermium zur Verfügung stehen. Beim Geschlechtsverkehr gelangen die Samenfäden in das Scheidengewölbe, in welches die Portio eintaucht. In den im Gegensatz zum sauren Scheidenmilieu alkalischen Zervixdrüsen finden die Spermien ein ideales Milieu, um ein Depot zu bilden. Sie können in günstiger Umgebung bis zu 48 Stunden befruchtungsfähig bleiben. Der Zervixschleim verändert sich zyklisch und ist zum Zeitpunkt der Ovulation flüssiger und so für die Samenfäden gut durchdringbar (s. Billingsmethode zur Schwangerschaftsverhütung, S. 31).

Den Weg bis zum ampullären Ende des Eileiters, in dem die Befruchtung in den meisten Fällen stattfindet, bewältigen die Spermien durch eigene aktive Fortbewegung mittels ihrer Geißeln. Unterstützt wird die Wanderung durch den Orgasmus der Frau. Dieser ist aber für die Entstehung einer Schwangerschaft nicht zwingend notwendig.

M *Die Befruchtung findet am häufigsten im ampullären Anteil des Eileiters statt (**Abb. 16.1**).*

Die Eizelle ist während der Ovulation vom Fimbrientrichter aufgenommen worden. Sie bleibt nur wenige Stunden befruchtungsfähig. Treffen Eizelle und Samenzelle aufeinander, dringt das Spermium in die Eizelle ein. Normalerweise verhindert eine Befruchtung, dass ein zweites Spermium eindringen kann.

Die Verschmelzung von Eizelle und Samenzelle führt dazu, dass nun eine Zygote entsteht, die den typischen doppelten = diploiden Chromosomensatz besitzt. Jetzt beginnt eine rasante Zellteilung. Nach nur vier Tagen ist die aus 32 Zellen bestehende Morula entstanden, gleichzeitig wird die befruchtete Eizelle mittels Flimmerepithelschlag, Sekretstrom und Peristaltik zum Uterus befördert (**Abb. 16.1**). In der Morula bildet sich jetzt ein Hohlraum, es entwickelt sich die Blastozyste.

M *Aus der Blastozyste differenzieren sich die äußeren Zellen zum Trophoblasten, aus dem die Plazenta entsteht und die inneren Zellen zum Embryoblasten, aus dem das Kind entsteht.*

Wenn die Blastozyste in der Uterushöhle ankommt, trifft sie auf eine optimal vorbereitete Uterusschleimhaut, Dezidua, die es dem Trophoblasten erlaubt, sich darin einzunisten. Dieser Vorgang wird durch die Gestagene ermöglicht. Aufgrund der Vermehrung der Spiralarterien wird die Uterusschleimhaut besser mit Blut versorgt und durch das vermehrte Einlagern von Glykogen nährstoffreicher. Am Ende der Implantation verschließt sich die Uterusschleimhaut über der Blastozyste. Im Rahmen der Implantation kommt es manchmal zu einer geringfügigen Einnistungsblutung. Da diese aber im Zeitraum der zu erwartenden Regelblutung auftritt, kann die Blutung zu Verwechslungen in der Terminberechnung führen.

Bislang hat sich die Zygote aus ihrem Vorrat und den Nährstoffen des Tubensekrets ernährt. Jetzt eröffnet der in die Schleimhaut der Gebärmutter eindringende Trophoblast mütterliche Gefäße und sichert so die Versorgung des Embryos.

16.1.1 Plazenta

Entwicklung

Zusammen mit der Gebärmutterschleimhaut an der Nidationsstelle, bildet der Trophoblast die Plazenta. Hier wachsen die Zotten bis zur basalen Endometriumschicht vor. Von der mütterlichen Seite aus ist gewährleistet, dass das Eindringen hier endet. Wenn dieser Mechanismus gestört ist, kann es in der Nachgeburtsperiode zu Ablösungsstörungen der Nach-

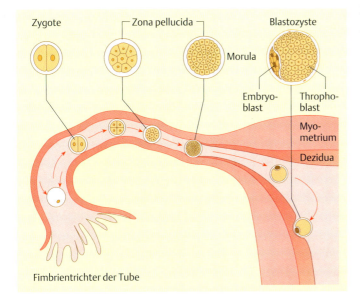

Abb. 16.1 ▪ **Befruchtete Eizelle.** Wanderung durch die Tube zum Uterus. Während der Wanderung findet eine Zellvermehrung bis zur Blastozyste statt.

geburt kommen (Placenta increta). Der wachsende Fetus braucht mehr Nährstoffe und so reift die Plazenta schnell aus. Es entstehen immer mehr Zotten, die die Austauschfläche vergrößern.

Die reife Plazenta

Die ausgereifte Plazenta ist oval und scheibenförmig mit ca. 20 cm Durchmesser und einer Dicke von ca. 2 cm. Nach der Ablösung ist die mütterliche Seite von einer dünnen Schicht Gebärmutterschleimhaut überzogen. Dem Fetus zugewandt ist ein spiegelnder Amnionüberzug und in der Mitte der Abgang der Nabelschnur zu sehen. Hier überziehen die Gefäße die Plazenta.

M *Die mütterliche Seite der Plazenta zeigt die Anhaftungsoberfläche an der Gebärmutterwand, während auf der fetalen Seite die sich aufzweigenden Nabelschnurgefäße zu sehen sind (**Abb. 16.2**).*

16.1.2 Physiologie der Plazenta

Die Kotyledonen stellen Strömungseinheiten einzelner Zottenbäume dar. Das Blut fließt über die Nabelschnur vom Kind in diese Zotten. Hier verteilt sich das Blut ähnlich wie in der Lunge. Die Zotten tauchen in Blutseen ein, die von mütterlichem Blut gefüllt sind. Da hier die Austauschfläche groß und die Schicht als sog. synzytiokapillare Membran sehr dünn ist, kann ein Stoffaustausch erfolgen (**Abb. 16.3**). Man unterscheidet den passiven und den aktiven Transport. Zu dem passiven Stofftransport gehört die Diffusion, die zum Ziel hat, unterschiedliche Stoffkonzentrationen auszugleichen.

Dieses Diffusionsprinzip ist für Gase, also für Sauerstoff und Kohlendioxid wichtig. Glukose wird auch durch Diffusion übergeleitet, hier helfen aber besondere Trägermoleküle, damit eine genügende Energieversorgung des Fetus ermöglicht wird (sog. erleichterte Diffusion). Durch die Gefäßwände hindurch können zelluläre Blutbestandteile, wie z. B. Erythrozyten wandern.

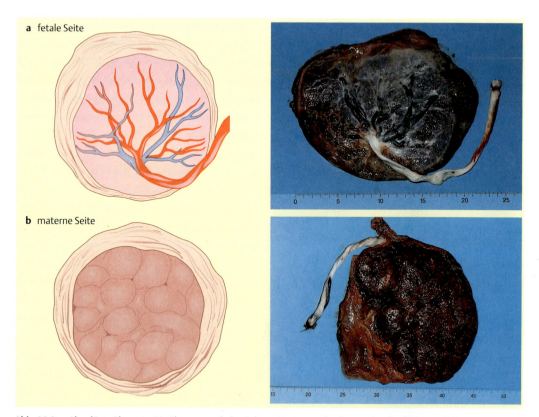

Abb. 16.2 ▪ **Abgelöste Plazenta.** Die Plazenta nach der Geburt. Die Unterschiede zwischen kindlicher und mütterlicher Seite werden deutlich.

Befruchtung und Frühentwicklung 16.1

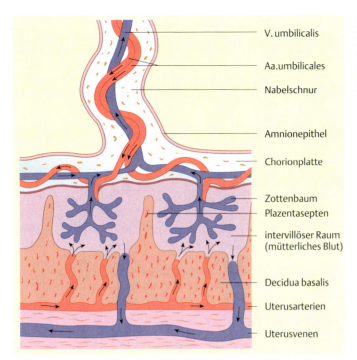

Abb. 16.3 ▪ Stoffaustausch in der Plazenta. Die Funktion der Plazenta im Schema. Es besteht keine Verbindung zwischen dem kindlichen und mütterlichen Kreislauf. Der Stoffaustausch erfolgt über die synzytiokapillare Membran (in der Abb. blau).

Bestimmte Nährstoffe und Immunglobuline werden durch aktiven Stofftransport durch die Zellmembran geleitet. Die Kenntnis über die Durchlässigkeit der Membran für einzelne Stoffe und Zellen ist wichtig, um beurteilen zu können, welche Medikamente oder Keime vom mütterlichen Organismus zum kindlichen gelangen können (Plazentaschranke). So werden z. B. Immunglobuline der Klasse IgG transportiert, die der Klasse IgM jedoch wegen ihrer Größe nicht.

Um die Versorgung mit Sauerstoff zu verbessern, gibt es mehrere Hilfsmechanismen. Das fetale Hämoglobin (Hbf) hat eine größere Fähigkeit, Sauerstoff zu binden als erwachsenes Hämoglobin. Auch kann es im Gewebe Sauerstoff schneller wieder abgeben. Die physiologische fetale Tachykardie fördert darüber hinaus den Stoffaustausch.

M *Der mütterliche ist vom kindlichen Kreislauf durch die kindlichen Zotten getrennt. Es kommt nicht zu einem Blutaustausch zwischen Mutter und Kind, sondern nur zu einem Stoffaustausch.*

Trotz der getrennten Kreisläufe können unterschiedliche Partikel, wie Bakterien, Erythrozyten und sogar Protozoen, die Plazentaschranke unter bestimmten Umständen überwinden.

Eine weitere Funktion der Plazenta ist die Produktion von Hormonen. Die frühen Schwangerschaftsveränderungen werden durch das Gelbkörperhormon (Progesteron) gesteuert, das vom Corpus luteum nach der Ovulation freigesetzt wird. Der Trophoblast produziert das Hormon hCG (**h**umanes **C**horion**g**onadotropin). Es hat die Aufgabe, das Corpus luteum zu erhalten und so die Schwangerschaft hormonell zu stützen. Das Corpus luteum bleibt bis zur ca. 8. SSW (**S**chwanger**s**chafts**w**oche) bestehen. hCG spielt nur in den ersten Schwangerschaftswochen eine Rolle, es hat sein Maximum um die 10. SSW. Der Nachweis von hCG ist die Grundlage des Schwangerschaftstests. Nach der 10. Woche produziert die Plazenta größere Mengen an Östrogen, Progesteron und plazentarem Wachstumshormon. Die Östrogene sind v. a. für die Veränderungen bei der Mutter, wie Auflockerung des Gewebes und Wassereinlagerung zuständig. Die Gestagene schaffen zunächst die günstigen Einnistbedingungen und sind dann für den Erhalt der Schwangerschaft verantwortlich. Sie fördern ebenfalls den Ausreifungsprozess und die Milchbildung in der Brust.

M **Östrogene bewirken**:
- *Auflockerung des Gewebes,*
- *Wassereinlagerung,*
- *Wachstum.*

Gestagene bewirken:
- *günstige Einnistbedingungen,*
- *Erhalt der Schwangerschaft,*
- *Milchbildung.*

16.1.3 Eihäute

Die Eihäute bestehen aus zwei Schichten, dem innen liegenden Amnion und dem äußeren Chorion. Die Eihäute nehmen aktiv am Stoffaustausch teil, sie produzieren und resorbieren Fruchtwasser.

16.1.4 Nabelschnur

Die Nabelschnur ist die Verbindung zwischen Plazenta und Kind, sie besteht aus drei Gefäßen: zwei Arterien und einer Vene (**Abb. 16.4**). Der Blutfluss in der Nabelschnur wird in Bezug auf das Kind definiert:

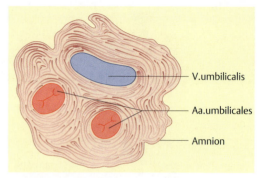

Abb. 16.4 ▪ Nabelschnur im Querschnitt.

M *In den Nabelarterien fließt sauerstoffarmes Blut vom Kind weg zur Plazenta. In der Nabelvene fließt sauerstoffreiches Blut von der Plazenta zum Kind.*

Die sog. Wharton-Sulze, ein dickflüssiges Bindegewebsgerüst, umgibt die Gefäße. Dadurch und aufgrund ihres spiraligen Verlaufs ist die Nabelschnur gegen Abknickungen geschützt.

16.1.5 Fruchtwasser

Das Fruchtwasser ist eine klare Flüssigkeit, die das Kind in der Fruchtblase ganz umgibt. Es wird von den Eihäuten und von den Nabelschnurgefäßen gebildet und wieder resorbiert. Das Kind ist durch seine Urinausscheidung ebenfalls an der Produktion beteiligt. Gleichzeitig trinkt der Fetus sein Fruchtwasser. Durch diesen Kreislauf wird es ca. alle 3 Stunden ausgetauscht. Die Aufgabe des Fruchtwassers besteht neben dem Stoffwechsel hauptsächlich darin, dem Kind genügend Bewegungsfreiheit zu geben. Auch für die Entwicklung der fetalen Lunge wird das Fruchtwasser benötigt. Außerdem wirkt die Flüssigkeit in der Fruchtblase wie ein Stoßdämpfer, da das Kind im Wasser geschützt liegt. Die Fruchtwassermenge beträgt in der 20. SSW ca. 500 ml, steigert sich bis zur 38. SSW auf bis zu 1,5 l, um gegen Ende der Schwangerschaft wieder abzunehmen.

Im Fruchtwasser schwimmen die Vernixflocken. Das sind kleine Ablösungen der sog. Käseschmiere (Vernix). Das Kind ist von dieser fettreichen Substanz umgeben. Sie schützt die Haut vor dem Einfluss des Wassers. Fehlende Käseschmiere und somit fehlende Vernixflocken im Fruchtwasser sind ein Zeichen dafür, dass der Geburtstermin erreicht ist.

16.2 Physiologische Veränderungen des mütterlichen Organismus in der Schwangerschaft

Der Körper der Schwangeren muss sich während der Schwangerschaft angesichts der vermehrten mechanischen Belastungen durch die sich vergrößernde Gebärmutter und der verstärkten Ansprüche durch den heranwachsenden Fetus umstellen. Zugleich dienen viele der Veränderungen der Vorbereitung auf die Geburt.

16.2.1 Herz und Kreislauf, Blut, Lunge

Mit den folgenden physiologischen Kreislaufveränderungen ist während der Schwangerschaft zu rechnen:
- Steigerung des Blutvolumens,
- Zunahme des Herzminutenvolumens,
- Blutdruckschwankungen,
- Zunahme der Pulsfrequenz,
- veränderter Venendruck.

Während der Schwangerschaft nimmt die Gebärmutter an Größe zu. Außerdem entwickelt sich durch die Plazenta ein neuer Kreislauf im Körper der Schwangeren. Dies zieht die Notwendigkeit einer erhöhten Herzleistung nach sich. So ist neben einer Vergrößerung des Herzmuskels um etwa 25 g eine Erhöhung der Herzfrequenz um bis zu 20 Schläge pro Minute feststellbar.

P *Beobachtung. Eine Pulsfrequenz von bis zu 100 Schlägen pro Minute (in Ruhe) gilt bei der Schwangeren noch als normal.*

Veränderungen des mütterlichen Organismus ▪ 16.2

Das Herz-Zeit-Volumen (Frequenz × Schlagvolumen pro Minute) ist um etwa 50 % gesteigert (ca. 6 l/min). Da der wachsende Uterus zu einem Zwerchfellhochstand führt, begibt sich das Herz in eine zunehmende Querlage und Drehung. Deshalb kann es während der Schwangerschaft zu akzidentellen (= zufälligen) Herzgeräuschen während der Auswurfphase des Herzens kommen. Eine Erkrankung des Herzens liegt in diesem Fall nicht vor.

Der Blutdruck der Frau fällt zu Beginn der Schwangerschaft ein wenig ab, entspricht bis zum letzten Schwangerschaftsdrittel gemeinhin der Norm und kann dann unter Umständen einen leichten Anstieg erfahren. Befindet sich die Schwangere in Rückenlage kann es zu einem ganz empfindlichen Blutdruckabfall kommen. Dies ist darauf zurückzuführen, dass die Gebärmutter in dieser Körperhaltung die untere Hohlvene komprimiert. Folge ist ein geringerer Rückfluss des venösen Blutes zum Herzen und damit ein verringertes Herzzeitvolumen und ein Blutdruckabfall. Hieraus resultiert wiederum eine eingeschränkte Hirndurchblutung, was bis zum Kollaps führen kann. Man spricht hier von einem *Vena-cava-Kompressionssyndrom*.

P **Erste Hilfe.** Wenn eine Schwangere im letzten Trimenon über Schwindel, Übelkeit, Herzklopfen in Rückenlage klagt und sich die Haut kalt anfühlt und von kaltem Schweiß bedeckt ist, sollten Sie immer an ein Vena-cava-Kompressionssyndrom denken. Die erste Maßnahme ist es, die Schwangere auf die Seite zu drehen. Dadurch verschiebt sich das Gewicht des Ungeborenen und das Blut in der Vena cava kann wieder ungehindert strömen. Die Symptome sind innerhalb kurzer Zeit verschwunden.

Der Venendruck kann während der Schwangerschaft v. a. im Bereich der unteren Extremitäten um das 4–5fache zunehmen.

Dies lässt sich dadurch erklären, dass es durch die schwere Gebärmutter zu einer Kompression der Beckenvenen und der unteren Hohlvene kommt, wodurch sich der Druck in den vorgeschalteten Gebieten erhöht. Folge des erhöhten Druckes ist die Entstehung von neuen Krampfadern oder die Verstärkung schon vorhandener. Hiervon sind nicht nur die Beine betroffen, sondern auch Vulva, Scheide und die Analregion (Hämorrhoiden).

M *Aufgrund der Zunahme der uterinen Blutstromgebiete erfährt auch das Blutvolumen in der Schwangerschaft eine Steigerung um ca. 30 %.*

Nicht alle Blutbestandteile nehmen in gleichem Maße zu. So steigt das Plasmavolumen um 35 %, das Volumen der roten Blutkörperchen dagegen nur um 25 %. Wegen dieser Verschiebung ergibt sich eine relative Verminderung des Hämatokritwertes und der Hämoglobinwerte. Die Anzahl der weißen Blutkörperchen (Leukozyten) ist mit Werten bis 15 000/mm³ physiologisch gesteigert.

Infolge steigender Östrogenwerte ist der Großteil der Gerinnungsfaktoren erhöht, was zu einer vermehrten Gerinnbarkeit des Blutes führt. Die Zahl der Blutplättchen (Thrombozyten) ändert sich normalerweise nicht.

M *Auch im Atemtrakt ergeben sich Veränderungen. Sie erklären sich*
1. aus dem gesteigerten Sauerstoffbedarf durch den Fetus und
2. durch das Hochdrängen des Zwerchfells.

Das Atemminutenvolumen (Atemzugvolumen × Atemfrequenz/Minute) steigt um etwa 40 %. Da der Mehrbedarf jedoch nur bei 20 % liegt, spricht man von einer Hyperventilation. Durch das Höhertreten des Zwerchfells sinkt das Residualvolumen (Volumen, das nach maximaler Ausatmung in der Lunge verbleibt), ebenso wie das exspiratorische Reservevolumen (Volumen, das nach einer normalen Ausatmung noch maximal ausgeatmet werden kann). Das Fassungsvermögen während der Einatmung wird jedoch aufgrund einer Erweiterung des Brustkorbs durch die Lockerung der Zwischenrippenmuskulatur gesteigert, sodass sich an der Vitalkapazität (Volumen, das nach maximaler Einatmung maximal ausgeatmet werden kann) nichts ändert.

W *Durch das Mehrangebot an Sauerstoff steigt die Sauerstoffspannung, der CO_2-Partialdruck nimmt ab. Dies erleichtert die Übertragung des Kohlendioxids vom Fetus zur Mutter, da ja der fetale CO_2-Partialdruck nicht abnimmt.*

16.2.2 Nieren

Das Blutvolumen und das Herzminutenvolumen sind während der Schwangerschaft erhöht. Dies führt zu einem Anstieg des Plasmaflusses und der glomerulären Filtrationsrate (= Volumen, das pro Minute im Glomerulum filtriert wird). Die Kapillaren im Glomerulum sind während der Schwangerschaft etwas durchlässiger als außerhalb der Gravidität, sodass ein geringer Nachweis von Zucker und Eiweiß im Urin während der Schwangerschaft als normal anzusehen ist.

16.2.3 Ableitende Harnwege

Unter dem Einfluss des Progesterons entsteht während der Schwangerschaft eine Ausweitung der ableitenden Harnwege (Nierenkelche, Nierenbecken, Harnleiter). Dadurch wird ein Aufstieg von Keimen in das Nierenbecken erleichtert.

Teil IV Geburtshilfe ▪ 165

> **Beobachtung.** Die Gebärmutter übt Druck auf die Harnblase aus. Durch diese Raumbeengung erklärt sich der gesteigerte Harndrang bei Schwangeren.

16.2.4 Magen-Darm-Trakt

Das Wachstum der Gebärmutter im letzten Drittel der Schwangerschaft führt zu einer Verlagerung des Magens. Daher stellt sich bei der Schwangeren schnell ein Völlegefühl nach dem Essen ein.

Die Ausschüttung der Magensäure reduziert sich während des ersten und zweiten Schwangerschaftsdrittels. Die Verminderung der Magensäure mag auch der Grund dafür sein, dass es während der Schwangerschaft selten zur Entstehung eines Magengeschwürs kommt. Dennoch leidet etwa die Hälfte der Schwangeren unter Sodbrennen, was bei nicht Schwangeren auf eine Übersäuerung des Magens zurückzuführen ist. Zu erklären ist dies durch ein Zurückfließen der Magensäure in die Speiseröhre. Hierfür sind zwei Faktoren verantwortlich. Zum einen ist der Schließmuskel (Kardia) an der Grenze zur Speiseröhre während der Schwangerschaft erschlafft, zum anderen ist der Druck innerhalb des Bauchraums durch die sich vergrößernde Gebärmutter erhöht. Da die Ursache des Sodbrennens nicht in einer Übersäuerung des Magens liegt, ist eine Therapie mit Antazida nur eingeschränkt wirksam. Die Schwangere muss vielmehr selbst darauf achten, z. B. nach dem Essen mit erhöhtem Oberkörper zu ruhen, da bei horizontaler Lage die Gefahr eines Zurückfließens des Mageninhaltes in die Speiseröhre größer ist. In der Ernährung können Säurebinder, wie Milch oder Zwieback hilfreich sein.

> **Obstipationsprophylaxe.** Eine Obstipation (Stuhlverstopfung) tritt bei einem Großteil der schwangeren Frauen auf. Verstopfungserscheinungen sind jedoch nicht auf die wachsende Gebärmutter zurückzuführen, sondern auf eine geringere Aktivität der Darmmuskulatur. So ist auch die Tatsache zu erklären, dass die Obstipation bereits in der Frühschwangerschaft auftritt. Als sinnvolle Gegenmaßnahme empfiehlt es sich, viel zu trinken. Daneben ist eine Diät, die sich vor allem aus schlackenreicher Kost (Gemüse, Obst, Vollkornbrot usw.) zusammensetzt, sinnvoll. Bei stärkerer Obstipation können Quellmittel (z. B. Agiolax) angewendet werden.

16.2.5 Haut/Haare

Während der Schwangerschaft kommt es zu einer vermehrten Sekretion von Melanozyten stimulierendem Hormon (MSH) aus der Hirnanhangsdrüse. Aus dem erhöhten MSH-Spiegel resultiert eine verstärkte Bildung und Ablagerung des Farbstoffs Melanin in der Haut. Bei Schwangeren finden sich charakteristische Hyperpigmentationen im Bereich der Brustwarzen, des Nabels sowie im Genital- und Analbereich (**Abb. 16.7**). Bisweilen kann es auch im Gesicht zur Bildung von gelb-braunen Flecken (vor allem an Stirn, Wangen und Schläfen) kommen. Sie werden als Chloasma gravidarum/uterinum („Schwangerschaftsmaske") bezeichnet (**Abb. 16.6**). Nach der Geburt bilden sie sich nahezu immer zurück.

Durch die starke Dehnung der Bauchhaut während der Schwangerschaft kann es zur Zerreißung und Schrumpfung elastischer Fasern kommen. Dies äußert sich in einer Streifenbildung auf der Haut, die als Striae gravidarum (Schwangerschaftsstreifen) bezeichnet wird (**Abb. 16.5**). Während der Schwangerschaft sind diese Streifen blaurot, um dann später ein grau-weißes, narbenähnliches Aussehen anzunehmen. Diese Veränderungen bilden sich nicht mehr zurück.

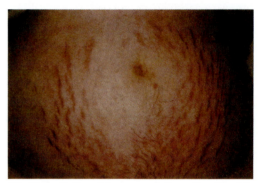

Abb. 16.5 ▪ **Hellrote Schwangerschaftsstreifen.** Verstärkte Pigmentierung im Bauchnabelbereich.

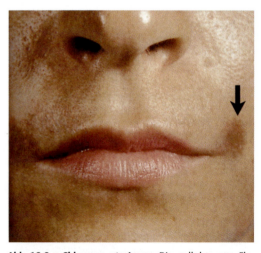

Abb. 16.6 ▪ **Chloasma uterinum.** Die gelb-braunen Flecken, die sich nach der Schwangerschaft im Normalfall komplett zurückbilden, bezeichnet man auch als „Schwangerschaftsmaske".

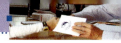

Veränderungen des mütterlichen Organismus ▪ 16.2

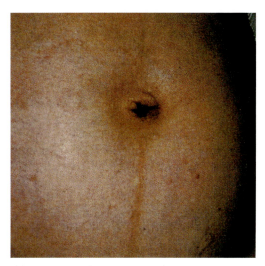

Abb. 16.7 ▪ Linea fusca. Die Linea alba, eine Linie zwischen Nabel und Symphyse, erfährt häufig während der Schwangerschaft eine Überpigmentierung und wird dann als Linea fusca bezeichnet.

Eine kosmetisch unangenehme Begleiterscheinung ist ein Haarausfall, der v. a. in der Spätschwangerschaft und im Wochenbett auftreten kann und unter Umständen bis zur Glatzenbildung reicht. Eine spezifische Behandlungsmöglichkeit hierfür gibt es nicht, es ist jedoch im Großteil der Fälle 3 Monate nach Ende der Schwangerschaft mit einer Normalisierung zu rechnen.

16.2.6 Schilddrüse

Während der Schwangerschaft kann es zu einer Vergrößerung der Schilddrüse kommen. Ursache hierfür ist die verstärkte Jodausscheidung durch die Nieren. Die Schilddrüsenhormone T3 und T4 sind nicht erhöht, obwohl sich der Grundumsatz um 20 % gesteigert hat. Dies ist dadurch zu erklären, dass in der Schwangerschaft über die Plazenta mehr Sauerstoff verbraucht wird.

> **M** Schilddrüsenerkrankungen können sich während der Schwangerschaft verstärken und müssen gegebenenfalls medikamentös neu eingestellt werden. Keinesfalls dürfen die Medikamente abgesetzt werden.

16.2.7 Gebärmutter

Das Gewicht der Gebärmutter steigert sich während der Schwangerschaft um das 20fache und erreicht Werte bis zu 1,5 kg. Die Gewichtszunahme ist in erster Linie der verdickten Muskulatur des Myometri-

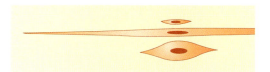

Abb. 16.8 ▪ Muskelzellen des Uterus. Größenveränderungen der Muskelzellen des Uterus vor (oben), während (Mitte) und nach der Schwangerschaft (unten).

ums zuzuschreiben. Die Dicke der Gebärmutterwand wird jedoch im Verlauf der Schwangerschaft auf etwa 0,5–1 cm reduziert, da der heranwachsende Fetus die Wand mehr und mehr dehnt (**Abb. 16.8**).

16.2.8 Vagina, Vulva, Adnexe

Durch die verbesserte Durchblutung entsteht eine blauviolette Verfärbung der Vaginalschleimhaut (Lividität). Daneben kommt es allerdings auch zu einer vermehrten Transsudation von Flüssigkeit in die Scheide, was einen oft unangenehmen flüssigen Ausfluss nach sich zieht. Gleichzeitig besteht die Gefahr einer Verschiebung des sauren Scheidenmilieus in den alkalischen Bereich, womit ein Keimbefall der Scheide erleichtert wird. Die Vagina wird im Verlauf der Schwangerschaft durch Vergrößerung ihrer Muskelzellen länger und weiter. Auch ihre Dehnbarkeit nimmt in Vorbereitung auf den Geburtsvorgang zu.

Im Eierstock entsteht zunächst ein Schwangerschaftsgelbkörper. Da dieser einen raumfordernden Prozess darstellt, ergibt sich eine Vergrößerung des Ovars, die ab Ende des 2. Schwangerschaftsmonats mit der Degeneration des Gelbkörpers wieder abnimmt.

16.2.9 Halte- und Stützapparat

Viele Schwangere leiden unter unangenehmen Rückenschmerzen. Dies ist mit dem vermehrten Zug auf die Bänder zu erklären, die von der Gebärmutter zum Rücken ziehen. Auch wird im Bereich des Skeletts insbesondere der Beckenring belastet, der während der Schwangerschaft eine Auflockerung erfährt.

16.2.10 Brustdrüse

In der Frühschwangerschaft kommt es neben einer Mehrdurchblutung zu einem vermehrten Wassergehalt in der Brust. Außerdem entwickeln sich neue Drüsenfelder. Aus diesen beiden Faktoren resultiert eine Größenzunahme, die von einem Spannungsgefühl in der Brust begleitet wird. Ab dem zweiten

Teil IV Geburtshilfe ▪ 167

16 ■ Beginn der Schwangerschaft

Tabelle 16.1 : Sichere und unsichere Schwangerschaftszeichen

unsichere Schwangerschaftszeichen	Ausbleiben der Regelblutung, morgendliche Übelkeit, abnorme Essgelüste, Vergrößerung der Brust, Auflockerung und Vergrößerung der Gebärmutter, Stuhlverstopfung, Schwangerschaftsstreifen, Hyperpigmentierungen (Gesicht, Mittellinie), häufiges Wasserlassen
sichere Schwangerschaftszeichen	positiver Schwangerschaftstest, Nachweis kindlicher Herzaktionen im Ultraschall, Fühlen und Sehen von Kindsbewegungen, Fühlen von Kindsteilen

Schwangerschaftsdrittel kann bereits Vormilch (Kolostrum) gebildet werden. Der Warzenhof ist einer verstärkten Pigmentierung unterworfen, außerdem besteht auch hier die Möglichkeit der Striaebildung.

16.2.11 Feststellung der Schwangerschaft

B *Bei Anja Braun ist die Regel seit 2 Wochen überfällig, sie klagt über eine zunehmende morgendliche Übelkeit, außerdem kann sie nicht mehr auf dem Bauch liegen, weil ihre Brust spannt. Sie vermutet schwanger zu sein und meldet sich voller Freude bei ihrem Frauenarzt an. Tatsächlich kann man im Ultraschall schon einen kleinen Embryo feststellten, die Herzaktionen sind nachweisbar. Anja ist in der 7. Woche schwanger. Der Arzt führt alle vorgeschriebenen Untersuchungen durch, legt einen Mutterpass an und führt ein ausführliches Aufklärungsgespräch mit ihr. Die Helferinnen versorgen sie mit einem ganzen Stapel Informationsmaterial. Glücklich geht Anja nach Hause.*

Die im Fallbeispiel dargestellten sog. *unsicheren Schwangerschaftszeichen* (**Tab. 16.1**) sind Veränderungen des weiblichen Körpers, die auf eine Schwangerschaft hinweisen. Gelegentlich werden noch wahrscheinliche Schwangerschaftszeichen genannt. Das sind Anpassungen der Mutter, ohne die eine Schwangerschaft nicht möglich ist. Die *sicheren Zeichen* (**Tab. 16.1**) weisen das Kind nach und lassen so keine Zweifel offen.

Bereits in der Frühschwangerschaft gibt es eine Reihe von körperlichen Veränderungen, die mehr oder weniger deutlich sichtbar sind. Der Scheideneingang, besonders zwischen Klitoris und Harnröhrenmündung, ist violett-dunkelblau verfärbt (Lividität). Diese Verfärbung kommt durch die vermehrte Durchblutung des Genitales in der Schwangerschaft zustande. Ebenso ist die Schleimhaut der Scheide besser durchblutet, sodass auch diese etwas kräftiger in der Farbe erscheint als sonst. Die Auflockerung des Bindegewebes in der Schwangerschaft führt dazu, dass sich die Schleimhaut der Scheide bei der Schwangeren samtartig anfühlt. Außerdem ist die Scheide weiter und dehnbarer als im nicht schwangeren Zustand. Die Portio zeigt ebenso wie die Scheide eine Blauverfärbung durch die verbesserte Durchblutung.

Die Vergrößerung der Gebärmutter ist die nach außen eindrucksvollste Veränderung. Bis zum Ende des 3. Monats jedoch liegt die Gebärmutter noch im kleinen Becken und ist nicht zu sehen. Erst danach kann der Fundusstand von außen abgetastet und so auf die Schwangerschaftsdauer rückgeschlossen werden (**Abb. 16.9**). Die individuellen Unterschiede sind jedoch sehr groß, sodass die Uterusgröße nur ein sehr ungenaues Maß zur Abschätzung ist.

Bei der bimanuellen Tastuntersuchung können bereits in der Frühschwangerschaft verschiedene typische Schwangerschaftsveränderungen getastet werden. Ein schwangerer Uterus tastet sich wesentlich weicher als ein nicht schwangerer.

Um eine Schwangerschaft sicher zu beweisen, führt man einen Schwangerschaftstest durch. Hier wird hCG (humanes Choriongonadotropin) im Urin oder

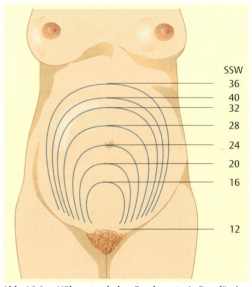

Abb. 16.9 ■ Höhenstand des Fundus uteri. Der für bestimmte Schwangerschaftswochen typische Höhenstand des Fundus wird der mütterlichen Anatomie zugeordnet: 12. SSW – Symphysenoberkante 24. SSW – Nabel 36. SSW – am Rippenbogen 40. SSW – 1–2 Querfinger unter dem Rippenbogen. Beachte dass sich der Fundusstand zum Ende der Schwangerschaft wieder senkt.

Veränderungen des mütterlichen Organismus ▪ 16.2

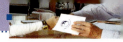

im Blut nachgewiesen. Dieses Hormon wird von den Trophoblastzellen produziert und ist schwangerschaftsspezifisch.

16.2.12 Mutterschaftsrichtlinien

D *In den Mutterschaftsrichtlinien werden die für die Überwachung von Mutter und Kind notwendigen Untersuchungen festgelegt.*

Nach der Feststellung der Schwangerschaft legt der Arzt einen Mutterpass an, in dem alle Befunde während der Schwangerschaft, der Geburt und des Wochenbettes eingetragen werden. Zu den laut Mutterschaftsrichtlinien durchzuführenden Untersuchungen gehören u. a. die Bestimmung der Blutgruppe, 2× ein Antikörpersuchtest, die Luessuchreaktion, ein HIV-Test, die Suche nach Chlamydien sowie später nach Hepatitis B. Insgesamt sollen 3 Ultraschalluntersuchungen durchgeführt werden. Wenn eine Risikoschwangerschaft vorliegt, werden zusätzliche Untersuchungen notwendig. Auch die Risiken sind in den Mutterschaftsrichtlinien genau aufgeführt.

16.2.13 Anamnese

Bei der Feststellung einer Schwangerschaft wird zunächst eine gynäkologische Anamnese erhoben. Hier fragt der Arzt insbesondere nach dem Zyklus.

M *Aus dem 1. Tag der letzten Regelblutung ergibt sich der zu erwartende Geburtstermin.*

Schwere Allgemeinerkrankungen der Mutter führen fast immer zu einer Risikoschwangerschaft und werden vom Arzt gezielt erfragt. Hier ist oftmals eine Anpassung der bereits bestehenden Therapie notwendig. Schwierige frühere Schwangerschaften oder Geburten lassen Probleme auch in der aktuellen Schwangerschaft erwarten, sodass diese Frauen intensiver überwacht werden müssen. Eine besondere Beratung benötigen Frauen über 35 Jahren, da ab diesem Alter ein Aufklärungsgespräch über genetische Risiken gefordert wird (s. S. 173). Fragen, die das soziale Umfeld der Schwangeren beleuchten (soziale Anamnese) ergeben mitunter wichtige Aspekte für die Schwangerenbegleitung.

In der Geburtshilfe bezeichnet man Frauen, die schwanger sind, als *Gravida*. Je nach Anzahl der Schwangerschaften mit I, II, III usw., unabhängig davon, ob die Schwangerschaft ausgetragen wurde. Der Begriff *Para* bezeichnet die Anzahl der bisher geborenen Kinder. Man unterscheidet *Erstpara* von *Multipara*.

M *Als Beispiel: Eine Frau hat 2 Kinder, 1 Abort und 1 Extrauteringravidität (Bauchhöhlenschwangerschaft). Sie ist jetzt erneut schwanger. Sie wäre also eine V gravida II para. Wenn sie sich unter der Geburt befindet, spricht man (ungenauerweise) bei der Geburt des dritten Kindes von Drittpara.*

16.2.14 Schwangerschaftsdauer, Berechnung des Geburtstermins

Grundlage für die Berechnung des Schwangerschaftsalters ist der 1. Tag der letzten Regel. Dies ist etwas irreführend, da die Schwangerschaft eigentlich erst mit der Befruchtung anfängt. Da aber dieser Zeitpunkt in den wenigsten Fällen exakt festzustellen ist, hat man sich auf die Berechnung nach der letzten Regelblutung geeinigt.

Eine Schwangerschaft dauert 280 Tage, das entspricht 10 Mondmonaten oder 9 Kalendermonaten. Der voraussichtliche Geburtstermin berechnet sich nach der *Naegele-Regel*:

M *Die Naegele-Regel lautet: Errechneter Geburtstermin (ET) = 1. Tag der letzten Regelblutung – 3 Monate + 7 Tage + 1 Jahr.*

In der *erweiterten Regel* berücksichtigt man zusätzlich noch die individuelle Zykluslänge. Hier wird am Schluss die Differenz der Regelblutung zu der üblichen Dauer von 28 Tagen addiert.

Ein **Beispiel**: Eine Schwangere hatte die letzte Regelblutung am 2. 4. 07 bei einer Zykluslänge von 32 Tagen. Nach der Naegele-Regel ergibt sich der 9. 1. 08 als Geburtstermin, berücksichtigt man die Zykluslänge, ergibt sich der 13. 1. 08.

Einfacher ist die Berechnung mit Hilfe eines sog. Gravidogramms. Hierbei handelt es sich um eine Scheibe, an der der Blutungstermin eingestellt werden kann. Daraus folgend können neben dem Geburtstermin auch die einzelnen Schwangerschaftswochen abgelesen werden.

Nur $1/20$ aller Kinder werden genau am errechneten Termin geboren, $2/3$ im Zeitraum von 10 Tagen um den berechneten Termin. Wird der Termin überschritten, spricht man von Übertragung (**Abb. 16.10**).

16.2.15 Untersuchung der Schwangeren

Neben den bereits oben erwähnten Blutuntersuchungen wird bei der Erstuntersuchung eine gynäkologische Tastuntersuchung sowie die Spekulumeinstellung mit einem Zervixabstrich und der Untersuchung auf Chlamydien durchgeführt. Außerdem erfolgt eine Analyse des Urins und die Messung von Blutdruck, Gewicht, Hämoglobin und Erythrozy-

Teil IV Geburtshilfe ▪ 169

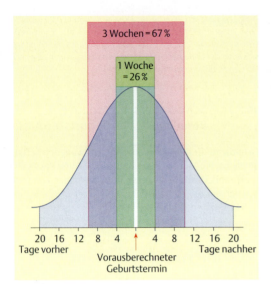

Abb. 16.10 ▪ **Verteilung der Geburtstermine.** Mittelwert und Standardabweichungen um den berechneten Termin.

ten. Liegen keine Risiken oder Probleme vor, ist die Ultraschalluntersuchung nicht zwingend, es kann aber bereits in der 6. SSW (d. h. zwei Wochen nach Ausbleiben der Regelblutung) der Embryo sonografisch nachgewiesen werden.

Ärztliche Kontrolluntersuchungen finden alle vier Wochen statt, ab dem 7. Schwangerschaftsmonat erfolgen die Untersuchungen vierzehntägig. Bei jeder Untersuchung wird der Stand der Gebärmutter sowie die Lage des Kindes durch eine Tastuntersuchung und die kindlichen Herztöne mittels CTG (Wehenschreiber, s. Abschnitt Geburtsüberwachung, S. 183 ff.) oder Ultraschall festgestellt. Ebenso erfolgen die nochmalige Urinuntersuchung und die Messung von Blutdruck und Gewicht. Die Blutuntersuchungen sind genau festgelegt: 2. Antikörpersuchtest in der 24.–27. Schwangerschaftswoche zum Ausschluss einer Sensibilisierung der Schwangeren bei Blutgruppenunverträglichkeiten. Die Untersuchung auf Hepatitis B sollte erst zum Ende der Schwangerschaft erfolgen, da sich die Schwangere jederzeit mit den Hepatitisviren anstecken kann und Konsequenzen erst nach der Geburt gezogen werden.

Bei positivem HbSAg der Mutter wird das Neugeborene sofort aktiv und passiv geimpft. Danach ist Stillen möglich.

Zur Größenbestimmung des Kindes mittels Ultraschall werden die Größe des Kopfes und des Bauches gemessen und mit Normkurven verglichen.

16.2.16 Beratung der Schwangeren

Zu einem Erstgespräch mit der Schwangeren gehört eine ausführliche Beratung über die Lebensgewohnheiten, die eventuell zu ändern sind. Die meisten Aktivitäten können in der Schwangerschaft in gewohnter Weise weitergeführt werden. Rauchen, der Genuss von Alkohol und Drogen sind schädlich und sollen unterlassen werden.

Gerade das Nikotin beeinträchtigt die plazentare Durchblutung erheblich und führt zu einem Minderwuchs des Kindes.

Eine Zigarette verändert den Blutfluss für acht Stunden, wie mittels Doppler messbar ist. Alkohol kann zu dem typischen Alkoholembryopathiesyndrom mit Gesichtsmissbildungen, Auffälligkeiten in der Extremitätenentwicklung sowie geistiger und motorischer Retardierung führen. Besonders auffällig sind die Schäden, die ein Kind mit auf die Welt bringt, dessen Mutter heroinabhängig ist. Hier sind die Kinder insgesamt retardiert und haben erhebliche Anpassungsstörungen im Sinne eines Heroinentzugs.

Ernährung der Schwangeren

Für die Schwangerschaft gelten bezüglich der Ernährung im Prinzip die gleichen Empfehlungen wie auch außerhalb der Schwangerschaft. Die Frauen sollen sich gesund ernähren, das heißt vor allem ausgewogen. Der Protein-, Kalzium- und Eisenbedarf ist überproportional erhöht. Der zusätzliche Kalorienbedarf wird i. d. R. jedoch überschätzt. Er beträgt ca. 300 kcal täglich. Die Schwangere kann die notwendigen Vitamine und Spurenelemente in Form von extra für Schwangere konzipierten Vitaminpräparaten zu sich nehmen; in diesen Nahrungsergänzungen sind auch Folsäure, Jod und Magnesium enthalten. Vegetarierinnen sollten auf ihren Eisenspiegel achten und ggf. Eisen substituieren. Viele der in der Schwangerschaft typischen Gelüste zeigen einen höheren Bedarf an, z. B. enthält Hering genau die Fettsäuren, die das fetale Hirn für seine Entwicklung braucht.

Zystitisprophylaxe. Die Flüssigkeitszufuhr der Schwangeren sollte bei 2,5 bis 3 Litern pro Tag liegen. Diese Maßnahme reduziert durch das Spülen der Harnwege die Gefahr von Harnwegsinfekten. Die Gefahr des Aufstiegs von Keimen ist während der Schwangerschaft erhöht, da das Progesteron die ableitenden Harnwege erweitert.

Allgemeine Hinweise

Bereits vor der Konzeption, v. a., wenn vor der Schwangerschaft längere Zeit die Pille genommen wurde, ist die Einnahme von Folsäure in der Dosierung von 0,4 mg täglich sinnvoll, um dem Entstehen von Neuralrohrdefekten beim Kind vorzubeugen. Da in Deutschland die Jodaufnahme über die Nahrung in der Regel zu gering ist, wird die Einnahme von 200 µg Jodid täglich bei Schilddrüsengesunden empfohlen. Patientinnen mit Schilddrüsenproblemen müssen individuell eingestellt werden.

Das Absetzten der Schilddrüsenmedikation ist fast nie sinnvoll, sondern eher eine Ursache für Spontanaborte.

16.2.17 Arzneimittel und Impfungen in der Schwangerschaft

Für die Anwendung von Arzneimitteln in der Schwangerschaft gilt generell besondere Vorsicht. Viele, v. a. alt bekannte Mittel sind hinreichend getestet und können in ihren Folgen für den Embryo und Fetus beurteilt werden. Bei neueren Medikamenten liegen meist keine oder nicht ausreichende Erfahrungen vor, sodass bekannte Arzneimittel vorzuziehen sind. Die ersten zwölf Wochen der Embryogenese gelten als besonders empfindliche Zeit, da hier alle Organe angelegt werden (Organogenese). In der (**Abb. 16.11**) wird gezeigt, dass einzelne Organsysteme zu unterschiedlichen Zeiten, nämlich in ihren Hauptentwicklungsphasen, gegenüber Einflüssen von außen besonders sensibel sind.

In dieser Zeit werden Medikamente nur bei zwingenden Indikationen eingesetzt.

> **M** *Grundsätzlich gilt: in der Schwangerschaft so wenige Medikamente wie möglich. Die Schwangere sollte sich außerdem auf bekannte Arzneimittel beschränken, da diese durch jahrelange Anwendung erprobt und in ihren Nebenwirkungen bekannt sind.*

Von einigen Wirkstoffen ist bekannt, dass sie embryotoxisch wirken. Diese sind in der Schwangerschaft absolut kontraindiziert. Das Gleiche gilt für die meisten Lebendimpfstoffe. Eine aktive Rötelnimpfung darf in der Schwangerschaft ebenso wie die gegen Masern und Mumps nicht durchgeführt werden. Polio- und Tetanusimpfungen sind unbedenklich. Bei geplanten Auslandsaufenthalten muss im Einzelfall entschieden werden.

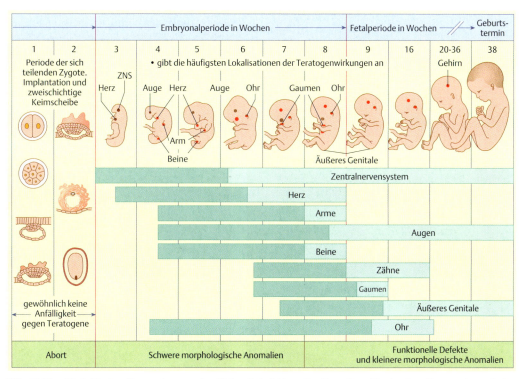

Abb. 16.11 ▪ **Die kritischen Phasen der vorgeburtlichen Entwicklung des Menschen.** Die einzelnen Organsysteme sind zu unterschiedlichen Zeitabschnitten unterschiedlich empfindlich gegenüber fremden Einflüssen (nach Spielmann, 1989).

16.2.18 Pränatale Diagnostik

Im Rahmen der pränatalen Diagnostik werden Störungen der Schwangerschaft erfasst. Hier geht es v. a. um chromosomale Abweichungen oder Fehlbildungen beim Kind. Es gibt sehr unterschiedliche Methoden zur Überwachung der Schwangeren. Sie unterscheiden sich bezüglich der Invasivität und der Sicherheit stark. Vor jeder Form der vorgeburtlichen Diagnostik steht eine Aufklärung über die Grenzen der Methoden und die aus möglichen Diagnosen zu ziehenden Konsequenzen. Auch ist es notwendig, über die Wahrscheinlikeit von chromosomalen Normabweichungen in Abhängigkeit von der Anamnese zu sprechen.

Ultraschall/Doppler

Die Ultraschalluntersuchung ist in der Geburtshilfe von entscheidender Bedeutung (**Abb. 16.12**). Zunächst ermöglicht sie die Diagnose einer Schwangerschaft schon ab der 5. Schwangerschaftswoche. Die Vitalität sowie der Nachweis des intrauterinen Sitzes des Embryos ist jetzt möglich. Durch Messungen der Länge des Kindes kann das Schwangerschaftsalter sehr genau bestimmt werden. Später dient die Ultraschalluntersuchung zur Darstellung der Anatomie des Kindes. Auffällige Fehlbildungen können ausgeschlossen werden. Hierzu bedient sich der Arzt typischer Veränderungen (Hinweiszeichen). Das sind relativ einfach zu erkennende Merkmale, mit denen schwere Fehlbildungen, die oft schwierig zu erkennen sind, einhergehen können.

> **W** Ein Hinweiszeichen für die Trisomie 21 (Down-Syndrom) ist ein Nackenödem im ersten Schwangerschaftsdrittel. Ein weiteres Zeichen ist eine Veränderung in der Kopfanatomie des Feten, die für eine Spina bifida („offener Rücken") spricht.

Die Lage der Plazenta kann ebenso wie ihr Reifegrad im Ultraschall beurteilt werden. Auch die Menge des Fruchtwassers kann der Arzt abschätzen. Mit Hilfe der Dopplerdiagnostik ist es möglich, die Durchblutung der Nabelschnur, aber auch der Plazentagefäße und des Kindes zu beurteilen. Aus den Messwerten ergeben sich wichtige Hinweise auf die Versorgungssituation des Fetus. Diese Doppleruntersuchung kann ab der 24. Schwangerschaftswoche eingesetzt werden.

> **W** Doppler (1803–1853) war ein Naturwissenschaftler, der herausgefunden hat, dass sich Wellenlängen verändern, wenn sie von bewegten Objekten reflektiert werden. In der Blutflussmessung werden Ultraschallwellen von den fließenden Erythrozyten abgestrahlt.

Während der gesamten Schwangerschaft werden an Kopf und Bauch genau definierte Maße gewonnen und mit der Normkurve verglichen. Dadurch kann der Arzt sehen, ob ein Kind normgerecht wächst. Ein zu kleines Kind heißt hypotroph, ein zu großes hypertroph. Beide Abweichungen machen eine weitere Abklärung notwendig.

Die *Mutterschaftsrichtlinien* sehen 3 Ultraschalluntersuchungen vor:

- 9.–12. SSW: Es sollen der richtige Sitz und die Vitalität der Schwangerschaft dargestellt werden. Außerdem erfolgen die Längenmessung und die genaue Terminbestimmung. Große Fehlbildungen werden ausgeschlossen.
- 19.–22. SSW: Es wird besonders auf Fehlbildungen geachtet, außerdem eine Wachstumskontrolle durchgeführt. Der Plazentasitz und die Fruchtwassermenge werden beurteilt.
- 29.–32. SSW: Hier stehen die zeitgerechte Entwicklung, das Bewegungsmuster des Kindes, die

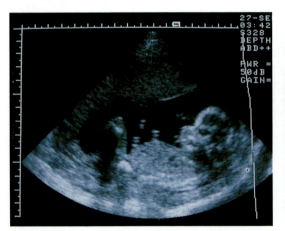
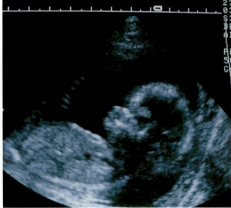

Abb. 16.12 ▪ Ultraschall. Mittels Ultraschall kann neben der Feststellung der Vitalität und der Größe des Kindes auch ein Ausschluss der meisten Fehlbildungen erfolgen. Hier ein Bild eines Kindes in der 16. SSW im Profil.

Plazenta und die Fruchtwassermenge im Mittelpunkt der Untersuchung.
In Problemfällen oder bei pathologischen Untersuchungsergebnissen können jedoch weitere Ultraschalluntersuchungen nötig werden.

Genetische Beratung/ Chromosomenanalyse

Die meisten Feten mit chromosomalen Störungen sterben bereits in einem sehr frühen Schwangerschaftsalter ab (s. Abschnitt „Abort", S. 207). Nur wenige chromosomale Störungen sind mit dem Leben vereinbar. Dazu gehören zum Beispiel die Trisomie 21 (Down-Syndrom) und das Turner-Syndrom (X0). Eine genetische Abklärung des Kindes erfolgt auf Wunsch der Eltern. Sollten bereits Kinder mit Störungen geboren sein, ist ebenfalls eine Diagnostik indiziert. Immer ist eine sorgsame Beratung der Eltern notwendig. Im Folgenden werden die unterschiedlichen Untersuchungsmethoden besprochen.

Amniozentese

Unter einer Amniozentese versteht man die Punktion von ca. 20 ml Fruchtwasser aus der Amnionhöhle (**Abb. 16.13**). Sie wird ab der 15. Schwangerschaftswoche durchgeführt, da jetzt genügend Fruchtwasser vorhanden ist und das Abortrisiko mit 0,3–0,8 % niedrig ist. Die Chromosomenanalyse wird aus den im Fruchtwasser schwimmenden abgeschilferten fetalen Zellen durchgeführt. Diese Zellen werden zunächst in einer Zellkultur vermehrt. Daher dauert es ca. 3 Wochen, bis das Untersuchungsergebnis eintrifft. Außerdem kann aus dem Fruchtwasser noch das α-Fetoprotein bestimmt werden, das bei Neuralrohr- oder Bauchdeckendefekten erhöht ist.

> **W** Unter einem Neuralrohrdefekt versteht man beispielsweise eine Spina bifida. Bei dieser Entwicklungsstörung sind die Wirbelbögen nicht geschlossen. Das Rückenmark liegt offen.

Die Risiken einer Amniozentese liegen in der Auslösung einer Fehlgeburt durch Wehen oder einen Blasensprung. Auch können Keime in das Fruchtwasser eingebracht werden.
Komplikationen bei einer Amniozentese sind sehr selten. Zu Verletzungen des Kindes kommt es erstaunlicherweise so gut wie nie. Trotzdem wird zur Sicherheit der Eingriff unter Ultraschallkontrolle durchgeführt.

> **P** **Mobilisation und Beobachtung.** Nach der Amniozentese soll sich die Schwangere 1 bis 2 Stunden ausruhen. In den ersten 6 Stunden sollte sie auf Symptome einer Fehlgeburt beobachtet werden. Das sind vorzeitige Wehen, die sich nicht nur durch Schmerzen, sondern auch durch ein Hartwerden des Bauches bemerkbar machen können und Abgang von Fruchtwasser. Die Schwangere sollte sich, ebenso wie bei der Chorionzottenbiopsie, an den darauffolgenden Tagen schonen.

Chorionzottenbiopsie

Eine alternative Methode zur Amniozentese stellt die Chorionzottenbiopsie dar (**Abb. 16.14**). Sie kann so-

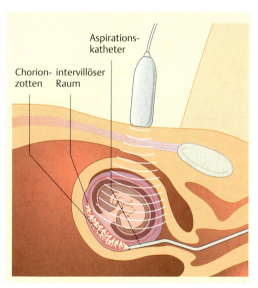

Abb. 16.14 ▪ **Chorionzottenbiopsie.** Unter Ultraschallsicht wird ein kleiner Katheter durch den Zervikalkanal bis zum Embryo vorgeschoben. Unter Sog werden Chorionzotten in die Spritze gezogen. Eine Chorionzottenbiopsie ist auch von abdominal her möglich.

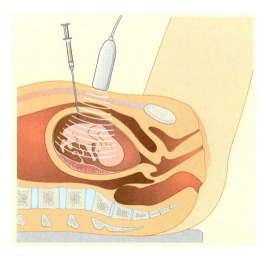

Abb. 16.13 ▪ **Amniozentese.** Die Amnionhöhle wird unter Ultraschallsicht durch die Bauchdecke punktiert und Fruchtwasser wird mit einer Spritze abgezogen.

wohl von abdominal als auch von vaginal zu einem früheren Zeitpunkt, nämlich ab der 9. Schwangerschaftswoche, durchgeführt werden. Hierbei werden einige der kleinen haarähnlichen Gewebefäden abgesaugt. Eine Anzucht in der Zellkultur ist nicht nötig, sodass das Ergebnis sehr viel rascher feststeht. Die eingriffsbedingten Abortraten sind in etwa vergleichbar mit denen der Amniozentese.

Fetalblutdiagnostik

In seltenen Fällen ist es notwendig, intrauterin Blut des Kindes zu gewinnen. Hierzu wird unter Ultraschallkontrolle die Nabelschnur punktiert, um so Blut zu entnehmen. Besteht bei dem Kind eine Anämie z. B. aufgrund einer Blutgruppenunverträglichkeit, kann gleichzeitig Blut gegeben werden. Auch eine Chromosomenanalyse ist so sehr sicher und schnell möglich. Die Indikation für diese Untersuchungsmethode ist insgesamt selten, sodass die Fetalblutdiagnostik auch nur an bestimmten klinischen Zentren durchgeführt wird.

First-Semester Screening

 Unter diesem Test versteht man eine mathematische Risikoberechnung für das Auftreten von Trisomien.

Mittels Ultraschall wird die Nackenfalte des Kindes zwischen der 12. und 13. SSW gemessen. Dazu kommt eine Bestimmung zweier Hormone im Blut der Mutter. Zusammen mit dem Alter der Mutter und dem Schwangerschaftsalter wird das individuelle Risiko der Schwangeren berechnet. Der Test kann ca. 90 % der Trisomien erkennen.

17 Physiologie der Geburt

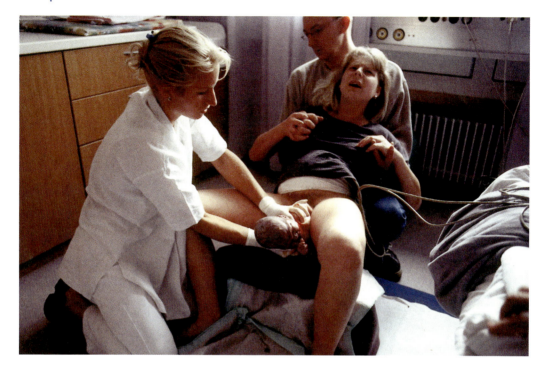

17.1 Wehen • 175

17.2 Anatomie des Beckens und des Geburtswegs • 176
17.2.1 Das knöcherne Becken • 176
17.2.2 Das Weichteilrohr • 177

17.3 Anatomie des kindlichen Kopfes • 177

17.4 Lage, Stellung Haltung, Einstellung • 178

17.5 Geburtsverlauf • 178
17.5.1 Eröffnungsperiode • 178
17.5.2 Austreibungsperiode • 179
17.5.3 Nachgeburtsperiode • 179

17.6 Mechanik der Entbindung • 180
17.6.1 Beckeneingang • 180
17.6.2 Beckenmitte • 180
17.6.3 Beckenboden • 180
17.6.4 Entwicklung des Kopfes • 181
17.6.5 Schultern • 181

17.7 Überwachung von Mutter und Kind • 183
17.7.1 CTG (Kardiotokogramm) • 183
17.7.2 MBU (Mikroblutgasuntersuchung) • 183
17.7.3 Amnioskopie • 183

17.8 Episiotomie • 185
17.8.1 Durchführung • 185
17.8.2 Versorgung • 185

17.1 Wehen

D *Die treibenden Kräfte für die Geburt eines Kindes sind Kontraktionen des Myometriums; diese werden als Wehen bezeichnet.*

Das Myometrium hat einen Ruhetonus, also eine Grundspannung von etwa 10 mmHg. Dies kann sich bei einer Wehe gut um das 20fache steigern. Durch die Kontraktion des Myometriums werden Blutgefäße so komprimiert, dass es beim Fetus zu einer vorübergehenden Sauerstoffunterversorgung kommt. Ein gesunder Fetus übersteht das ohne Probleme, zumal eine Wehe im Allgemeinen nicht länger als 30–45 Sekunden dauert.

(**Abb. 17.1**) zeigt die Tonussituation der Gebärmutter vor und (**Abb. 17.2**) während der Geburt. Vor der Geburt ist der Muskeltonus im Bereich des Gebär-

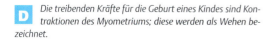

mutterhalses hoch, weil die Zervix den Verschlussapparat der Gebärmutter darstellt.

Während der Geburt gehen die Wehen vom Gebärmutterfundus aus. Das Kind tritt mit dem Kopf voran tiefer (**Abb. 17.2** schwarzer Pfeil). Dabei dehnt sich der Gebärmutterhals (**Abb. 17.2** blaue Pfeile). Man spricht von einer Dilatation. Gleichzeitig wird der Muttermund durch das Zusammenziehen der Muskulatur über den kindlichen Kopf gestreift (**Abb. 17.2** rote Pfeile). Diesen Vorgang nennt man Retraktion. Er ist mit dem Anziehen eines Rollkragenpullovers vergleichbar.

Wodurch genau die Geburt des Menschen in Gang gesetzt wird, ist immer noch nicht hinreichend erforscht. Gewiss ist jedoch, dass es sich um einen multifaktoriellen Vorgang handelt.

M Am Geburtsbeginn sind folgende Faktoren beteiligt:
- Dehnungskräfte an der Uteruswand und dem Gebärmutterhals,
- Ausschüttung von Oxytozin, Prostaglandinen und Östrogenen,
- Stimulation durch das vegetative Nervensystem.

Für den Mechanismus der Zervixeröffnung sind Prostaglandine von entscheidender Bedeutung. Sie lockern das derbe Zervixgewebe auf und führen zu einer Dilatation des Gebärmutterhalses.

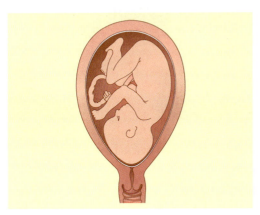

Abb. 17.1 ▪ **Vor der Geburt.** In Ruhe ist der Tonus der Muskulatur des unteren Uterinsegmentes zum sicheren Verschluss der Gebärmutter hoch.

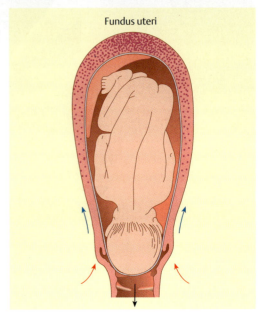

Abb. 17.2 ▪ **Während der Geburt.** Während der Wehe wirkt die Kraft vom Fundus ausgehend (Erklärung der Pfeile im Text).

17.2 Anatomie des Beckens und des Geburtswegs

Während der Geburt muss das Kind den Geburtskanal passieren. Dieser besteht aus dem knöchernen Becken und dem Weichteilrohr.

17.2.1 Das knöcherne Becken

Das Becken ist kein gerader Zylinder, sondern ein relativ starres Gebilde mit unterschiedlich geformten Abschnitten (**Abb. 17.3**). Es wird in drei Etagen gegliedert:
- der querovale Beckeneingang,
- die runde Beckenhöhle,
- der längsovale Beckenausgang.

Die Grenzen der einzelnen Abschnitte verlaufen wie folgt:
Der *Beckeneingang* markiert den Übergang vom großen zum geburtsmechanisch wichtigeren kleinen Becken. Die vordere Grenze ist der Symphysenoberrand, die hintere das Promontorium. Der Beckeneingang hat eine querovale Form. Er misst im Bereich der Verbindungslinie zwischen Promontorium und Symphysenhinterwand ca. 12 cm und im Querdurchmesser ca. 13 cm. Die *Beckenhöhle* schließt sich an den Eingang an und hat mit einem Durchmesser von ca. 13 cm in etwa eine kreisrunde Form. Der *Beckenausgang* ist längsoval. Dies ergibt sich daraus, dass das Steißbein während der Geburt vom Kind zurück-

Anatomie des kindlichen Kopfes · 17.3

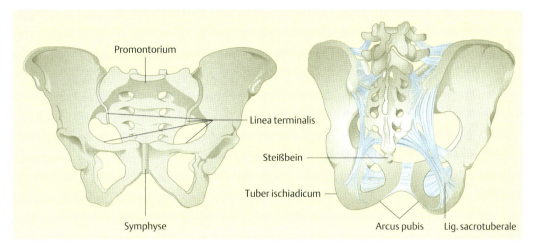

Abb. 17.3 · **Becken.** Das knöcherne Becken der Frau von oben und von hinten.

gedrängt wird. Auf diese Weise kann der Beckenausgang von etwa 9 auf 11 cm ausgeweitet werden.

17.2.2 Das Weichteilrohr

Zum Weichteilrohr gehören Zervix, Scheide, Beckenboden und Vulva (**Abb. 17.4**). Das Weichteilrohr bildet die untere Fortsetzung des Geburtskanals. Hier macht die Führungslinie eine Abbiegung nach vorne und nach oben („Geburtsknie").

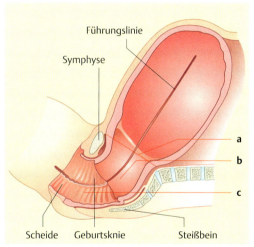

Abb. 17.4 · **Weichteilweg.** Des Kindes bei der Spontangeburt **a** Beckeneingangsebene **b** Beckenmitte **c** Beckenausgangsebene.

17.3 Anatomie des kindlichen Kopfes

Für die Geburtsmechanik spielt in erster Linie der kindliche Kopf eine entscheidende Rolle.

Um einen günstigeren Durchtritt durch das Becken zu ermöglichen, ist der kindliche Schädel nicht starr verknöchert wie der des Erwachsenen, sondern weist Nähte und Knochenlücken auf. Da sich die einzelnen Knochen übereinander lagern können, ist der Schädel konfigurierbar und passt sich dem mütterlichen Becken an.

Folgende Nähte werden unterschieden (**Abb. 17.5**):
- *Stirnnaht* (Sutura frontalis),

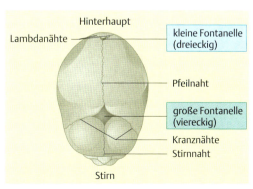

Abb. 17.5 · **Kindlicher Kopf.** Von oben. Die hintere kleine Fontanelle ist dreieckig, die vordere große ist viereckig.

- *Pfeilnaht* (Sutura sagittalis),
- *Kranznaht* (Sutura coronaria),
- *Lambdanaht* (Sutura lambdoidea).

Die Knochenlücken, die sich an den Nähten zwischen den Knochen ergeben, nennt man Fontanellen (**Abb. 17.5**).

- *Große Fontanelle*: Sie befindet sich an der Kreuzungsstelle der Stirn-, Kranz- und Pfeilnaht und ist viereckig.
- *Kleine Fontanelle*: Sie befindet sich im hinteren Bereich des Schädels an einer Stelle, an der Pfeil- und Lambdanaht zusammentreffen. Sie hat eine dreieckige Form.

17.4 Lage, Stellung Haltung, Einstellung

Die räumlichen Beziehungen zwischen Kind und Geburtsweg werden durch die Begriffe „Lage", „Stellung", „Haltung" und „Einstellung" beschrieben (**Abb. 17.6**).

P *Geburtsvorbereitung*. Meist wird durch einen kleinen Einlauf das Rektum entleert, da der Weg des kindlichen Kopfes durch das Becken durch einen vollen Darm behindert wird. Danach darf die Schwangere ein Vollbad nehmen, das die Wehentätigkeit anregt.
Zur Vorbereitung auf einen evtl. notwendig werdenden Dammschnitt kann die Kürzung der Schambehaarung in Dammnähe erfolgen. Werden unter der Geburt Komplikationen erwartet, die ein operatives Eingreifen erforderlich machen, sollte die Gebärende nüchtern bleiben. Bei unauffälligem Verlauf ist das Trinken, z. B. von Wasser, kein Problem. Um der Frau die Geburt zu erleichtern, entscheidet sie selbst, welche Geburtsposition sie einnehmen möchte. Viele Frauen empfinden das Gebären in liegender Position als belastend. Im Sitzen (z. B. auf einem Gebärstuhl) wird die Austreibungsperiode durch Ausnutzung der Schwerkraft erleichtert.

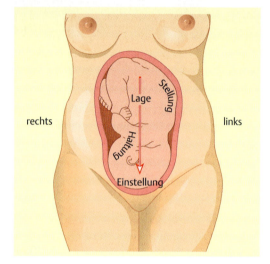

Abb. 17.6 ▪ **Positionsbezeichnungen.** Das Kind in der Gebärmutter.

17.5 Geburtsverlauf

Der Geburtsvorgang gliedert sich in drei Abschnitte (**Abb. 17.7**):
- Eröffnungsperiode,
- Austreibungsperiode,
- Plazentaperiode.

Eine Entbindung ist erst dann beendet, wenn auch der Mutterkuchen (Plazenta) vollständig geboren (ausgestoßen) ist. Die Dauer der einzelnen Abschnitte der Geburt sind individuell sehr unterschiedlich. Insbesondere unterscheiden sie sich jedoch bei Frauen, die ihr erstes oder ein weiteres Kind bekommen.

Die Geburt beginnt, wenn regelmäßige Wehen zu einer Veränderung am Gebärmutterhals führen. Die Zervix geht dabei in die Führungslinie. Das ist der Weg, den das Kind nehmen wird. Durch die Wehen und die Wirkung der lokalen Prostaglandine resultiert eine Verkürzung des Gebärmutterhalses. Erst jetzt öffnet sich der Muttermund. Dabei geht meist blutiger Schleim ab. Der Schleimpfropf hatte bisher dafür gesorgt, dass der Gebärmutterkanal verschlossen bleibt.

M *Die bei der Eröffnung des Muttermundes auftretenden geringen Blutungen werden „Zeichnen" genannt.*

Der Muttermund ist vollständig eröffnet, wenn er ca. 10 cm im Durchmesser beträgt. Man kann dann den Kopf des Kindes rundherum tasten, ohne an Anteile der Zervix zu gelangen.

17.5.1 Eröffnungsperiode

D *In der Eröffnungsperiode verkürzt sich der Gebärmutterhals und der Muttermund öffnet sich.*

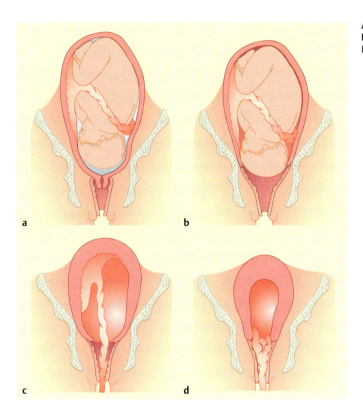

Abb. 17.7 ▪ Die drei Stadien der Geburt. a Eröffnungsphase b Austreibungsphase c u. d Plazentaperiode.

Bei der vaginalen Untersuchung werden die Veränderungen am Gebärmutterhals registriert und dokumentiert. Die Dauer der Eröffnungsperiode ist sehr unterschiedlich. Sie nimmt bei der Erstgebärenden 9–10 Stunden, bei der Mehrgebärenden ca. 6–7 Stunden in Anspruch. Insgesamt sollte die Geburt nicht länger als 24 Stunden dauern.

Typischerweise kommt es im Verlauf der Eröffnungsphase zu einem Blasensprung. Man spricht von einem rechtzeitigen Blasensprung, wenn das Fruchtwasser gegen Ende der Eröffnung abgeht. Die Eröffnungsperiode geht mit dem Einsetzen der Presswehen in die Austreibungsperiode über.

17.5.2 Austreibungsperiode

D *In der Austreibungsperiode wird das Kind von der Mutter aus dem Geburtskanal herausgepresst.*

Das Kind muss hierzu das kleine Becken und das Weichteilrohr passieren. Durch die Wehen wirken Kräfte auf das Kind ein, die den kindlichen Kopf in die jeweils geburtsmechanisch beste Position bringen. Die Dauer der Austreibungsperiode sollte bei der Erstgebärenden nicht länger als 2–3 Stunden betragen, bei der Mehrgebärenden $1/2$ –1 Stunde.

17.5.3 Nachgeburtsperiode

In dieser Phase löst sich die Plazenta von der Gebärmutter und wird ausgestoßen. Durch eine Nachgeburtswehe wird die Plazentahaftfläche verkleinert. Die Plazenta kann sich ablösen. Man unterscheidet zwei Möglichkeiten. Bei der Ablösung nach Duncan beginnt die Ablösung am Rand, die entstehende Blutung fließt als Lösungsblutung nach außen ab. Wenn sich die Plazenta in der Mitte zuerst ablöst (nach Schultze), kommt es zu einer retroplazentaren Blutansammlung, die die Ablösung noch beschleunigt. Es gibt klinische Zeichen, an denen man erkennen kann, ob sich die Plazenta gelöst hat (**Abb. 17.8**).

Die Mutter wird zum Mitpressen angehalten. Ein leichter Zug an der Nabelschnur kann die Ausstoßung unterstützen (**Abb. 17.9**). Dann wird die Plazenta auf Vollständigkeit überprüft. Durch die Nachgeburtswehen verschließen sich die durch die Ablösung eröffneten Blutgefäße und es kommt zum Stillstand der Blutung. Der normale Blutverlust unter der Geburt beträgt ca. 300 ml.

17 ■ Physiologie der Geburt

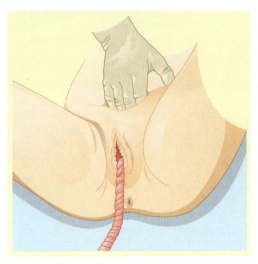

Abb. 17.8 ■ **Plazentalösung.** Zeichen nach Küstner. Ist die Plazenta gelöst, zieht sich die Nabelschnur beim Druck oberhalb der Symphyse nicht mehr zurück.

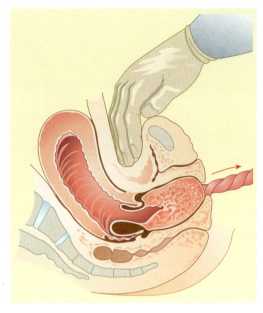

Abb. 17.9 ■ **Plazentagewinnung.** Durch vorsichtigen Zug an der Nabelschnur und Zurückhalten des Fundus uteri.

17.6 Mechanik der Entbindung

M *In den meisten Fällen (> 90 %) geht die Geburt in der vorderen Hinterhauptslage vonstatten.*

Bei der typischen Entbindung aus der vorderen Hinterhauptslage vollzieht das Kind eine schraubenförmige Drehung durch das kleine Becken. Das Hinterhaupt ist bei dieser Entbindung führend, es kommt zuerst. Liegt das Hinterhaupt vorne bedeutet das, dass das Kind mit dem Gesicht nach unten geboren wird.

17.6.1 Beckeneingang

Zunächst muss der Kopf den querovalen Beckeneingang passieren. Da der überwiegende Teil der Feten einen Langkopf aufweist, muss sich das Kind mit dem vorausgehenden Kopf quer in den Beckeneingang einstellen. Die Arme sind über der Brust gekreuzt, die Beine, ebenfalls überkreuzt, sind gebeugt und liegen dem Bauch des Kindes an. Die Kopfhaltung ist zu diesem Zeitpunkt noch indifferent, also noch nicht gebeugt. Die quer stehende Pfeilnaht führt, die Fontanellen sind beide zu tasten (**Abb. 17.10 a**).

17.6.2 Beckenmitte

In der nächsten Phase tritt der Kopf tiefer und geht in eine Beugehaltung über, um sich in der runden Beckenhöhle zu drehen. Dabei liegt die Pfeilnaht vorübergehend im Schrägdurchmesser. Da der Kopf gebeugt ist, wird die große Fontanelle, die im vorderen Schädelbereich zu finden ist, jetzt nicht mehr tastbar sein (**Abb. 17.10 b**).

17.6.3 Beckenboden

Die Drehung in der Beckenhöhle hat den tiefen Geradstand zum Ziel, das heißt, das Kind muss sich im längsovalen Beckenausgang gerade einstellen (**Abb. 17.10 c**). Wird der Kopf in der Vulva sichtbar, spricht man von „einschneiden" (**Abb. 17.11**). Er ist jetzt von außen gut zu tasten. Die Hebamme leitet die Frau zum Pressen an.

Mechanik der Entbindung • 17.6

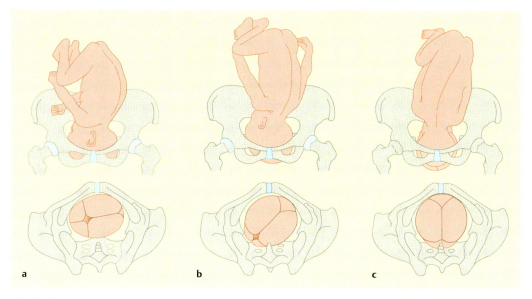

Abb. 17.10 • **Passage des Kopfes. a** Der Kopf steht im Beckeneingang, die Pfeilnaht ist quer **b** Der Kopf steht in Beckenmitte, die Pfeilnaht steht schräg **c** Der Kopf steht auf dem Beckenboden, die Pfeilnaht steht senkrecht.

17.6.4 Entwicklung des Kopfes

Der Kopf wird nun gestreckt und stemmt sich mit der Haar-Nacken-Grenze unter der Symphyse ab, um dann mit der kleinen Fontanelle voran über dem Damm geboren zu werden (**Abb. 17.12**). Er schneidet durch den Damm. Kontrolliert wird dieser Vorgang von der Hebamme mit der Durchführung eines Dammschutzes (**Abb. 17.13**). In dieser Phase der Entbindung kann manchmal ein Dammschnitt (Episiotomie), notwendig werden (S. 185).

17.6.5 Schultern

Auch die Schultern müssen die eben beschriebenen Drehungen vollziehen. Das bedeutet, sie stellen sich quer in den Beckeneingang ein, drehen sich in der Beckenhöhle in die gerade Position, in der sie dann den Beckenausgang passieren. Bei der letzten Schulterdrehung wird der Kopf des Neugeborenen mitgedreht, sodass das Gesicht im Zuge der Schulterdrehung zur Seite gewendet wird (**Abb. 17.14**). Auch hier wird die Drehung der Schultern mittels Drehen des Kopfes seitens der Hebamme unterstützt und kontrolliert. Die Geburt des Rumpfes bedarf keiner geburtsmechanischen Anpassung.

Nach der Entbindung wird die Nabelschnur abgeklemmt und durchtrennt. Das Kind sollte abgetrocknet werden, damit es nicht auskühlt. Wenn möglich, ist ein Körperkontakt mit der Mutter unmittelbar nach der Entbindung anzustreben.

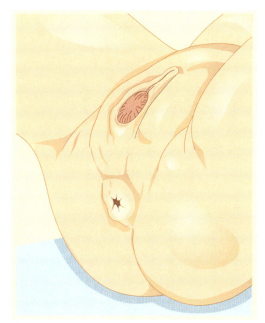

Abb. 17.11 • **Kopf wird sichtbar.** Der Kopf ist von außen zu sehen, der Damm gerät unter Spannung.

Teil IV Geburtshilfe • 181

17 ◾ Physiologie der Geburt

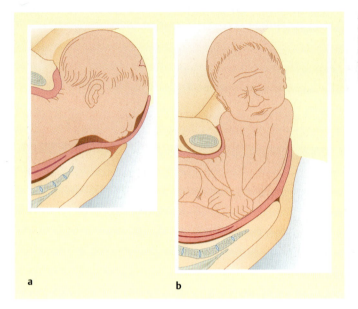

Abb. 17.12 ◾ **Geburt des Kopfes und der Schulter. a** Durch Strecken des Kopfes wird dieser über dem Damm geboren **b** Zuerst wird die obere Schulter unter der Symphyse, dann die untere Schulter entwickelt.

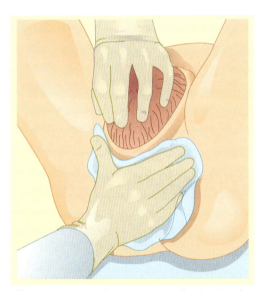

Abb. 17.13 ◾ **Dammschutz.** Zur Kontrolle des Gewebes hält die Hebamme den Kopf etwas zurück und schützt den Damm vor dem Zerreißen.

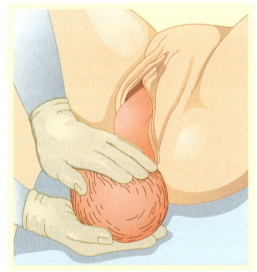

Abb. 17.14 ◾ **Geburt der Schulter.** Die Entwicklung der Schultern kann aktiv unterstützt werden durch Zurückdrehen des Kopfes um 90°.

17.7 Überwachung von Mutter und Kind

Um den Zustand des Kindes unter der Geburt beobachten zu können und Gefahrensituationen rechtzeitig zu erfassen, bedient sich die Geburtshilfe mehrerer Hilfsmittel.

17.7.1 CTG (Kardiotokogramm)

 Durch den Kardiotokografen werden die Herzaktionen des Kindes und die Wehen gleichzeitig aufgezeichnet.

Dieser sog. Wehenschreiber besteht aus einer Drucksonde, die extern auf den Uterus aufgelegt wird. Die Herzaktionen des Kindes werden mittels Ultraschall ähnlich dem Dopplerprinzip aufgenommen. Modernere Geräte können außerdem noch Kindsbewegungen registrieren, man spricht dann von einem *Kineto-CTG*.

Beurteilung

Die Basalfrequenz als der Mittelwert der fetalen Herzfrequenz liegt normalerweise zwischen 110 und 150 Schlägen pro Minute.

Bei mehr als 150 Schlägen pro Minute spricht man demnach von einer fetalen Tachykardie, weniger als 110 Schläge pro Minute sind eine Bradykardie. Für die Beurteilung des fetalen Zustandes sind außerdem die Schwankungen um den Mittelwert wichtig. Große Schwankungen mit Unterschieden von über 25 Schlägen gehen meist mit kräftigen Kindsbewegungen einher und werden saltatorisch genannt.

Außerdem unterscheidet man kurzfristige Herztonveränderungen. Ein kurzes Absinken der Frequenz unter 100 Schläge wird als *Dezeleration (Dips)* bezeichnet, kurze Frequenzbeschleunigungen als *Akzeleration*. Letztere sind häufig mit Kindsbewegungen verbunden und dann normal. Dezelerationen beurteilt man im Zusammenhang mit der Wehenkurve. Treten sie gleichzeitig mit einer Wehe auf, also wehensynchron, heißen sie Dip I und spiegeln einen Vagusreflex wider, der durch den Druck der Wehe auf den kindlichen Kopf ausgelöst wird. Sinkt die Herzfrequenz aber erst nach einer Wehe, liegt ein Dip II vor, der ein Zeichen einer kindlichen Hypoxie sein kann. Von variablen Dezelerationen spricht man, wenn der Herztonabfall keinen Bezug zu einer Wehe hat.

Zusammengefasst zeigen also kindliche Tachykardien und Bradykardien Gefahren an. Besondere Vorsicht ist bei eingeengten CTG-Kurven geboten. Dezelerationen nach einer Wehe sprechen für eine kindliche Hypoxie und müssen weiter abgeklärt werden (**Abb. 17.15**).

Das CTG wird sowohl in der antepartalen Zeit, ab ca. der 25. Schwangerschaftswoche, als auch während des Geburtsvorgangs eingesetzt.

Eine Sonderform des CTGs stellt der *Stress*- oder *Wehenbelastungstest* dar. Die kindlichen Herztöne werden unter einer künstlich erzeugten Wehentätigkeit der Mutter aufgezeichnet und beurteilt. Der Test dient dazu, zu beurteilen, ob ein Kind den Belastungen einer Geburt mit einer länger andauernden Wehentätigkeit gewachsen ist. I. d. R. wird der standardisierte *Oxytozinbelastungstest* durchgeführt. Dazu bekommt die Mutter das Kontraktionen erzeugende Oxytozin per Dauerinfusion verabreicht.

Dieser Test wird gerne bei einer Übertragung eingesetzt, d. h. einer Überschreitung des berechneten Entbindungstermins, da es in diesen Fällen zu einer relativen Unterfunktion der Plazenta kommen kann.

17.7.2 MBU (Mikroblutgasuntersuchung)

Zeigt das CTG unter der Geburt ein auffälliges Frequenzmuster, muss weiter abgeklärt werden, ob für das Kind eine Gefahr vorliegt. Dazu dient die Mikroblutgasanalyse. Hierzu wird vom kindlichen Kopf ein kleiner Blutstropfen gewonnen und eine Blutgasanalyse durchgeführt. So kann eine Azidose ausgeschlossen bzw. bei Vorliegen einer Azidose die Geburt sofort beendet werden (**Abb. 17.16**).

17.7.3 Amnioskopie

Die Betrachtung des Fruchtwassers mittels eines in die Scheide eingeführten Röhrchens wurde früher noch häufiger als heute durchgeführt. Man kann durch den leicht geöffneten Muttermund die Farbe, Menge und Konsistenz des Fruchtwassers beurteilen. Hat das Kind eine Stresssituation hinter sich, so setzt es Mekonium (Kindspech) ab. Diese Substanz färbt das Fruchtwasser grün. Dieses zeigt also lediglich an, dass das Kind einer Stresssituation ausgesetzt war, es gibt wenig Auskunft über den aktuellen Zustand (**Abb. 17.17**).

17 ■ Physiologie der Geburt

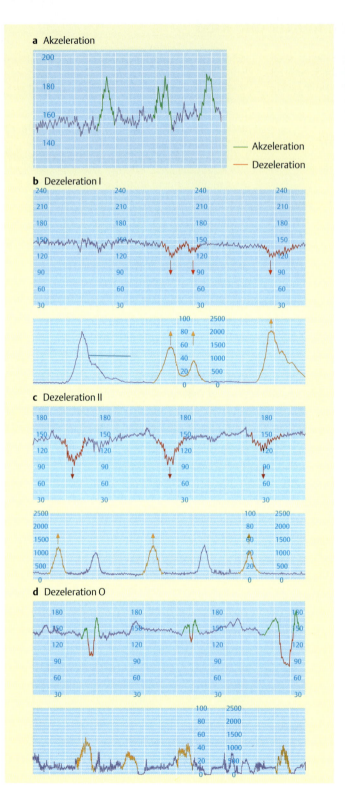

Abb. 17.15 ■ **Akzelerationen und Dezelerationen.** Kurzzeitige Frequenzveränderungen. Beim letzteren unterscheidet man verschiedene Formen in zeitlicher Abhängigkeit vom Auftreten von Wehen **a** Akzeleration **b** wehensynchrone Dip I **c** der Abfall der Herztöne erfolgt erst nach einer Wehe (DIP II) **d** bei den variablen Dip 0 besteht kein zeitlicher Bezug zu einer Wehe, sie sind oft von Akzelerationen begleitet.

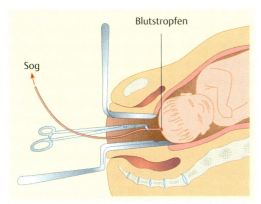

Abb. 17.16 ▪ **Blutentnahme.** Zur Abklärung des fetalen Zustandes wird eine Mikroblutuntersuchung durchgeführt.

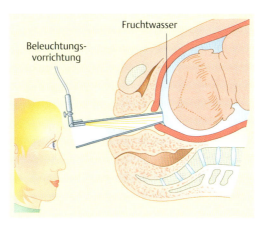

Abb. 17.17 ▪ **Aminoskopie.** Die Betrachtung des Fruchtwassers bei stehender Fruchtblase gibt Aufschluss über Farbe, Menge und Konsistenz des Fruchtwassers.

17.8 Episiotomie

Der Dammschutz soll ein unkontrolliertes Zerreißen des Gewebes verhindern. Droht jedoch ein Einreißen des Dammes, kann die Episiotomie dieses verhindern. Wichtiger ist jedoch, dass durch eine frühzeitig angelegte Episiotomie die Entbindungszeit verkürzt wird und so die Hypoxiezeit für das Kind kürzer gehalten werden kann. Dies ist besonders bei Frühgeborenen wichtig.

17.8.1 Durchführung

Man unterscheidet zwischen einem medianen Dammschnitt, der analwärts geführt wird, und einem mediolateralen, bei dem nach seitlich geschnitten wird. Eine laterale Episiotomie ist notwendig, wenn besonders viel Platz geschaffen werden muss.

> **M** *Die Vorteile einer medianen Episiotomie sind die bessere Heilung und geringere Schmerzhaftigkeit im Vergleich zur mediolateralen Schnittführung.*

Die medianen Schnitte können jedoch unter Umständen weiterreißen und dann zu einer Beschädigung des M. sphincter ani oder der Analschleimhaut führen. Diese Gefahr ist bei der lateralen Schnittführung sehr gering (**Abb. 17.18**).

17.8.2 Versorgung

Die Versorgung eines Dammschnittes erfolgt nach der Geburt der Plazenta i. d. R. in Lokalanästhesie. Zunächst wird die Scheidenwunde vom tiefsten Punkt bis zum Hymenalsaum genäht. Dann erfolgen die tiefen Nähte für das Dammgewebe und zum Schluss die Naht der Haut (**Abb. 17.19**).

> **P** **Beobachtung.** *Die Dammnaht sollte täglich auf Infektionszeichen (Rötung, Schwellung, Schmerz) inspiziert werden. Um nicht unnötig die Intimsphäre zu verletzen, kann die Beobachtung beim Abspülen erfolgen. Auch eine Absprache zwischen Arzt und Pflegeperson ist sinnvoll. Um direkten Druck zu vermeiden, der das Sitzen unangenehm bis unmöglich macht, kann der Mutter ein Sitzring angeboten werden. Sie sollte jedoch darüber informiert werden, nicht zu lange auf dem Ring zu sitzen, da es zu Ödemen im druckentlasteten Gebiet kommen kann. Die Zeitdauer ist abhängig von den möglichen Symptomen (kreisrunde Schwellung im entlasteten Bereich, ggf. leichte Taubheitsgefühle). Lindernd ist auch die Kühlung der Episiotomienaht mit Kühlakkus oder Kondomen, die mit gefrorenem Quark gefüllt werden.*

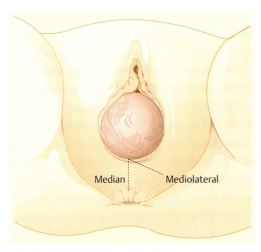

Abb. 17.18 ▪ **Episiotomie.** Schnittführung.

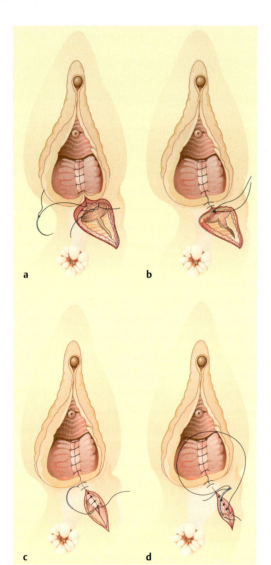

Abb. 17.19 ▪ **Episiotomienaht.** (Hier eine mediolaterale Naht) **a** Verschluss der Scheidenwunde **b** tiefe Dammnaht **c** oberflächliche Dammnaht **d** Hautnaht.

18 Analgesie und Anästhesie in der Geburtshilfe

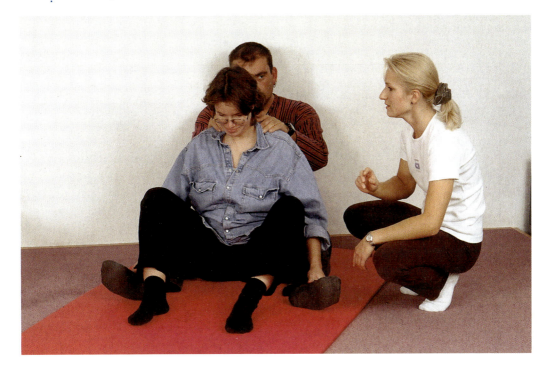

18.1 Psychische Geburtsvorbereitung ▪ 188

18.2 Medikamentöse Analgesie und Sedierung ▪ 188
18.2.1 Analgetika ▪ 188
18.2.2 Sedierung ▪ 188
18.2.3 Lokal- und Leitungsanästhesien ▪ 189

Die Möglichkeiten zur Unterstützung und Erleichterung einer Entbindung sind vielfältig. Sie beinhalten
- psychische Betreuung,
- Informationen zur Entspannung und dem richtigen Atmen,
- Akupunktur, Aromatherapie und Homöopathie
- medikamentöse Analgesie,
- Lokal- bzw. Leitungsanästhesie.

M *Zielsetzung jeder Form der Geburtserleichterung ist die Reduzierung des Geburtsschmerzes.*

Unterschiedliche Faktoren haben Einfluss auf die Schmerzen während der Geburt (**Abb. 18.1**). Dies sind die Erweiterung des Gebärmutterhalses, die Ausdehnung und Kontraktion der Gebärmutter und die Weitung von Geburtskanal, Vulva und Damm. Von Bedeutung sind ebenfalls das Alter und der psychische Zustand der Frau sowie die Anzahl der bisherigen Geburten.

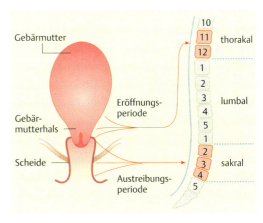

Abb. 18.1 ▪ **Schmerzleitungsbahnen.** Bei der Entbindung.

D Definition **M** Merke **P** Praxistipp **W** Wissen **B** Fallbeispiel

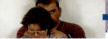

18 ▪ Analgesie und Anästhesie in der Geburtshilfe

18.1 Psychische Geburtsvorbereitung

Die Entbindung ist insbesondere bei Erstgebärenden sehr angstbesetzt. Angst jedoch kann den Teufelskreis *Angst → Spannung → Schmerz → Angst* auslösen und sich so negativ auf den Geburtsvorgang auswirken (**Abb. 18.2**). Daher ist es wichtig, durch eine psychische Geburtsvorbereitung die Angst der Schwangeren so weit wie möglich zu reduzieren. Dies kann dadurch erreicht werden, dass sich die Schwangere zum einen mit den medizinischen Einrichtungen, zum anderen mit der bevorstehenden Geburt auseinandersetzt. Zu diesem Zweck werden Begehungen des Kreißsaals und Elternkurse angeboten. Auch ist es für die Gebärende hilfreich, wenn individuelle Wünsche so weit wie möglich berücksichtigt werden. Die körperliche Unversehrtheit von Mutter und Kind muss sichergestellt sein, sodass sich weder die Geburtshelfer noch die Gebärenden auf einen festgelegten Geburtsablauf fixieren dürfen. Die Anwesenheit des Partners oder einer Vertrauensperson während der Geburt ist mittlerweile üblich und kann zur Reduzierung des Geburtsschmerzes beitragen. Weitere Möglichkeiten eröffnen sich durch eine geburtsvorbereitende Gymnastik und autogenes Training.

Während der Entbindung sollte die Hebamme an der Seite der Gebärenden sein. Lagewechsel, Rückenmassage oder Druck auf das Kreuzbein tun der Kreißenden in körperlicher und seelischer Hinsicht gut. Der Partner wird in diese Maßnahmen aktiv einbezogen.

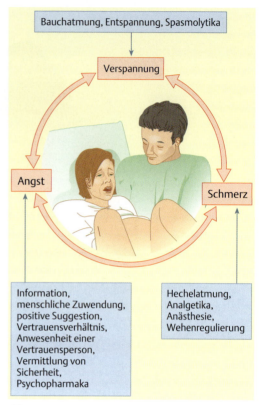

Abb. 18.2 ▪ **Teufelskreis Schmerz.** Behandlungsmöglichkeiten zur Durchbrechung von „Angst – Verspannung – Schmerz".

18.2 Medikamentöse Analgesie und Sedierung

18.2.1 Analgetika

D *Analgetika sind Schmerzmittel.*

Analgetika kann man unter der Geburt einsetzen, jedoch ist zum Schutz der Mutter und des ungeborenen Kindes eine Begrenzung der Dosis zu beachten, da es zu Atemdepressionen von Mutter und Kind kommen kann. Weitere unerwünschte Nebenwirkung sind Übelkeit, Erbrechen oder ein Blutdruckabfall.

In der Geburtshilfe finden überwiegend die Analgetika *Morphin*, *Pethidin*, *Fentanyl* und *Pentazocin* Verwendung.

18.2.2 Sedierung

D *Bei Sedativa (Beruhigungsmittel) handelt es sich um eine Gruppe von Medikamenten, die einen stark erregungsdämpfenden und angstlösenden Effekt haben.*

Oft bringt die Entbindung für die Kreißende so viele Ängste mit sich, dass der natürliche Geburtsablauf empfindlich gestört wird. Zunächst sollte man versuchen, der Schwangeren intensive menschliche Zuwendung vom Lebenspartner und vom Geburtshilfeteam zukommen zu lassen. Ist keine Stabilisierung abzusehen, kann die Anwendung von Sedativa in Erwägung gezogen werden. Allerdings sollte der Arzt den Einsatz dieser Medikamente während der Geburt sorgfältig abwägen. Der Abbau mancher Psychopharmaka in der Leber des Neugeborenen kann

Medikamentöse Analgesie und Sedierung ▪ 18.2

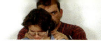

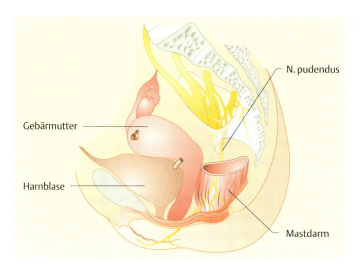

Abb. 18.3 ▪ **Pudendusnerv.** Verlauf des N. pudendus.

sich oft über mehrere Tage hinziehen und zu Beeinträchtigungen der Atmung und des Verhaltens führen.

Gebräuchlich sind *Diazepam*, *Triflupromazin* oder *Droperidol*. Je nach Präparat findet man eine angstlösende, sedierende, antikonvulsive und/oder antiemetische Wirkung.

18.2.3 Lokal- und Leitungsanästhesien

Lokal- und Leitungsanästhesien finden in der Geburtshilfe häufig Anwendung. Diese Anästhesieformen sind gut kontrollierbar. Bei korrektem Gebrauch stellen sie nur sehr selten eine Gefahr für die Mutter und die Vitalfunktionen des ungeborenen Kindes dar. Durch die Anästhesieformen dürfen jedoch die Kräfte der Mutter sowie die mütterlichen Geburtswege nicht negativ beeinflusst werden.

Infiltration des Damms

> **D** Unter einer Infiltration versteht man das Einbringen von Substanzen in ein Gewebe durch eine Injektion. Der Damm (Perineum) ist die etwa 3 cm breite Weichteilbrücke zwischen Anus und Scheideneingang.

Die Infiltrationsanästhesie dient einem schmerzfreien Dammschnitt und der nachfolgenden Versorgung der Wunde durch eine Naht. Der Arzt nimmt sie kurz vor der Geburt des vorangehenden Kindsteiles vor.

Diese Anästhesieform ist bei einer komplikationslosen vaginalen Entbindung indiziert. Für vaginaloperative Geburten (S. 283) ist sie nur mit Einschränkungen geeignet.

Pudendusanästhesie

> **D** Der Pudendusblock ist das Leitungsanästhesieverfahren, durch das eine Aufhebung der Schmerzempfindung im Bereich des Damms, der Vulva und des unteren Scheidendrittels erreicht wird (**Abb. 18.3**).

Die Pudendusanästhesie wird in Deutschland nicht mehr so häufig angewendet. Sie kann die starken Schmerzen in der Austreibungsperiode gut unterdrücken. Bei einer Frühgeburt hat der Pudendusblock den Vorteil, dass durch einen großen Dammschnitt und die eintretende Erschlaffung des Beckenbodens eine schonende Entwicklung des kindlichen Kopfes möglich gemacht wird.

Der Anfang der Pressperiode ist der richtige Zeitpunkt zur Anlage der Pudendusanästhesie (**Abb. 18.4**). Die Wirkung setzt meist schon 1–3 Minuten nach der Injektion ein. Die Wirkdauer hängt von der Wahl des Lokalanästhetikums ab.

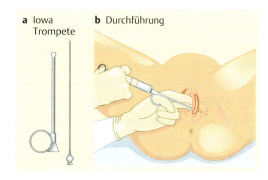

Abb. 18.4 ▪ **Pudendusanästhesie.** Instrumentarium und Technik.

Teil IV Geburtshilfe ▪ 189

18 ■ Analgesie und Anästhesie in der Geburtshilfe

Komplikationen
Im Rahmen der Pudendusanästhesie kann ein Verlust des Pressreflexes eintreten. Auf die Geburtsdauer hat dies jedoch nur selten einen Einfluss. Auch der Einsatz von Wehenmitteln oder die Notwendigkeit einer vaginaloperativen Geburt wird dadurch i. d. R. nicht erhöht. Eine weitere Komplikation kann die vorübergehende Ausschaltung des Ischiasnervs darstellen, die zu einem Taubheitsgefühl in den Beinen und motorischen Ausfallserscheinungen führt.

Kontraindikationen
Als alleiniges Analgesieverfahren ist die Pudendusanästhesie bei Beckenendlagen-, Zangen- und Zwillingsentbindungen nur sehr eingeschränkt indiziert. Bei Gerinnungsstörungen der Mutter ist die Pudendusanästhesie sorgfältig abzuwägen.

Periduralanästhesie

D *Bei der Anwendung der Periduralanästhesie wird eine vorübergehende Unterbrechung der Erregungsleitung durch die Injektion eines Lokalanästhetikums in den Periduralraum des Wirbelkanals erreicht (**Abb. 18.5**).*

In der Geburtshilfe ist die Periduralanästhesie deswegen so verbreitet, weil sie die Möglichkeit einer fast vollständigen Schmerzfreiheit während der gesamten Eröffnungsperiode bietet. Zudem ergibt sich eine Indikation für die Periduralanästhesie bei:
- einem verzögerten Geburtsverlauf,
- reduzierter Schmerzbelastbarkeit der Gebärenden,
- Müttern, die durch den Pressvorgang eigengefährdet wären, z. B. Frauen mit Herzerkrankungen oder einer Netzhautablösung,
- schwangerschaftsbedingtem Bluthochdruck,
- Zwillings- und Beckenendlagegeburten,
- Risikokindern wie z. B. Frühgeborenen.

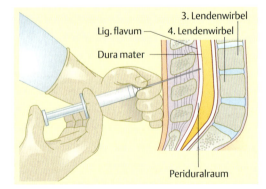

Abb. 18.5 ■ **Periduralanästhesie.** Ist der Periduralraum mit der Tuohy-Nadel erreicht, kann das Lokalanästhetikum injiziert werden.

Durchführung
Die Punktion wird zwischen dem 3. und 4. bzw. dem 2. und 3. Lendenwirbelkörper durchgeführt. Als Leitstelle fungiert hier eine gedachte Verbindungslinie der Beckenkämme, die den Dornfortsatz des 4. Lendenwirbels schneidet (**Abb. 18.5**). Die Periduralanästhesie kann auch durch einen Periduralkatheter erfolgen, über den das Anästhetikum kontinuierlich oder bei Bedarf verabreicht wird.

Ein großer Vorteil der Periduralanästhesie besteht darin, dass sie alternativ zur Vollnarkose bei einer geplanten Schnittentbindung angewendet werden kann.

P **Verband.** *Der Periduralkatheter muss sicher fixiert werden, damit er bei Bewegungen der werdenden Mutter nicht verrutscht. Dazu wird zuerst unterhalb der Punktionsstelle eine Schlaufe gelegt. Dann führt man den Katheter neben der Wirbelsäule nach oben über die Schulter. Die Fixation erfolgt mit Pflaster, ggf. mit Fixomull stretch. Die werdende Mutter sollte dabei den Rücken rund machen, damit später keine unnötige Spannung auf den Katheter ausgeübt wird. Wenn gleichzeitig ein zentraler Venenkatheter liegt, sollte der Periduralkatheter unbedingt deutlich gekennzeichnet werden, um Verwechslungen zu vermeiden.*

Komplikationen
M *Die häufigste Komplikation bei der Periduralanästhesie ein Blutdruckabfall mit systolischen Werten unter 100 mmHg.*

Von einem Blutdruckabfall sind nicht nur Schwangere mit zu niedrigem Blutdruck betroffen, sondern auch Frauen mit normalen Blutdruckwerten. Deswegen wird die Periduralanästhesie unter Kreislaufkontrolle durchgeführt. Vorbeugend erhält die Schwangere 500–1000 ml einer isotonen Elektrolytlösung per Infusion. Außerdem sollte sie nach dem Anlegen der Periduralanästhesie die Seitenlagerung zur Verbesserung der Plazentadurchblutung und zur Vermeidung des Vena-cava-Syndroms (S. 165 u. 223) einnehmen.

Eine Durchbohrung der harten Hirnhaut kommt sehr selten vor und führt aufgrund des Liquorverlustes zu Kopfschmerzen, die einige Tage anhalten können. Zur Reduzierung der Beschwerden sollte die Frau strenge Bettruhe einhalten. Eine ausgiebige Flüssigkeitszufuhr und die Gabe von Schmerzmitteln bringen ein baldiges Abklingen der Schmerzen.

Kontraindikationen
Eine Periduralanästhesie sollte man nicht bei einer Verminderung der zirkulierenden Blutmenge (Schockgefahr) vornehmen. Außerdem sprechen Hautinfektionen im Bereich der Einstichstelle ebenso wie eine stark ausgeprägte Erkrankung des zentralen Nervensystems gegen eine Periduralanästhesie. Weitere Kontraindikationen sind Allergien gegen das Lokalanästhetikum oder Blutgerinnungsstörungen der

Medikamentöse Analgesie und Sedierung · 18.2

Schwangeren. Wirbelsäulenverkrümmungen verursachen möglicherweise technische Probleme.

Spinalanästhesie

D *Die Spinalanästhesie ist eine Leitungsanästhesie mit unmittelbarer Verabreichung eines Lokalanästhetikums in den Subarachnoidalraum, wo sich das Anästhetikum mit dem Liquor vermischt.*

Die Gabe des Anästhetikums erfolgt in den meisten Fällen wie bei einer Lumbalpunktion. Die Vorteile gegenüber der Periduralanästhesie sind die einfachere Technik, eine geringere Versagerquote und eine bessere Muskelentspannung. Indikation für die Spinalanästhesie ist der Kaiserschnitt. Die Wirkung ist von der Schwangeren meist schon während der Injektion als Wärme – oder Schweregefühl in den Beinen bemerkbar. Danach werden die nervalen Funktionen in folgender Reihenfolge ausfallen:

- Temperaturempfindung,
- Schmerzempfindung,
- Motorik,
- Oberflächensensibilität.

Bei nachlassender Wirkung kommen die Funktionen in umgekehrter Reihenfolge wieder. Die Wirkungsdauer der Spinalanästhesie hängt vom verwendeten Lokalanästhetikum ab und beträgt etwa $1^1/_2$ –4 Stunden.

Komplikationen

M *Nach dem Anlegen der Spinalanästhesie kann es zu einem Blutdruckabfall und einer erschwerten oder gar aussetzenden Atmung kommen.*

Auch Übelkeit verbunden mit einem Brechreiz wurden bereits beobachtet. Als Spätkomplikationen können Kopfschmerzen, eine Harnverhaltung sowie die Lähmung von Hirnnerven auftreten.

Teil IV Geburtshilfe · 191

19 Wochenbett und Laktation

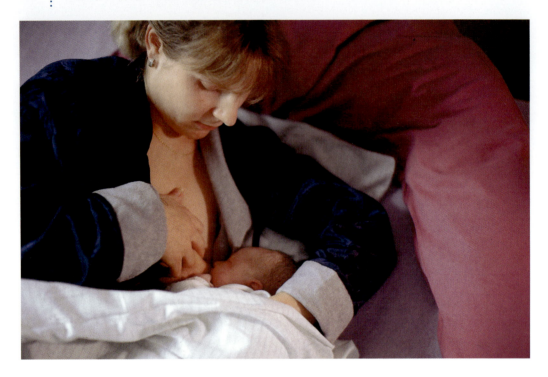

19.1 Wochenbett ▪ 192
19.1.1 Involution (Rückbildung) ▪ 192
19.1.2 Wundheilung ▪ 194
19.1.3 Wiedereinsetzen der Ovartätigkeit ▪ 195

P *Pflegeschwerpunkt Betreuung der Wöchnerin* ▪ 195

19.2 Laktation ▪ 196
19.2.1 Milchbildung ▪ 197
19.2.2 Zusammensetzung der Milch ▪ 198

P *Pflegeschwerpunkt Stillen* ▪ 198

19.1 Wochenbett

D *Das Wochenbett, Puerperium, umfasst die Zeit nach der Geburt der Plazenta bis 6 Wochen nach der Entbindung.*

In dieser Zeit werden die Veränderungen, die die Schwangerschaft und Geburt bewirkt haben, wieder weitestgehend zurückgebildet. Folgende Vorgänge spielen sich im Wochenbett ab:
- Involution (Rückbildung),
- Wundheilung,
- Laktation (Stillen),
- Wiederaufnahme der Ovartätigkeit.

19.1.1 Involution (Rückbildung)

Genitale Involution

Durch den abrupten Wegfall der plazentaren Hormone wird die Blutversorgung des Uterus drastisch reduziert. Der Gefäßwiderstand erhöht sich in diesem Bereich. Außerdem kontrahiert sich der Uterus und bewirkt eine Sauerstoffarmut, weil die Gefäße teilweise abgedrückt werden. Die Kontraktionen sind für die Rückbildung der Gebärmutter sehr wichtig und werden auch *Nachwehen* genannt.

Wochenbett · 19.1

M *Die Nachwehen sind für eine ordnungsgemäße Rückbildung der Gebärmutter von großer Bedeutung. Sie bewirken den Verschluss der Uteruswunde, den Abbau überschüssiger Muskelfasern und die Ausstoßung der Lochien.*

Die Nachwehen sind für die Erstgebärende weniger, für die Mehrgebärende jedoch mitunter sehr schmerzhaft. Die Kontraktionen lösen durch die Ischämie den Zerfall der jetzt überflüssigen Muskelfasern aus.

Diese Wochenbettwehen führen nicht nur zu einer Minderdurchblutung des Uterus, sie sorgen auch für den Verschluss der großen Uteruswunde an der Haftstelle der Plazenta. Es kommt zum Ausstoßen von Wundsekret zusammen mit Resten der Eihaut und kleineren Plazentapartikeln. Dieses Sekret nennt man Wochenfluss oder auch Lochien.

W *Der Begriff Lochien (der Wochenfluss) kommt aus dem Griechischen und heißt wörtlich übersetzt „zur Geburt gehörig".*

P **Hygiene.** Die Lochien sind zunächst nicht infektiös. Die Gebärmutterhöhle wird aber nach und nach mit Keimen besiedelt, sodass die Lochien einen guten Nährboden für diese Keime darstellen. Um eine aufsteigende Infektion zu verhindern, sollten intensive Hygienemaßnahmen eingehalten werden. Dazu gehört das häufige Wechseln der Vorlagen. Wird dieser Vorgang von der Wöchnerin selbst durchgeführt, sollte sie die Hände vorher und nachher gründlich mit Seife waschen. Gebrauchte Vorlagen werden sofort in einem Abfallbehälter entsorgt. Es folgt eine gründliche Intimtoilette, am besten durch Abspülen auf dem Bidet, bevor ein frischer Einmalslip mit einer neuen Vorlage angezogen wird. Pflegepersonen sollten beim Umgang mit Lochien immer Handschuhe tragen.

Die Rückbildung der durch die Schwangerschaft hervorgerufenen Veränderungen lässt sich am eindrucksvollsten am Uterus nachvollziehen. Dieser verkleinert sich sehr rasch (**Abb. 19.1**).

M *Nach außen hin wird die Verkleinerung der Gebärmutter am Absinken des Fundusstandes sicht- und fühlbar. Die regulären Tastbefunde für den Fundusstand im Wochenbett zeigt die (**Abb. 19.2**).*

Auch bildet sich im Rahmen der Involution der Gebärmutterhals wieder aus, sodass am 3. Tag post partum die Zervix schon wieder zu tasten und der Zervikalkanal weitgehend verengt ist. Der vorher runde Muttermund zeigt nach der Geburt eine quer liegende Spalte (**Abb. 19.3**). Der Fundus steht jetzt einen Querfinger breit unterhalb des Nabels. Bereits am Ende der 2. Woche nach der Geburt kann man den Uterus von außen nicht mehr tasten.

W *Der quer gespaltene Muttermund ist ein klinisches Zeichen dafür, ob eine Frau bereits geboren hat oder nicht.*

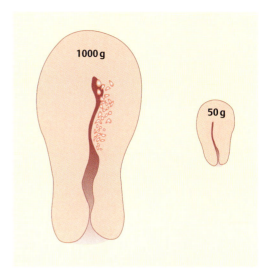

Abb. 19.1 · **Rückbildung des Uterus.** Gewichtsabnahme und Verkleinerung des Uterus im Wochenbett.

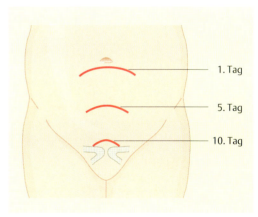

Abb. 19.2 · **Fundusstand.** Stand des Uterusfundus in den ersten Wochenbetttagen.

Durch die Ausscheidung der in der Schwangerschaft eingelagerten Gewebsflüssigkeit werden die Fasern der Bänder und Sehnen gestrafft. Der Beckenboden erholt sich langsam von seiner Dehnung. Eine leichte Stressinkontinenz in den ersten Wochen nach der Entbindung ist normal. Zusammen mit der Restitution (Wiederherstellung) des Aufhängeapparates normalisiert sich auch die Fähigkeit, Urin halten zu können.

Extragenitale Veränderungen

Außerhalb des Genitaltraktes führt der Hormonverlust dazu, dass sich die für die Schwangerschaft typischen Veränderungen langsam wieder normalisieren.

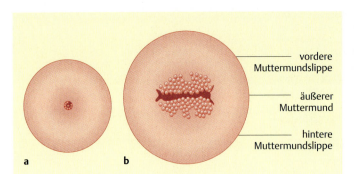

Abb. 19.3 ▪ Muttermund. Er ist bei einer Frau, die noch kein Kind geboren hat (Nullipara) klein und rund **(a)**, bei einer Frau, die bereits Kinder geboren hat (Mehrpara) ist er gelappt und oval **(b)**.

Der Tonus der Bauchdecken- und Beckenbodenmuskulatur nimmt zu und es kommt zu einem Rückgang der Wassereinlagerungen. Wöchnerinnen produzieren deshalb große Mengen an Urin.

Die Straffung der Muskulatur sollte durch krankengymnastische Übungen unterstützt werden, um einer späteren Senkung des Genitales vorzubeugen. Auch das Körpergewicht normalisiert sich allmählich wieder.

> **M** *Von Reduktionsdiäten während der Stillzeit ist dringend abzuraten, da sich sonst die fettlöslichen Schadstoffe, die sich im Fettgewebe der Mutter festgesetzt haben, lösen und in die Muttermilch übergehen.*

Ingesamt wird jedoch der Mehrbedarf an Kalorien während der Stillzeit ebenso wie in der Schwangerschaft oft überschätzt.

Die schwangerschaftsbedingten hämodynamischen und respiratorischen Veränderungen bilden sich sehr schnell wieder zurück.

> **P** **Beobachtung.** *Als Folge der Kreislaufbelastung durch die hohe Wasserausscheidung im Wochenbett weisen viele Wöchnerinnen eine Kollapsneigung auf. Das erste Aufstehen post partum sollte nur in Begleitung der Hebamme oder der Pflegeperson und unter Beobachtung von Puls und Blutdruck erfolgen. Die Frau darf erst dann alleine aufstehen, wenn sich ihre Werte normalisiert haben und sie sich sicher fühlt.*

Die weit gestellten Gefäße tonisieren sich allmählich wieder, Krampfadern allerdings, die in der Schwangerschaft aufgetreten sind, bleiben bestehen. Manchmal werden durch das starke Pressen unter der Geburt kleine Blutgefäße verletzt. Besonders in den Konjunktiven (Bindehäute) der Augen kann es dabei zu Einblutungen kommen. Diese Rotverfärbungen, die manchmal sehr gefährlich aussehen, bilden sich aber völlig zurück und haben keinen Krankheitswert.

Die Hyperpigmentierungen der Haut verschwinden in den meisten Fällen während der ersten 1–2 Monate. Die Schwangerschaftsstreifen verblassen zwar, eine komplette Rückbildung ist aber nicht zu erwarten. Es bleiben weißliche Narbenstreifen zurück.

> **M** *Schwangerschaftsstreifen und Varizen bilden sich nach der Schwangerschaft zwar etwas zurück, verschwinden aber nicht völlig.*

Zu Beginn des Wochenbetts kommt es regelmäßig zu starken Schweißausbrüchen, die auf den Hormonentzug zurückzuführen sind. Ebenso typisch wie unangenehm ist ein oft erheblicher Haarausfall, der bis zu 3 Monate andauern kann.

19.1.2 Wundheilung

Die Uterusinnenfläche stellt nach der Ablösung der Plazenta eine große Wunde dar. Die Blutstillung an der Plazentahaftstelle erfolgt zunächst über die starke Kontraktion des Uterus, die praktisch wie eine Gefäßunterbindung wirkt. Der endgültige Verschluss der uteroplazentaren Gefäße erfolgt durch eine Thrombosierung. Jetzt wandern Leukozyten ein und reinigen die Wunde. Sie bilden eine Art Schutzwall in der Gebärmutterwand und verhindern so, dass die Keime in tiefere Schichten eindringen können, denn sehr schnell ist die Uteruswunde und ihr Wundsekret mit Keimen besiedelt. Das abfließende Sekret, die Lochien, besteht also aus Überresten der Plazenta und der Gebärmutterschleimhaut sowie aus Serum, Lymphe und Leukozyten. Über die Zeit des Wochenbettes machen die Lochien charakteristische Veränderungen durch. Anhand der Beschaffenheit des ausgeflossenen Sekrets kann auf den Stand der Wundheilung geschlossen werden (**Tab. 19.1**).

> **M** *Die Keimbesiedlung von Uteruswunde und Wundsekret ist ein normaler Vorgang, der nicht zu verhindern ist. Der Körper reagiert darauf mit einem Schutzwall aus Granulozyten in der Muskelschicht der Gebärmutter. Wenn der infizierte Wochenfluss gut abfließen kann, ist das der beste Schutz gegen eine Infektion.*

Nicht nur die Gebärmutterwunde muss heilen, auch die Geburtsverletzungen klingen im Wochenbett rasch ab. In den ersten Tagen ist der Damm mit der Episiotomie- oder Dammrissnaht sehr schmerzhaft. Hier bringen Sitzbäder und das Abspülen der Vulva, Linderung

Pflegeschwerpunkt Betreuung der Wöchnerin

Tabelle 19.1 Die Lochien. Physiologische Veränderungen des Wochenflusses

Zeitraum	Farbe Konsistenz	Durchschnittliche Anzahl von Vorlagen pro Tag	Bezeichnung	Gebärmutterwunde
1.–6. Tag	rein blutig	8–10	Lochia **rubra**	Blutstillung noch unvollkommen
Ende der 1. Woche	braunrot, bräunlich, dünnflüssig	8–6	Lochia **fusca**	zunehmende Thrombosierung, Zumischung von Serum, Lymphe und Leukozyten
Ende der 2. Woche	schmutziggelb, rahmig	6–4	Lochia **flava**	Abstoßung von nekrotischem, meist verflüssigtem Zellmaterial
Ende der 3. Woche	Grauweiß, wässrig-serös	4–3	Lochia **alba**	Zunehmende Epithelisierung
Nach 4–6 Wochen	Versiegen der Lochien			Wundheilung abgeschlossen

und führen gleichzeitig zu einer Säuberung der Wunden. Von Vorteil ist jedoch auch eine Kühlung des Damms. Bei der Gabe von Schmerzmitteln ist auf die Milchgängigkeit zu achten. Paracetamol oder Diclofenac in geringen Mengen sind möglich.

19.1.3 Wiedereinsetzen der Ovartätigkeit

Durch den Wegfall der Plazentahormone wird die Hemmung der Hypophysentätigkeit aufgehoben. Es kommt wieder zur Produktion von LH und FSH. Bei nicht stillenden Frauen setzt die erste Monatsblutung in der Regel nach 6 Wochen ein. Der erste Eisprung ist nicht sicher abzuschätzen. Bei stillenden Frauen kommt es meist durch den hohen Prolaktinspiegel im Blut zu der so genannten *Laktationsamenorrhö* (Ausbleiben der Regelblutung aufgrund der Stilltätigkeit). Es gibt allerdings auch Frauen, die trotz des Stillens menstruieren.

M *Das Stillen ist auf keinen Fall eine sichere Verhütungsmethode, wenn auch die Schwangerschaftsraten in der Stillzeit sehr deutlich herabgesetzt sind.*

P   Pflegeschwerpunkt Betreuung der Wöchnerin

Zur täglichen Routinekontrolle bei einer Wöchnerin gehören
- Puls,
- Blutdruck,
- Temperatur,
- Fundusstand,
- Inspektion der Lochien,
- Wundkontrolle.

Außerdem die Frage nach
- Urinausscheidung und Stuhlgang,
- Unterstützung bei der Gymnastik,
- Hilfestellung beim Stillen.

Die Kontrolle des **Blutdruckes** ist wegen der Kreislauflabilität der Wöchnerin wichtig. Der in der Schwangerschaft angestiegene **Puls** normalisiert sich schnell wieder, er liegt bei 60–80 Schlägen pro Minute. Besondere Beachtung ist der Herzfrequenz im Zusammenhang mit der **Körpertemperatur** zu schenken. Da Temperaturanstiege oft erst nachmittags auftreten, ist es sinnvoll, am Nachmittag zu messen und nicht am frühen Morgen. Ab einer Temperatur von 38 °C spricht man von Fieber im Wochenbett. Dieses kann verschiedene Ursachen haben. Fieber in den ersten zwei Tagen nach der Geburt ist oft extragenitalen Ursprungs, danach liegt die Ursache meist in einem entzündlichen Prozess im Genitalbereich. Am 3. postpartalen Tag schießt die Milch ein. Das geht meist mit einer leichten Temperaturerhöhung einher. Auf die Vermeidung einer Mastitis ist sehr sorgfältig zu achten. Insgesamt ist der 3. postpartale Tag als besonders kritisch zu betrachten, was die gängige Praxis, an diesem Tag die Wöchnerin nach Hause zu entlassen, in Frage stellt.

Der **Fundusstand** gibt Auskunft über die regelrechte Rückbildung des Uterus. Steht er zu hoch oder ist der Uterus schmerzhaft und der Wochenfluss zu gering, handelt es sich um eine bedenkliche Rückbildungsverzögerung mit Lochialstau.

19 ■ Wochenbett und Laktation

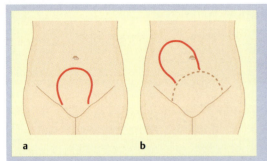

Abb. 19.4 ▪ Fundusstand und Blasenfüllung. a Uterusstand am 2. postpartalen Tag bei leerer Blase, **b** vorgetäuschter Hochstand des Uterus bei voller Blase.

> **M** Wichtig ist es, den Fundusstand immer mit entleerter Harnblase zu tasten, da eine volle Blase einen zu hoch stehenden Uterus vortäuschen kann (**Abb. 19.4**).

Zur Kontrolle des Fundusstandes wird die Handkante ca. in Bauchnabelhöhe auf den Bauch der Wöchnerin aufgesetzt. Danach wird leicht in Richtung der Beine gedrückt. Auf diese Weise ist der Uterus als Widerstand tastbar. Kippt man die Hand nun so, dass sie auf dem Bauch aufliegt, kann der Abstand zwischen Uterus und Bauchnabel an den dazwischen liegenden Querfingern abgelesen werden.

Die Wöchnerin wird über ihre **Lochien** befragt, im Zweifel werden die Vorlagen kontrolliert. Die Mütter werden über die potenzielle Infektionsgefahr, die vom keimreichen Wochenfluss ausgehen kann, aufgeklärt und zur Einhaltung der notwendigen Hygiene aufgefordert. Die **Naht** einer Episiotomie oder eines Dammrisses wird im Rahmen der Wochenbettvisite ebenfalls täglich betrachtet. Die Ränder sollen glatt aneinander liegen. Ödeme, einreißende Fäden, austretendes Sekret oder belegte, gerötete Wundränder weisen auf eine Wundheilungsstörung hin.

Die frisch entbundene Patientin sollte bis spätestens 6 Stunden nach der Geburt **Urin** gelassen haben. Ansonsten spricht man von Harnverhalt (Ischuria puerperalis). Als Ursachen kommen Verletzungen oder ein Ödem des Blasenhalses in Frage. Angst (vor Schmerzen) oder Bedrängnis können zu einem Sphinkterkrampf führen, der dann nur schwer durchbrochen werden kann. Die Wöchnerin sollte baldmöglichst zum Toilettengang aufstehen; auf die Benutzung von Bettpfannen sollte verzichtet werden. Bei einem Harnverhalt sind ein laufender Wasserhahn, ein warmes Sitzbad und Ruhe oft schon ausreichend. Falls nicht, helfen Methergin oder Doryl, um die Miktion in Gang zu bringen, nachdem mechanische Hindernisse des Urinabflusses ausgeschlossen worden sind.

> **M** Ein schlecht kontrahierter Uterus kann ebenso der Grund für einen Harnverhalt sein wie umgekehrt eine volle Blase die Nachwehen hemmt.

Auf den ersten **Stuhlgang** kann bis zu 3 Tage gewartet werden. Selten sind milde Abführmittel notwendig. Die häufig auftretenden **Hämorrhoiden** werden gekühlt und mit schmerzlindernden Salben versorgt. Eine chirurgische Intervention ist nur in Ausnahmefällen notwendig, da sich diese Hämorrhoiden fast immer spontan zurückbilden.

Die **Frühmobilisation** ist eine wichtige Maßnahme zur Vermeidung einer Thrombose. Weil die Uteruswunde letztlich durch Thrombenbildung verschlossen werden muss, ist die Gerinnung des Blutes bei der Wöchnerin in besonderer Weise aktiviert. Bis zu 6 Wochen post partum ist die Wöchnerin thrombosegefährdet.

> **M** Die Wöchnerin sollte spätestens 6 Stunden nach der Entbindung (auch nach einer Sectio) aufstehen. Dabei muss mit einer möglichen Kreislauflabilität gerechnet werden.

Ist während der Schwangerschaft eine Antikoagulation notwendig gewesen, wird diese in der Regel für weitere 6 Wochen durchgeführt.

19.2 Laktation

Das Stillen ist ein natürlicher Vorgang, der für das Kind die physiologische und beste Form der Ernährung darstellt. Die Vorteile sind insbesondere:
- Muttermilch hat die optimale Zusammensetzung,
- Muttermilch hat immer die richtige Temperatur,
- Stillen fördert die Rückbildung des Uterus,
- Stillen fördert einen intensiven Mutter-Kind-Kontakt,
- Muttermilch enthält Immunglobuline und Leukozyten,
- gestillte Kinder haben weniger Allergien und Infekte,
- Muttermilch ist kostenlos.

Aus dieser Aufzählung wird klar, dass das Stillen in jedem Fall zu unterstützen ist. Die Wöchnerin braucht zunächst Anleitung und Zuspruch, weil es einige Zeit

Laktation • 19.2

dauert, bis die Stillvorgänge von ihr und ihrem Kind beherrscht werden. Kontraindikationen gegen das Stillen gibt es nur sehr wenige. Einige Infektionskrankheiten, wie Tuberkulose oder die HIV-Infektion der Mutter, machen das Abstillen notwendig.

W *HIV-positiven Müttern wird in den Industrieländern das Abstillen empfohlen. In den Entwicklungsländern müssen die Risiken der Kunstmilchgabe gegen die Risiken einer Ansteckung des Kindes über die Muttermilch gut abgewogen werden. Oftmals können in ärmeren Ländern infizierte Mütter aus finanziellen Gründen nicht auf das Stillen verzichten.*

19.2.1 Milchbildung

In der Schwangerschaft bereitet sich die Drüse auf ihre Aufgabe der Milchbildung durch die Entstehung neuer Drüsenläppchen vor. Außerdem differenzieren sich in der Brustdrüse die Epithelzellen aus. Für diese Entwicklung ist u. a. das aus der Plazenta stammende hPL (humanes Plazentalaktogen) zuständig.

M *Bei einigen Frauen kommt es während der Schwangerschaft bereits zur Bildung der Vormilch = Kolostrum.*

Die Milch wird in den Alveolen produziert, die traubenartig angeordnet sind. Von dort gelangt sie über die Milchgänge in die Milchseen, die unterhalb des Warzenhofes liegen (**Abb. 19.5**).

Nach der Geburt kommen zwei Mechanismen in Gang. Zum einen wird Milch gebildet (*Galaktogenese*): hierbei ist der wichtigste Reiz das Anlegen des Kindes und das Saugen (**Abb. 19.6**). Von der Hypophyse gebildetes Prolaktin führt ca. am 3. postpartalen Tag zum Milcheinschuss, d. h. jetzt werden größere Milchmengen bereitgestellt. Die Brust ist gespannt

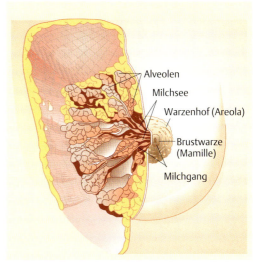

Abb. 19.5 • Weibliche Brust. Die Anatomie von vorne betrachtet.

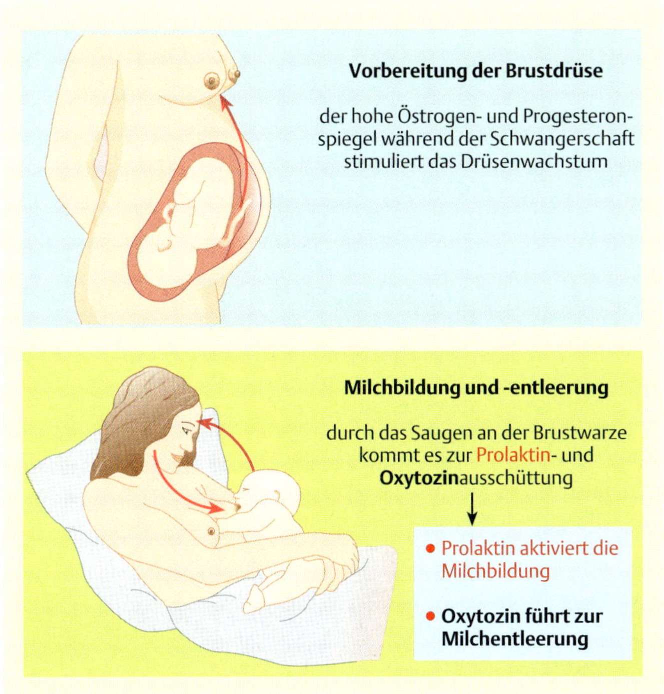

Abb. 19.6 • Milchbildung. Prolaktin und Oxytozin steuern die Milchbildung und die Milchabgabe über einen Feedback-Mechanismus.

Vorbereitung der Brustdrüse

der hohe Östrogen- und Progesteronspiegel während der Schwangerschaft stimuliert das Drüsenwachstum

Milchbildung und -entleerung

durch das Saugen an der Brustwarze kommt es zur **Prolaktin-** und **Oxytozin**ausschüttung

- Prolaktin aktiviert die Milchbildung
- Oxytozin führt zur Milchentleerung

Teil IV Geburtshilfe • 197

und etwas überwärmt. Es dauert dann einige Tage, bis sich das Milchangebot und der Bedarf des Kindes geregelt haben. Der 2. Vorgang ist die *Galaktokinese*, der sog. Milk-let-down-effect. Dieser wird durch das Hypophysenhinterlappenhormon Oxytozin gesteuert. Es bewirkt durch eine Kontraktion der Myoepithelien der Milchgangswände ein Auspressen der Milch und erleichtert so dem Kind das Trinken. Darüber hinaus bewirkt Oxytozin eine Kontraktion des Uterus.

M *Stillen fördert somit die Rückbildung des Uterus.*

Die Milchsekretion wird über den Saugreiz durch das Kind aufrechterhalten. So regelt das Kind die Menge der Milch selbst.

19.2.2 Zusammensetzung der Milch

Das Kolostrum (Vormilch) wird in den ersten 3–4 Tagen nach der Geburt produziert. Es ist reich an Eiweiß und Salzen und hat oftmals eine gelbe Farbe. Kolostrum zeichnet sich außerdem durch einen hohen Anteil an Leukozyten aus. Durch seine Zusammensetzung versorgt es das Kind optimal und bewirkt, dass der normale Gewichtsverlust des Neugeborenen in den ersten Tagen nicht allzu groß ist. Zwischen dem 3. und 14. Tag wird die Übergangsmilch gebildet. Dann geht die Produktion in reife Frauenmilch über. Die Unterschiede zeigt (**Tab. 19.2**).

M *Kuhmilch ist im Vergleich zu Frauenmilch eiweiß- und elektrolytreicher. Das überfordert die kindlichen Nieren. Deswegen können Kinder auch nicht mit reiner Kuhmilch ernährt werden.*

Kann die Wöchnerin aus irgendwelchen Gründen nicht stillen, wird adaptierte Säuglingsnahrung verwendet, die aus Kuhmilch hergestellt und der Muttermilch angeglichen ist.

Tabelle 19.2 Zusammensetzung von Frauen- und Kuhmilch im Vergleich (in g pro 100 ml)

	Eiweiß	Fett	Laktose	Mineralien	Kalorien (kcal/100 ml)
Frauenmilch:					
– Kolostrum	1,8	3,0	6,5	0,35	65
– Übergangsmilch	1,5	3,8	6,5	0,25	70
– reife Frauenmilch	1,3	4,0	6,0	0,23	70
Kuhmilch:	3,5	4,0	4,5	0,7	70

P Pflegeschwerpunkt Stillen

Um die Milchbildung in Gang zu setzen, ist es wichtig, das Kind in den ersten Tagen oft anzulegen. Zum Schutz der Brustwarzen sollte es nicht länger als 5–10 Minuten an jeder Seite saugen. Rhagaden werden vermieden, wenn man die Brustwarzen an der Luft trocknet. Zur Vermeidung einer Brustentzündung (Mastitis) sind zwei Punkte wichtig:

- **Hygiene** (Abb. 19.7): Die Brust darf nicht mit Wochenfluss in Kontakt kommen. Also sollte die Stillende nach jedem Toilettengang gründlich die Hände waschen. Eine Desinfektion mit alkoholischen Lösungen ist nicht zwingend notwendig. Vor dem Anlegen reicht es aus, nochmals die Hände zu waschen. Die Brust wird ein- bis zweimal täglich möglichst unter fließendem Wasser gewaschen. Ansonsten ist es ratsam, einen Milchtropfen antrocknen zu lassen, da das Milchfett die Brustwarze pflegt. Stilleinlagen saugen austretende Milch auf und helfen so bei der Pflege der Brust.
- **Vermeidung eines Milchstaus:** Es ist wichtig, darauf zu achten, dass die Brust vom Kind leergetrunken wird. In den ersten Tagen nach dem Milcheinschuss kann eine Brustmassage (unter der warmen Dusche) helfen, überschüssig gebildete Milch auszudrücken. Es dauert einige Zeit, bis sich Angebot und Nachfrage eingespielt haben.

Die Gefahr der Rhagadenbildung besteht auch, wenn das Kind nach Beenden des Stillens von der Brust weggezogen wird. Es kann von der Brust gelöst werden, indem die Mutter einen Finger in den kindlichen Mundwinkel schiebt. Wenn das Kind am Finger zu saugen beginnt, wird es vorsichtig von der Brust entfernt.

Pflegeschwerpunkt Stillen

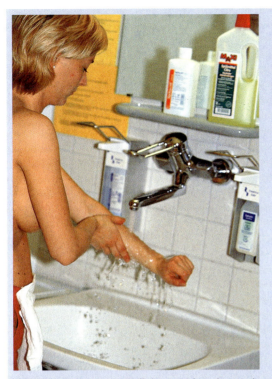

Abb. 19.7 a ▪ **Hygiene.** Gründliches Waschen der Hände vor dem Stillen.

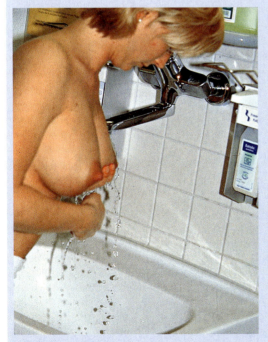

Abb. 19.7 b ▪ **Vorbereitung der Brust.** Abspülen der Brust unter fließendem Wasser.

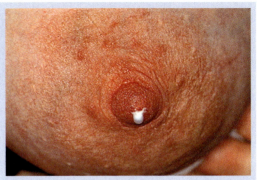

Abb. 19.7 c ▪ **Pflege der Brust.** Angetrockneter Tropfen Muttermilch.

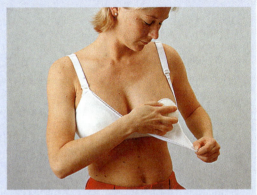

Abb. 19.7 d ▪ **Stilleinlage.** Einlegen der Stilleinlage.

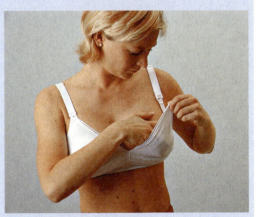

Abb. 19.7 e ▪ **Still-BH.** Schließen des Still-BH's.

Physiologie des Saugens

Das Kind erfasst die Brustwarze mit dem Kiefer und umfasst den Warzenhof luftdicht mit den Lippen. Senkt es den Unterkiefer, entsteht ein Unterdruck in der Mundhöhle des Kindes. Beim Anheben der Zunge wird die Brustwarze zwischen Zunge und Gaumen

Teil IV Geburtshilfe ▪ 199

ausgedrückt. Während des Saugens drücken die Zahnleisten des Kindes auf den Warzenhof und melken die Milchseen, die Mündungsgänge auf der Brustwarze besitzen, aus (**Abb. 19.8**).

M Wichtig ist beim Stillvorgang, dass das Kind nicht nur die Brustwarze in den Mund nimmt, sondern den ganzen Hof umfasst.

Eine völlig andere Mundbewegung macht das Kind beim Trinken aus der Flasche (**Abb. 19.9**). Bekommt es in den ersten Tagen sowohl die Brust als auch die Flasche, kann es zur sog. Stillverwirrung kommen, da das Kind beide Formen der Ernährung noch nicht voneinander unterscheiden kann (**Abb. 19.10**).

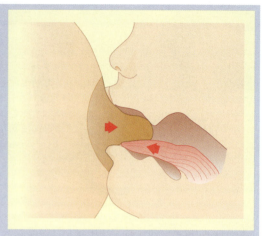

Abb. 19.10 ▪ **Stillverwirrung.** Hier versucht das Kind an der Brust so zu saugen wie an der Flasche. Die Zunge sucht nach dem Sauger und stößt dabei versehentlich die Warze aus dem Mund. Das führt zu Verwirrung.

Stillposition

Für das Anlegen des Kindes brauchen die meisten Frauen die Anleitung durch erfahrenes Pflegepersonal. Es braucht etwas Zeit, bis Mutter und Kind die richtige Position herausgefunden haben. Stillen ist im Sitzen und im Liegen möglich, Kinder können sogar „über Kopf" saugen. Die unterschiedlichen Positionen helfen z. B. einen schmerzhaften Damm zu entlasten. Da das Kind mit dem Unterkiefer die Milchseen ausmelkt, werden natürlich die Stellen am besten entleert, von denen aus das Kind saugt. Durch einen Wechsel der Positionen kann ein Milchstau vermieden werden. Zwillinge können auch gleichzeitig gestillt werden. Wichtig ist, dass die Kinder gut abgestützt gelagert werden, sodass die Mutter die Hände frei hat (Spezielle Stillsessel haben Armstützen, die das Halten des Kindes erleichtern. Nach dem Stillen wird das Kind hochgenommen, damit es verschluckte Luft ausstoßen kann (**Abb. 19.11**).

Milchmenge

Durch das Rooming-in-System ist dafür gesorgt, dass sich Mutter und Kind kennen lernen. So ist die Mutter schnell in der Lage, zu erkennen, wann ihr Kind Hunger hat. Heute wird nach Bedarf gestillt und nicht mehr nach der Uhr. Über die ersten 6 Wochen pendelt sich bei den meisten Kindern ein Tag-Nacht-Rhythmus ein.

Die Trinkmengen steigern sich in den ersten Tagen von 50 ml auf 500 ml am 10. Lebenstag. Bis zum 5. Monat bleibt die tägliche Trinkmenge mit

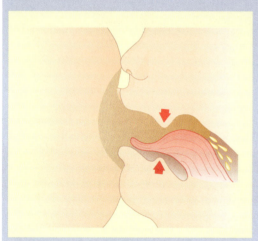

Abb. 19.8 ▪ **Saugen an der Brust.** Die Zahnleisten des Kindes (Pfeile) drücken auf den Warzenhof hinter der Brustwarze. Die Zunge drückt die Warze gegen den Gaumen.

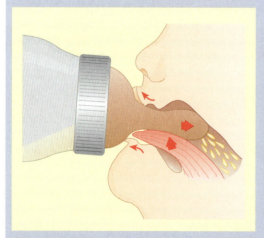

Abb. 19.9 ▪ **Trinken aus der Flasche.** Wenn das Kind aus der Flasche trinkt, macht es eine ganz andere Bewegung.

Pflegeschwerpunkt Stillen

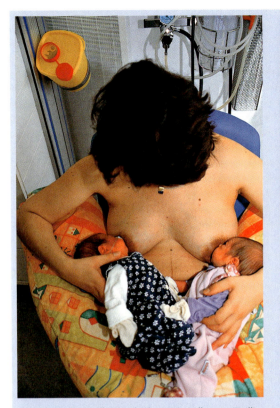

Abb. 19.11 a ▪ **Zwillinge.** Gleichzeitiges Stillen von Zwillingen.

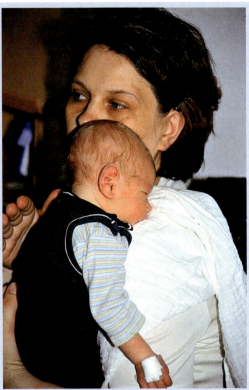

Abb. 19.11 c ▪ **Nach dem Stillen.** Halten des Kindes zum „Bäuerchen".

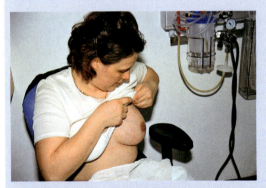

Abb. 19.11 b ▪ **Stillsessel mit Armlehne.**

700–800 ml konstant. Das Kind sollte mindestens 3, besser 6 Monate gestillt werden. Frühestens ab dem 5. Monat kann mit Beikost angefangen werden. Zufüttern von Milch oder Glukoselösung ist bei dem gesunden reifen Neugeborenen nicht notwendig und erfolgt nur bei einer medizinischen Indikation.

Akzessorische Milchdrüsen

Manchmal findet sich unterhalb der Achselhöhle zusätzliches Brustdrüsengewebe (akzessorische Milchdrüsen). Da diese Drüsen keine Verbindung zur Brust haben und ihnen eigene Ausführungsgänge fehlen, kommt es in diesen Knötchen zu einem schmerzhaften Milchstau. Eine Kühlung dieser Knötchen ist zur Linderung der Beschwerden meist ausreichend.

Ernährung

Der tägliche Energiebedarf ist bei vollem Stillen um etwa 650 kcal gegenüber dem Normalzustand erhöht, da der Körper etwa 800–1000 ml Milch pro Tag bildet. Besonders hoch ist der Bedarf an Kalzium, Eisen, Jod und Zink.

Bei den Vitaminen schlägt ein Mehrbedarf von ca. 130 % bei Vitamin A zu Buche, von Vitamin D wird etwa doppelt so viel benötigt, bei den restlichen Vitaminen steigert sich der Bedarf um ca. 50 %. Aus diesen Zahlen ergibt sich, dass eine bewusste Ernährung in der Stillzeit besonders wichtig ist.

Tabelle 19.3 Wirkung und Vorkommen von besonders wichtigen, oft knappen Vitaminen und Mineralstoffen (von Cramm, 1993)

	notwendig für	Hauptvorkommen
Kalzium	Knochenbildung; 340 mg braucht die Stillende alleine für die Milchbildung	täglich $1/2$ l Milch mit 1,5 oder 3,5 % Fett oder entsprechende Mengen an Joghurt, Hartkäse, Kefir
Eisen	Blutbildung: bis zum Ende des 6. Monats reichen die Vorräte des Säuglings	mageres dunkles Fleisch (Lamm, Rind, Wild), Vollkorn. Vitamin-C-reiches Gemüse verbessert die Eisenaufnahme
Jod	Schilddrüse und die Entwicklung des Säuglings	2-mal die Woche Seefisch: jodiertes Salz, Brot und Wurst mit Jodsalz
Zink	Gesamtstoffwechsel, gesundes Wachstum	Rindfleisch, Hartkäse, Schalentiere, grüne Erbsen. Getreidekleie und Alkohol hemmen die Aufnahme
Vitamin A	Eiweißstoffwechsel, Bestandteil des Sehpurpurs	Käse, Eier, Spinat, Möhren, Brokkoli, Aprikosen
Vitamin D	fördert die Aufnahme von Kalzium und Phosphat in die Knochen	Wird aus der im Körper enthaltenen Vorstufe durch Sonnenlicht umgewandelt; Vorstufen sind enthalten in Seefisch (außer in Seezunge und Schellfisch), Hühnerei, Pilzen
Vitamin B_1	Abbau von Kohlenhydraten (Energiestoffwechsel)	Vollkorn, Sprossen, mageres Schweinefleisch, Sonnenblumenkerne, Nährhefe. Alkohol, schwarzer Tee und rohes Eiweiß hemmen die Aufnahme
Vitamin B_2	Gesamtstoffwechsel, gesundes Wachstum	Milch, Käse, Quark, Ei, Nährhefe, Sprossen
Vitamin B_6	Eiweißstoffwechsel (Zellbildung, Blutbildung)	Vollkorn, Weizenkeime, mageres Fleisch, Seefisch, grünes Gemüse, Banane
Folsäure	Eiweißstoffwechsel (Blutbildung)	Zitrusfrüchte, Spargel, Spinat, Fenchel. Hitze zerstört Folsäure
Vitamin C	fördert die körpereigene Abwehr und die Eisenaufnahme	Frisches Obst und Gemüse

(**Tab. 19.3**) zeigt eine Übersicht mit dem Hauptvorkommen der entsprechenden Vitamine und Spurenelemente. Außerdem besteht die Möglichkeit, ein speziell auf die Bedürfnisse der Schwangeren oder Stillenden abgestimmtes Nahrungsergänzungspräparat einzunehmen.

Stillschwierigkeiten und -hemmnisse

Hat die Stillende Hohl- oder Flachwarzen, kann sie sich mit einem Stillhütchen behelfen (**Abb. 19.12**).

Kindliche Fehlbildungen, wie Lippen-, Kiefer- und Gaumenspalten machen ein normales Stillen oft nicht möglich. Es wird in diesen Fällen abgepumpte Muttermilch über eine Sonde gegeben. Das Gleiche gilt für Frühgeborene, die noch nicht selbst saugen können.

Nur sehr wenige mütterliche Erkrankungen zwingen zum Abstillen. Dazu zählen die bereits oben erwähnten Infektionserkrankungen Tuberkulose und AIDS.

Bei einer Hepatitis gelten eigene Regeln. So ist die Situation bei Hepatitis C umstritten, weil noch nicht hinreichend geklärt ist, wie hoch die Ansteckungsgefahr alleine durch das Stillen ist.

M *Patientinnen, die HBsAg-positiv sind, aber keine frische Hepatitis haben, dürfen nach der Impfung des Kindes stillen. Eine aktive Hepatitis, egal welchen Erregertyps, ist jedoch eine Kontraindikation für das Stillen. Ist die Mutter HBsAg-positiv, befindet sie sich im Stadium des chronischen Virusträgers ohne selbst klinisch krank zu sein. Stillen ist hier nach der simultanen Impfung des Kindes möglich. Hierbei erhält das Kind Antikörper gegen die Hepatitisviren (passive Immunisierung) und gleichzeitig den aktiven Hepatitisimpfstoff, um selbst Antikörper zu erzeugen.*

Abpumpen

Zum Abpumpen der Milch wird am besten eine elektrische Milchpumpe verwendet, deren Sogstärke individuell einstellbar ist (**Abb. 19.13**). Beim ersten Mal sollte die Mutter in die Technik eingewiesen werden (**Abb. 19.14**).

Nimmt sie aufgrund einer schwerwiegenden Erkrankung Medikamente ein, muss geprüft werden, inwieweit die Nachteile für den Säugling gegenüber den Vorteilen des Stillens zu gewichten sind. Oft sind

Pflegeschwerpunkt Stillen

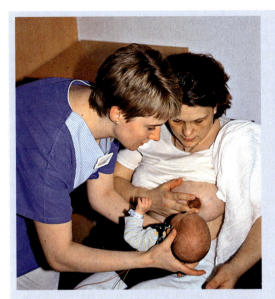

Abb. 19.12 a ▪ **Stillhütchen.** Es wird auf die Brustwarze aufgesetzt.

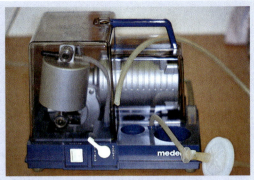

Abb. 19.13 a ▪ **Milchpumpe.** Elektrisch.

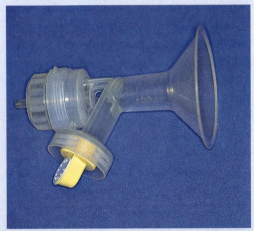

Abb. 19.13 b ▪ **Milchpumpe.** Zubehör.

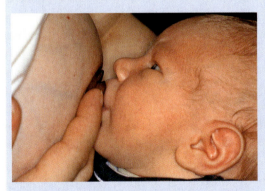

Abb. 19.12 b ▪ **Anwendung.** Um ein Verschieben des Hütchens zu verhindern, wird es während des Saugens mit zwei Fingern festgehalten.

hier Einzelfallentscheidungen notwendig. Prinzipiell gilt für die Stillzeit und Schwangerschaft das Gleiche. Einige Medikamente erlauben das Stillen grundsätzlich nicht, weil der Wirkstoffübertritt in die Muttermilch bekannt ist und Schädigungen beim Kind zu erwarten sind (**Tab. 19.5**).

Abstillen

> **M** Die von der stillenden Frau produzierte Milchmenge reguliert sich über die Häufigkeit des Anlegens und die vom Kind getrunkene Menge.

Werden im Laufe der Zeit einzelne Mahlzeiten durch andere Kost ersetzt, reduziert sich die sezernierte Milchmenge von alleine. Auf diese Weise kann ausschleichend abgestillt werden. Wenn ein Stillen grundsätzlich nicht möglich ist muss primär abgestillt werden. Kommt es im Wochenbett zu krankhaften Veränderungen, die eine Beendigung der Brustfütterung nötig machen, kommen prinzipiell die gleichen Maßnahmen wie beim primären Abstillen zum Einsatz.

> **M** *Primäres Abstillen hemmt die Laktation bevor diese eingesetzt hat. Von sekundärem Abstillen spricht man, wenn eine bereits bestehende Laktation unterdrückt wird.*

Physikalische Maßnahmen

Durch Kälte und Druck wird ein Einschießen der Milch verhindert, z. B. durch kalte Umschläge oder Hochbinden der Brust. Außerdem sollte die Mutter

Teil IV Geburtshilfe ▪ 203

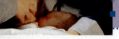

19 ▪ Wochenbett und Laktation

Tabelle 19.4 Stillschwierigkeiten und Stillhindernisse mit möglichen Lösungsversuchen

Stillschwierigkeiten	Maßnahmen
Hohlwarzen	Stillhütchen, Abpumpen
keine Milch	derzeit kein Medikament verfügbar
verspäteter Milcheinschuss	viel trinken, oft anlegen
zu viel Milch	wenig trinken, kalte Umschläge, Hochbinden der Brust

Stillhindernisse	Maßnahmen
schwere Allgemeinerkrankung	Schonung der Mutter
Infektion der Mutter (HIV, TBC, Lues, Hepatitis)	wenn möglich Impfung oder Therapie
Mastitischer Abzess	nach Ausheilung ist das Stillen weiter möglich
Medikamenteneinnahme	ggf. Umstellen der medikamentösen Therapie

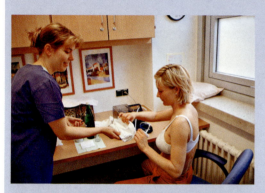

Abb. 19.14 a ▪ **Wöchnerin.** Die Pflegeperson reicht der Wöchnerin ein Tuch an, das diese auf den Unterleib legt.

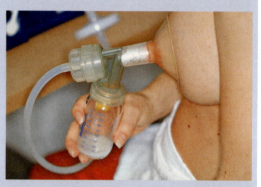

Abb. 19.14 c ▪ **Milch abpumpen.** Mit der Hand hält die Wöchnerin das Fläschchen und sichert so eine korrekte Position. Die Brustwarze wird bei jedem Sog leicht in den Trichter gezogen.

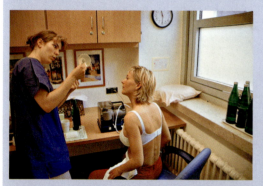

Abb. 19.14 b ▪ **Wöchnerin.** Die Pflegeperson zeigt und erklärt, wie die einzelnen Teile hygienisch zusammengesetzt werden.

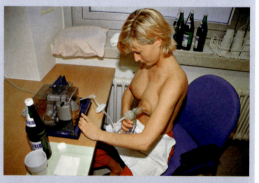

Abb. 19.14 d ▪ **Milch abpumpen.** Die Sogstärke kann individuell verstellt werden. Ein zu starker Sog reizt die empfindliche Brustwarze und kann zur Rhagadenbildung führen.

ihre Trinkmenge einschränken. Homöopathische Medikamente können ebenfalls eingesetzt werden.

Medikamentöse Maßnahmen

Spezifische Hemmer der Prolaktinsekretion (z. B. Pravidel = Bromocriptin) blockieren die Prolaktinausschüttung aus der Hypophyse und sind sehr effektiv. Allerdings zeigen sie als Nebenwirkungen Blutdruckabfälle, Übelkeit und Schwindel.

Bei Fehlgeburten ab der 16. Schwangerschaftswoche sollte mit einem Prolaktinhemmer abgestillt

Pflegeschwerpunkt Stillen

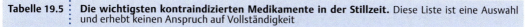

Tabelle 19.5 **Die wichtigsten kontraindizierten Medikamente in der Stillzeit.** Diese Liste ist eine Auswahl und erhebt keinen Anspruch auf Vollständigkeit

Stoffgruppe	relative oder absolute Kontraindikation
Antibiotika	Tetrazykline, Chloramphenicol, Sulfonamide, Trimethroprim
Psychopharmaka, Antikonvulsiva	Bromide, Valproat, Lithium, Phenytoin, Phenobarbital, Diazepam
Schmerzmittel	Indometazin, Salizylate (ASS)
Blutdruckmittel	Clonidin, Amiodaron, Reserpin
Hormone	Ovulationshemmer, radioaktives Jod, orale Antidiabetika, Carbimazol, Thiouracil
sonstige	Zytostatika, Amphetamin, Methadon, Heroin, Anthrachinone, Kumarine (Marcumar), Ergotamine, Atosil, Theophyllin

werden, da es ab diesem Zeitpunkt schon zu einem Einschießen der Milch kommen kann. Das Abstillen kann mit einer Einmalgabe von 2 Tabletten Dostinex (Cabergolin) erfolgen.

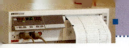

20 Pathologische Schwangerschaft

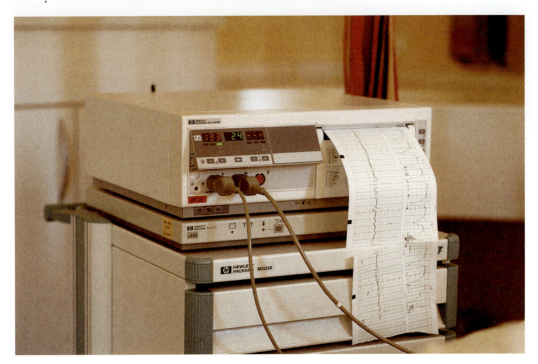

20.1	**Abort** • 207
P	*Pflegeschwerpunkt Fehlgeburt* • 209
20.2	**Extrauteringravidität** • 211
20.3	**Infektionen in der Schwangerschaft** • 215
20.3.1	Syphilis • 215
20.3.2	Toxoplasmose • 215
20.3.3	Listeriose • 216
20.3.4	Windpocken (Varizellen) • 216
20.3.5	Ringelröteln • 217
20.3.6	Streptokokken der Gruppe B • 217
20.3.7	Gonokokken • 218
20.3.8	Pilzinfektionen • 218
20.3.9	Röteln • 218
20.3.10	Cytomegalie • 219
20.3.11	HIV (AIDS) • 220
20.3.12	Hepatitis • 220
20.3.13	Herpes simplex • 220
20.4	**Erkrankungen in der Schwangerschaft** • 221
20.4.1	Endokrine Erkrankungen • 221
20.4.2	Herz- und Kreislauferkrankungen • 223
20.4.3	Erkrankungen der Lunge • 225
20.4.4	Magen-Darm-Erkrankungen • 225
20.4.5	Nierenerkrankungen, Erkrankungen der ableitenden Harnwege • 225
20.4.6	Hauterkrankungen • 225
20.4.7	Neurologische und psychiatrische Erkrankungen • 226
20.4.8	Tumoren • 226
20.5	**Schwangerschaftsspezifische Erkrankungen** • 227
20.5.1	Frühgestosen, Hyperemesis gravidarum • 227
20.5.2	Spätgestosen • 228
20.6	**Regelwidrige Schwangerschaftsdauer** • 233
20.6.1	Frühgeburt • 233
20.6.2	Übertragung • 237
20.7	**Mehrlingsschwangerschaft und Mehrlingsgeburt** • 238
20.8	**Pathologie der Plazenta, der Eihäute und des Fruchtwassers** • 241
20.8.1	Plazentainsuffizienz • 241
20.8.2	Formabweichungen der Plazenta • 242
20.8.3	Nabelschnurkomplikationen • 243
20.8.4	Blutungen im 2. und 3. Trimenon • 244
20.8.5	Anomalien des Fruchtwassers • 247
20.8.6	Vorzeitiger Blasensprung • 248
20.8.7	Amnioninfektion bzw. Chorioamnionitis • 249
20.9	**Morbus haemolyticus neonatorum** • 250
20.9.1	Rhesusinkompatibilität • 250
20.9.2	AB0-Inkompatibilität • 252

20.1 Abort

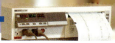

B Die 23-jährige Sabine Schramm ist in der 9. Woche schwanger und freut sich sehr darüber, dass es endlich geklappt hat. Heute Morgen entdeckt sie jedoch voller Entsetzen ein wenig Blut in ihrem Slip und sucht daraufhin völlig aufgelöst ihren Gynäkologen auf. Sie berichtet ihm, dass sie in letzter Zeit schon öfter Unterleibsbeschwerden hatte. Ihre Freundin beruhigte sie aber und sagte, dass ein leichtes Ziehen in der Schwangerschaft ganz normal wäre.

D Unter einem Abort (Fehlgeburt) versteht man die Beendigung einer Schwangerschaft vor Eintreten der Lebensfähigkeit des Kindes.

Verschiedene Definitionen grenzen den Abort weiter ein:
- So gilt ein Abort bis zur 12. Schwangerschaftswoche (SSW) als *Frühabort*, danach spricht man von *Spätabort*.
- Ab dem theoretischen Erreichen der Lungenreife mit der 25. SSW spricht man von *Frühgeburt*.
- Verstirbt das Kind nach der 25. SSW in der Gebärmutter, liegt ein *intrauteriner Fruchttod* (IUFT) oder eine *Totgeburt* vor.

Für den Gesetzgeber ist ein Kind dann standesamtlich zu erfassen, wenn es Lebenszeichen aufgewiesen hat oder über 500 g wiegt (auch bei Totgeburten).
Wenn eine Frau drei und mehr Aborte in Folge erleidet, spricht man von *habituellen Aborten*. Hier ist eine ausführliche Suche nach den Ursachen notwendig.
Bei einem Abortgeschehen unterscheidet man verschiedene Stadien (**Abb. 20.1**). Unter einem **Abortus imminens** (drohender Abort) versteht man die real existierende Gefahr, dass ein Abort eintreten könnte. Hier ist der Uterus tonisiert, i. d. R. treten Blutungen auf, die die Frau veranlassen, einen Arzt aufzusuchen. Im zweiten Schwangerschaftsdrittel kommt es zum Einsetzen von Wehen. Beim drohenden Abort ist der Zervikalkanal noch geschlossen, das Kind zeigt Vitalitätszeichen, wie Herzschlag und Bewegung. Die Diagnose stellt sich durch die vaginale Untersuchung und den Ultraschall. Therapeutisch wird Bettruhe empfohlen, außerdem kann eine Magnesiumtherapie eine Ruhigstellung der Uterusmuskulatur bewirken.
Bei der beginnenden Fehlgeburt (**Abortus incipiens**) sind Blutung und Schmerzen (Wehen) stärker. Der Muttermund öffnet sich oder ist bereits geöffnet. Im Ultraschall können manchmal noch Herzaktionen nachgewiesen werden. Ein beginnender Abort ist nicht aufzuhalten, sodass die Schwangerschaft nicht zu halten ist. Die Diagnose stellt sich klinisch v. a. aus dem vaginalen Tastbefund und der Blutungsstärke. Der Ultraschall ergänzt die Untersuchung. Therapeutisch steht die Entleerung des Uterus bis zur 12. SSW mittels Kürettage (Ausschabung), später in einem zweizeitigen Vorgehen im Vordergrund.

M Bis zur 12. SSW kann ein Abort durch alleinige Ausschabung behandelt werden. Danach ist eine medikamentöse Vorbehandlung zur Ausstoßung des Kindes notwendig.

Beim **Abortus incompletus** liegt eine stärkere Blutung vor. Teile des Schwangerschaftsproduktes sind ausgestoßen, der Muttermund ist weit geöffnet. Im Ultraschall lassen sich keine kindlichen Anteile feststellen. Wenn die Blutung sehr stark ist, sollte die Kürettage umgehend erfolgen.
Wenn kindliche und plazentare Anteile vollständig ausgestoßen sind, spricht man von einem **Abortus completus**. Dieser kommt bis zur ca. 6. SSW vor, danach muss eigentlich immer von verbliebenen Resten ausgegangen werden. Eine Kürettage ist beim kompletten Abort nicht notwendig.
Eine Sonderform der Fehlgeburt stellt der **missed abortion** (verhaltene Fehlgeburt) dar. Hier ist das Kind abgestorben, es liegen aber weder Blutungen noch Schmerzen vor. Meist wird der missed abortion bei den Schwangerschaftsvorsorgeuntersuchungen festgestellt, wenn im Ultraschall keine Bewegungen oder Herzaktionen nachweisbar sind. Auch hier muss der Uterus entleert werden. Um bei der Erweiterung des Gebärmutterhalskanals, der ja geschlossen ist, Verletzungen zu vermeiden, wird in der Regel wenige Stunden vor der Ausschabung ein prostaglandinhaltiges Zäpfchen vaginal verabreicht. Dies lockert den Zervikalkanal auf und kann mitunter eine Blutung verursachen. Findet man im Ultraschall zwar eine Fruchthöhle, aber keine embryonalen Anteile, so spricht man von einem „Windei". Hier liegen in der Regel chromosomale Normabweichungen vor, die bewirken, dass sich der embryonale Anteil der Schwangerschaft zurück-, der trophoblastäre (plazentare) sich jedoch weiter ausbildet.

Ursachen
Bei bis zu 50 % der Spontanaborte liegen chromosomale Störungen vor, die in der Mehrzahl auf Spontanmutationen zurückzuführen sind. Deshalb wird eine Chromosomenanalyse bei den Eltern i. d. R. erst nach 3 Fehlgeburten durchgeführt.

M In der Frühschwangerschaft gilt das sog. „Alles-oder-nichts-Gesetz". Wenn es zu einer Störung der Schwangerschaft kommt, stirbt diese ab. So verhindert die Natur die Geburt von Kindern mit schwersten Behinderungen. In der späteren Schwangerschaft werden Störungen möglichst ausgeglichen. Welche Auswirkungen dies hat, hängt ganz davon ab, welche Organgruppe von der Störung betroffen war.

20 Pathologische Schwangerschaft

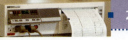

Abb. 20.1 ▪ Abortstadien. Mit ihren klinischen Zeichen.

1 Abortus imminens (drohende Fehlgeburt)
– leichte Blutungen
– Schmerzen
– Muttermund leicht geöffnet
– Herzaktion positiv

2 Abortus incipiens (beginnende Fehlgeburt)
– Blutung
– Schmerzen
– Muttermund geöffnet
– Herzaktion positiv oder negativ

3 Abortus incompletus (unvollständige Fehlgeburt)
– Blutung stark bis sehr stark
– Schmerzen
– Muttermund geöffnet
– evtl. Materialabgang
– Herzaktion negativ

4 Abortus completus (vollständige Fehlgeburt)
– keine Blutung (mehr)
– mäßige Schmerzen
– Muttermund geschlossen
– Herzaktion negativ
– Anamnese!

5 Missed abortion (verhaltene Fehlgeburt)
– keine Blutung
– keine Schmerzen
– Muttermund geschlossen
– Herzaktion negativ
– kein Uteruswachstum

Endokrine Ursachen kommen häufig vor: Neben Problemen der hormonellen Steuerung im Eierstock sollte auch immer an eine Schilddrüsenfunktionsstörung gedacht werden. Seltener kommen immunologische Erkrankungen, Diabetes mellitus oder die Einwirkung von Giften, Strahlen, Medikamenten oder Infektionskrankheiten der Mutter als Abortursache infrage. Beim Spätabort sind v. a. genitale Veränderungen, wie Myome, Uterusfehlbildungen o. Infektionen mögliche Ursachen.

Komplikationen

Für die Therapie der Aborte gilt generell, dass man auch bei geringer Blutung auf eine Ausschabung nicht verzichten sollte, weil sich verbliebene Trophoblastreste zu einer Blasenmole oder zu einem Chorionkarzinom weiterentwickeln können. Auch ist eine mit Schwangerschaftsresten und Blut gefüllte Gebärmutterhöhle ein idealer Nährboden für Keime, die zu einer Endometritis führen können. Kombiniert wird die Ausschabung mit der Gabe von Kontraktionsmitteln, die eine schnelle Rückbildung der Gebärmutter unterstützen und die Blutung reduzieren. Kontraktionsmittel beugen somit auch einer Entzündung vor.

Liegt eine Entzündung vor, die auf die Gebärmutter beschränkt ist, spricht man von einem *febrilen, unkomplizierten Abort*. Ist die Entzündung weiter fortgeschritten und Adnexe, Parametrien und Peritoneum miteingeschlossen, nennt man dies einen *febrilen komplizierten Abort*. Wenn sogar Zeichen einer Sepsis vorliegen, handelt es sich um einen *septischen Abort*. Beim Auftreten von Entzündungszeichen

Pflegeschwerpunkt Fehlgeburt

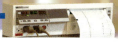

ist die antibiotische Therapie in Kombination mit Kontraktionsmitteln sowie die Entleerung des Uterus unverzüglich durchzuführen. Mögliche Spätfolgen einer Entzündung können Verwachsungen und Sterilität sein.

M *Bei jedem Abortgeschehen ist außerdem die Blutgruppe der Patientin zu berücksichtigen. Alle Rhesusfaktor-negativen Frauen erhalten zur Prophylaxe einer Sensibilisierung Antikörper gegen den Rhesusfaktor i. m. gespritzt. Das ist auch bei Frühaborten und Extrauterinschwangerschaften zwingend notwendig.*

Induzierter Abort, Schwangerschaftsabbruch

In Deutschland wurde der § 218 zuletzt 1995 neu geregelt. Es gilt eine Fristenlösung mit Beratungspflicht; d. h. ein Schwangerschaftsabbruch bleibt bis 12 Wochen nach der Empfängnis (14 Wochen nach der letzten Regelblutung) straffrei, wenn die Schwangere mindestens drei Tage vor dem Eingriff an einem Beratungsgespräch teilgenommen hat. Die embryopathische Indikation wurde ersatzlos gestrichen. Eine medizinische Indikation ist gegeben, wenn die Fortsetzung der Schwangerschaft zu einer schwer wiegenden körperlichen oder seelischen Beeinträchtigung der Mutter führt. Hierunter sind auch Erkrankungen des Fetus zu verstehen. Eine Frist gibt es bei der medizinischen Indikation nicht. Es kann somit bei einer prinzipiellen Lebensfähigkeit des Kindes zu Abtreibungswünschen kommen. Solche Einzelfälle sind dann mit großen Konflikten für alle Beteiligen verbunden. Eine weitere Möglichkeit existiert bei Schwangerschaft nach einer Vergewaltigung. Hier ist die Abortinduktion bis zur 12. SSW möglich. Beim Schwangerschaftsabbruch aus medizinischer oder kriminologischer Indikation zahlt die Krankenkasse den Eingriff, ansonsten muss die Schwangere die Kosten selbst übernehmen.

Ein Schwangerschaftsabbruch wird i. d. R. bis zur 12. SSW allein durch Saugkürettage wie bei einem verhaltenen Abort vorgenommen. Die Risiken des Eingriffs entsprechen denen der Abortkürettage. Da jedoch ein intakter Zervixverschlussmechanismus vorliegt, sind Verletzungen der Zervix mit der Folge einer Zervixinsuffizienz bei weiteren Schwangerschaften (vorzeitiges Eröffnen des Muttermundes) häufiger. Auch hier hat sich die Vorbehandlung mit Prostaglandinen bewährt, die bei einem Abbruch nach der 12. SSW grundsätzlich noch zusätzlich zur Kürettage eingesetzt werden. Die sog. Abtreibungspille Mifegyne ist in Deutschland unter bestimmten Bedingungen in Kombination mit einem Prostaglandin zugelassen. Bei diesem Verfahren kommt es durch die antigestagene Wirkung von Mifegyne zu einem kompletten Abort. Eine Abrasio ist somit nicht notwendig.

P *Beziehung. Die Pflege von Frauen nach einem Schwangerschaftsabbruch kann für Pflegepersonen, die gegen einen solchen eingestellt sind, schwierig werden. Es ist sehr wichtig, sich bewusst zu machen, dass jeder Mensch für sich selbst Entscheidungen trifft. Eine Krankenschwester ist kein „Richter". Sie sollte sich wertneutral verhalten. Ihre Aufgabe ist es, der Patientin zu helfen, sich zurechtzufinden, Trauerarbeit leisten zu können, nicht, sie zu verurteilen.*

P Pflegeschwerpunkt Fehlgeburt

Eine Fehlgeburt wird im Krankenhaus häufig zu einem rein körperlichen Geschehen reduziert. Einige krankenhaustypische Umstände erleichtern es den Beteiligten das eigentliche Geschehen zu verdrängen oder zu verharmlosen:
- die Kürze der Aufenthaltsdauer und der damit verbundene eher kurze Kontakt zur Betroffenen,
- der Einsatz von Technik, hinter der man sich verstecken kann,
- die „alltägliche" Therapie, wenn eine Kürettage vorgenommen wird.

Häufig ist zu hören, dass es doch noch gar kein Kind war, wenn die Schwangerschaft frühzeitig beendet wurde. Diese Sicht erleichtert es vielleicht den Krankenhausmitarbeitern, nicht jedoch der betroffenen Frau. Aus Unsicherheit wird häufig der Kontakt gemieden, was die Distanz noch erhöht. Diese Schwelle dann zu durchbrechen gelingt häufig nicht.

Das Erleben ist in erster Linie abhängig von der Frau selbst, ihren Erfahrungen, ihren Hoffnungen, ihrer Sicht des Lebens und ihrer Aufgabe darin. Erschwerend wirken sich lange Krankheitsgeschichten aus, z. B. wenn wiederholt Blutungen in der Schwangerschaft aufgetreten sind, sodass die Frauen immer wieder in ein Loch fallen, Angst haben, mit Hoffnung entlassen werden, nur um kurze Zeit später wieder aufgenommen zu werden.

Die Schwangerschaft, die heutzutage mehr denn je geplant ist, wird begleitet von Gefühlen der Hoffnung, mit Erwartungen, Vorstellungen, wie das Leben gestaltet werden kann, wie es sich ändern wird. Diese Gefühle werden abrupt unterbrochen. Erschwerend kommt hinzu, dass nach der Fehlgeburt Versagensängste und das Gefühl, unfähig zu sein auftreten können – „Warum konnte ich mein Kind nicht beschützen?".

Trauerarbeit hilft, einen Weg aus der Verzweiflung zu finden und sich dem Leben wieder zu öffnen. Die Aufgabe der Pflegenden auf der Station ist es, den betroffenen Frauen dies zu ermöglichen. Dabei sind sie es, die einen wichtigen Schlüssel in der Hand haben. Sie können eine Atmosphäre schaffen, die ein Abschiednehmen vom Kind und die damit verbundene Trauerarbeit ermöglicht.

Forderung an die Mitarbeiter der Station

Die Pflegepersonen, die mit den Patientinnen arbeiten, sollten sich intensiv mit dem Thema befassen. Literaturstudium steht am Beginn. Es gibt überall Selbsthilfegruppen (z. B. „Regenbogen"), die sehr offen und sicherlich bereit sind, ein Gespräch für das Pflegeteam zu organisieren, in dem betroffene Eltern von ihren Erfahrungen berichten und vermitteln können, was ihnen geholfen und was sie verletzt hat. Am Anfang steht die Bewusstmachung der Situation der betroffenen Frau.

Im Mittelpunkt des Handelns steht die Patientin, die geachtet werden muss und deren Situation nicht herabgespielt werden darf. Die Selbstbestimmung und Selbständigkeit der Frau sollten als wertvolle Ressource und nicht als Störfaktor gesehen werden, der den Stationsablauf durcheinander bringt. Grundsätzlich sollten die Pflegepersonen bereit sein, auf Bedürfnisse einzugehen und anzuerkennen, dass sie es mit einer Mutter zu tun haben, die ihr Kind verloren hat. Nicht die Schwangerschaftswoche oder die Größe des Kindes entscheiden über Schmerz und Verlustgefühle.

Die gute Zusammenarbeit von Medizinern und Pflegepersonen erleichtert die Schaffung einer offenen und ungestörten Atmosphäre. Die Mediziner beraten und informieren über das Geschehen. Sie gehen auf die Vorgehensweise ein, die je nach Art der Fehlgeburt unterschiedlich sein kann. Wenn das Kind auf der Station erst „ausgestoßen" werden muss, kommt es besonders auf gute Zusammenarbeit an. Die Frau erhält wehenfördernde Medikamente, bis das Kind ausgestoßen ist. Die Krankenhäuser gehen unterschiedlich vor: bis zur 25. SSW ist es häufig die gynäkologische Bettenstation, nach der 25. SSW der Kreißsaal. Die Krankenschwester hat dann die Aufgabe, die „Gebärende" zu begleiten, sie anzuleiten und das Kind anschließend zu versorgen. Der Mediziner wird meist erst zum Moment der Ausstoßung hinzugezogen.

Diese Aufgabe überfordert Krankenschwestern häufig. Es ist daher wichtig, dass sie während ihrer Ausbildungszeit einen Einsatz im Kreißsaal absolvieren. Sie sollten in Zusammenarbeit mit den Hebammen einen Handlungsplan ausarbeiten, der die Vorbereitung, Begleitung und Nachsorge umfasst.

Sehr wichtig ist die Ungestörtheit der Situation. Wenn irgend möglich sollte die betroffene Frau in einem Einzelzimmer auf einer gynäkologischen Station (keine Wochenstation!) liegen. Die Unterbringung des Ehemannes oder Partners sollte auch nachts möglich sein, wenn dies erbeten wird. Je nach Wunsch der Frau sollte er auch während der Ausstoßung anwesend sein können. Es ist möglich, dass er sich nach der Fehlgeburt seiner Frau für eine Woche krankschreiben lassen kann.

Die Annahme, dass es besser ist, die Situation so schnell wie möglich hinter sich zu bringen und möglichst nichts mitzubekommen, ist falsch. Die Grundlage für eine gute Trauerarbeit ist das bewusste Erleben. Dazu gehört jedoch nicht das Schmerzerleben. Der Arzt wird entsprechende Analgetika anordnen. Aufgabe der Pflegeperson ist es, diese zu verabreichen und deren Wirkungsstärke und -dauer zu beobachten.

Die Atmosphäre sollte ruhig sein und einen geschützten Rahmen bilden, in dem die Eltern von ihrem Kind Abschied nehmen können. Das Kind wird nach der Ausstoßung abgenabelt und z. B. in ein „Moseskörbchen" gelegt. Dies ist ein kleiner Weidenkorb, der mit einem Tuch oder einem kleinen Kissen ausgekleidet werden kann. Missbildungen des Kopfes können mit einer kleinen Wollmütze verborgen werden. Ein kleiner Kissenbezug kann das Kind zudecken. Es ist wichtig zu wissen, dass Eltern ihr Kind mit anderen Augen sehen. Sie sehen, wie perfekt kleine Finger sind, sehen weichen Haarflaum. Das Auge des Außenstehenden entdeckt den Wasserkopf oder froschähnliche Augen. Die Phantasie ist meist grausamer als die Wirklichkeit, sodass es falsch wäre, den Eltern einen Blick auf ihr Kind vorenthalten zu wollen.

> **M** Jedes Elternteil entscheidet selbst, ob es das Kind sehen will. Es sollte angeboten aber nicht gefordert werden. Wenn die Eltern es nicht wollen, ist es gut ein Foto des Kindes zu machen oder einen Fuß- oder Handabdruck auf einer Karte. Diese wird den Eltern in einem verschlossenen Umschlag mitgegeben. Wenn sie später ihre Meinung ändern, können sie ihn öffnen.

Meist wird das Kind in die Pathologie gebracht, wo die Ursache der Fehlgeburt festgestellt wird. Einige Bestattungsunternehmen bieten eine Beerdigung in kleinen Särgen an. Eine Krankenschwester des Stationsteams sollte sich erkundigen und ggf. den Bestatter für ein Teamgespräch einladen. Diese Gespräche erleichtern den Umgang mit Tod und Sterben sehr, es bestehen keine Tabus und es können alle Fragen gestellt werden. Die Adressen können den Eltern ebenso wie die Adressen und Ansprechpartner von Selbsthilfegruppen mitgegeben werden.

Extrauteringravidität • 20.2

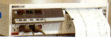

Die Situation der Pflegeperson

Gute Information ist eine notwendige Ausgangsbasis. Neue Kolleginnen müssen gründlich eingearbeitet werden. Wenn irgend möglich sollte die Pflegeperson erst mit einer erfahrenen Kollegin zusammen die Betreuung übernehmen. Auch Krankenschwestern sind ganz normale Menschen, die sich an die Situation und den Anblick des toten Kindes gewöhnen müssen. Sie sollten dabei nicht allein gelassen werden. Supervisionsgespräche bieten Möglichkeiten, sich in geschütztem Rahmen auszutauschen.

20.2 Extrauteringravidität

B Die 32-jährige Julia Jeschke sucht Ihren Frauenarzt auf, da sie sechs Wochen keine Regelblutung mehr habe und morgens oft unter Übelkeit leide. Außerdem berichtet sie von Schmerzen im Unterbauch und leichten Blutungen. Im Rahmen der Sonografie findet sich eine schwangerschaftsgerecht aufgelockerte, aber leere Gebärmutter und eine Verdickung des rechten Eileiters. Der hCG-Wert ist erhöht, entspricht aber nicht dem potenziellen Schwangerschaftsalter.

D Unter einer Extrauteringravidität versteht man eine Schwangerschaft außerhalb der Gebärmutterhöhle. Man spricht auch von einer ektopen Schwangerschaft oder, sprachlich nicht ganz korrekt, von einer Bauchhöhlenschwangerschaft.

Ursachen

Die befruchtete Eizelle macht während ihrer 4–5-tägigen Wanderschaft durch den Eileiter einige Teilungen durch, sodass sie als Blastozyste in der Gebärmutterhöhle ankommt. Sie teilt sich danach in einen Throphoblasten und einen Embryoblasten. Dieses Entwicklungsstadium hat die Blastozyste normalerweise zum Zeitpunkt der Einnistung in der Gebärmutterhöhle bereits erreicht. Die Blastozyste nistet sich jedoch auf alle Fälle ein, auch wenn sie sich (noch) nicht in der Gebärmutter befindet. Folgende Ursachen für die Extrauteringravidität sind also möglich:

Die Blastozyste wird auf ihrem Weg aufgehalten. Hierbei handelt es sich überwiegend um Wandschäden der Eileiterschleimhaut (Ausstülpungen, Verwachsungen, Verklebungen), die meist Folge einer akuten oder bereits durchgemachten Entzündung sind. Sie machen die häufigste Ursache einer Extrauteringravidität aus.

Der Transport funktioniert nicht richtig. Das befruchtete Ei ist nicht in der Lage, sich selbstständig fortzubewegen. Es ist auf die Unterstützung durch die Flimmerhärchen der Eileiterschleimhaut, den Sekretstrom und auf das Vorhandensein einer funktionstüchtigen Muskulatur angewiesen. Diese Transportmechanismen sind vielen Störungen unterworfen: Sie können z. B. im Rahmen einer Entzündung geschädigt sein; ebenso beeinträchtigt Rauchen die Bewegungsfähigkeit der Flimmerhärchen; außerdem führt ein hormonelles Ungleichgewicht zu Störungen der Tubenbeweglichkeit.

M Ein Intrauterinpessar (IUP, „Spirale") verhindert zwar die Einnistung einer Schwangerschaft in der Gebärmutterhöhle, nicht jedoch in den Eileitern. Die Entwicklung einer Extrauteringravidität ist daher in seltenen Fällen möglich.

Der Weg ist zu lang. Eine Hypoplasia uteri (Unterentwicklung der Gebärmutter) ist i. d. R. mit einem abnormal langen Eileiter kombiniert. Hier ist die Einnistungsreife der Blastozyste bereits vor der Ankunft in der Gebärmutterhöhle erreicht.

Formen

Die unterschiedlichen Einnistungslokalisationen sind mit ihren Häufigkeiten in (**Abb. 20.2**) dargestellt.

Die Häufigkeit einer zervikalen oder abdominalen Extrauteringravidität liegt unter 1 %. Im Rahmen der Einnistung in die Tube unterscheidet man wiederum

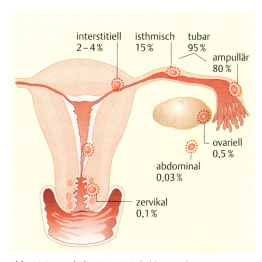

Abb. 20.2 • Lokalisation. Möglichkeiten der extrauterinen Einnistung sind mit der Häufigkeit ihres Vorkommens angegeben.

verschiedene Formen, die auch klinisch unterschiedlich ablaufen:
- Die *isthmische* Gravidität im engen, mittleren Abschnitt.
- Die *interstitielle* Gravidität im uterinen Bereich des Eileiters.
- Die *ampulläre* Gravidität im weiten Abschnitt nahe dem Fimbrientrichter als häufigste Lokalisation.

Symptome

Wichtig für die Symptomatik ist die Unterscheidung zwischen den beiden klinischen Formen der Eileiterschwangerschaft, der *Tubarruptur* und dem *Tubarabort*. Die isthmische und die interstitielle Gravidität verlaufen meist als Tubarrupturen. Die Blastozyste nistet sich auf engem Raum ein. Durch ihr Wachstum bekommt sie schnell Anschluss an mütterliche Gefäße. Die Wand des Eileiters wird praktisch „durchwachsen". Es kann zu Blutungen kommen und bei weiterer Ausdehnung des Eileiters zur Ruptur (**Abb. 20.3**). Diese ist gekennzeichnet durch einen sehr starken Rupturschmerz und verursacht meist stärkere Blutungen. Es kommt zu einem Schock und einem akuten Abdomen. Die Symptomatik ist akut und lebensbedrohlich.

> **P** *Aufgrund der Gefahr, dass ein akutes Geschehen jederzeit eintreten kann, sollte eine engmaschige Vitalzeichenkontrolle und eine sorgfältige Krankenbeobachtung (Zeichen des akuten Abdomens) stattfinden. Meist werden Patientinnen schnellstmöglichst operiert. Wenn dennoch eine Wartezeit entsteht, bleiben die Frauen nüchtern, da immer eine Notoperation erforderlich werden kann.*

Eine Extrauteringravidität im ampullären Bereich verläuft typischerweise weniger drastisch, weil hier bessere Möglichkeiten zur Ausdehnung der Blastozyste gegeben sind. Bei dieser Form kommt es häufiger zu einem Tubarabort. Dabei kann es zunächst zu einem Spannungsschmerz kommen, der sich im Rahmen des Wachstums steigert. Es besteht jedoch gemeinhin nicht die Gefahr einer Ruptur (**Abb. 20.4**).

> **M** *Unter einem Tubarabort versteht man die Ausstoßung des im Eileiter befindlichen Schwangerschaftsproduktes in die Gebärmutter oder, insbesondere bei einer Ansiedlung im ampullären Bereich des Eileiters, in die Bauchhöhle.*

Auch hier sammelt sich Blut in der freien Bauchhöhle an. Jedoch ist die Blutung im Vergleich zu einer Tubarruptur geringer und das Ereignis nicht akut. Trotzdem bestehen Bauchschmerzen und eine (geringere) Abwehrspannung.

Ein weiteres Symptom sind vaginale Blutungen, die entstehen, weil die Extrauterinschwangerschaft nicht genügend Hormone produziert, um die Gebärmutterschleimhaut zu versorgen. Es kommt also zu einer Hormonentzugsblutung ähnlich wie im Zyklus. Meist handelt es sich hierbei um eine Schmierblutung.

> **P** *Beobachtung.* Folgende Symptomtrias lässt an eine Extrauterinschwangerschaft denken:
> - Unterbauchschmerzen,
> - vaginale Schmierblutung,
> - 6–8-wöchige Amenorrhö.

Diagnose

Die Diagnose stützt sich auf folgende Punkte:

Anamnese. Vor Beginn der Schmerzen liegt meist eine 6–8-wöchige Amenorrhö. Die meisten Patientinnen haben bereits einen Schwangerschaftstest durchgeführt und zeigen Anzeichen der Frühschwangerschaft, wie Spannen in der Brust oder Übelkeit. Des Weiteren wird sich der Arzt nach vorausgegangenen genitalen Entzündungen, Sterilitätsbehandlungen oder Schwangerschaften erkundigen. Wichtig ist auch die Frage nach einem Intrauterinpessar.

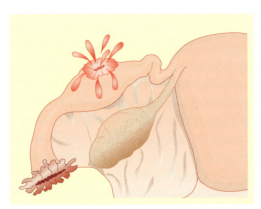

Abb. 20.3 ▪ **Komplikationen.** Tubarruptur.

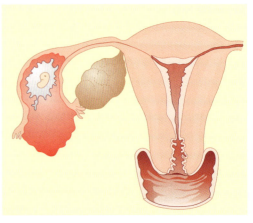

Abb. 20.4 ▪ **Ampulläre Gravidität.** Tubarabort.

Extrauteringravidität ▪ 20.2

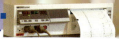

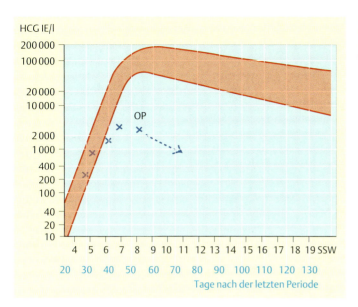

Abb. 20.5 ▪ **hCG-Verlauf.** Der typische hCG-Verlauf bei einer Extrauteringravidität (blaue Markierungen). Die orange Fläche zeigt den normalen Verlauf.

Die Extrauteringravidität entspricht im Grundsatz einer normalen Schwangerschaft, das heißt, man findet die üblichen Schwangerschaftsveränderungen (z. B. Erhöhung des β-hCG, uterine Veränderungen usw.).

β-hCG-Test. Erwartungsgemäß sind die β-hCG-Werte erhöht, jedoch muss man Folgendes in Betracht ziehen: Das β-hCG wird vom Throphoblasten des Keimlings gebildet. Dieser wiederum hat sich im Rahmen der Extrauteringravidität an einem Ort eingenistet, der keine ausreichende Ernährung gewährleisten kann. Daher werden die Schwangerschaftshormonspiegel geringer ansteigen als bei einer normalen Schwangerschaft. Stirbt der Keim im Rahmen eines Tubarabortes, so sinken die Werte ab.

M *Die β-hCG-Werte stellen ein wichtiges diagnostisches Hilfsmittel dar, um zwischen einer intakten und einer gestörten Schwangerschaft unterscheiden zu können. Sie verdoppeln sich in den ersten Schwangerschaftswochen alle zwei Tage, wenn es sich um eine ungestörte Schwangerschaft handelt.*

Gynäkologische Untersuchung und Sonografie. Die Gebärmutter ist aufgelockert, weist aber nicht die erwartete Größe auf. Bei der bimanuellen Tastuntersuchung kann oft ein verdickter und/oder schmerzhafter Eileiter getastet werden. Befindet sich Blut in der Bauchhöhle, ist eine Abwehrspannung zu registrieren. In der akuten Situation bietet die Patientin die Zeichen eines Blutungsschocks mit erniedrigtem Blutdruck und erhöhter Pulsfrequenz.

Im Ultraschall zeigt sich das Endometrium schwangerschaftsgemäß umgewandelt, aber die Gebärmutterhöhle ist leer. Es lassen sich keine fetalen Strukturen im Uterus nachweisen. Mittels Ultraschall wird freie Flüssigkeit im Douglas-Raum nachgewiesen.

M *Bereits 6 Wochen nach der letzten Regel lassen sich bei einer normalen Schwangerschaft fetale Strukturen im Ultraschall nachweisen. Fehlen diese und liegt zusätzlich noch freie Flüssigkeit im Bauchraum vor, ist die Diagnose einer Bauchhöhlenschwangerschaft sehr wahrscheinlich.*

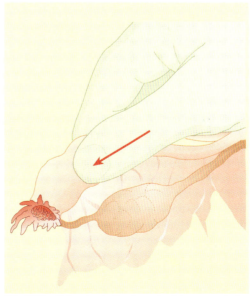

Abb. 20.6 ▪ **Tubarabort.** Hier kann das Schwangerschaftsprodukt aus der Tube herausgemolken werden.

Therapie

Die Therapie richtet sich natürlich nach den klinischen Beschwerden, die bei der Patientin vorliegen. Ziel ist es, die Schwangerschaft zu beenden, bevor es zu einer Tubarruptur kommt. Dazu wird meist eine Laparoskopie durchgeführt. Bei Frauen mit Kinderwunsch bemüht man sich um ein tubenerhaltendes Vorgehen. Die Tube wird aufgeschnitten und das Schwangerschaftsprodukt entfernt. Gleichzeitig sucht man im Rahmen der Spiegelung nach Ursachen für die Eileiterschwangerschaft, wie z. B. Verwachsungen. Die Bauchhöhle wird sehr gründlich gespült, weil zurückbleibendes Blut zu neuerlichen Verwachsungen führt. Dieses konservative Vorgehen erhöht jedoch die Gefahr einer zukünftigen Extrauteringravidität, weil Narben am Eileiter zurückbleiben.

Bei abgeschlossener Familienplanung oder schwerwiegendem, fortgeschrittenem Verlauf mit entsprechenden Komplikationen kann eine Entfernung des Eileiters erforderlich sein. Auch dies ist in der Regel laparoskopisch möglich. Besteht ein unklares Bild oder liegt ein Schock vor, wird man sich zu einem primären Bauchschnitt entschließen (**Abb. 20.6**) und (**Abb. 20.7**).

Zusätzlich besteht die Möglichkeit der pharmakologischen Therapie. Die Medikamente werden lokal angewendet, indem sie intraoperativ in den Trophoblasten injiziert werden. Zur Verfügung stehen hochkonzentrierte Glukoselösungen, Prostaglandine oder Chemotherapeutika (v. a. Methotrexat). Das hat den Vorteil, dass die Tube nicht durch einen Schnitt verletzt wird. Das Schwangerschaftsprodukt wird nach dem Absterben vom Körper aufgenommen.

Prognose

Die Häufigkeit einer Extrauteringravididät beträgt etwa 1 auf 100 Entbindungen. Liegt bereits eine Eileiterschwangerschaft vor, besteht ein Wiederholungs-

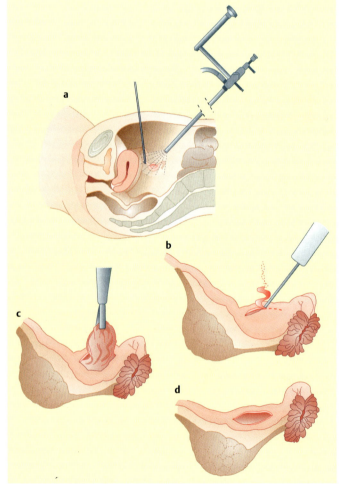

Abb. 20.7 ▪ **Laporoskopische Operation.**
a Extrauteringravidität.
b Die verdickte Tube wird aufgeschnitten.
c Die Eileiterschwangerschaft wird entfernt.
d Nach der Blutstillung bleibt die Wunde zumeist offen. Sie verschließt sich spontan.

risiko von ca. 10 %. Bei 30 % der Patientinnen tritt eine normale intrauterine Schwangerschaft auf. Konnte die Tube erhalten werden, steigert sich die Wahrscheinlichkeit einer normalen Schwangerschaft auf bis zu 50 %, die Gefahr einer erneuten Tubarschwangerschaft ist jedoch ebenfalls erhöht.

P *Die psychische Situation der Frau darf nicht unterschätzt werden. Weil der Verlust des Kindes im Vordergrund steht, ist die Situation mit einer Fehlgeburt zu vergleichen. Weitere Ängste beziehen sich meist auf die Frage, ob eine erneute „normale" Schwangerschaft möglich ist. Vermitteln Sie ein Gespräch mit dem Stationsarzt und ggf. mit einem Psychologen.*

20.3 Infektionen in der Schwangerschaft

Kommt es in der Schwangerschaft zu einer Infektion, so kann das sehr unterschiedliche Auswirkungen auf das Kind haben. Grundsätzlich sind Infektionen für das Kind dann bedrohlicher, wenn die Mutter sie in der Schwangerschaft zum ersten Mal durchmacht.

W *Bei der Weitergabe einer Infektion von der Mutter auf ihr Kind spricht man von Transmission. Dabei ist zu unterscheiden, ob die Übertragung intrauterin, unter der Geburt oder beim Stillen erfolgt.*

Von besonderer Bedeutung für das Ausmaß der Schädigung ist der Zeitpunkt der Ansteckung, da der Fetus unterschiedlich empfindlich reagiert. So ist z. B. eine Rötelninfektion v. a. in der Frühschwangerschaft gefährlich, eine Windpockeninfektion dagegen erst um den Entbindungstermin. Die häufigsten Infektionen werden unter dem Begriff „STORCH" zusammengefasst, man versteht darunter:
- **S**yphilis,
- **T**oxoplasmose,
- **O**thers (u. a. Listerien, Windpocken, Ringelröteln, Staphylokokken, Gonokokken),
- **R**öteln,
- **C**ytomegalie (CMV),
- **H**IV, **H**epatitis und **H**erpes simplex.

Außerdem können Infektionen der Scheide, der Zervix und der ableitenden Harnwege die Schwangerschaft durch eine Frühgeburt oder einen vorzeitigen Blasensprung bedrohen. Eine einfache diagnostische Maßnahme ist sog. „Frühgeburt-Vermeidungs-Programm" ist die Bestimmung des pH-Wertes in der Scheide mit Hilfe eines Teststäbchens. Ein pH-Wert von unter 4,5 ist normal und schließt eine schwerere Scheideninfektion mit großer Sicherheit aus. Liegt ein höherer pH-Wert vor, muss eine differenzierte Diagnostik einsetzen. Um das saure Scheidenmilieu zu schützen, werden Vitamin-C-haltige Scheidenzäpfchen gegeben.

M *Scheiden- oder Zervixentzündungen können durch die veränderte Vaginalflora einen vorzeitigen Blasensprung oder vorzeitige Wehen auslösen.*

Im Folgenden werden die einzelnen in der Schwangerschaft besonders bedeutsamen Erreger und die von ihnen hervorgerufenen Erkrankungen besprochen:

20.3.1 Syphilis

Eine Infektion mit dem Erreger der Syphilis (Lues), Treponema pallidum, ist heute wieder häufiger zu sehen, weshalb der TPHA-Test als Suchtest weiterhin Bestandteil der Mutterschaftsrichtlinien bleibt. Liegt bei der Mutter eine Primärerkrankung vor oder befindet sie sich im zweiten Stadium der Lues, ist mit einer hohen Infektionsrate des Kindes zu rechnen. Die Treponemen gelangen ab dem 5. Schwangerschaftsmonat durch die Plazenta zum Kind und verursachen eine Luesinfektion. Oft versterben diese Kinder intrauterin oder es kommt zu einer Frühgeburt. Lebend geborene Kinder zeigen die Zeichen der angeborenen Lues, die v. a. mit Hauterscheinungen und Fehlbildungen der Knochen und inneren Organe einher geht.

Diagnostik
Die Diagnose einer Lues wird durch den Erregernachweis im Mikroskop aus den Wunden des Primäraffektes oder den Hautveränderungen im Stadium II gestellt. Beweisend sind die serologischen Tests.

Therapie
Die Therapie der Lues besteht aus der Gabe von Penicillin in hoher Dosis oder, bei entsprechender Unverträglichkeit, von Erythromycin sowohl für die Mutter als auch für das Kind.

20.3.2 Toxoplasmose

Toxoplasma gondii, der Erreger der Toxoplasmose, ist ein Einzeller. Er kommt in rohem Fleisch und in Katzenkot vor. Die Durchseuchung der Frauen in Deutschland beträgt zwischen 30 und 50 %. Diese Frauen besitzen Antikörper gegen Toxoplasma gondii und haben kein Risiko in der Schwangerschaft. Gefährlich ist eine Toxoplasmose nur, wenn die Erstinfektion der Mutter während der Schwangerschaft stattfindet. Dann kommt es zu einer transplazentaren Infektion des Fetus. Für die Mutter verläuft die Infektion oft unbemerkt mit den Symptomen einer leichten Grippe, eventuell mit einer Lymphknotenschwellung. Die Wahrscheinlichkeit für eine Infektion des Kindes ist abhängig vom Schwangerschaftsalter. Im ersten Drittel liegt die Rate bei unter 20 %, im zweiten Drittel bei ca. 45 % und im dritten Drittel bei ca. 70 %. Die Folgen einer Infektion sind jedoch zu Beginn einer Schwangerschaft schwerwiegender als am Ende. Sie sind sehr unterschiedlich und reichen vom Abort oder intrauterinen Fruchttod bis zur Früh- und Mangelgeburt.

M *Meistens kommen die Kinder recht unauffällig zur Welt und zeigen erst später Zeichen einer Mangelentwicklung.*

Typische Merkmale der angeborenen Toxoplasmose sind:
- geistige und körperliche Mangelentwicklung,
- Hydrozephalus, Entzündung der Retina des Auges und Verkalkungsherde im Gehirn,
- Ikterus mit Vergrößerung von Leber und Milz.

Diagnostik
Die Diagnose erfolgt serologisch. Zurzeit gehört die Toxoplasmose-Serologie, mit der festgestellt werden kann, ob eine Frau bereits Antikörper besitzt, nicht zu den Routineuntersuchungen der Schwangerschaft. Sie werden aber von vielen Frauenärzten durchgeführt. Hat eine Schwangere keinen Schutz, so sollte sie den Kontakt mit Katzen und den Verzehr rohen Fleisches meiden. Eine Kontrolluntersuchung in der Mitte der Schwangerschaft ist dann notwendig.

Therapie
Liegt eine Erstinfektion der Mutter in der Schwangerschaft vor, muss therapiert werden. Bis zur 20. SSW erfolgt die Gabe von Spiramycin, einem Penicillinabkömmling. Danach werden gut wirksame Medikamente eingesetzt, die aus der Malariatherapie bekannt sind (Kombination aus Pyrimethamin und Sulfadiazin zusammen mit Folsäure).

20.3.3 Listeriose

Eine Listeriose wird durch Listeria monocytogenes, einem stäbchenförmigen Bakterium, hervorgerufen. Die Übertragung erfolgt meist durch Schmierinfektion oder über kontaminierte Nahrungsmittel (Rohmilchkäse, Eier, rohes Fleisch). Listerien können sich auch noch bei Kühlschranktemperaturen vermehren, sodass das Ab- bzw. Durchkochen der Lebensmittel in der Schwangerschaft empfohlen wird. Die Listeriose verläuft normalerweise für den Betroffenen symptomlos. In der Schwangerschaft zeigt sich die Listerieninfektion durch ein grippeähnliches Bild mit Temperaturerhöhung, Muskelschmerzen und einer Halsentzündung. Manchmal kommt ein klopfschmerzhaftes Nierenlager dazu.

Über die Plazenta gelangen die Listerien zum Kind und verteilen sich über den Blutweg in alle Organe. Typischerweise entstehen kleine Granulome (knötchenförmige Geschwülste), v. a. in der Leber, der Milz, den Nebennieren und im Gehirn. Aber auch Rachenhinterwand und Haut können betroffen sein. Die Listeriose kann, wenn sie noch intrauterin erworben ist, Tot- oder Frühgeburten auslösen. Häufig wird Fieber unter der Geburt beobachtet. Infiziert sich das Kind während der Geburt oder danach, kann eine Hirnhautentzündung auftreten. Die **Diagnose** wird durch Erregernachweis aus Blut, Urin, Liquor oder Abstrichen gestellt. Zur **Therapie** wird Ampizillin eingesetzt.

20.3.4 Windpocken (Varizellen)

Das Windpockenvirus gehört zu der Familie der Herpesviren und kann die beiden Krankheitsbilder Varizellen und Herpes zoster auslösen. Die Windpocken sind gekennzeichnet durch einen typischen Hautausschlag. Die Ansteckungsgefahr ist sehr hoch und so liegt die Durchseuchung der Bevölkerung bereits im Alter von 10 Jahren bei ca. 90 %. Ansteckungsgefahr besteht bis zum Abheilen der letzten Bläschen. Die Viren verbleiben nach einer Infektion in den Spinalganglien (Knotenpunkte im Bereich des Rückenmarks). Sie können durch verschiedene Anlässe heraus reaktiviert werden und führen dann zu einer sog. Gürtelrose, dem Herpes zoster.

M *In der Schwangerschaft ist nur die Erstinfektion mit Windpocken gefährlich. Der Zoster hat keine Auswirkungen auf das Kind, da hier die Viren nicht in die Blutbahn eindringen, sondern sich entlang der Nerven bewegen.*

Kommt es zu einer Windpockeninfektion in den ersten beiden Dritteln der Schwangerschaft, besteht ein geringes Risiko (unter 2 %) für das kongenitale (= angeborene) Varizellensyndrom. Die Kinder zeigen Missbildungen der Gliedmaßen und Hautveränderungen (feine weiße Narbenstreifen). Ein geringes Geburtsgewicht oder geistige Entwicklungsstörungen können ebenfalls resultieren. Gefürchtet ist eine Windpockeninfektion um den Geburtstermin. Hier kommt es darauf an, ob das Kind noch intrauterin von der einsetzenden Antikörperbildung der Mutter

Infektionen in der Schwangerschaft ▪ 20.3

profitieren kann oder nicht. Erfolgt die Infektion 3 Wochen bis 5 Tage vor der Geburt, erkrankt das Kind zwar mit einer Wahrscheinlichkeit von 25 % an den neonatalen Varizellen, es verfügt aber auch bereits über Antikörper von der Mutter, sodass das Krankheitsbild harmlos verläuft.

> **M** *Wenn die Infektion weniger als 5 Tage vor der Entbindung erfolgt, so liegt die Sterblichkeit der Säuglinge bei 30 %. Es kommt zu einer Sepsis mit Meningitis.*

Diagnostik
Die Hauterscheinungen sind typisch, meist erinnert sich die Schwangere an einen Windpockenkontakt. Hat die Schwangere bereits früher Windpocken gehabt, so besitzt sie Antikörper und es besteht keine Gefahr für das Kind (die Mutter ist seropositiv).

Therapie
Für seronegative Schwangere steht ein Hyperimmunglobulin zur Verfügung. Darin sind Antikörper gegen Windpocken enthalten. Das Präparat ist sehr teuer und wird daher erst nach Bestimmung der Antikörper eingesetzt. Es muss jedoch bis zu 72 Stunden nach dem Windpockenkontakt verabreicht werden. Auch dem Neugeborenen gibt man diese Antikörper im Sinne einer passiven Immunisierung. Außerdem wird das Kind mit Aciclovir hoch dosiert behandelt.

Prophylaxe
Frauen, die keine Antikörper haben und in Risikobereichen, wie in Kindergärten oder im Krankenhaus, arbeiten, sollten vor einer geplanten Schwangerschaft geimpft werden.

20.3.5 Ringelröteln

Die Ringelröteln werden durch das Parvovirus B 19 hervorgerufen. Typisch ist ein 3 Tage andauerndes Fieber mit kurzzeitigem Auftreten eines girlandenförmigen Exanthems. Dieses bleibt oft unbemerkt, sodass die Diagnosestellung recht schwierig sein kann. Grippeähnliche Symptome, Gelenkschwellungen und Schmerzen gehören ebenfalls zum Krankheitsbild.

> **M** *Eine Ringelrötelninfektion in der Schwangerschaft kann zu einer ausgeprägten Anämie des Fetus führen. Das Kind reagiert mit der Ausbildung eines generalisierten Ödems, dem Hydrops fetalis.*

Diagnostik
Die Diagnose wird serologisch gestellt. Existiert der Verdacht einer Ringelrötelninfektion, wird der Fetus durch engmaschige Ultraschalluntersuchungen überwacht, um Ödembildungen als Zeichen der Anämie rechtzeitig zu entdecken.

Therapie
Zeigen sich im Ultraschall Ödemzeichen, wie z. B. Aszites oder Wasseransammlungen im Herzbeutel, erfolgt eine Nabelschnurpunktion mit sofortiger Hb-Bestimmung und ggf. die intrauterine Bluttransfusion. Mit diesem Verfahren werden gute Erfolge erzielt.

> **M** *Bei einer Anämie des Fetus wird heute direkt über die Nabelschnur intrauterin Blut transfundiert.*

20.3.6 Streptokokken der Gruppe B

Streptokokken werden in verschiedene Gruppen unterteilt. Die für das Neugeborene gefährlichen Streptokokken gehören zur B-Gruppe, den β-hämolysierenden Streptokokken.

> **W** *In der Kultur wachsen die Bakterien auf bluthaltigen Platten. Manche können Blutkörperchen auflösen, man spricht auch von hämolysieren. Diese unterschiedlichen Eigenschaften der Bakterien helfen, die einzelnen Gruppen zu unterscheiden.*

In der Vaginalflora sind diese Keime bei bis zu 30 % der Frauen verbreitet. Die Betroffenen bemerken die Besiedlung meist nicht. Der pH-Wert ist jedoch häufig in den alkalischen Bereich verschoben. Beim Neugeborenen sind Streptokokken die häufigste Ursache für eine Sepsis und Meningitis. Man unterscheidet eine Frühform (*early onset*) von einer Spätform (*late onset*). In (**Tab. 20.1**) sind die unterschiedlichen Formen erklärt.

Diagnostik
Der Erreger wird mittels Vaginalabstrich gewonnen und angezüchtet. Beim Kind entnimmt man unterschiedliche Abstriche aus Mund- und Rachenraum, sowie aus Hautfalten.

Therapie
Da die Keime nach Beendigung einer antibiotischen Therapie recht schnell wieder auftreten, ist es nicht sinnvoll, alle Schwangeren medikamentös behandeln zu wollen. Bestehen jedoch Risikofaktoren, sollte eine antibiotische Therapie mit Ampizillin erfolgen. Zu den Risikofaktoren zählen:

- ein Blasensprung, der länger als 18 Stunden zurückliegt,
- mütterliches Fieber unter der Geburt,
- drohende Frühgeburt,
- vorzeitige Wehen
- eine vorangegangene Geburt eines Kindes mit Streptokokkensepsis.

Teil IV Geburtshilfe ▪ 217

Tabelle 20.1 Bei Infektionen durch Streptokokken der Gruppe B werden zwei Formen unterschieden

	Early onset = Frühform	Late onset = Spätform
Erkrankungsbeginn	< 1 Woche post partum	> 1 Woche post partum
Auswirkungen	▪ Sepsis ▪ Meningitis ▪ Pneumonie	▪ Meningitis, ▪ neurologische Spätfolgen
Letalität	5–20 %	2–6 %
Risikofaktoren	▪ Frühgeburt ▪ hohe Keimmenge und niedriger Antikörpertiter der Mutter ▪ vorzeitiger Blasensprung ▪ lange Geburtsdauer ▪ mütterliches Fieber unter der Geburt	▪ niedriger Antikörpertiter der Mutter

20.3.7 Gonokokken

Die Gefahr der Gonokokkeninfektion in der Schwangerschaft besteht besonders unter der Geburt bei Passage der Geburtswege. Beim Kind kommt es zu der gefährlichen eitrigen Bindehautentzündung (Gonoblennorrhö), die zum Verlust der Sehkraft führen kann (**Abb. 20.8**). Aus diesem Grunde wurde die *Credé-Prophylaxe* gesetzlich eingeführt. Jedem Kind wurde nach der Geburt Silbernitratlösung in die Bindehautsäcke eingeträufelt, um eventuell vorhandene Keime abzutöten. Inzwischen ist diese Vorsorge nicht mehr Vorschrift und wird unterschiedlich gehandhabt. Eine Gonorrhö wird auch in der Schwangerschaft antibiotisch behandelt.

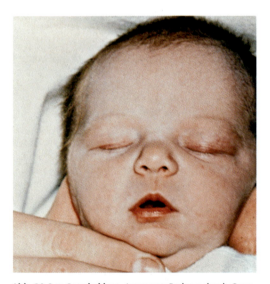

Abb. 20.8 ▪ Gonokokken. Augenentzündung durch Gonokokken, die während der Geburt von der Mutter auf das Kind übertragen wurden.

20.3.8 Pilzinfektionen

B *Claudia Hüthers ist im 7. Monat schwanger. Bisher verläuft alles unproblematisch. Seit einiger Zeit jedoch juckt und brennt es unangenehm im Genitalbereich. Sie sucht ihren Arzt auf und berichtet zudem über einen unangenehmen weißgelblichen, bröckeligen Ausfluss. Im weiteren Gespräch erfährt er, dass sie nach einer Zahnbehandlung ein Antibiotikum einnehmen musste.*

Pilzinfektionen der Scheide sind in der Schwangerschaft häufig. Sie stellen kein wesentliches Problem dar, wenn auch die Hälfte der Kinder, deren Mütter unter der Geburt einen Pilzbefall hatten, einen Mundsoor entwickeln. Therapeutisch wird bei der Mutter Clotrimazol lokal angewendet, beim Kind Nystatin.

20.3.9 Röteln

Die Röteln werden durch das Rötelnvirus hervorgerufen, das über Tröpfcheninfektion oder durch die Plazenta übertragen wird. 90 % der Frauen in Deutschland haben Antikörper gegen das Rötelnvirus und sind somit vor einer Erstinfektion in der Schwangerschaft geschützt. Kommt es jedoch bei einer seronegativen Schwangeren zu einer Rötelninfektion, kann sich eine Rötelnembryopathie (auch Gregg-Syndrom genannt) ausbilden. Dabei ist es von besonderer Bedeutung, zu welchem Zeitpunkt in der Schwangerschaft die Infektion erfolgt (**Abb. 20.9**).

M *Es gilt: je früher die Infektion mit dem Virus stattfindet, desto fataler sind die Auswirkungen auf die Schwangerschaft.*

Bis zur 17. SSW rechnet man mit bis zu 30 % geschädigten Kindern; danach ist die intrauterine Infektion für das Kind ungefährlich. Es treten folgende Störungen auf:
▪ Katarakt (Trübung der Hornhaut der Augen) (**Abb. 20.10**),

Infektionen in der Schwangerschaft • 20.3

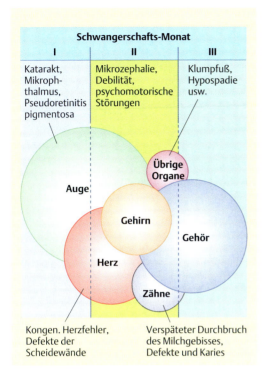

Abb. 20.9 • **Röteln.** Dieses Schema zeigt die unterschiedlichen Störungen bei Infektionen mit Röteln für die ersten 3 Schwangerschaftsmonate. Die Größe ist proportional zur Häufigkeit (nach: B. Leibner, 1990).

- Innenohrschädigung mit der Folge einer Schwerhörigkeit bis hin zu einer Taubheit,
- Herzfehler,
- außerdem kann es zur körperlichen und geistigen Minderentwicklung kommen.

Diagnostik
In den Mutterschaftsrichtlinien ist festgelegt, dass bei der Feststellung einer Schwangerschaft ein Bluttest auf Rötelnantikörper durchgeführt werden muss.
Ist der Bluttest bei der Schwangeren negativ, wird er in der 16.–17. SSW wiederholt, um eine zwischenzeitige unbemerkte Infektion auszuschließen.

> **M** *Bei einer Infektion bis zur 17. SSW ist die Indikation zum Schwangerschaftsabbruch wegen einer hohen Schädigungsrate des Kindes gegeben.*

Therapie
Eine echte Therapie gibt es nicht. Es besteht jedoch die Möglichkeit, Rötelnimmunglobuline zu verabreichen, wenn es zu einer Infektion gekommen ist oder

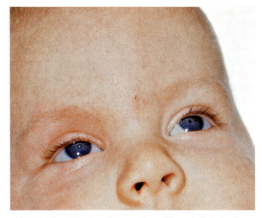

Abb. 20.10 • **Röteln.** Grauer Star (Katarakt) bei einem Säugling mit intrauteriner Rötelninfektion.

Rötelnkontakt bestand. Deren Wirkung ist aber umstritten und nicht sicher.

Prophylaxe
Jedes seronegative Mädchen sollte mit Beginn der Schulzeit gegen Röteln geimpft sein. Vor Eintritt der Pubertät wird diese Impfung aufgefrischt. Wenn eine Schwangerschaft geplant ist, kontrolliert man den Impferfolg und kann evtl. nochmals auffrischen. Das Impfvirus ist abgeschwächt, es handelt sich aber dennoch um eine Lebendimpfung, deshalb soll auf keinen Fall in der Schwangerschaft geimpft werden. Auch ist eine sichere Kontrazeption für 8 Wochen nach der Impfung anzustreben.

20.3.10 Cytomegalie

Die Cytomegalie ist eine bei der Mutter meist unbemerkt verlaufende Infektion, die durch Viren aus der Gruppe der Herpesviren übertragen wird. Genau wie diese verbleiben auch Cytomegalieviren (CMV) nach der Erstinfektion im Körper (in den Nieren und in weißen Blutkörperchen). Es kann daher zu einer wiederkehrenden Infektion kommen. Die Ansteckung erfolgt über Sexualkontakte, Speichel, Blut, Urin und Muttermilch. Etwa die Hälfte aller Frauen in Deutschland haben Antikörper gegen CMV.

Nur wenn die Erstinfektion in der Schwangerschaft erfolgt, ist das Kind gefährdet. Dann kommt es zu schweren Schädigungen mit geistiger und körperlicher Minderentwicklung, Schäden des Gehörs und der Leber sowie zu Einblutungen als Folge einer Verminderung der Thrombozyten.

Teil IV Geburtshilfe • 219

Diagnostik

Es werden die Antikörper der Mutter bestimmt. Wenn IgG-Antikörper vorhanden sind, liegt die Erstinfektion schon länger zurück, das Kind ist nicht gefährdet. Nur wenn IgM-Antikörper nachweisbar sind, liegt eine frische Infektion vor. In diesen Fällen sollte ein Schwangerschaftsabbruch mit der Patientin diskutiert werden.

Therapie

Zur Therapie stehen virushemmende Medikamente zur Verfügung, die jedoch wegen ihrer Nebenwirkungen nicht in der Schwangerschaft gegeben werden dürfen.

20.3.11 HIV (AIDS)

Bei HIV-positiven Müttern muss man in 10–50 % der Fälle mit einer Transmission auf das Kind rechnen. Eine Ansteckung ist bereits über die Plazenta möglich. Häufiger ist jedoch die Infektion über den Geburtsweg und das Stillen. Um die Rate möglichst gering zu halten, wird vielfach ein Kaiserschnitt durchgeführt und den Frauen vom Stillen abgeraten. Außerdem werden die Schwangeren und die Neugeborenen mit Zidovudin (Retrovir) behandelt.

20.3.12 Hepatitis

Bei den Leberentzündungen müssen die durch verschiedene Erreger hervorgerufenen, sehr unterschiedlichen Formen getrennt betrachtet werden.

Hepatitis A wird über eine Schmierinfektion oder infizierte Lebensmittel durch das Hepatitis-A-Virus hervorgerufen. Diese Erkrankung führt nicht zu einer Schädigung des Kindes.

Das **Hepatitis-B-Virus** wird über Sexualkontakte oder Blutprodukte übertragen und löst die schwerer verlaufende Hepatitis B aus. Beim Erwachsenen kommt es in 10 % der Fälle zu chronischen Verläufen, die langfristige Folgen haben. Diese Rate liegt beim Neugeborenen bei 90 %.

Die Infektion des Kindes mit Hepatitisviren erfolgt normalerweise unter der Geburt oder über das Stillen.

Diagnostik

Das Hepatitisvirus besteht aus mehreren Teilen (Antigenen), gegen die der Mensch Antikörper bildet. Diese Antikörperbildung spricht für eine ausgeheilte Hepatitis. Lassen sich jedoch Virusbestandteile im Blut der Schwangeren feststellen, muss von einer Ansteckungsgefahr ausgegangen werden. Das wichtigste Virusteil heißt HBsAg (Hepatitis B surface Antigen). Nach den Mutterschaftsrichtlinien wird jede Schwangere nach der 32. SSW auf das Vorhandensein dieses Antigens getestet. 1–5 % aller Schwangeren sind HBsAg-positiv.

> **M** *Die Kinder der HBsAg-positiven Frauen werden sofort nach der Geburt passiv und aktiv gegen Hepatitis B geimpft. Sie erhalten Immunglobuline gegen das Virus sowie den aktiven Hepatitis B-Impfstoff. Danach ist ein Stillen des Kindes möglich.*

Für die früher als Non-A-non-B-Hepatitis bezeichneten Formen sind unterschiedliche Hepatitisviren verantwortlich. Relativ häufig begegnet man Frauen mit einer chronischen Hepatitis C. Dieser Virus wird wohl ebenfalls nicht intrauterin übertragen. Über die Häufigkeit einer Übertragung durch Stillen besteht noch Unklarheit, sodass vielerorts sicherheitshalber zum Abstillen geraten wird. Eine Impfung steht nicht zur Verfügung.

> **P** *Hygiene.* *HIV und Hepatitis werden auf gleichem Wege übertragen. Für das Personal gelten im Umgang mit infizierten Schwangeren folgende Vorsichtsmaßnahmen:*
> - *Bei Kontakt mit Ausscheidungen und Sekreten (z. B. beim Waschen, Verbandswechsel) immer Latexhandschuhe tragen. Handschuhe aus anderem Material bieten nicht immer einen ausreichenden Schutz.*
> - *Material, das mit infektiösen Körperflüssigkeiten in Berührung gekommen ist (z. B. Vorlagen oder Tampons), ist als Sondermüll zu entsorgen. Dazu stehen speziell gekennzeichnete Abwurfbehälter zur Verfügung. Diese sind mit der Aufschrift „infektiös" zu kennzeichnen.*
> - *Gebrauchte Kanülen sofort entsorgen, nicht wieder in die Schutzhülle zurückstecken.*
> - *Hände häufig desinfizieren und regelmäßig eincremen, da auch über Hautrisse Erreger eindringen können.*
> - *An der Betreuung beteiligtes Klinikpersonal über die Infektionsgefahr informieren.*
> - *Normale alltägliche Kontakte stellen keine Gefahr dar.*

20.3.13 Herpes simplex

Man unterscheidet zwei Typen der Herpes-simplex-Viren. Typ 1 verursacht den *Herpes labialis*, Typ 2 *Herpes genitalis*. Wenn es unter der Geburt zu einer Infektion des Neugeborenen gekommen ist, spricht man von einem *Herpes neonatorum*.

Die Erstinfektion der Mutter ist mit einer sehr schmerzhaften Bläschenbildung am äußeren Genitale verbunden. Die Viren können in den Nervenzellen überleben und zu Reinfektionen führen. Für das Kind liegt die Gefahr einer Infektion unter der Geburt bei bis zu 50 % (**Abb. 20.11** Herpes simplex). Herpesinfektion bei einem Neugeborenen.

Es kommt zu einer Herpessepsis mit Befall des Gehirns und innerer Organe. Diese verläuft oft tödlich oder hinterlässt schwere Schäden.

Diagnostik
Die Erscheinungen des Genitales sind typisch, außerdem können Herpesviren direkt nachgewiesen werden. Die Bluttests spielen eine untergeordnete Rolle.

Therapie
Zur Vermeidung der neonatalen Herpesinfektion wird bei Frauen, die zum Geburtstermin eine frische Herpesinfektion aufweisen, eine primäre Sectio durchgeführt, d. h. einen Kaiserschnitt vor Einsetzen der Wehentätigkeit. Außerdem erhalten die Säuglinge Aciclovir.

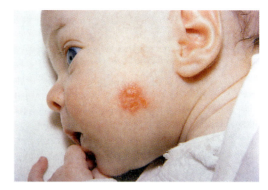

Abb. 20.11 ▪ **Herpes simplex.** Herpesinfektion bei einem Neugeborenen.

P *Beratung. Informieren Sie die Mutter, dass betreuende Personen mit Herpes labiales den direkten Kontakt zum Neugeborenen meiden müssen. Es muss ein Mundschutz getragen werden.*

20.4 Erkrankungen in der Schwangerschaft

Krankheiten kommen natürlich auch in der Schwangerschaft vor. Bestehen bereits chronische Leiden, so verändern sie sich meistens durch die Gravidität, beziehungsweise beeinflussen sich gegenseitig. Bei immunologischen Erkrankungen, wie z. B. Lupus erythematodes, verbessert sich das klinische Bild, eine dialysepflichtige Patientin oder eine Herzkrankheit verschlechtert sich eher durch die Schwangerschaft. Einige Krankheiten sind in Bezug auf die Gravidität besonders erwähnenswert. Diese sind in diesem Kapitel dargestellt. Auch bei der Diagnostik und Therapie gibt es durch die Schwangerschaft Einschränkungen, da z. B. radioaktive Substanzen nicht verwendet werden dürfen.

M *Auf Röntgenaufnahmen sollte ebenso verzichtet werden. Lediglich im Falle einer lebensbedrohlichen Erkrankung kann man unter Blei-Abschirmung des Bauches röntgen.*

20.4.1 Endokrine Erkrankungen

Diabetes mellitus

D *Unter Diabetes mellitus versteht man eine Störung in der Glukoseverwertung, die zu Hyperglykämien führt. Es werden unterschiedliche Formen unterschieden.*

Diabetes mellitus Typ I
Diese Form wird auch juveniler Diabetes genannt. Durch eine Zerstörung der Insulin produzierenden Zellen in der Bauchspeicheldrüse kommt es zu einem Insulinmangel. Früher waren Diabetikerinnen i. d. R., bedingt durch eine schlechte Blutzuckereinstellung, unfruchtbar. Die guten Therapieerfolge haben die Schwangerschaftsraten jedoch auf ein normales Maß angehoben, sodass der vorbestehende Diabetes die häufigste endokrine Erkrankung in der Schwangerschaft darstellt. Hiervon abzugrenzen ist der Gestationsdiabetes.

Gestationsdiabetes
D *Es handelt sich um eine Stoffwechselstörung, die auf die Zeit der Schwangerschaft begrenzt bleibt.*

Ursache
M *Der Schwangerschaftsdiabetes wird sowohl durch eine Insulinresistenz als auch durch eine verminderte Insulinproduktion hervorgerufen.*

Die von der Plazenta gebildeten Hormone wirken dem Insulin entgegen und führen zu einer Abnahme der Glukosetoleranz. Das ist für das Kind deshalb sinnvoll, weil so immer ein genügend hoher mütterlicher Blutzuckerspiegel für seine Versorgung zur Verfügung steht. Die Insulinresistenz, d. h. die schlechtere Wirksamkeit des Insulins, ist familiär bedingt und kann durch ein Übergewicht zusätzlich verstärkt werden.

M *Wenn der erhöhte Insulinbedarf nicht ausgeglichen werden kann, kommt es zu einem Gestationsdiabetes. Dies erfolgt häufig erst nach der 24. Schwangerschaftswoche.*

- Familiäre Belastung
- Eigenes Geburtsgewicht über 4 000 g
- Vorausgegangene Schwangerschaften mit Kindern über 4 000 g
- Adipositas (> 20 % Übergewicht)

Abb. 20.12 ▪ **Risikogruppe.** Für die Entwicklung eines Gestationsdiabetes.

Nicht alle Patientinnen sind gleich häufig betroffen. Die Risikogruppen sind in (**Abb. 20.12**) aufgeführt. Besonders deutlich zeigt sich eine familiäre Belastung, deren Ursache man noch nicht kennt.

Bekannt ist, dass viele Gestationsdiabetikerinnen im Alter einen Insulinmangeldiabetes entwickeln, auch wenn die Zuckerwerte nach der Schwangerschaft völlig unauffällig werden. Diese Patientinnen sollten weitere Risiken, wie Adipositas, Diätfehler und Bewegungsmangel, meiden.

Symptome

Die Patientinnen weisen oft einen normalen Nüchternzucker auf. Erst die Werte nach dem Essen sind pathologisch. Klassische Merkmale, wie Durst und übermäßige Urinproduktion, fehlen.

 Der Gestationsdiabetes wird von der Mutter typischerweise nicht bemerkt. Trotzdem bestehen zahlreiche Risiken für Mutter und Kind.

Gefahren für die Mutter:
- erhöhtes Risiko für Stoffwechselentgleisungen, wie Hypo- oder Hyperglykämien, weil sich der Insulinbedarf im Verlauf der Schwangerschaft stark ändert,
- erhöhtes Infektionsrisiko v. a. für Harnwegsinfekte,
- erhöhtes Risiko für eine Gestose,
- geburtshilfliche Komplikationen bedingt durch die Übergröße (Makrosomie) des Kindes.

Gefahren für das Kind:
- diabetische Embryopathie,
- diabetische Fetopathie,
- Plazentainsuffizienz (S. 241),
- Polyhydramnion (S. 247).

Unter der diabetischen Embryopathie wird die durch den Diabetes bedingte erhöhte Missbildungsrate verstanden. Es kommt im Vergleich zu gesunden Schwangeren häufiger zu Neuralrohrverschlussstörungen, Herzfehlern oder einem Syndrom, bei dem die untere Körperhälfte unterentwickelt ist. Auch ist die Abortrate bei der diabetischen Schwangeren erhöht. Ist der Blutzucker bereits vor der Befruchtung gut eingestellt, lassen sich die Fehlbildungsraten senken, so dass man annimmt, die Stoffwechselunregelmäßigkeiten sind für die Fehlbildungen verantwortlich.

Die diabetische Fetopathie bezeichnet die kindliche Makrosomie (Gewicht über 4 500 g). Es handelt sich hierbei um eine Mastfettsucht. Das kindliche Pankreas versucht durch vermehrte Produktion von Insulin den erhöhten Blutzuckerspiegel auszugleichen. Dabei wird mehr Fett eingelagert. Nach der Geburt kommt es dann zu überschießenden Reaktionen mit Hypoglykämien. Obwohl die Kinder übergewichtig sind, ist die Ausreifung ihrer Organe zurückgeblieben. Es kommt häufiger zu einem Atemnotsyndrom, weil die Lungenreifung verzögert ist.

Wenn bei der Mutter bereits ein Gefäßschaden vorliegt, kann sich eine Plazentainsuffizienz durch die schlechtere Durchblutung ausbilden. Das vermehrte Fruchtwasser kommt durch die gesteigerte Urinproduktion des Kindes zustande.

Das Kind einer Diabetikerin ist vielfältigen Belastungen unterworfen:
- die Fehlbildungsrate ist erhöht,
- durch die Makrosomie ist die Geburt risikoreicher,
- das Polyhydramnion verursacht vorzeitige Wehen und oft sogar eine Frühgeburt,
- nach der Geburt leidet das Kind an Hypoglykämien und an seiner Unreife.

Die genannten Folgen, die letztlich aus einer unzureichenden Blutzuckereinstellung resultieren, sind durch eine gute Einstellung des Zuckers zu vermeiden.

Diagnostik

Der Verdacht auf einen Diabetes wird durch Zuckerausscheidung im Urin festgestellt. Wenn einer der o. g. Risikofaktoren vorliegt, wird die Durchführung eines Screeningtestes empfohlen. Dazu trinkt die Schwangere 50 g Glukoselösung. Nach einer Stunde sollte der Blutzucker unter 120 mg/dl im venösen Blut oder unter 140 mg/dl im kapillaren Blut liegen. Der Test kann jederzeit durchgeführt werden, unabhängig wie lange die letzte Mahlzeit zurückliegt. Glukosetagesprofile alleine reichen für die Diagnose eines Gestationsdiabetes nicht aus. Ein standardisierter Glukosebelastungstest (OGTT = oraler Glukose-Toleranz-Test) festigt die Diagnose.

Die alleinige Bestimmung des glykierten Hämoglobins (HbA1c) genügt nicht zum Ausschluss eines Gestationsdiabetes. Als Verlaufskontrolle zur Überprüfung einer guten Blutzuckereinstellung ist es jedoch sehr wohl geeignet.

Erkrankungen in der Schwangerschaft ▪ 20.4

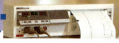

Überwachung des Kindes

Wegen der erhöhten Fehlbildungsrate wird in der Frühschwangerschaft besonders sorgfältig auf Auffälligkeiten geachtet. Im weiteren Schwangerschaftsverlauf stehen mit Dopplersonografie und Ultraschall gute Möglichkeiten der fetalen Überwachung zur Verfügung. Anzeichen einer Unterversorgung, einer fetalen Makrosomie oder einer Vermehrung des Fruchtwassers führen zu einer stationären Einweisung der Patientin und einer Intensivierung der Insulintherapie.

Therapie

Zunächst erfolgt die diätetische Einstellung. Sollten hierdurch keine verbesserten Werte vorliegen, ist eine Insulintherapie notwendig. Die Überwachung der Blutzuckerwerte wird in der Schwangerschaft nach den gleichen Richtlinien wie bei einem vorbestehenden Diabetes vorgenommen.

> **P** *Diabetesberatung.* Bei der Einstellung ist der unterschiedliche Bedarf während der Schwangerschaft zu beachten. Die Patientinnen erhalten einen Pen und erlernen die Blutzuckereinstellung selbst. Eine sorgfältige Aufklärung und Schulung der betroffenen Schwangeren ist notwendig.

Besonders unter der Geburt erfolgt eine sorgsame Kontrolle des Blutzuckerspiegels, um Unterzuckerungen zu vermeiden.

> **M** *Orale Antidiabetika sind in der Schwangerschaft absolut kontraindiziert, weil sie teratogen wirken und anhaltende Unterzuckerungen beim Kind verursachen.*

Entbindung

Prinzipiell können schwangere Diabetikerinnen normal entbinden. Ist jedoch das Kind sehr groß, steigt das Risiko einer Schulterdystokie. Dann sollte die Indikation für eine Schnittentbindung großzügig gestellt werden.

Schilddrüse

Schilddrüsenerkrankungen sind relativ häufig. Sie führen zu Problemen, überhaupt schwanger zu werden und gehen ebenfalls mit einer erhöhten Abortrate einher.

> **M** *Grundsätzlich sollen Patientinnen Schilddrüsenhormone, die sie vor der Schwangerschaft genommen haben, nicht absetzen, sondern in angepasster Dosis weiterhin einnehmen.*

Die Jodid-Prophylaxe mit 200 µg täglich wird empfohlen. Schilddrüsenhemmstoffe können beim Kind eine Schilddrüsenunterfunktion auslösen. Hier sind Einstellungsüberprüfungen bezüglich dieser Medikamente besonders wichtig.

20.4.2 Herz- und Kreislauferkrankungen

Hypotonie

> **D** *Liegt der systolische Druck unter 110 mmHg, spricht man von einer Hypotonie.*

Mit einer Hypotonie gehen Schwindel, Ohrensausen, Herzklopfen und Müdigkeit einher. Orthostatische Fehlregulationen mit einem Blutdruckabfall beim Übergang vom Liegen zum Stehen sind möglich. Bei den betroffenen Frauen besteht die Gefahr, dass der Druck für eine ausreichende Plazentadurchblutung zu niedrig wird. Zur Therapie kommen v. a. physikalische Maßnahmen zum Einsatz, wie kalte Bäder, Bürstenmassagen, Stützstrümpfe und intermittierende Ruhepausen (zur Verbesserung der Plazentadurchblutung).

Eine Sonderform der Hypotonie stellt das **Vena-cava-Kompressionssyndrom** dar. Im Liegen wird hierbei die Vena cava durch das Kind abgedrückt. Es kommt so zu einer Verminderung der Blutmenge, die zum Herzen der Mutter fließt. Diese reagiert mit Blutdruckabfall, Tachykardie, manchmal auch mit Übelkeit und Schweißausbruch. Im CTG zeigt sich die typische Reaktion des Kindes mit Dezeleration und Erholung durch Umlagerung (**Abb. 20.13**).

> **M** *Um einem Vena-cava-Kompressionssyndrom vorzubeugen, sollten Schwangere möglichst nicht auf dem Rücken sondern auf der Seite liegen.*

Herzfehler

Da das Herz-Kreislaufsystem der Frau durch eine Schwangerschaft belastet wird, kann es zu einer Verschlimmerung bestehender Herzleiden bis hin zur Herzinsuffizienz kommen. Es sollte daher vor einer Schwangerschaft eine Risikoabschätzung erfolgen. Die Belastbarkeit wird nach einer Skala der New York Heart Association (NYHA) eingeteilt (**Abb. 20.14**). Insgesamt kann man davon ausgehen, dass Patientinnen, die im täglichen Leben keine Beeinträchtigung durch ihr Herzleiden haben, auch eine Schwangerschaft verkraften. Zeigen sie jedoch bereits bei leichter Belastung Symptome einer Herzinsuffizienz, ist von einer Schwangerschaft abzuraten.

> **M** *Benötigt eine Patientin Marcumar zur Gerinnungshemmung, z. B. wegen eines Klappenersatzes, muss sie vor der Konzeption auf Heparin umgestellt werden, da Marcumar wegen der Fehlbildungsgefahr beim Kind absolut kontraindiziert ist.*

Thromboembolische Erkrankungen

Die verstärkte Gerinnbarkeit des Blutes, die Erweiterung der Venen und der verschlechterte Abfluss des Blutes durch die größer werdende Gebärmutter erhö-

Teil IV Geburtshilfe ▪ 223

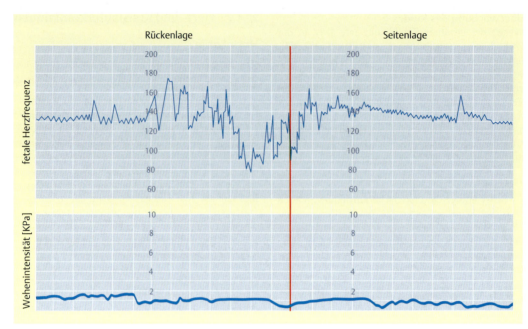

Abb. 20.13 ▪ **Vena-cava-Syndrom.** Typischer CTG-Verlauf. Im CTG ist die fetale Hypoxie an der Dezeleration zu erkennen. Nach Umlagerung der Schwangeren erholen sich die Herztöne rasch.

Grad	Symptome
I	keine Symptome, keine Beeinträchtigung der körperlichen Leistungsfähigkeit
II	symptomatisch bei schwerer Belastung
III	symptomatisch bei leichter Belastung
IV	symptomatisch im Ruhezustand

Abb. 20.14 ▪ **Herzerkrankungen.** Einteilung der Schweregrade der organischen Herzerkrankungen durch die NYHA (New York Heart Association).

hen das Risiko für eine tiefe Bein- und Beckenvenenthrombose. Gegenüber einer Patientin, die nicht schwanger ist, ist das Risiko etwa 5-mal, im Wochenbett sogar 10-mal höher. Die Diagnose wird klinisch v. a. durch eine Duplexsonografie gestellt, da eine Phlebografie in der Schwangerschaft kontraindiziert ist. Die Therapie erfolgt mit Heparin. Patientinnen mit klinisch relevanter Thrombophilie sollten während der gesamten Schwangerschaft prophylaktisch Heparin erhalten.

Prophylaxe. Die Patientin zieht sich bereits morgens im Bett Kompressionsstrümpfe oder -hose an. Diese bewirkt einen verbesserten Rückstrom des Blutes. Die Strumpfhose wird individuell angepasst und von dem Gynäkologen verschrieben. Sie enthält ein elastisches, sehr dehnfähiges Bauchteil, das bis zur späten Schwangerschaft mitwächst.

Unter Thrombophilie versteht man eine erhöhte Neigung zur Blutgerinnung. Durch genetische Veränderungen (z. B. Faktor V-Mutationen) haben diese Frauen ein höheres Risiko, eine Thrombose zu erleiden. Ist dieses Risiko bekannt, wird während der ganzen Schwangerschaft mit Heparin behandelt.

Anämie

Von der physiologischen Verdünnungsanämie sind Fälle abzugrenzen, bei denen der Blutfarbstoffwert (Hb) unter 11 g/dl absinkt. Jedoch muss erst bei Werten unter 8 g/dl mit einer Beeinträchtigung der Schwangerschaft gerechnet werden. Die häufigste Anämieform ist die Eisenmangelanämie, die durch Substitution von Eisen und dem Vitamin B-Komplex behandelt wird. Sie kommt meist durch eine schnelle Schwangerschaftsfolge oder Blutverluste durch zu starke Menstruationsblutungen zustande. Seltene Formen, wie die Thalassämie oder die Sichelzellanämie sind der Frau meist bekannt und stellen kein größeres Problem dar. In ausgeprägten Fällen kann es zu Mangelentwicklungen, vorzeitigen Wehen oder einer Plazentainsuffizienz kommen.

20.4.3 Erkrankungen der Lunge

Asthma bronchiale

Ist das Asthma gut eingestellt, sind keine Schwierigkeiten für die Schwangerschaft zu erwarten. Bei 30% der Patientinnen kommt es zu einer Besserung, bei 20% zu einer Verschlechterung unter der Schwangerschaft.

Lungentuberkulose

Bei bekannter Erkrankung wird die antibiotische Therapie weiter fortgesetzt. Das Kind wird unmittelbar nach der Geburt gegen Tuberkulose geimpft. Nach der Impfung trennt man das Kind bis zum Erreichen eines wirksamen Schutzes von der Mutter.

20.4.4 Magen-Darm-Erkrankungen

Appendizitis

Die Diagnose einer Appendizitis in der Schwangerschaft ist durch die Veränderung der Lage des Wurmfortsatzes erschwert (**Abb. 20.15**). Typischerweise verläuft die Erkrankung zunächst symptomärmer, da peritonitische Zeichen in der Schwangerschaft geringer ausgeprägt sind als üblich. Unabhängig von der Schwangerschaftswoche wird operiert und der Wurmfortsatz in typischer Weise entfernt. Differenzialdiagnostisch muss in der Frühschwangerschaft an eine Extrauteringravidität gedacht werden. Später kann eine Entzündung des Nierenbeckens oder der Gallenblase ähnliche Symptome verursachen.

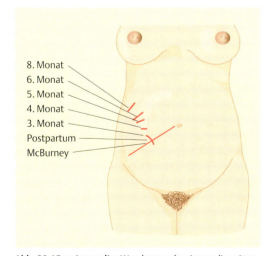

Abb. 20.15 ▪ Appendix. Wanderung des Appendix mit zunehmender Schwangerschaft. Bereits im 3. Monat ist der McBurney-Punkt nicht mehr Punctum maximum.

Lebererkrankungen

Neben dem zu den Gestosen gerechneten HELLP-Syndrom (S. 232) gibt es in der Schwangerschaft verschiedene andere Lebererkrankungen. Die intrahepatische Cholestase bzw. der idiopathische Schwangerschaftsikterus ist mit einem extremen Juckreiz am Stamm und an den Extremitäten verbunden. Er tritt im 3. Trimenon auf. Seine Entstehung ist unbekannt. Die Sonderform ohne Ikterus wird *Pruritus gravidarum* genannt. Die Symptome halten bis zur Geburt an. Die Therapie ist symptomatisch.

Davon abzugrenzen ist der Verschlussikterus, dem meist ein Gallensteinleiden zu Grunde liegt. Auch kann es zu einer Entzündung der mit Steinen gefüllten Gallenblase kommen. Hierfür typisch sind neben den Laborwertveränderungen die krampfartigen Schmerzen und das Fieber. Helfen konservative Maßnahmen nicht weiter, wird operiert.

20.4.5 Nierenerkrankungen, Erkrankungen der ableitenden Harnwege

Pyelonephritis

Die Nierenbeckenentzündung tritt in der Schwangerschaft häufiger auf, da die Ureteren durch das Schwangerschaftshormon weitgestellt sind und der Ablauf des Urins dadurch schlechter ist. Aus diesem Grund wird jede, auch asymptomatische Bakteriurie in der Schwangerschaft behandelt. Wenn die Keimzahl 100 000 Keime/ml Mittelstrahlurin übersteigt, sollte eine Urinkultur angelegt und gezielt antibiotisch vorgegangen werden. Bei einer Pyelonephritis mit Schmerzen und Fieber erfolgt die sofortige antibiotische Therapie intravenös.

Nierensteine

Steinabgänge verlaufen in der Schwangerschaft meist milder als außerhalb. Dennoch kann es zu heftigen kolikartigen Schmerzen kommen. Die Therapie ist möglichst konservativ mit Schmerzmitteln, Spasmolytika und ggf. antibiotischer Begleittherapie vorzunehmen.

20.4.6 Hauterkrankungen

Bestehende Hauterkrankungen reagieren unterschiedlich auf eine Schwangerschaft. Die Schuppenflechte z. B. verbessert sich, wohingegen sich atopische Ekzeme meist verschlechtern. Die Schwangerschaft gilt als Prädisposition für Juckreiz. Es sind unterschiedliche Auslöser bekannt. Am häufigsten liegt eine Lebererkrankung vor.

Zu den schwangerschaftsspezifischen Hauterkrankungen zählt der Herpes gestationis, der mit Herpesviren nichts zu tun hat, sondern seinen Namen trägt, weil es sich um eine blasenbildende Erkrankung handelt (S. 233).

20.4.7 Neurologische und psychiatrische Erkrankungen

Als reaktive Störungen werden Erkrankungen bezeichnet, bei denen die Schwangere mit Depression oder ängstlichen Erscheinungen auf die Schwangerschaft reagiert. Diese treten nach dem 5. Monat in den Hintergrund und bedürfen nur selten einer speziellen Therapie. Verständnis für die Konfliktlage und Unterstützung in der neuen Situation sind hier meist ausreichend. Psychosen sind in der Schwangerschaft seltener. Erst im Wochenbett kann sich die als „Heultage" bekannte emotionale Instabilität zu einer endogenen Psychose ausweiten. Diese Patientinnen sind gefährdet und brauchen psychiatrische Behandlung.

Circa 1 % aller Schwangeren sind Epileptikerinnen, die i. d. R. medikamentös eingestellt sind. Diese Therapien gehen oft mit einer erhöhten Fehlgeburtenrate oder Missbildungen des Kindes einher. Krampfanfälle in der Schwangerschaft sollten aber wegen des kindlichen Hypoxierisikos vermieden werden. Eine Einstellungskontrolle erfolgt in Zusammenarbeit mit dem Neurologen. Auch unter der Geburt sind die Frauen stärker gefährdet, sodass hier eine besondere Vorsicht geboten ist.

20.4.8 Tumoren

Prinzipiell können alle Formen von Tumoren während der Schwangerschaft auftreten oder diagnostiziert werden. Vorbestehende **Myome** stellen oft ein Fertilitätsrisiko dar. Kommt es trotzdem zu einer Schwangerschaft, können sie ein Geburtshindernis sein (**Abb. 20.16**). Dann muss eine Schnittentbindung erfolgen. Die Ultraschalluntersuchung ermöglicht auch die Verlaufsbeobachtung von Myomen. Diese können einerseits durch ihre Wachstumstendenz problematisch werden, andererseits ist damit auch ein erhöhter Sauerstoffbedarf verbunden, der nicht immer sichergestellt werden kann. Es kommt in Folge dessen zu Einblutungen und zentralen Erweichungen mit Nekrosen, die möglicherweise eine Peritonitis auslösen. Eine Stieldrehung des Myoms, die aufgrund der Positionsveränderung durch den wachsenden Uterus vorkommen kann, verursacht Schmerzen und peritonitische Reizungen.

Ein **Ovarialtumor** ist in der Schwangerschaft selten. Häufiger sind Corpus-luteum-Zysten in der Frühschwangerschaft, die aber selten klinisch Probleme machen, und sich nach der 12. SSW spontan zurückbilden. Findet sich ein neu aufgetretener **Adnextumor** mit unklarer Histologie, wird auch in der Schwangerschaft operiert. Meist kann die Schwangerschaft erhalten bleiben, im Einzelfall wird man eine gleichzeitige Schnittentbindung durchführen.

Das **Mammakarzinom** wird, bedingt durch die zurückhaltendere Diagnostik in der Schwangerschaft, erst spät entdeckt. Dadurch ergibt sich die durchweg schlechtere Prognose. Die Therapieempfehlungen sind im Prinzip genau wie im nicht schwangeren Zustand. Sogar die Verabreichung einer Chemotherapie ist möglich.

Ein **Zervixkarzinom** kommt in der Schwangerschaft selten vor. Häufiger sind unklare dysplastische Veränderungen. Diagnostik und Therapie sind abhängig vom Schwangerschaftsalter individuell festzulegen.

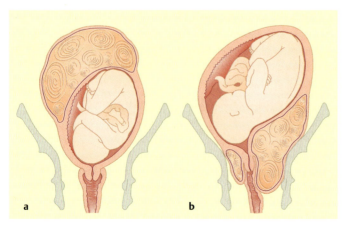

Abb. 20.16 ▪ **Fundusmyome. a** Ausgedehnte Fundusmyome stellen hier kein Geburtshindernis dar. **b** Hier liegen die Myome so, dass kein Spontanpartus möglich ist.

20.5 Schwangerschaftsspezifische Erkrankungen

20.5.1 Frühgestosen, Hyperemesis gravidarum

Übelkeit und (morgendliches) Erbrechen (*Nausea* und *Emesis*) sind in der Frühschwangerschaft als normal anzusehen und gelten als unsichere Schwangerschaftszeichen.

D Kommt es durch das übermäßige Erbrechen zu einer Beeinträchtigung der Schwangeren mit Gewichtsverlust und Austrocknungserscheinungen, spricht man von einer Hyperemesis gravidarum. Die Übergänge zwischen normalem und pathologischem Zustand sind fließend.

Ursache
Als Ursache wird das Schwangerschaftshormon β-hCG diskutiert, da das Erbrechen mit dem Blutspiegel dieses Hormons in einem Zusammenhang steht. Ein sicherer Beweis steht jedoch noch aus. Auffallend ist allerdings, dass Schwangere mit Zwillingen stärker betroffen sind. Auch andere Zustände, wie eine Blasenmole oder das Chorionkarzinom, die mit sehr hohen β-hCG-Werten einhergehen, führen häufiger zu einer Hyperemesis.

M Psychische Faktoren, wie die familiäre Situation oder die Einstellung zur Schwangerschaft, haben in der Genese des Schwangerschaftserbrechens eine wesentliche Bedeutung.

Wird z. B. die Schwangerschaft als ungewünscht erlebt oder bestehen starke Ängste vor der Geburt oder der neuen Lebenssituation mit Kind, kann dies zu einer Hyperemesis führen. Es gibt im Gegensatz hierzu jedoch nicht wenige Fälle, in denen eine völlig stabile Lebenssituation vorliegt. Letztendlich ist die Ursache der Hyperemesis sicherlich auf viele Faktoren zurückzuführen und noch nicht ganz aufgeklärt.

Symptome
Übelkeit und Erbrechen stehen im Vordergrund. Typischerweise treten die Erscheinungen morgens auf. Häufig klagen die Patientinnen über ein Völlegefühl mit Druck im Oberbauch oder über anhaltende Übelkeit unabhängig vom Füllungszustand des Magens. Die Schwangerschaft leidet unter der normalen Übelkeit nicht.
Beobachtung. Bei der Hyperemesis gravidarum steigert sich das Erbrechen soweit, dass die Patientin ausgeprägte Wasser- und Salzverluste aufweist. Es kommt zur Exsikkose mit welker Haut, trockener Zunge und langem Bestehenbleiben abgehobener Hautfalten. Fieber und brennender Durst kommen als Folgen des Wasserverlustes hinzu. Benommenheit bis hin zur Eintrübung sind Zeichen der zerebralen Folgen der Stoffwechselsituation. Die Leber kann geschädigt werden, sodass es zu einem Ikterus kommt (**Abb. 20.17**).

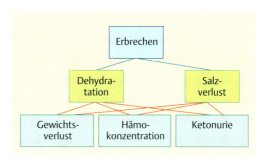

Abb. 20.17 ▪ **Erbrechen.** Folgen des Erbrechens.

Diagnostik
Neben der Anamnese beweist die Stoffwechseldiagnostik die Schwere des Krankheitsbildes. Störungen des Elektrolythaushaltes im Sinne einer Alkalose mit zuwenig Natrium und Chlorid entstehen durch das ständige Erbrechen, das mit dem Verlust von Salzsäure aus dem Magen einhergeht. Dies sind Zeichen eines schweren Krankheitsbildes; ebenso der Nachweis von Ketonkörpern in Blut und Urin. Dieser Test dient auch als Verlaufskontrolle des Zustandes.

Therapie
Zunächst steht die Aufklärung über die Harmlosigkeit des normalen Erbrechens im Vordergrund. Es sollten mehrere kleine Mahlzeiten am Tag eingenommen werden. Bewährt hat sich ebenfalls, bereits vor dem Aufstehen eine Kleinigkeit zu essen und zu trinken.

Liegt ein übermäßiges Erbrechen oder eine schwere Störung vor, muss behandelt werden. Häufig erfolgt dann eine stationäre Therapie mit Nahrungskarenz und der Infusion von Flüssigkeit, Kalorien und Elektrolyten bis zur Normalisierung des Stoffwechsels. Multivitaminpräparate vor allem Vitamin B_6 helfen einerseits den Vitaminverlust auszugleichen, sollen aber auch lindernd bei der Übelkeit wirken. Als Antiemetikum werden zusätzlich Antihistaminpräparate wie Vomex A oder Bonamine eingesetzt.

Wenn sich die Stoffwechselparameter normalisiert haben, wird mit dem langsamen Kostaufbau begonnen.

M Die stationäre Einweisung verfolgt auch das Ziel, die Patientinnen aus ihrem vielleicht belasteten Umfeld heraus zu lösen. Oft genügt schon der Milieuwechsel, um eine Besserung zu bewirken.

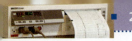

Pathologische Schwangerschaft

Prognose
Die Prognose ist im Allgemeinen gut. Das Schwangerschaftserbrechen endet normalerweise mit der 12. SSW spontan. Wird die Hyperemesis frühzeitig und effektiv behandelt, stellt sie i. d. R. kein größeres Problem dar. Wenn sie nicht oder nicht ausreichend therapiert wird, kann es jedoch bei der Hyperemesis zu Störungen der Schwangerschaft kommen.

20.5.2 Spätgestosen

B *Die 32-jährige Christine Möller ist im siebten Monat schwanger. Heute konsultiert sie zum ersten Mal ihre Frauenärztin. Diese stellt einen Blutdruck von 155/95 mmHg und Ödeme an den Beinen fest. Frau Möller sieht darin eigentlich kein Problem. Den hohen Blutdruck habe sie bis jetzt gar nicht gemerkt und dicke Beine seien doch in der Schwangerschaft nichts Ungewöhnliches.*

D *Unter Spätgestosen versteht man nur im Zusammenhang mit einer Schwangerschaft auftretende Erkrankungen im 2. und 3. Schwangerschaftsdrittel.*

Hypertensive Erkrankungen

Tritt in der Schwangerschaft ein Bluthochdruck auf, der vorher nicht beobachtet wurde, spricht man von einem schwangerschaftsinduzierten Hypertonus (SIH) (**Abb. 20.18**).

D *Ab einem Blutdruck von systolisch über 140 mmHg und diastolisch über 90 mmHg liegt in der Gravidität ein Bluthochdruck vor.*

Früher wurde die Kombination aus Hypertonus, Ödemen und Proteinurie EPH-Gestose oder Schwangerschaftsvergiftung genannt. Seit 1990 gilt eine neue Einteilung.

Gestationshypertonie

D *Ein Gestationshypertonus liegt vor, wenn der Blutdruck systolisch über 140 mmHg oder diastolisch über 90 mmHg liegt. Bei Werten systolisch über 160 mmHg oder diastolisch über 110 mmHg spricht man von einer schweren Hypertonie. Ebenfalls als pathologisch anzusehen ist ein Blutdruckanstieg durch die Schwangerschaft systolisch von mehr als 30 mmHg und diastolisch von mehr als 15 mmHg.*

Symptome
Es liegt ausschließlich ein Bluthochdruck vor. Andere Symptome fehlen.

Diagnostik
Die Blutdruckmessung wird bei jeder Vorsorgeuntersuchung durchgeführt. So kann eine plötzliche Veränderung festgestellt und von einem vorbestehenden Leiden abgegrenzt werden.

M *Wird ein Bluthochdruck gemessen, muss besonders auf das Auftreten weiterer Symptome geachtet werden.*

Therapie
Zunächst sollten allgemeine blutdrucksenkende Maßnahmen mit der Patientin besprochen werden. Dazu zählt ein geregelter Tag- und Nachtrhythmus, regelmäßige Pausen tagsüber und die Vermeidung unnötigen Stresses. Zusätzlich werden bei der schweren Hypertonie blutdrucksenkende Medikamente eingesetzt. Während der Schwangerschaft werden i. d. R. nur solche Mittel verwendet, bei denen man eine embryotoxische Wirkung ausschließen kann.

(**Tab. 20.2**) zeigt die geeigneten Medikamente. Nicht gegeben werden dürfen Kalziumantagonisten, Diuretika und ACE-Hemmer.

Um im Notfall frühzeitig eingreifen zu können, sollte die Patientin über Warnsignale (Kopfschmerzen, Schwindel, Erbrechen oder Sehstörungen) aufgeklärt werden.

Präeklampsie und Eklampsie

D *Kommt zu einem in der Schwangerschaft neu aufgetretenen Hypertonus eine Proteinurie dazu, spricht man von* **Präeklampsie**. *Sie wird auf eine gestörte Anpassung des mütterlichen Organismus an die Schwangerschaft zurückgeführt. Treten zu der Präeklampsie noch Krampfanfälle auf, handelt es sich um eine* **Eklampsie**.

Ursache
Die genauen Ursachen der Eklampsie sind noch nicht bekannt. Man weiß aber, dass der Störung eine fehlerhafte Interaktion zwischen kindlichem Throphoblasten und mütterlichem Immunsystem zugrunde liegt.

Einteilung der hypertensiven Erkrankungen in der Schwangerschaft
- **Gestationshypertonie** (zwischen 20. SSW und 6 Wochen nach der Entbindung, ohne Proteinurie)
- **Präeklampsie** (Hypertonus mit Proteinurie mit/ohne Ödeme)
  → Eklampsie (Gestose mit Krampfanfällen)
  → HELLP-Syndrom
- **chronischer Bluthochdruck** (schwangerschaftsunabhängiger Bluthochdruck)
  → Pfropfgestose (zusätzliches Auftreten von Gestosesymptomen)

Abb. 20.18 ▪ **Hypertonie.** Einteilung der hypertensiven Erkrankungen in der Schwangerschaft.

Tabelle 20.2 In der Schwangerschaft verwendete Antihypertensiva
(frei nach: Pfleiderer, A. u. a., 2000)

Substanzgruppe	Substanz	Beispiele
Zentral wirksam	α-Methyldopa	Pesinol, Sembrina
β-Blocker	Atenolol	Tenormin
	Metoprolol	Beloc, Lopresor
Vasodilatator	Dihydralazin	Nepresol

Bei der Einnistung des Throphoblasten kommt es normalerweise zu einer Veränderung der Spiralarterien der Gebärmutterwand. Diese werden dadurch erweitert. Der Embryo sorgt somit selbst dafür, dass genügend mütterliches Blut für ihn zur Verfügung steht (**Abb. 20.19**).

Dieser Mechanismus ist bei der Gestose gestört. Es kommt als Folge dieser fehlenden Anpassung des mütterlichen Organismus an die Bedingungen der Schwangerschaft zu einem Ungleichgewicht der Prostaglandine. Dadurch wiederum ist mit einem Gefäßschaden der Kapillaren verschiedener mütterlicher Organe und mit einer unspezifischen Gerinnungsaktivierung zu rechnen. Im Detail sind die genauen Zusammenhänge noch nicht geklärt. Aus dem generalisierten Krankheitsbild erklären sich viele der für die Präeklampsie und Eklampsie typischen Symptome (**Abb. 20.20**).

Von der Präeklampsie sind nicht alle Schwangeren gleichermaßen häufig betroffen. Eine Übersicht über die Risikofaktoren gibt (**Abb. 20.21**).

Symptome
Die Leitsymptome der leichten Präeklampsie sind der Bluthochdruck und die Proteinurie bei subjektivem Wohlbefinden der Patientinnen. Bei der schweren Präeklampsie kommen die Störungen der einzelnen Organsysteme dazu.

P *Prophylaxe.* Bei der Präeklampsie empfiehlt es sich, die Patientin eine Linksseitenlage einnehmen zu lassen, weil dadurch die Durchblutung der Plazenta gefördert wird. Des Weiteren sollte auf eine strenge Reizabschirmung geachtet werden, da jeder Reiz (z. B. Lärm, grelles Licht) eine Eklampsie auslösen kann. Die Patientin sollte deshalb in einem abgedunkelten Einzelzimmer untergebracht werden.

M *Neben den klassischen Symptomen, wie Hypertonus, Proteinurie und Ödemen, kommen den Augensymptomen und dem Kopfschmerz eine besonders wichtige Rolle zu.*

Kopf. Augenflimmern und Kopfschmerzen sind für die klinische Beurteilung des Allgemeinzustandes von großer Bedeutung. Sie sind Ausdruck einer Störung der Mikrozirkulation des Gehirnes und werden auch als Prodromie (Vorboten) bezeichnet. Die Steigerung sind gestosebedingte Krampfanfälle. Hier spricht man dann von einem eklamptischen Anfall (**Abb. 20.22**).

Niere. Ausdruck der Nierenschädigung ist bereits die Proteinurie. Es kommt zusätzlich zur Flüssigkeitsretention mit Oligurie und Ödembildung bevorzugt im Gesicht (klassischer gedunsener Gesichtsaus-

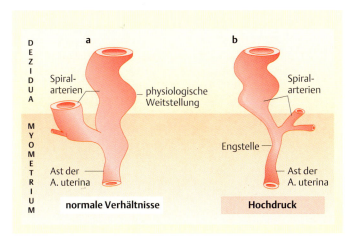

Abb. 20.19 ▪ Eklampsie. a Normalerweise sind die Spiralarterien weit gestellt. Ein permanenter Blutfluss zur Plazenta ist dadurch sichergestellt. b Bei der Gestose ist diese Anpassung gestört. Es kommt wegen der Engstellung der Spiralarterien, z. B. durch Spasmen, zu einer Unterversorgung.

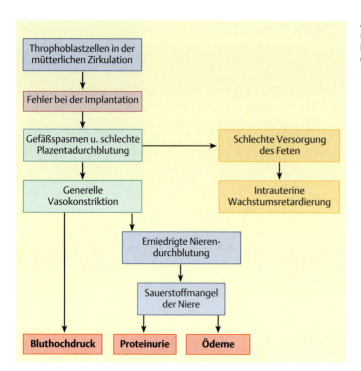

Abb. 20.20 ▪ **Hypertonie.** Ursachen und Folgen bei der hypertensiven Erkrankung in der Schwangerschaft (nach: G. Chamberlain u. a., 1991).

- Mehrlinge, Blasenmole, fetaler Hydrops
- Erstgebärende
- Alter < 18 oder > 35 Jahre
- Familiäre Häufung

Abb. 20.21 ▪ **Hypertonie.** Zusammenstellung der Risikogruppe für eine hypertensive Schwangerschaftserkrankung.

druck) und in den Händen (Händedruck!) (**Abb. 20.22**). Das Auftreten eines Lungenödems ist möglich.
Leber. Typischerweise klagen die Patientinnen mit einer Leberbeteiligung über Schmerzen im rechten Oberbauch. Eine Ruptur der Leberkapsel mit nachfolgender Schocksymptomatik wäre eine dramatische Folge (HELLP-Syndrom, S. 232).
Uterus und Plazenta. Es liegt ein erhöhtes Risiko für eine vorzeitige Plazentalösung vor. Die Plazentadurchblutung ist gestört und verursacht eine Unterversorgung des Kindes.

Eklampsie
Der gestosebedingte Krampfanfall kann sowohl nach den bereits oben erwähnten Prodromalzeichen (drohende Eklampsie) eintreten oder aber auch aus voller Gesundheit heraus. Es handelt sich um generalisierte, klonisch-tonische Anfälle mit den typischen Zeichen:
- Atemstillstand,
- Zyanose und
- Bewusstlosigkeit.

Zungenbisse und Urinabgang kommen ebenfalls vor.
Die Anfälle werden durch Gefäßverengungen der Hirngefäße ausgelöst. Mutter und Kind sind in einem solchen Krampfanfall sehr stark gefährdet.

Diagnostik
Für die Diagnose einer Präeklampsie ist es von besonderer Bedeutung, die Schwere des Krankheitsbildes klinisch abzuschätzen, um die Gefährdung für Mutter und Kind richtig beurteilen zu können. Stets muss die Verlängerung der Schwangerschaftsdauer und das Frühgeburtsrisiko gegen die Gesundheit von Mutter und Kind abgewogen werden.
Regelmäßige Blutdruckmessungen über den ganzen Tag hinweg sind notwendig. Mittels der Augenhintergrundspiegelung lassen sich Veränderungen erkennen, die durch den Hypertonus entstanden sind. Laboruntersuchungen werden von Blut und Urin vorgenommen (**Tab. 20.3**).
Je nach klinischem Verlauf werden die Blutuntersuchungen mehrmals täglich wiederholt. Bei leichten Verlaufsformen genügen wöchentliche Kontrollen.

Schwangerschaftsspezifische Erkrankungen ▪ 20.5

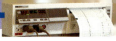

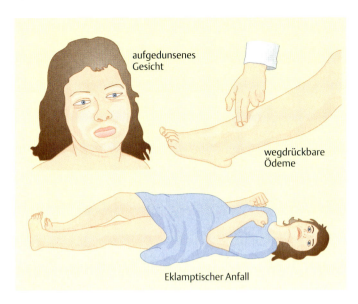

Abb. 20.22 ▪ Patientin mit Eklampsie.

Tabelle 20.3 Labordiagnostik bei der Präeklampsie

Blut	Nierenfunktion	Harnstoff ↑, Harnsäure ↑, Creatinin ↑
	Leberfunktion	GOT ↑, GPT ↑, Bilirubin ↑
	Gerinnung	Quick ↓, PTT ↑, Fibrinogen ↓
	Blutbild	Thrombozyten ↓
	Hämolyse	LDH ↑
Urin	Proteinurie im 24-StundenSammelurin	< 0,3 g/24 Stunden: normal 0,3–3 g/24 Stunden: leicht > 3 g/24 Stunden: schwer

M Eiweißausscheidungen über die Nieren werden am besten im Sammelurin über 24 Stunden gemessen. Zur Orientierung kann jedoch auch ein Urin-Stix durchgeführt werden. Diese semiquantitative Suchmethode wird bei jeder Vorsorgeuntersuchung in der Schwangerschaft durchgeführt.

Die **Diagnostik des Kindes** umfasst v. a. das Ableiten eines CTGs. Besondere Bedeutung kommt hier der Dopplersonografie zu, die die Durchblutung der Plazenta und des Kindes erfassen kann. Typische Veränderungen, die auf eine Gestose schließen lassen, sind hier nachzuweisen. Zuerst zeigen sich Widerstandserhöhungen in den plazentaren Gefäßen, später auch in der Nabelschnur.

M Die Dopplersonografie hat sich besonders gut als Verlaufsbeobachtung bewährt, da pathologische CTG-Muster bereits Ausdruck einer fetalen Unterversorgung sind.

Auch hier gilt es, den Zeitpunkt zu bestimmen, ab dem die extrauterine Versorgung für das Neugeborene mehr Vorteile bringt als das Verbleiben im Uterus.

Therapie

Die Therapie der Präeklampsie hängt auf der einen Seite vom Schweregrad der Erkrankung ab, auf der anderen Seite vom Schwangerschaftszeitpunkt.

M Die Beendigung der Schwangerschaft ist die einzige ursächliche Therapie, da diese der Auslöser der Erkrankung ist.

Leichte Fälle von Präeklampsie behandelt man zunächst mit (Bett-)Ruhe und Antihypertensiva. Als weitere allgemeine Maßnahmen werden empfohlen:
- Flüssigkeitszufuhr: Die Schwangere sollte nach Durstgefühl trinken, Dursten ist nicht sinnvoll.
- Kost: Eiweißreiches Essen ist zu empfehlen, auf übermäßige Kochsalzzufuhr sollte verzichtet werden. Die Speisen brauchen jedoch nicht betont salzarm sein.

Schwere Fälle werden intensiv überwacht. Hier steht die Stabilisierung des mütterlichen Zustandes im Vordergrund, um einen eklamptischen Krampfanfall zu verhindern. Diese Patientinnen werden in der Regel entbunden, sobald es der mütterliche Zustand zulässt.

Maßnahmen im Kreißsaal.
- Abgedunkelter, ruhiger Kreißsaal,
- Überwachung von Blutdruck und Puls,
- Ein- und Ausfuhrbilanz (i. d. R. über Dauerkatheter),
- ggf. Messung des zentralen Venendrucks (ZVD),
- regelmäßige Kontrolle der Laborparameter,
- Dauer-CTG.

Zur Therapie werden Antihypertensiva, im akuten Fall meist als Dauerinfusion, Magnesium und Antikonvulsiva (Valium, Rivotril) eingesetzt.

Antihypertensiva
Das antihypertensive Mittel der Wahl ist Nepresol (Dihydralazin), es wird über Perfusor gegeben. Als Nebenwirkung ist auf Tachykardie und Kopfschmerzen zu achten.

Der Blutdruck darf nur langsam und nicht zu stark gesenkt werden, um eine ausreichende Durchblutung der Plazenta zu gewährleisten.

Magnesiumtherapie
Magnesium hat mehrere positive Effekte für die Gestose. Es wirkt zum einen über eine Entspannung der glatten Muskulatur vasodilatatorisch und führt so zu einer Absenkung des Blutdrucks. Es wirkt zum anderen antikonvulsiv und kann einem Krampfanfall vorbeugen.

Vorgehen: Zunächst wird ein Bolus i. v. gegeben, dann eine Dauerinfusion angelegt. Die Dosierung wird über den Patellarsehnenreflex angepasst. Wenn dieser nicht mehr auslösbar ist, ist die maximale Dosis erreicht.

Der Patellareflex wird durch Anschlagen der Patellarsehne unterhalb der Kniescheibe ausgelöst. Er ist relativ leicht klinisch zu untersuchen und eignet sich daher gut zur Überwachung der neurologischen Aktivität.

Beobachtung der Nebenwirkungen. *Magnesium wirkt atemdepressiv, sodass eine sorgfältige Überwachung der Patientin mit einer Magnesiumdauerinfusion notwendig ist. Bei einer Magnesiumüberdosierung kann es zu einem Herzstillstand kommen. Wenn die Urinproduktion der Patientin zu gering geworden ist, kommt es häufiger zu einer Überdosierung da Magnesium über die Niere ausgeschieden wird. Besteht eine Atemdepression, wirkt Kalzium i. v. als Gegenmittel.*

Antikonvulsiva
Im Krampfanfall werden Valium oder Rivotril i. v. gegeben. Die Medikamente sollten im Kreißsaal in Spritzen aufgezogen bereitliegen. Ein Gummikeil hilft Selbstverletzungen der Patientin zu verhindern.

Sonstiges
Bei einer Herzinsuffizienz oder einem Lungenödem ist die Gabe von Diuretika (z. B. Lasix) notwendig. Weitere intensivmedizinische Maßnahmen erfolgen in Einzelfällen. Beim HELLP-Syndrom (s. u.) steht die Stabilisierung der Gerinnung im Vordergrund.

Entbindung
Nach einem eklamptischen Anfall wird die Entbindung durchgeführt. Je nach geburtshilflichem Befund wird man in der Mehrzahl der Fälle einen Kaiserschnitt vornehmen. In weniger schweren Fällen kann die Entbindung eingeleitet werden. Immer ist eine sorgfältige CTG-Überwachung notwendig. Die Möglichkeit einer Notsectio muss gegeben sein.

Prophylaxe
In letzter Zeit wurde in Fachkreisen diskutiert, ob Acetylsalicylsäure in einer geringen Dosis wegen ihres positiven Einflusses auf den Prostaglandinstoffwechsel prophylaktisch eingenommen werden soll. Die Untersuchungen hierzu sind aber noch nicht eindeutig zu beurteilen. Leider besteht ein relativ hohes Wiederholungsrisiko in einer Folgeschwangerschaft, wenn eine schwere Präeklampsie vorausgegangen ist. Für solche Patientinnen wird die Gabe von Acetylsalicylsäure empfohlen.

HELLP-Syndrom

Das HELLP-Syndrom ist eine schwere Verlaufsform der Präeklampsie. Die Abkürzung steht für die typischen Symptome (Abb. 20.23).

Das Krankheitsbild wurde 1980 erstmals beschrieben. Viele Zusammenhänge sind noch unklar. Als Besonderheit kann sich das HELLP-Syndrom im Wochenbett entweder noch verstärken oder sogar erst ausbilden.

Ursache
Die Veränderungen entstehen durch einen Endothelschaden der Lebergefäße. Hier kommt es zu Mini-

H	hemolysis	= Hämolyse
E	elevated	= erhöhte
L	liver enzymes	= Leberenzyme
L	low	= erniedrigte
P	Platelets	= Thrombozyten

Abb. 20.23 • Spätgestose. HELLP-Syndrom.

thromben. Die Thrombozyten werden in der Leber zerstört bzw. verbraucht. Außerdem führen die Gefäßschäden zu einer Auflösung der roten Blutkörperchen. Warum die Eklampsie bei einigen Patientinnen diese Form annimmt, ist letztlich ungeklärt.

Symptome
Oberbauchschmerzen aufgrund der Leberkapselspannung stehen klinisch im Vordergrund. Hypertonus und Proteinurie sind eher unbedeutend. Es existieren auch Verlaufsformen des HELLP-Syndroms, bei denen überhaupt kein Hypertonus besteht.

Diagnostik
Ausschlaggebend bei der Befunderhebung sind der Oberbauchschmerz und die Laborveränderungen. Manchmal geben isolierte Laborwertveränderungen Anlass zur Sorge. Hier müssen andere Ursachen ausgeschlossen werden. Die Thrombozyten können z. B. aus immunologischen Gründen erniedrigt sein. Die Leberwerte sind möglicherweise aufgrund einer anderen Erkrankung erhöht. Hier muss im Einzelfall entschieden werden, ob eine umgehende Entbindung notwendig ist.

Therapie
Da für das HELLP-Syndrom die Schwangerschaft als Auslöser definiert wird, ist eine baldige Beendigung der Gravidität i. d. R. durch Kaiserschnitt notwendig.

Wenn möglich wird die Induktion der Lungenreifung vor der 34. SSW abgewartet. Kortikoide können die Thrombozytenanzahl erhöhen, der therapeutische Wert ist jedoch umstritten. Gerinnungsfaktoren müssen je nach Verbrauch ersetzt werden. Eine Heparintherapie erfolgt erst nach Stabilisierung und Anstieg der Thrombozyten. Gestose-Patientinnen sind besonders thrombosegefährdet, sodass nicht auf die postoperative Heparin-Therapie verzichtet werden kann.

Gestationsdiabetes

Es handelt sich um einen Diabetes, der nur in der Schwangerschaft auftritt. Er wird unter dem Abschnitt Diabetes mellitus behandelt (S. 221).

Herpes gestationis

Unter einem Herpes gestationis versteht man eine mit Bläschenbildung einhergehende generalisierte Hauterkrankung, die in der Schwangerschaft aber auch unter Einnahme oraler Kontrazeptiva auftreten kann.

Ursache
Es handelt sich wahrscheinlich um eine immunologische Erkrankung. Darauf deuten Ablagerungen von Immunglobulinen und Komplement an den Basalmembranen der Bläschen hin.

Symptome
An den Armen und Beinen sowie am Bauch entstehen stark juckende Gruppen rötlicher Bläschen. Das Gesicht und die Schleimhäute sind in der Regel nicht betroffen. Die Hauterscheinungen beginnen häufig in der zweiten Hälfte der Schwangerschaft, können aber auch noch im Wochenbett erstmalig auftreten.

Therapie
Es wird zunächst eine lokale Therapie mit Kortikoidsalben und austrocknenden Maßnahmen angewendet. Gegen den oft quälenden Juckreiz helfen Antihistaminika. Unter Umständen ist eine systemische Kortisontherapie notwendig.

20.6 Regelwidrige Schwangerschaftsdauer

20.6.1 Frühgeburt

Die Frühgeburt bezieht sich auf die Tragzeit und liegt vor, wenn das Kind vor der 37. SSW oder vor dem 260. Schwangerschaftstag geboren wird.

Hierzu zählt man auch totgeborene Kinder mit einem Geburtsgewicht > 500 g und jedes lebend geborene Kind unabhängig vom Geburtsgewicht. Als Fehlgeburt (Abort) werden demnach nur totgeborene Kinder bezeichnet mit einem Geburtsgewicht < 500 g. Für die Eltern hat diese Gesetzessituation verwaltungsrechtliche Konsequenzen, da verstorbene Frühgeborene auf jeden Fall an das Standesamt gemeldet werden müssen und, unabhängig von der Tragzeit, eine Beerdigung veranlasst werden muss.

Obwohl die Anzahl frühgeborener Kinder insgesamt nur ca. 6 % aller Geburten ausmacht, sind sie doch mit 75 % an der Säuglingssterblichkeit beteiligt. Eine Verbesserung der Säuglingssterblichkeit wird also am besten über die Reduktion der Frühgeburtlichkeit erreicht.

Es ist für die weitere Behandlung wichtig, anhand der Reifezeichen zu unterscheiden, ob eine für das Schwangerschaftsalter normgewichtige Frühgeburt oder ein untergewichtiges reifes Neugeborenes vor-

Tabelle 20.4 Risikofaktoren für die Entstehung einer Frühgeburt

sozio-ökonomische Risiken	anamnestische Risiken	Risiken während der bestehenden Schwangerschaft
niedrige soziale Schicht, • mütterliches Alter < 18 oder > 35, • Multiparität, • allein stehend, • Raucherin.	• vorausgegangene Frühgeburten, • vorausgegangene Totgeburten, • mehr als 2 Fehlgeburten.	• uterine Blutung, • Mehrlinge, • Placenta praevia, • Spätgestose, • Harnwegsinfektion, • vaginale Infektion.

liegt. Außerdem werden noch untergewichtige Frühgeborene unterschieden, die natürlich die schlechtesten Prognosen haben.

M *Die Probleme, mit denen die Frühgeborenen zu kämpfen haben, liegen v. a. in der Unreife der Organe, in erster Linie der Lunge, und in den Schwierigkeiten begründet, sich an das extrauterine Leben anzupassen.*

Als Anhaltspunkte für ein Überleben mag gelten:
- > 95 % Überlebenswahrscheinlichkeit für Kinder mit einem Geburtsgewicht von > 1500 g,
- > 90 % Überlebenswahrscheinlichkeit für Kinder mit einem Geburtsgewicht von 1000–1500 g,
- > 80 % Überlebenswahrscheinlichkeit für Kinder mit einem Geburtsgewicht von 750–1000 g.

Die Verbesserung der Überlebensraten sehr kleiner Frühgeborener liegt an der Optimierung der perinatalen Versorgung. So sollten solche Geburten in perinatologischen Zentren stattfinden, die speziell eingerichtet sind und eng mit der Kinderklinik zusammenarbeiten. Um dies zu erreichen, werden schwangere Mütter, bei denen eine sehr frühe Entbindung droht, in solche Zentren verlegt (sog. intrauterine Verlegung des Kindes), weil man weiß, dass besonders sehr kleine Kinder durch Transporte direkt nach der Geburt gefährdet sind.

Ursache

Eine Frühgeburt ist die Folge eines komplexen Geschehens, dessen genaue Ursache nicht abschließend geklärt ist. Man hat durch Erfahrung einige Faktoren herausgefunden, die eine Frühgeburt begünstigen (**Tab. 20.4**).

Zwei Umstände stehen dabei im Mittelpunkt: die **Zervixinsuffizienz** und die **vorzeitigen Wehen**. Beides sind eigenständige Probleme, werden aber wiederum häufig durch eine Entzündung von Vagina und Zervix ausgelöst (**Abb. 20.24**).

Ein weiterer klinisch bedeutsamer Faktor ist die **Plazentainsuffizienz**, die häufig mit einer Frühgeburt endet. Hier kommen dann Mangelgeburt und Frühgeburt zusammen. Auch Gestosen führen über eine Plazentainsuffizienz häufig zu einer Frühgeburt.

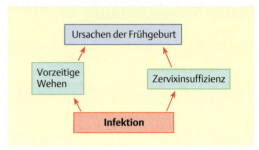

Abb. 20.24 • **Frühgeburt.** Ursachen. Die Infektion ist häufig Auslöser der anderen Probleme.

Zervixinsuffizienz

D *Eine Zervixinsuffizienz liegt dann vor, wenn der Verschlussapparat des unteren Uterussegments nicht ausreicht, um die Schwangerschaft genügend lange zu halten.*

Ursache

Es kann eine Schädigung der Zervix, z. B. nach vorausgegangener Konisation vorliegen. Häufiger sind jedoch Bindegewebsschwächen und andere Faktoren, die zu einer Verkürzung und Öffnung des Gebärmutterhalses führen.

M *Die Bedeutung einer Entzündung scheint besonders hoch zu sein, weil es dadurch zur Freisetzung von Prostaglandinen kommt, die zu einer Verkürzung und Öffnung des Gebärmutterhalses führen.*

Mehrlingsschwangerschaften sind aufgrund des höheren Füllungsdrucks ebenfalls ein Risikofaktor für eine Zervixinsuffizienz.

Symptome

Typischerweise bemerken die Patientinnen die Vorgänge nicht. Wenn der kindliche Kopf auf den Gebärmutterhals drückt, verspüren dies die Frauen jedoch als „Druck nach unten". Meist wird die Zervixinsuffizienz zufällig im Rahmen der Vorsorge entdeckt.

Diagnostik

Die Diagnose wird durch die Tastuntersuchung gestellt. Der untersuchende Arzt beurteilt hierbei die

Zervix nach ihrer Länge, ihrer Konsistenz, ihrer Stellung in der Scheide und nach der Öffnung des Kanals. Ein weiteres Kriterium ist die Ultraschalluntersuchung, bei der die Zervixlänge ausgemessen wird. Der Gebärmutterhals verkürzt sich, gleichzeitig kommt es zu einer sog. Trichterbildung (**Abb. 20.25**). Hierunter versteht man die Öffnung des inneren Muttermundes, also der zum Kind hin liegende Anteil des Kanals. Da man diese Öffnung nicht tasten kann, der äußere Muttermund ist ja noch verschlossen, ist hier die Ultraschalldiagnostik besonders hilfreich.

Therapie

Die Behandlung erfolgt durch eine operative Zervixumschlingung (Cerclage). Sie wird in Vollnarkose durchgeführt. Es werden verschiedene Methoden unterschieden. Allen Techniken gemeinsam ist die Umstechung der Zervix mit einem Nahtband (**Abb. 20.26**). Die Cerclage wird in der 37. SSW wieder gelöst.

Ein Risiko bei einer Cerclage besteht in der Auslösung von vorzeitigen Wehen. Daher wird der Eingriff unter der Infusion wehenhemmender Medikamente (Tokolyse) durchgeführt. Außerdem kann es bei einer Cerclage zu einem vorzeitigen Blasensprung kommen. Für die Indikationsstellung müssen die Risiken der Zervixinsuffizienz gegen die Risiken der Cerclage sorgsam abgewogen werden.

In manchen Fällen ist die Anlage einer prophylaktischen Cerclage in einem frühen Schwangerschaftszeitraum notwendig. Dies kann z. B. bei einer Drillingsschwangerschaft vorliegen oder die Frau bereits eine Frühgeburt aufgrund einer vorausgegangenen Schwangerschaft mit Zervixinsuffizienz hatte.

Eine andere Möglichkeit zur Behandlung der Zervixinsuffizienz ist die Einlage eines Cerclagepessars (**Abb. 20.27**). Hier ist jedoch die Infektionsgefahr

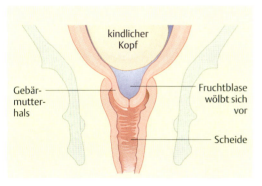

Abb. 20.25 ▪ **Zervixinsuffizienz.** Die Trichterbildung des inneren Muttermundes wird deutlich sichtbar. Die Fruchtblase wölbt sich vor.

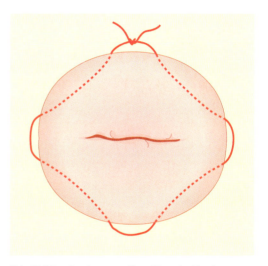

Abb. 20.26 ▪ Cerclage zum Verschluss der Zervix.

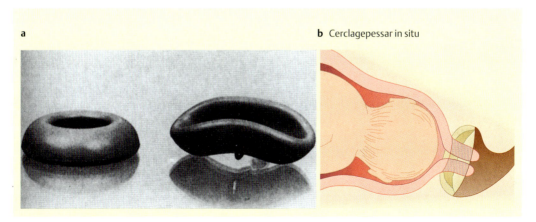

Abb. 20.27 ▪ **Cerclagepessar. a** Cerclagepessar nach Arabin. **b** Pessar in situ. Man sieht die Stützfunktion des eingelegten Ringes.

durch gestautes Sekret zu bedenken. Der Pessar muss regelmäßig gewechselt werden und eine Scheideninfektion ausgeschlossen sein.

Vorzeitige Wehen

B *Beate Lahn ist im 6. Monat schwanger. Erst vor ein paar Wochen ist sie umgezogen und auch die Vorbereitungen für die Hochzeit waren sehr anstrengend. Die Feierlichkeiten an diesem wichtigen und schönen Tag konnte sie sehr genießen, aber am Tag danach fühlt sie sich doch ein wenig erschöpft, obwohl sie nach eigener Einschätzung eigentlich gar nicht so viel getanzt hat. Am Abend bemerkt sie, dass der Bauch regelrecht hart wird. Sie hat das Gefühl, der Kopf vom Kind läge tiefer. Nachdem sie zu Bett gegangen ist, lassen die Beschwerden etwas nach. Trotzdem entschließt sich Beate am nächsten Tag ihren Gynäkologen aufzusuchen.*

D *Vorzeitige Wehen sind Kontraktionen der Gebärmutter, die einen vorzeitigen Geburtsfortschritt bewirken.*

Da eine Übungs-Wehentätigkeit während der Schwangerschaft als normal anzusehen ist, ist es schwierig, zwischen physiologischen Kontraktionen, die der Vorbereitung der Gebärmutter dienen, und vorzeitigen Wehen, die zu einer Frühgeburt führen, zu unterscheiden. 2 bis 3 Kontraktionen pro Stunde gelten in der 26.–30. SSW noch als normal.

M *Bedenklich sind Wehen v. a. dann, wenn sie in regelmäßigen Abständen auftreten und als schmerzhaft empfunden werden.*

Ursache
Die Ursachen und die Auslöser von vorzeitigen Wehen sind vielfältig. Alle Zustände, die mit einer höheren Spannung der Uterusmuskulatur einhergehen, sind Risiken für vorzeitige Wehen:
- Hydramnion (vermehrtes Fruchtwasser),
- Mehrlingsschwangerschaft,
- Hypertrophes (zu großes) Kind.

Stress und Anspannung sowie übermäßige körperliche Anstrengung können ebenfalls Auslöser von vorzeitigen Wehen sein.

Symptome
Die Kontraktionen werden meist als Verhärtung des Bauches verspürt. Seltener sind sie schmerzhaft. In einigen Fällen werden die vorzeitigen Wehen gar nicht bemerkt.

Diagnostik
Durch die Ableitung eines CTGs (**C**ardio**t**oko**g**ramm, „Wehenschreiber") werden die Angaben der Patientin ergänzt.

Therapie
Als erste Maßnahme kommt der Ruhigstellung eine große Bedeutung zu. Die Patientinnen sollen Bettruhe einhalten und jeglichen Stress, körperlich wie seelisch, vermeiden. Zur medikamentösen Wehenhemmung stehen zwei Substanzen zur Auswahl, Betamimetika und Magnesium, die auch kombiniert werden.

P *Prophylaxen. Nach Anordnung kann durch eine leichte Kopftieflagerung bzw. durch das Hochstellen des Fußendes eine Entlastung des Muttermundes erreicht werden. Sämtliche Prophylaxen müssen durchgeführt werden. Da während der Schwangerschaft die Gerinnungneigung des Blutes erhöht ist, sollte v. a. auf eine intensive Thromboseprophylaxe geachtet werden. Bei vorzeitigem Blasensprung kommt die Infektionsprophylaxe (regelmäßige Temperaturkontrollen, gründliche Intimhygiene) hinzu. Sehr verbreitet bei den Frauen ist die Angst, durch zu viel Bewegung eine Frühgeburt auszulösen. Diese Angst sollte vom Pflegepersonal ernst genommen werden, indem z. B. auf Wunsch die Körperpflege übernommen wird, auch wenn keine objektive Notwendigkeit dazu besteht. Die psychosoziale Betreuung umfasst die Einbeziehung des Partners, das Eingehen auf Ängste und Sorgen der Frau sowie das Anbieten von Gesprächen.*

Betamimetika-Therapie
β-Rezeptoren sind als β1- und β2-Rezeptoren an vielen Organen des Körpers nachzuweisen. Sie sind Bestandteil des sympathischen Nervensystems. In der Gebärmutter führt die Aktivierung der β2-Rezeptoren zu einer Ruhigstellung der Uterusmuskulatur. Die Substanzen können als Tablette oder als Dauerinfusion zugeführt werden. Sie haben eine kurze Halbwertzeit, werden also vom Körper rasch abgebaut. Als Medikamente sind v. a. Fenoterol (Partusisten) oder Ritodrin (Pre-par) in Gebrauch.

Durch die Mitaktivierung der β-Rezeptoren in anderen Organen erklären sich die z. T. nicht unerheblichen **Nebenwirkungen**:
- Steigerung der Herzfrequenz (Tachykardie),
- Herzklopfen, innere Unruhe, Zittern,
- Hitzegefühl,
- Rötung des Gesichtes und der Handinnenflächen,
- Einschränkung der Urinausscheidung,
- Abfall des Kaliumspiegels,
- Blutzuckeranstieg.

M *Schwerwiegende Komplikationen, wie Angina pectoris oder Lungenödeme sind sehr selten, kommen bei entsprechenden Risikopatientinnen aber vor.*

Um die Nebenwirkungen für die Patientin zu reduzieren, werden gleichzeitig sog. kardioselektive β1-Blocker verabreicht. Diese β1-Blocker wirken v. a. am Herzen und reduzieren die Tachykardie. Sie führen insgesamt aber auch zu einer Reduktion der anderen Nebenwirkungen und gestalten die Therapie dadurch weniger risikoreich.

Regelwidrige Schwangerschaftsdauer • 20.6

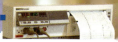

Basale Stimulation. Es hat sich sehr bewährt, dem Lebenspartner zu zeigen, wie er die atemstimulierende Einreibung durchführen kann. Diese reduziert die Tachykardie, führt zu mehr Ruhe und Gelassenheit und bindet den oft hilflos daneben stehenden Partner in die Pflege mit ein.

Magnesium-Therapie

Magnesium wirkt in höherer Dosierung wehenhemmend, weil es die Muskulatur entspannt. Verabreicht werden 1–2 g/Stunde als Dauerinfusion. Oft wird Partusisten zusammen mit Magnesium in der gleichen Infusion verabreicht. Die Zusatzgabe von Magnesium zur Wehenhemmung wirkt kardioprotektiv und erlaubt es, die Dosis des β-Mimetikums zu verringern. Aber auch die alleinige Gabe von Magnesium, z. B. bei Kontraindikationen gegen die Tokolyse, reduziert eine vorzeitige Wehentätigkeit.

Die Therapie der vorzeitigen Wehentätigkeit umfasst die Gabe von:
- β2-Mimetika, wie Partusisten oder Pre-par,
- β1-Blockern zur Reduktion der Nebenwirkungen,
- einer Magnesiuminfusion.

Prophylaxe. Unter einer hochdosierten Tokolysetherapie kann es bei gleichzeitiger Glukokortikoidgabe zu einem Lungenödem kommen. Daher ist eine sorgfältige Beobachtung der Atmung sowie eine gewissenhafte Pneumonieprophylaxe indiziert. Bei i. v. Tokolyse muss auf eine kontinuierliche Gabe ohne Pausen geachtet werden. Aufgrund der möglichen Herzrhythmusstörungen sollte bei der Pulsmessung eine Minute durchgezählt werden. Die Obstipationsgefahr ist während der Tokolyse erhöht. Starkes Pressen beim Stuhlgang sollte vermieden werden, weil dadurch eine Frühgeburt ausgelöst werden kann. Die Patientin ist über alle Maßnahmen umfassend zu informieren.

Induktion der fetalen Lungenreife

Ein zu früh geborenes Kind hat vor allem Probleme mit der Unreife seiner Lunge. Die Lungenbläschen können ihre Oberflächenspannung nicht halten, weil ihnen die oberflächenaktive Substanz, das sog. Surfactant, fehlt. Dadurch fallen sie immer wieder zusammen und können den Gasaustausch nicht bewerkstelligen. Es kommt zur Ausbildung eines Atemnotsyndroms.

Surfactant wirkt ähnlich wie Spülmittel. Es besteht aus Phospholipiden und reduziert die Oberflächenspannung der Alveolen.

Im Fruchtwasser können diese Phospholipide nachgewiesen werden. Im Zweifelsfall kann durch die Fruchtwasserpunktion eine Risikoabschätzung für das Kind vorgenommen werden. Zur Vermeidung des Atemnotsyndroms hat sich die Gabe von Kortison an die Mutter bewährt. Hierdurch wird die fetale Lunge zur Produktion des Surfactant angeregt.

Diese Prophylaxe hat nur sehr geringe Nebenwirkungen für die Mutter und sollte großzügig durchgeführt werden. Als Alternative kann Mucosolvan verabreicht werden, wenn eine Kontraindikation gegen Kortison vorliegt. Mucosolvan braucht allerdings deutlich länger für den Wirkungseintritt. Als meist verwendetes Kortison hat sich Betametason (Celestan) durchgesetzt, weil es gut plazentagängig ist. Es wird der Mutter i. v. oder i. m. gegeben.

Inzwischen ist es auch möglich, dem Kind nach der Geburt künstlichen Surfactant zu verabreichen. Durch all diese Maßnahmen ist die Sterblichkeit der Frühgeborenen sehr zurückgegangen.

20.6.2 Übertragung

Die Plazenta der Frau ist zeitlich nicht unbegrenzt funktionstüchtig. Das bedeutet, sie altert und hat nach neun Monaten ihre maximale Lebensdauer erreicht. Wird diese Zeit überschritten, kommt es zu einer Plazentainsuffizienz. Diese Funktionseinschränkung stellt auch das Problem bei der Übertragung, dem Überschreiten des Geburtstermins, dar.

Man unterscheidet eine absolute Übertragung, die als Überschreitung des Geburtstermins um 14 Tage (oder mehr) definiert wird, von der relativen Übertragung, bei der eine Insuffizienz der Plazenta bereits vor dem errechneten Termin zu verzeichnen ist. In der Zeit vom 280.–293. Tag spricht man von verlängerter Tragzeit.

Ursachen

Oftmals ist keine Ursache zu finden, jedoch können sowohl vom Kind als auch von der Mutter Störungen ausgehen, die zu einer Übertragung führen. Auf der kindlichen Seite sind Fehlbildungen, das Ausbleiben fetaler Anreize für das Einsetzen der Wehen oder hormonelle Störungen der Plazenta denkbar. Auf Seiten der Mutter führt das Ausbleiben einer fristgemäßen Freisetzung der Prostaglandine möglicherweise zu einer Übertragung.

Symptome und Diagnostik

Am Anfang der Diagnostik steht zunächst eine Anamnese, in deren Rahmen die Tragzeit möglichst genau berechnet wird. Oft ist dies nur eingeschränkt möglich, da der genaue Konzeptionstermin selten bekannt ist. So ist die Diagnose „Übertragung" bei Geburtsterminen, die nach der letzten Regelblutung berechnet sind, sehr viel häufiger als bei einer genauen Bestimmung. Die Ultraschalldiagnostik spielt bei der Kontrolle der übertragenen Schwangerschaft eine wesentliche Rolle. So kann der Arzt die Fruchtwassermenge überprüfen, da nach Überschreiten des Termins mit einer Oligohydramnie zu rechnen ist.

Teil IV Geburtshilfe • 237

Folge der verringerten Fruchtwassermenge ist eine Abnahme des Leibesumfangs (Runge-Zeichen). Darüber hinaus kann die Fruchtwasserspiegelung einen vorzeitigen Mekoniumabgang ins Fruchtwasser und das CTG pathologische Herzfrequenzmuster nachweisen, wenn die Versorgung des Kindes durch die Plazenta nicht mehr ausreicht.

 Beobachtung. *Übertragene Kinder zeichnen sich durch typische Übertragungszeichen aus:*
- *die Haut ist trocken und an Händen und Füßen rissig, man spricht auch von „Waschfrauenhänden",*
- *die Fingernägel sind lang,*
- *die Käseschmiere fehlt.*

Als Folge der Fruchtwasseraspiration kann es beim Kind zu einer Lungenentzündung kommen oder es können sich Atelektasen entwickeln, die zu einer späteren ungenügenden Belüftung der Lungen führen. Schädigungen des Zentralnervensystems sind ebenfalls möglich.

Eine gute Möglichkeit, eine Zustandsbeschreibung des Kindes zu bekommen, ist die Durchführung eines Wehenbelastungstests. Dazu bekommt die Mutter Oxytocin in steigender Dosierung bis zum Auslösen regelmäßiger Kontraktionen. Die Herztöne des Kindes werden dabei kontinuierlich abgeleitet. Werden hier bereits Auffälligkeiten festgestellt, ist das Kind der Belastung einer Spontangeburt nicht gewachsen und es muss eine Schnittentbindung erfolgen. Zeigt der Test keine Auffälligkeiten, ist die Geburtseinleitung auf normalem Weg möglich oder es kann sogar weiter auf einen spontanen Geburtsbeginn gewartet werden.

Therapie
Bei Anzeichen einer Plazentainsuffizienz oder bei bereits vermuteten Schädigungen des Kindes wird die Geburt eingeleitet. Für die Methode der Einleitung ist das Befinden des Kindes und der geburtshilfliche Tastbefund maßgeblich. Bei einer sehr starken Gefährdung ist, unabhängig von der Geburtsreife, eine Schnittentbindung indiziert. Ansonsten erfolgt die Einleitung der Geburt durch eine Oxytocin-Infusion und/oder der Gabe von Prostaglandinen.

20.7 Mehrlingsschwangerschaft und Mehrlingsgeburt

Eine Mehrlingsschwangerschaft geht mit höheren Komplikationen für die Mutter und die Kinder einher. Sie ist immer eine Risikoschwangerschaft und bedarf der besonderen Überwachung.

Nach der von Hellin aufgestellten Regel lassen sich die Häufigkeiten von Mehrlingen berechnen (unter physiologischen Bedingungen):
- 1 auf 85 Schwangerschaften für Zwillinge,
- 1 auf 85^2 = 1 auf 7 225 Schwangerschaften für Drillinge,
- 1 auf 85^3 = 1 auf 614 125 Schwangerschaften für Vierlinge usw.

Die tatsächliche Häufigkeit von Mehrlingsschwangerschaften ist aber aufgrund der Zunahme von künstlichen Befruchtungen deutlich angestiegen.

Zwillinge können eineiig oder zweieiig sein. Zu eineiigen Zwillingen kommt es, wenn sich die befruchtete Eizelle teilt. Je nach dem Zeitpunkt der Teilung kommen getrennte oder gemeinsame Eihäute und Plazenten vor. Man unterscheidet bei den Eihautverhältnissen, ob getrennte oder gemeinsame Chorion- und Amnionhöhlen vorliegen. Dabei bildet das Amnion die innere und das Chorion die äußere Schicht der Eihaut. Liegt die Teilung der befruchteten Eizelle noch in der Passagezeit durch den Eileiter, kommt es zu Zwillingen mit zwei getrennten Eihäuten

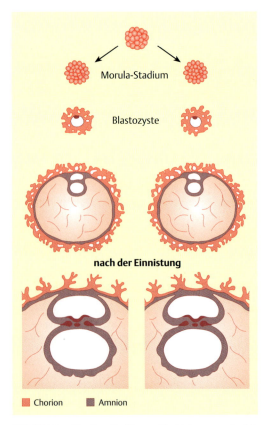

Abb. 20.28 ▪ **Eineiige Zwillinge.** Die Teilung vor Ausbildung des Trophoblasten führt zu dichorisch-diamniotischen Zwillingen.

(**Abb. 20.28**). Sie haben zwei verschiedene Orte, an denen sie sich einnisten und sind im Prinzip völlig getrennt. Allerdings kann es dazu kommen, dass die Plazenten im Verlauf der Schwangerschaft zusammenwachsen.

Erfolgt die Teilung später, entstehen Zwillinge mit einer Plazenta, einer Außenhaut und zwei Innenhäuten (**Abb. 20.29**).

Eine noch spätere Teilung führt zu Zwillingen mit einer gemeinsamen Eihaut (**Abb. 20.30**). Dieser Umstand ist zwar selten, aber mit der höchsten Komplikationsrate behaftet.

Wenn es sich um zweieiige Zwillinge handelt, gibt es immer auch zwei Plazenten, zwei Chorien und zwei Amnien.

Es lässt sich also feststellen, dass sich aufgrund der Plazentaverhältnisse nicht immer schließen lässt, ob eineiige oder zweieiige Zwillingspaare geboren werden. Ein sicheres Kriterium für zweieiige Zwillinge liegt vor, wenn sie unterschiedliche Geschlechter haben, da eineiige Zwillinge völlig erbgleich sind.

Die Mehrlingsschwangerschaft ist ein Risikofaktor für zahlreiche pathologische Veränderungen. So kommen Gestosen ebenso wie Mangel- oder Frühgeburten häufiger vor. Auch ein Hydramnion und Plazentaunregelmäßigkeiten werden vermehrt beobachtet. Für die Mutter ist die Schwangerschaft erschwert durch eine größere Kreislaufbelastung, den Platzmangel für die Lunge durch den Zwerchfellhochstand und ein höheres Risiko für eine Varikosis.

Durch die engmaschigere Überwachung bei Mehrlingsschwangerschaften werden Veränderungen schneller erfasst. Bei einer Mehrlingsschwangerschaft sollte die körperliche Schonung und das Ruhen der Berufstätigkeit schon mit der 28. SSW beginnen, ebenso ist die Indikation für eine Tokolyse oder eine Cerclage großzügiger zu stellen. Die Anregung der Lungenreife sollte in Fällen mit erkennbaren Risiken erfolgen.

Die Entbindung bei der Zwillingsschwangerschaft hängt von der Position der Kinder und von den Eihautverhältnissen ab (**Abb. 20.31**):

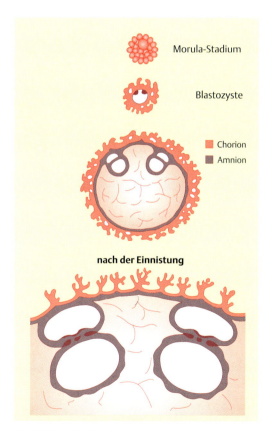

Abb. 20.29 ▪ **Eineiige Zwillinge.** Durch Teilung des Embryoblasten entstehen monochorisch-diamniotische Zwillinge.

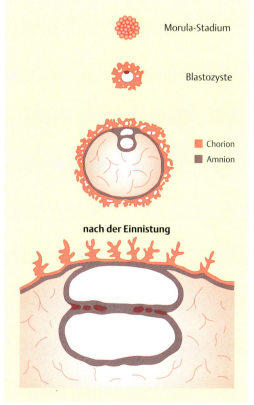

Abb. 20.30 ▪ **Eineiige Zwillinge.** Durch Teilung der Embryonalplatte entstehen monochorisch-monoamniotische Zwillinge.

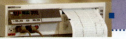

- bei gemeinsamer Fruchthöhle wird immer ein Kaiserschnitt durchgeführt,
- liegt das erste Kind in Beckenendlage, erfolgt immer Kaiserschnitt,
- liegt das erste Kind in Schädellage ist eine spontane Geburt ist möglich.

Bei der Spontangeburt werden beide Kinder durch das CTG überwacht. Eine großzügige Indikation für eine Periduralanästhesie ist gegeben. Nach der Geburt des ersten Kindes erfolgt das aktive Vorgehen zur Entbindung des zweiten Kindes, das immer das größere Risiko hat.

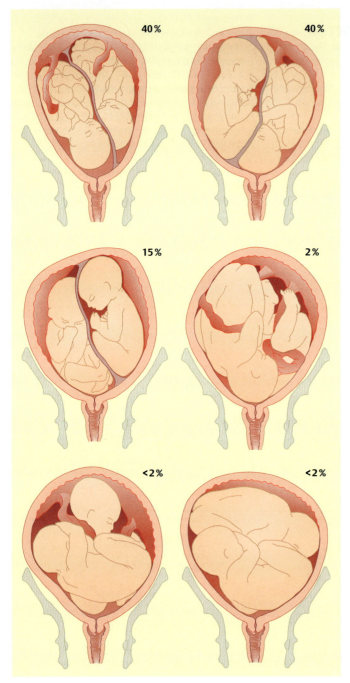

Abb. 20.31 ▪ **Liegepositionen von Zwillingen.** Die Häufigkeit ihres Vorkommens.

Pathologie der Plazenta, der Eihäute und des Fruchtwassers ▪ 20.8

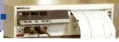

Gefahren für den zweiten Zwilling sind:
- die vorzeitige Lösung seiner Plazenta, weil sich die Uterusfläche nach der Geburt des ersten Kindes plötzlich stark verkleinert und es zu Abscherungen kommen kann,
- je länger man wartet, desto schwieriger wird eine operative Entwicklung des Kindes, weil sich die Uteruswand immer mehr zusammenzieht,
- die Zervix zieht sich wieder zusammen und wird so zum Geburtshindernis.

20.8 Pathologie der Plazenta, der Eihäute und des Fruchtwassers

20.8.1 Plazentainsuffizienz

D *Kommt es zu einem Missverhältnis zwischen den Versorgungsleistungen der Plazenta einerseits und den Bedürfnissen des Kindes andererseits, spricht man von einer Plazentainsuffizienz.*

Von einer Plazentainsuffizienz können betroffen sein:
- die nutritiven, d. h. die ernährenden Leistungen,
- die respiratorischen, d. h. die für den Gasaustausch verantwortlichen Aufgaben und hier insbesondere die Sauerstoffversorgung,
- die endokrinen Leistungen, d. h. die Hormonproduktion.

Man unterscheidet eine chronische Form, bei der v. a. die Ernährung des Kindes gestört ist von einer akuten Form, bei der die Sauerstoffunterversorgung im Vordergrund steht.

Ursachen

Die chronische Plazentainsuffizienz wird auf unterschiedliche Ursachen zurückgeführt. So ist das Rauchen einer der wichtigsten Faktoren für eine Mangelentwicklung des Kindes. Auch Drogenkonsum spielt eine Rolle. Weitere Ursachen sind mütterliche Erkrankungen, wie die Diabetes mellitus, uterine Blutungen, Gestosen und fieberhafte Infekte.

Bei 10 % aller mangelentwickelten Kinder liegen Chromosomenanomalien oder Fehlbildungen vor, die mit einem geringen Geburtsgewicht einhergehen. Aber auch intrauterine Infektionen können zu Mangelgeburten führen. Nicht immer ist jedoch eine Ursache auszumachen.

Die akute Form der Plazentainsuffizienz kann als eine plötzliche Verschlechterung einer chronischen Unterversorgung auftreten, wie z. B. bei einer Placenta praevia, aber auch völlig neu in Erscheinung treten, wie z. B. bei einer vorzeitigen Plazentalösung.

M *Meist sind chronisch unterversorgte Kinder klinisch in einem besseren Zustand als Kinder mit einer akuten Unterversorgung, weil erstere bereits an die Mangelsituation angepasst sind.*

Durch die Stresssituation wird von der kindlichen Nebenniere Kortison freigesetzt. Dieses führt zu einer frühzeitigen Induktion der Lungenreife.

Symptome

Die Folge einer chronischen Unterversorgung des Kindes ist eine Mangelentwicklung. Man spricht von einer intrauterinen Wachstumsretardierung (IUGR = **I**ntra **U**terin **G**roth **R**eduction), Hypotrophie, small-for-date-baby oder small-for-gestational-age-infant. Es liegt ein Gewichtsdefizit verglichen mit einer normal entwickelten Vergleichsgruppe im gleichen Schwangerschaftszeitraum vor. Dabei zeigen die Kinder alle Reifezeichen ihres Schwangerschaftsalters.

Die kindliche Retardierung tritt erst im 3. Schwangerschaftsdrittel auf. Das heißt, die Kinder wachsen zunächst ganz normal, stellen dann aber das weitere Wachstum ein oder nehmen nur noch minimal an Gewicht zu.

Die Symptome einer akuten Plazentainsuffizienz sind die des Sauerstoffmangels, der intrauterinen Hypoxie. Hier stehen typische CTG-Veränderungen wie Herztonabfälle und Bradykardien im Vordergrund. Es kann zum Abgang von Kindspech (Mekonium) ins Fruchtwasser kommen, was an der Grünverfärbung zu erkennen ist.

Diagnostik

Die klinisch wichtigsten Zeichen einer kindlichen Mangelentwicklung sind:
- fehlendes Größenwachstum des Uterus, erkennbar am Fundusstand oder am Bauchumfang,
- unterwertige Kindsmaße im Ultraschall; hierbei ist typischerweise das Wachstum auf den Normkurven erst normal, knickt dann jedoch ab; der Thoraxdurchmesser ist davon stärker betroffen als der Kopfdurchmesser, weil das Fettpolster unter der Haut fehlt.
- Oligohydramnion (zu wenig Fruchtwasser), weil die Plazenta ihre Fruchtwasserproduktion vermindert.

Aus diesen Zeichen ergibt sich die notwendige Überwachung der Schwangerschaft. Im Rahmen des Screenings wird zwischen der 30. und 32. SSW eine Ultraschalluntersuchung durchgeführt, deren vorrangigstes Ziel es ist, eine Mangelentwicklung auszuschließen. Weitere Aufschlüsse gibt die Doppleruntersuchung, bei der die Durchblutung der Plazenta und die Durchblutung im Kind gemessen wird.

Teil IV Geburtshilfe ▪ 241

Therapie

Eine Verbesserung der Plazentadurchblutung kann durch Bettruhe und Liegen in Seitenlage erzielt werden. Natürlich sind Nikotin- und Drogenkonsum einzustellen. Hier weicht die Realität aber leider in vielen Fällen von dem Erwünschten ab.

> **M** *Die wichtigste Therapie ist es letztlich, eine sorgfältige Überwachung der Schwangerschaft durchzuführen und den Zeitpunkt der optimalen Entbindung herauszufinden.*

Der Entbindungsmodus richtet sich nach dem fetalen Zustand.

Prognose

Nach der Entbindung sind die Kinder durch eine Hypoglykämie und Unterkühlung gefährdet, weil ihnen das Fettpolster zur Energiegewinnung und zur Isolierung fehlt. Nach einer Erholungszeit von ca. einem Jahr weisen die meisten Kinder dann aber eine normale neurologische, intellektuelle und psychomotorische Entwicklung auf. Bei einer schweren Retardierung ist die Gefahr von bleibenden Schäden jedoch um den Faktor 3 höher als bei normal versorgten Kindern.

20.8.2 Formabweichungen der Plazenta

Die normale Plazenta ist kreisrund mit dem Nabelschnuransatz in der Mitte. Kommt es bei der Implantation der befruchteten Eizelle zu Störungen, können daraus unterschiedliche Formabweichungen resultieren. Den Formabweichungen ist die Neigung zur Unterfunktion gemeinsam.
Die wichtigsten Formvarianten sind (**Abb. 20.32**):
- Insertio marginalis (Ansatz der Nabelschnur liegt seitlich) (**a**),
- Insertio velamentosa (Ansatz der Nabelschnur liegt in den Eihäuten) (**b**),
- Placenta succenturiata (Plazenta mit Nebenplazenten) (**c**),
- Placenta bipartita (zweigeteilte Plazenta) (**d**).

Unter der Insertio marginalis wird der seitliche Ansatz der Nabelschnur verstanden. Einige Anteile der Nabelgefäße verlaufen als sog. aberrierende Gefäße frei über die Eihäute. Die Insertio velamentosa ist die Extremform. Hier verläuft die ganze Nabelschnur über die Eihäute.

> **M** *Beide Insertionsstörungen können unter der Geburt zu Blutungen führen, wenn durch Blasensprung oder Blasensprengung Gefäße eröffnet werden.*

Die Plazenta mit Nebenplazenten (Placenta succenturiata) kann zu Lösungsstörungen führen, wenn eine oder mehrere Nebenplazenten im Uterus verbleiben. Deswegen wird die Nachgeburt immer auf ihre Vollständigkeit hin überprüft, wobei besonders auf abgerissene Gefäße zu achten ist. Gleiches gilt für eine zweigeteilte Plazenta.

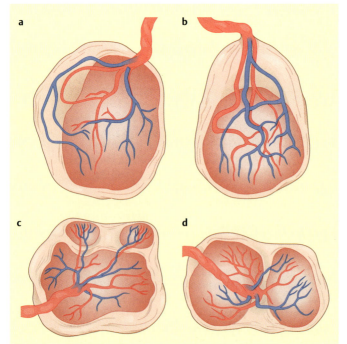

Abb. 20.32 ▪ **Plazentaanomalien.**
Formanomalien:
a Insertio marginalis
b Insertio velamentosa
c Placenta succenturiata
d Placenta bipartita

Pathologie der Plazenta, der Eihäute und des Fruchtwassers ▪ 20.8

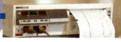

Sind die Einnistungsbedingungen schlecht, wird die Ausbildung einer Placenta membranacea beobachtet. Hier ist die Plazenta dünn ausgezogen und überzieht die gesamte Uteruswand. Bei dieser Form bestehen ein erhöhtes Blutungsrisiko in der Schwangerschaft und Ablösungsschwierigkeiten nach der Geburt.

Formvarianten, die die Invasionstiefe betreffen, wie die Placenta accreta, increta und percreta, machen Probleme in der Nachgeburtsperiode und werden in den entsprechenden Kapiteln besprochen.

20.8.3 Nabelschnurkomplikationen

Vorfall der Nabelschnur

D *Gelangt eine Schlinge der Nabelschnur nach dem Blasensprung vor den vorangehenden Kindsteil, spricht man von einem Nabelschnurvorfall.*

Ursachen
Ein Nabelschnurvorfall kann sich nur ereignen, wenn der vorangehende Kindsteil, also der Kopf bei Schädellagen und der Steiß bei Steißlagen, nicht ins kleine Becken eingetreten ist. Meist geht dem Vorfall ein Vorliegen der Nabelschnur voraus.

M *Solange die Fruchtblase noch steht, spricht man vom Vorliegen der Nabelschnur. Ist die Blase gesprungen, spricht man vom Nabelschnurvorfall (**Abb. 20.33**).*

Häufig ist der Nabelschnurvorfall mit Einstellungsanomalien verbunden. Die Querlage oder Fußlage kann das kleine Becken besonders schlecht abdichten, sodass es u. U. zu Problemen mit der Nabelschnur kommt. Mehr- und Vielgebärende sind gefährdeter, weil hier der Kopf erst spät ins kleine Becken eintritt. Ebenso sind Mehrlinge (der zweite Zwilling) und Kinder mit Hydramnion häufiger betroffen.

Symptome
Es kommt zu einer Abklemmung der Nabelschnur mit Sauerstoffmangel beim Kind, der sich durch eine anhaltende Bradykardie im CTG bemerkbar macht.

M *Durch eine Zirkulationsstörung in der Nabelschnur ist das Kind vital gefährdet.*

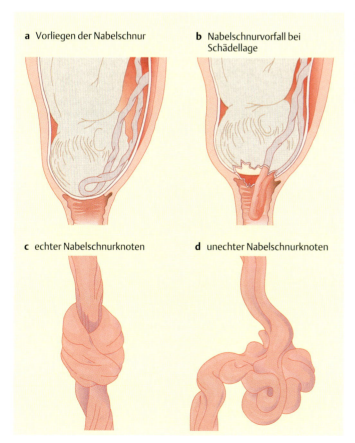

Abb. 20.33 ▪ Pathologie der Nabelschnur. a Bei intakter Fruchtblase spricht man von einem Vorliegen der Nabelschnur. **b** Nach erfolgter Ruptur der Fruchtblase fällt die Nabelschnur jetzt vor. **c** Es liegt ein echter Nabelschnurknoten vor. **d** Hier handelt es sich um einen vorgetäuschten Knoten.

a Vorliegen der Nabelschnur
b Nabelschnurvorfall bei Schädellage
c echter Nabelschnurknoten
d unechter Nabelschnurknoten

Teil IV Geburtshilfe

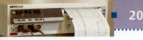

20 ■ Pathologische Schwangerschaft

Diagnostik
Das Vorliegen der Nabelschnur lässt sich nur in den seltensten Fällen vorher erfassen. Reagiert das Kind nach einem Blasensprung mit einer Bradykardie, muss vaginal untersucht werden, um einen Nabelschnurvorfall auszuschließen. Dies ist besonders in den oben genannten Risikosituationen notwendig.

Therapie
Nach der intrauterinen Reanimation erfolgt die umgehende Schnittentbindung. Zusätzlich muss der vorangehende Kindsteil nach oben gedrängt werden. Dies erfolgt durch eine vaginal belassene Hand des Arztes oder der Hebamme, auch auf dem Transport in den OP.

Nabelschnurknoten und -umschlingung

Eine Umschlingung der Nabelschnur um den Körper oder den Hals des Fetus ist häufig. Sie kommt durch die kindlichen Bewegungen zustande und führt i. d. R. zu keiner Beeinträchtigung. Klinisch auffällig sind Nabelschnurumschlingungen nur dann, wenn sich die Schlinge beim Tiefertreten des Kopfes fester zusammenzieht und dann typische Hypoxie-Zeichen im CTG sichtbar werden. In Abhängigkeit vom geburtshilflichen Befund wird die Entbindung dann vaginal operativ durch Zange oder Saugglocke oder aber per Kaiserschnitt beendet.

> **P** **Beobachtung.** Im CTG sieht man das Absinken der Herztöne, die sich in Form einer „Wanne" darstellen. Wird dieses Absinken der kindlichen Herztöne, das Verharren auf niedrigem Niveau und das darauffolgende Ansteigen auf Station beobachtet, muss der Arzt sofort informiert werden. Ein CTG, das diese „Wanne" aufweist, bleibt so lange angelegt, bis der Arzt es gesehen hat.

Seltener werden echte Nabelschnurknoten beobachtet, die aber so gut wie nie zu Problemen führen, weil die Gefäße durch die Sulze der Nabelschnur vor Abklemmungen geschützt sind (**Abb. 20.33**). Sie stellen meist einen Zufallsbefund dar, der erst nach der Entbindung entdeckt wird. Als „unechte" Nabelschnurknoten werden knotige Gefäßaufknäulungen in der Nabelschnur bezeichnet, die immer ohne Bedeutung sind (**Abb. 20.33**).

20.8.4 Blutungen im 2. und 3. Trimenon

Blutungen in der späteren Schwangerschaft können verschiedene Ursachen haben. Der Gebärmutterhals ist in der Gravidität stärker durchblutet und leichter zu verletzen als außerhalb der Schwangerschaft. So kann es durch eine mechanische Reizung, wie durch eine vaginale Untersuchung oder beim Geschlechtsverkehr zu einer Blutung aus einem kleinen Gefäß der Portio kommen. Es handelt sich meist um eine harmlose Blutung, die i. d. R. von alleine zum Stillstand kommt. Bei der Untersuchung auf dem gynäkologischen Stuhl kann der Arzt differenzieren, ob es sich um eine solche Blutung handelt, oder ob das Blut aus dem Uterus kommt. Uterine Blutungen haben ihre Ursachen meist in der Plazenta. So kann es sich um eine Placenta praevia oder um eine vorzeitige Lösung der normal sitzenden Plazenta handeln.

Placenta praevia

> **D** Man spricht von einer tief sitzenden Plazenta oder von einer Placenta praevia (praevia bedeutet „vor dem Weg liegend", also vor dem inneren Muttermund), wenn die Implantation in den tiefen Abschnitten der Gebärmutter stattgefunden hat oder sich die Plazenta bis dahin ausdehnt.

Die Placenta praevia wird in drei Grade eingeteilt (**Abb. 20.34**):
- Placenta praevia marginalis (der Plazentarand erreicht den inneren Muttermund) **(2)**,
- Placenta praevia partialis (der innere Muttermund ist teilweise durch die Plazenta bedeckt) **(3)**,
- Placenta praevia totalis (der innere Muttermund ist vollständig von der Plazenta überdeckt) **(4)**,

Das obere und mittlere Drittel des Gebärmutterkörpers ist der günstigste Ort für die Einnistung des Embryos **(1)**. Die zervixnahen Bereiche haben für die Entwicklung des Fetus zwei Nachteile. Zum einen ist dort die Blutversorgung der Plazenta nicht optimal, zum anderen kommt es in diesem Bereich bereits während der Schwangerschaft zu wachstumsbedingten Flächenverschiebungen. Diese können bei einer tief sitzenden Plazenta schon relativ früh zu Blutungen führen.

Ursachen
Es wurde festgestellt, dass bei Vielgebärenden aufgrund von Abnutzungserscheinungen des Endometriums tief sitzende Plazenten häufiger vorkommen. Des Weiteren nimmt man an, dass Schädigungen des Endometriums, z. B. durch einen Kaiserschnitt, Ausschabungen oder Entzündungen, die Placenta praevia begünstigen können.

Symptome

> **M** Leitsymptom der Placenta praevia sind schmerzlose Blutungen. Diese können in einer schwachen, häufig wiederkehrenden Form auftreten.

Die sog. annoncierenden Blutungen sind als Vorboten für starke, unter Umständen lebensbedrohliche Blutungen anzusehen. Sie resultieren aus der Dilatation

244 ■ Teil IV Geburtshilfe

Pathologie der Plazenta, der Eihäute und des Fruchtwassers · 20.8

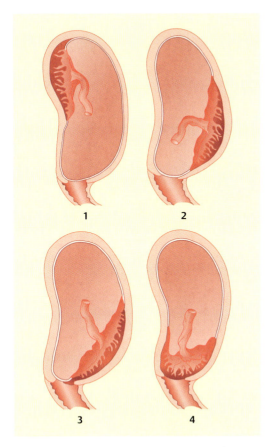

Abb. 20.34 ▪ **Placenta praevia.** Ausprägungsgrade **1** normaler Plazentasitz. **2** tiefer Plazentasitz. **3** Placenta praevia partialis. **4** Placenta praevia totalis.

des unteren Gebärmutterabschnitts in den letzten Schwangerschaftsmonaten. Die Plazenta kann sich den Veränderungen der Gebärmutterwand nicht anpassen und löst sich teilweise ab. Durch solch eine Abscherung von Plazentateilen werden hauptsächlich mütterliche, z. T. aber auch kindliche Gefäße eröffnet.

Diagnostik

Bei Blutungen in der zweiten Schwangerschaftshälfte wird der Verdacht auf eine Placenta praevia sonografisch erhärtet oder ausgeschlossen. Klinisch lassen Blutungen in der Anamnese an eine Placenta praevia denken. Mit dem Einsetzen der Wehentätigkeit kommt es durch die Muttermunderöffnung zu einer stärkeren Blutung. Die Diagnose kann jetzt auch durch eine Spekulumuntersuchung oder Palpation erfolgen. Hierbei ließe sich durch den Muttermund schwammartiges Gewebe ertasten. Die Tastuntersuchung birgt jedoch die Gefahr einer Plazentalösung. Deshalb sollte von solchen Maßnahmen Abstand genommen werden.

M *Die vaginale Untersuchung darf nur in der Klinik bei Sectio- und Transfusionsbereitschaft durchgeführt werden. Die Ultraschalluntersuchung sowohl durch die Bauchdecke als auch von vaginal sichert die Diagnose Placenta praevia.*

Folgen

M *Die Gefahr des Blutverlustes für die Mutter und das Kind steht klinisch im Vordergrund.*

Der Blutverlust kann in seiner Stärke oft schwer abgeschätzt werden. Für das Kind bestehen zwei Gefahren:
- es ist durch den Verlust von Teilen der Plazenta in seiner Versorgung eingeschränkt,
- zusätzlich besteht die Gefahr, dass Zottengefäße einreißen, was durch den Blutverlust des Kindes eine Anämie oder gar einen Schock zur Folge haben kann.

Für das Kind resultiert eine deutlich stärkere Gefährdung, da man nicht unterscheiden kann, wie hoch der Anteil kindlichen Blutes am Gesamtverlust ist. Löst sich mehr als die Hälfte der Plazenta, ist mit dem Tod des Fetus zu rechnen. Infolge der insgesamt schlechteren Blutversorgung der Placenta praevia findet man häufig Mangelgeburten.

W *Aufgrund der geringeren Blutversorgung im unteren Segment der Gebärmutter, ist die Placenta praevia im Schnitt 20–40 % größer als ein normaler Mutterkuchen. Durch die größere Kontaktfläche soll die geringere Blutversorgung kompensiert werden.*

Therapie

Die Therapie richtet sich nach der Symptomatik und dem Zustand von Mutter und Kind.

M *Bei akutem Risiko für die Schwangere oder Anzeichen eines kindlichen Sauerstoffmangels ist die sofortige Durchführung einer Schnittentbindung erforderlich.*

Bei einer nur geringen Blutung wird vor der 38. Schwangerschaftswoche eine abwartende Therapie mit Wehenhemmung und Induktion der fetalen Lungenreife unter klinischer Beobachtung durchgeführt. Die Überwachung des Fetus und die Bereitstellung von Blutkonserven müssen dabei gewährleistet sein. Bei Fortdauer oder Verstärkung der Blutung erfolgt eine Sectio.

Bei der Placenta praevia marginalis bzw. bei einem tiefen Sitz der Plazenta ist eine vaginale Entbindung möglich, wenn der tiefertretende Kopf eine Blutung verhindert. Dies muss im Einzelfall entschieden werden. Die Notwendigkeit einer Sectio kann sich jedoch immer noch ergeben.

M *Bei der Placenta praevia totalis ist die Geburt nur durch einen Kaiserschnitt erreichbar.*

Nach Möglichkeit sollte die Schnittentbindung in der 37. Schwangerschaftswoche geplant durchgeführt werden. Man wählt diesen frühen Termin, um einem Einsetzen der Wehentätigkeit und damit einer lebensbedrohlichen Blutung vorzugreifen.

Bei der Placenta praevia ist auch die Kaiserschnittentbindung mit einer verstärkten Blutung verbunden. Das untere Uterussegment verfügt über weniger Muskeln als die übrigen Uterusabschnitte. Daher kontrahiert sich dieser Teil der Gebärmutter nach der Entbindung nicht besonders gut. Die Plazentawunde kann also nicht adäquat verschlossen werden.

Vorzeitige Plazentalösung

D *Wenn sich die an normaler Stelle sitzende Plazenta vor der Geburt des Kindes löst, spricht man von vorzeitiger Plazentalösung oder Abruptio placentae.*

Ursachen

Gefäßveränderungen, wie sie z. B. bei einer Gestose vorkommen, stellen die Hauptursache einer vorzeitigen Plazentalösung dar. Daneben können auch Druckschwankungen eine Rolle spielen. Zu einer plötzlichen Verminderung des intrauterinen Drucks kommt es, wenn bei einem Hydramnion der Blasensprung erfolgt oder im Rahmen einer Zwillingsentbindung das erste Kind geboren wurde. Das kann zu einer Plazentaablösung führen. Außerdem stellen mechanische Einwirkungen auf den Bauch, wie bei Stürzen oder Unfällen, eine Gefahr dar. Häufig bleibt jedoch die Ursache einer vorzeitigen Plazentalösung ungeklärt.

Bei der Plazentalösung wird die zentrale von der mehr am Rande abgelösten Plazenta unterschieden (**Abb. 20.35**). Durch die Blutungen aus den mütterlichen Gefäßen kommt es zu einem retroplazentaren Hämatom. Liegt dieses zentral hinter der Plazenta, ist der Anteil des nach außen abfließenden Blutes gering, da der Hauptteil im Uterus verbleibt. Bei der dezentralen Ablösung ist die Blutung nach außen stärker.

M *Der Blutverlust nach außen ist wegen der Hämatombildung kein sicheres Kriterium für den tatsächlichen Blutverlust von Mutter und Kind.*

Das Ausmaß der Ablösung bestimmt die Gefahr für die Mutter und das Kind. Bei der leichten Form, bei der weniger als $1/3$ der Haftfläche verloren geht, besteht gemeinhin keine akute Gefahr für Mutter oder Kind. Schreitet die Ablösung weiter fort, kommt es zur klinischen Symptomatik und zur Unterversorgung des Kindes.

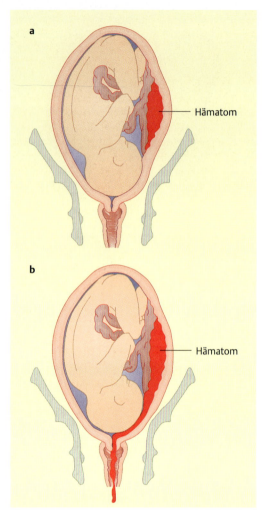

Abb. 20.35 · Vorzeitige Plazentalösung. Bei der vorzeitigen Lösung der normal sitzenden Plazenta werden zwei Verlaufsformen unterschieden. **a** Bei der zentralen Ablösung kommt es zu einem großen retroplazentaren Hämatom. Hier läuft kein Blut über die Scheide ab. **b** Bei der seitlich liegenden Lösung führt das retroplazentare Hämatom zu vaginalen Blutungen.

Lösen sich plötzlich große Teile des Mutterkuchens ab, überlebt das Kind nur selten. Es folgen häufig Gerinnungsstörungen bei der Mutter.

Symptome

Die klinische Symptomatik ist abhängig vom Grad der Ablösung. Der Uterus ist bretthart („Holzuterus") und schmerzhaft. Der Fundus steigt durch die Volumenzunahme höher. Durch die Blutung kommt es bei der Mutter zu Anzeichen des Volumenmangelschocks mit Blässe, Tachykardie, Hypotonie und Kreislaufzen-

Pathologie der Plazenta, der Eihäute und des Fruchtwassers ■ 20.8

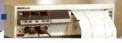

tralisation. Blutgerinnungsstörungen im Sinne einer Verbrauchskoagulopathie können resultieren und die Situation weiter verschlechtern. Der kindliche Zustand zeigt sich in typischen CTG-Veränderungen.

Diagnostik
Die Diagnose ergibt sich aus der klinischen Symptomatik und der Ultraschalluntersuchung. Die Menge abfließenden vaginalen Blutes darf nicht als Kriterium gewertet werden, weil sie den tatsächlichen Blutverlust nicht widerspiegelt.

Differenzialdiagnostisch muss eine Placenta praevia ausgeschlossen werden.

Therapie
Die therapeutischen Maßnahmen sind abhängig vom Ausmaß der Ablösung und vom kindlichen Zustand. Wenn das Kind lebt, wird eine Kaiserschnittentbindung durchgeführt. Ist das Kind verstorben oder bestehen wegen der Unreife des Kindes keine Überlebenschancen, sollte die vaginale Entbindung unter intensiver Überwachung der Mutter angestrebt werden. Zunächst erfolgt die Eröffnung der Fruchtblase und die Gabe von Wehenmitteln. Die weiteren Maßnahmen sollen eine rasche vaginale Entbindung bewirken. Ist die Ablösung weit fortgeschritten, führt die Einblutung in die Uteruswand dazu, dass keine Kontraktionen mehr zustande kommen. Auch in solchen Fällen muss ein Kaiserschnitt durchgeführt werden. Außerdem werden Blutkonserven bereitgestellt.

Für die Mutter ist die Behandlung der Schocksymptomatik und der Gerinnungsstörung notwendig.

20.8.5 Anomalien des Fruchtwassers

Polyhydramnion

D *Die normale Fruchtwassermenge beträgt maximal (in der 36.–37. Schwangerschaftswoche) 1 000–1 500 ml. Eine Fruchtwassermenge über 1500 ml wird als Polyhydramnion bezeichnet.*

Ursachen
Zu den Ursachen eines Polyhydramnions gehören Infektionen der Mutter und des Fetus, wie z. B. die Toxoplasmose. Ein weiterer Grund kann eine Zuckerkrankheit der Mutter sein. Hier muss an eine vermehrte Fruchtwasserbildung oder an eine gestörte Fruchtwasseraufnahme durch das Amnion gedacht werden.

Etwa ab dem 6. Schwangerschaftsmonat trinkt der Fetus Fruchtwasser und scheidet Urin in die Fruchthöhle aus. Wird der Fetus jedoch durch eine Fehlbildung am Trinken gehindert, verbleibt dieses Fruchtwasser in der Fruchthöhle. Also kann ein Polyhydramnion auch das Resultat einer fetalen Fehlbildung sein. Es kommen ein Verschluss (Atresie) im Bereich des Verdauungstraktes in Betracht, allerdings auch ein Anenzephalus (angeborene unvollständige Anlage von Großhirn und anderen Gehirnregionen, das Schädeldach fehlt) oder ein Herzfehler.

Tabelle 20.5 Differenzialdiagnose zwischen Placenta praevia und vorzeitiger Plazentalösung (nach: Pfleiderer, A. u. a., 2000)

	Vorzeitige Plazentalösung	Placenta praevia
Anamnese		
Parität	eher Erstgebärende	eher Mehrgebärende
Kindslage	Längslage	Quer- und Schräglage
Erkrankungen	■ Gestose ■ Bauchtrauma	■ frühere Ausschabungen ■ Ankündigungsblutungen
Symptomatik		
Schmerzen	Uterus schmerzhaft	Keine
sichtbarer Blutverlust	geringer als Symptomatik	der Symptomatik entsprechend
Tastbefund	Uterus hart, schmerzhaft	Uterus weich
kindliche Herztöne	fehlen, schlecht	unauffällig
Allgemeinzustand	Prä-Schock, Schock	unauffällig
Blutgerinnung	gestört	unauffällig
Diagnostik		
Ultraschall	evtl. Hämatom sichtbar	Plazentalokalisation sichtbar
Vaginale Untersuchung	sofort durchführen	vermeiden
Therapie	■ Amniotomie, ■ Schockbehandlung der Mutter (Blutkonserven) ■ Geburtseinleitung oder Kaiserschnitt	je nach Schwangerschaftsdauer: ■ Beobachtung, ■ Tokolyse oder Kaiserschnitt (auch bei totem Kind)

Symptome

Durch die vermehrte Ansammlung von Fruchtwasser ist der Bauchumfang größer als es dem Stadium der Schwangerschaft entspricht. Aufgrund der erhöhten Hautspannung kommt es zu einer verstärkten Bildung von Schwangerschaftsstreifen. Die Gebärmutter ist prall gespannt, Kindsteile sind nur schwer zu tasten.

> **M** Es kann in Folge eines Polyhydramnions zu vorzeitigen Wehen kommen, ebenso zu einem verfrühten Blasensprung oder einer Lösung der Plazenta. Die Schwangere leidet vermehrt unter Kreislaufbeschwerden, Atemnot und Erbrechen.

Diagnostik

Die Diagnose wird sonografisch gestellt. Eine Faustregel besagt, dass ein Polyhydramnion vorliegt, wenn ein zweites Kind im Fruchtwasser Platz hätte.

Bei der Abklärung der Ursache sollten immer eine Infektion, ein Diabetes mellitus und kindliche Missbildungen ausgeschlossen werden.

Therapie

Die Therapie orientiert sich an den Ursachen der Fruchtwasservermehrung.

Im Falle schwerer kindlicher Missbildungen, wie z. B. eines Anenzephalus, besteht die Möglichkeit, die Fruchtblase zu eröffnen und anschließend die Geburt einzuleiten. Ist das Kind jedoch unauffällig, sollte bei vorzeitiger Wehentätigkeit eine Wehenhemmung durchgeführt werden. Zur Entlastung der Schwangeren kann die Punktion des Fruchtwassers angezeigt sein. Diese ist unter sonografischer Kontrolle durchzuführen.

Oligohydramnion

 Bei einer verminderten Fruchtwassermenge unter 500 ml spricht man von einem Oligohydramnion.

Ursachen

Auf der mütterlichen Seite kann das Oligohydramnion durch eine zu geringe Sekretion oder zu starke Resorption des Fruchtwassers begründet sein. Außerdem ist eine Plazentainsuffizienz oder ein vorzeitiger Blasensprung mit Flüssigkeitsverlust nach außen auszuschließen. Als physiologisch ist die Verminderung des Fruchtwassers nach Erreichen des Geburtstermins anzusehen, da die Alterung der Plazenta ein Nachlassen ihrer Funktion mit sich bringt. Als eine mögliche weitere Ursache für die zu geringe Fruchtwassermenge ist eine Missbildung des fetalen Harntraktes zu bedenken, da der gesunde Fetus Urin ausscheidet, der zur Aufrechterhaltung der Fruchtwassermenge beiträgt.

Symptome

Beim Oligohydramnion ist der Leibesumfang der Schwangeren geringer als es dem Stadium der Schwangerschaft nach zu erwarten wäre. Zudem ist die Bewegungsfreiheit des Fetus durch zu eng anliegende Uteruswände behindert, sodass die Bewegungen des Kindes für die Schwangere als geringer wahrgenommen werden können. Das Hauptproblem für das Kind liegt jedoch in der Lungenhypoplasie. Da die Lungen des Fetus weniger Platz zum Ausdehnen haben, bilden sie sich nicht richtig aus. Nach der Entbindung kommt es zum Atemnotsyndrom, das durch die maschinelle Beatmung nur bedingt kompensiert werden kann.

> **M** Die räumliche Enge im Uterus kann zu Zwangshaltungen des Fetus führen. Extremitätendeformierungen und Atemstörungen sind die mögliche Folge.

Diagnostik

Auch beim Oligohydramnion erfolgt die Diagnose über eine Ultraschalluntersuchung. Dabei sollte nicht nur die Menge des Fruchtwassers, sondern auch die Nieren und die Harnblase des Fetus beurteilt werden.

Therapie

Die Therapie muss sich an der jeweiligen Ursache orientieren. Kann keine zugrunde liegende Störung gefunden werden, erfolgt die sorgfältige Überwachung der Schwangerschaft. Wenn noch einige kleine Fruchtwasserdepots vorliegen, ist die Gefahr für die kindliche Lunge als gering einzuschätzen. In einigen klinischen Zentren werden künstliche Fruchtwasserauffüllungen durchgeführt, um die Komplikationen für das Kind zu vermindern. Hier besteht allerdings ein erhöhtes Risiko für eine Infektion.

20.8.6 Vorzeitiger Blasensprung

> **D** Kommt es zu einem Fruchtwasserabgang vor dem Einsetzen der Wehentätigkeit, so spricht man von einem vorzeitigen Blasensprung.

Man unterscheidet zwischen einem „echten" vorzeitigen Blasensprung bei noch unreifem Kind und einem zu frühen Blasensprung bei geburtsbereitem Uterus.

Ursache

Am häufigsten führen aufsteigende Scheideninfektionen zu einem vorzeitigen Blasensprung. Durch die Freisetzung von Botenstoffen kommt es zu einem „Andauen" des unteren Pols der Fruchtblase. Auch Schwangere mit einem Polyhydramnion oder einer Mehrlingsschwangerschaft neigen zu einem vorzeiti-

Pathologie der Plazenta, der Eihäute und des Fruchtwassers ▪ 20.8

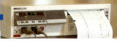

gen Blasensprung, weil der Druck auf die Fruchtblase erhöht ist.

Symptome
Die Patientinnen berichten von einem Wasserabgang über die Scheide. Manchmal ist das Fruchtwasser schwer vom vermehrten vaginalen Fluor oder von unwillkürlichem Urinfluss zu unterscheiden.

Komplikationen
- Der vorzeitige Blasensprung kann zu aufsteigenden Infektionen mit der Entwicklung einer Eihautentzündung (Amnioninfektion, s. u.) und Infektion des Kindes führen,
- ein vorzeitiger Blasensprung ist eine häufige Ursache für Frühgeburten,
- bei fehlender Abdichtung kann es in entsprechenden Fällen zu einem Nabelschnurvorfall kommen.

Diagnostik
Zunächst wird eine vaginale Untersuchung durchgeführt. Fließt Fruchtwasser oder ist keine Fruchtblase mehr zu tasten, ist die Diagnose eindeutig. Bei der Tastuntersuchung wird besonders auf den Höhenstand des Kopfes geachtet, um einen Nabelschnurvorfall zu vermeiden. Früher wurde der Lackmus-Test verwendet, da das Fruchtwasser im Gegensatz zum normalen Scheidenmilieu einen pH-Wert von 7–7,5 hat. Rotes Lackmuspapier verfärbt sich blau. Da diese Methode sehr unsicher ist, gibt es mittlerweile spezielle Testverfahren, die kindliche Zellen im Scheidenabstrich nachweisen können. Sie funktionieren im Prinzip wie ein Schwangerschaftstest und sind in der Aussagekraft sehr sicher. Nicht zuletzt erfolgt eine sonografische Beurteilung der Fruchtwassermenge.

Therapie
Die Therapie ist abhängig von der Schwangerschaftsdauer und zielt auf eine Entbindung beim reifen Kind oder die Tragzeitverlängerung beim unreifen Kind (**Abb. 20.36**). Ist eine Entbindung angestrebt, wird man in Abhängigkeit vom Muttermundsbefund Einleitungsversuche durchführen. Zur Tragzeitverlängerung sind wehenhemmende Maßnahmen notwendig, weil ein vorzeitiger Blasensprung Wehen auslöst. Außerdem wird der Mutter ein Antibiotikum verabreicht, um eine Entzündung der Fruchthöhle zu verhindern. Gleichzeitig erfolgt die Induktion der fetalen Lungenreife durch Kortisongaben an die Mutter. Die engmaschige Überwachung von Mutter und Kind ist notwendig, um Entzündungszeichen rechtzeitig zu entdecken.

20.8.7 Amnioninfektion bzw. Chorioamnionitis

Bei diesem Krankheitsbild handelt es sich um eine Infektion der Eihäute und des Fruchtwassers.

Ursachen
Die Entzündung ist meist Folge eines vorzeitigen Blasensprunges; eine Entzündung der Fruchthöhle wird allerdings auch bei intakter Blase beobachtet. Die Keime steigen dann nicht durch die Vagina auf, sondern gelangen über den Blutweg zum Uterus.

Symptome und Diagnostik
Hinweise auf diese Entzündungsform geben mütterliches Fieber und ein schlechter Allgemeinzustand mit hohem Krankheitsgefühl. Das CTG ist tachykard und so Ausdruck der Sepsis des Kindes. Auffällig ist v. a., dass die kindliche Tachykardie bestehen bleibt,

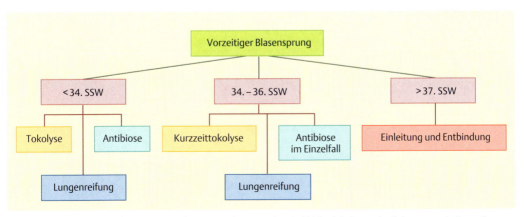

Abb. 20.36 ▪ **Vorzeitiger Blasensprung.** Therapeutisches Vorgehen in Abhängigkeit von der Schwangerschaftswoche.

auch wenn das mütterliche Fieber gesenkt wird. Im Labor kann eine zunehmende Leukozytose mit einem Anstieg des CRP-Wertes (C-reaktives Protein) nachgewiesen werden.

Therapie
Die antibiotische Therapie wird nach der Diagnosestellung umgehend eingeleitet. Gleichzeitig ist die Beendigung der Schwangerschaft notwendig, bei einer schlechten Situation des Kindes meist durch eine Schnittentbindung.

20.9 Morbus haemolyticus neonatorum

20.9.1 Rhesusinkompatibilität

Die roten Blutkörperchen tragen an ihrer Oberfläche unterschiedliche Merkmale, die als Antigene wirken. Aus dem Vorhandensein oder Fehlen dieser spezifischen Eigenschaften ergeben sich die Blutgruppen. Die Rhesuseigenschaft wird als „D" abgekürzt, wobei ein großes „D" bedeutet, dass die Eigenschaft vertreten ist, der Mensch ist also Rhesus-positiv. Rhesus-negativen Menschen wird der Buchstabe „d" zugeschrieben.

> **W** *Die Rhesuseigenschaft wird genau wie die Blutgruppeneigenschaften „A" und „B" dominant vererbt. Das heißt, ein Mensch mit der entsprechenden Erythrozyteneigenschaft kann homozygot sein (z. B. „DD") oder heterozygot („Dd").*

Wichtig: Eine Rhesus-Konstellation liegt vor, wenn die Mutter Rhesus-negativ ist und das Kind Rhesus-positiv. Nur dann können sich Probleme ergeben.

Wenn eine Rhesus-negative Mutter Kontakt mit Rhesus-positiven Erythrozyten hatte, ist sie sensibilisiert und bildet Antikörper der Klasse IgG, die die Plazenta durchdringen können. Während einer ersten Schwangerschaft gelangen möglicherweise kindliche Rhesus-positive Erythrozyten über die Plazenta zur Mutter. Diese reagiert mit der Bildung von Antikörpern. In dieser Schwangerschaft bleibt das jedoch meist ohne Folgen, da die Sensibilisierung nicht ausreicht. Kommt es dann in der nächsten Schwangerschaft erneut zum Antigenkontakt, produziert die Mutter überproportional viele Antikörper. Diese gelangen zum Kind und führen zu Hämolyse. Durch das vermehrt anfallende Abbauprodukt des Hämoglobins, das Bilirubin, kommt es zum Ikterus (Gelbsucht) beim Kind und aufgrund der Anämie zur Ausbildung eines generalisierten Ödems und von Aszites. Das Bilirubin lagert sich im Gehirn ab und führt zum

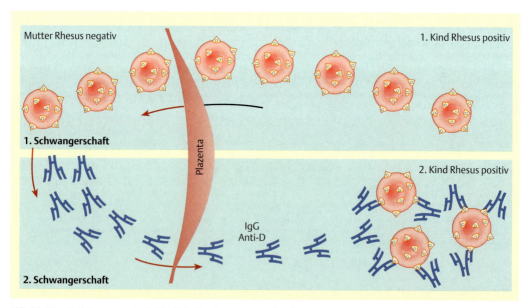

Abb. 20.37 ▪ **2. Schwangerschaft.** Kindliche Erythrozyten mit der Rhesuseigenschaft treten während der Schwangerschaft oder Geburt in den mütterlichen Kreislauf über die Plazenta ein. Die Mutter produziert Antikörper der Klasse IgG, die während einer zweiten Schwangerschaft mit Rhesus-positivem Kind über die Plazenta zu ihm gelangen und eine Hämolyse verursachen.

Morbus haemolyticus neonatorum ▪ 20.9

sog. Kernikterus. So entsteht das Krankheitsbild der **Erythroblastose** oder der **Morbus haemolyticus neonatorum** (Abb. 20.37).

Ein Übertritt von kindlichen Erythrozyten zur Mutter kann auch bei einer Fehlgeburt oder einer Eileiterschwangerschaft erfolgen. Aber auch Blutungen oder eine Amniozentese stellen Sensibilisierungsmöglichkeiten dar. Die größte Anzahl jedoch tritt unter der Geburt und besonders bei der Plazentalösung über.

Diagnostik
Im Rahmen der Mutterschaftsrichtlinien werden Antikörpersuchteste aus dem Blut der Mutter durchgeführt. Sind hier Zeichen der Sensibilisierung zu finden, erfolgen weitere Tests.

Überwachung des Kindes
Um das Ausmaß der Hämolyse und damit den Schweregrad der Anämie beim Kind abschätzen zu können, gibt es mehrere Möglichkeiten. Zum einen kann die Bilirubinkonzentration im Fruchtwasser gemessen werden. Auch die Sonografie und die Dopplersonografie sind unverzichtbare Instrumente zur Abschätzung des fetalen Zustandes. Wasseransammlungen im Bauchraum und im Thorax oder generalisierte Ödeme als Folge einer Herzinsuffizienz sind die Zeichen einer Anämie. Die Durchblutung des fetalen Gehirns, die durch die Dopplersonografie gemessen wird, steigt bei einer Anämie an und kann als weiteres Überwachungskriterium genutzt werden.

Therapie
Je nach Schwangerschaftsalter wird eine vorzeitige Entbindung oder eine intrauterine Austauschtransfusion durchgeführt. Dazu nimmt man eine Nabelschnurpunktion in Transfusionsbereitschaft vor. Nach Messung des aktuellen Hb-Wertes kann dann direkt eine Transfusion durchgeführt werden. Dabei wird Rhesus-negatives Blut der Blutgruppe 0 verwendet.

Immer müssen die Gefahren der intrauterinen Therapie gegen die Risiken einer Frühgeburt abgewogen werden. Nach der Geburt wird die Bilirubinkonzentration im Serum bestimmt. Das Kind kann dann entsprechend den kritischen Bilirubinwerten behandelt werden. Neben der Fototherapie steht die Austauschtransfusion zur Verfügung.

Rhesusprophylaxe

P **Prophylaxe.** Durch die Einführung der Rhesusprophylaxe in den 60er Jahren ist die Rhesusinkompatibilität sehr selten geworden. Die Mutter erhält Immunglobuline gegen die Rhesuseigenschaft (Rhesogam, Partoglobin) i. m. gespritzt. Diese Immunglobuline setzen sich an die kindlichen Erythrozyten im mütterlichen Organismus. Sie binden an das Oberflächenantigen der Rhesus-positiven Erythrozyten und führen zu einer Hämolyse. So wird vermieden, dass das mütterliche Immunsystem Kontakt zu positiven Erythrozyten bekommt und selbst Antikörper bildet (Abb. 20.38).

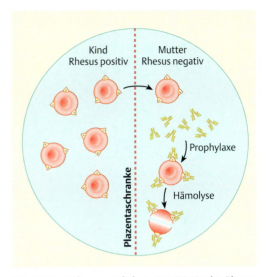

Abb. 20.38 ▪ Rhesusprophylaxe. Das Prinzip der Rhesusprophylaxe: Der Mutter werden Antikörper gegen die Rhesuseigenschaft gespritzt. Diese hämolysieren die kindlichen Erythrozyten, die unter der Geburt in den mütterlichen Kreislauf gelangt sind. Jetzt bildet die Mutter keine eigenen Antikörper.

Anti-D-Immunglobulin wird auch schon in der Schwangerschaft um die 28. SSW verabreicht. Das soll verhindern, dass es bereits in der Schwangerschaft zu einer Sensibilisierung kommt.

Nach der Entbindung wird aus dem Nabelschnurblut die kindliche Blutgruppe bestimmt. Ist diese Rhesus-positiv, wird die Prophylaxe wiederholt. Üblicherweise werden 300 µg Anti-D-Immunglobulin verabreicht.

M *Die Prophylaxe sollte möglichst rasch nach der Entbindung, höchstens jedoch innerhalb der ersten 72 Stunden erfolgen.*

Liegt bei der Mutter bereits eine Sensibilisierung vor und ist der Antikörpersuchtest positiv, erübrigt sich eine Prophylaxe.

Da Anti-D-Immunglobulin ein Blutprodukt ist, besteht ein wenn auch sehr geringes Risiko für eine Infektion mit Hepatitis oder HIV. Die Patientinnen müssen über dieses minimale Risiko aufgeklärt werden. Die fatalen Folgen einer Rhesussensibilisierung sind gegen das Restrisiko abzuwägen.

20.9.2 AB0-Inkompatibilität

Auch bei einer Mutter mit Blutgruppe 0 und einem Kind mit A oder B kann es zu Problemen kommen. Die Antikörper Anti-A und Anti-B, die von einer Mutter mit Blutgruppe 0 gebildet werden, sind als IgG-Antikörper auch plazentagängig. Da sich aber die Antigeneigenschaft im AB0-System beim Kind erst zum Ende der Schwangerschaft ausbildet, kommt es intrauterin nicht zu einer Hämolyse. Die übergetretenen Antikörper können allerdings für einen verstärkten Neugeborenenikterus verantwortlich sein, der durch die erhöhte Hämolyse hervorgerufen wird.

21 Pathologie des Geburtsablaufs

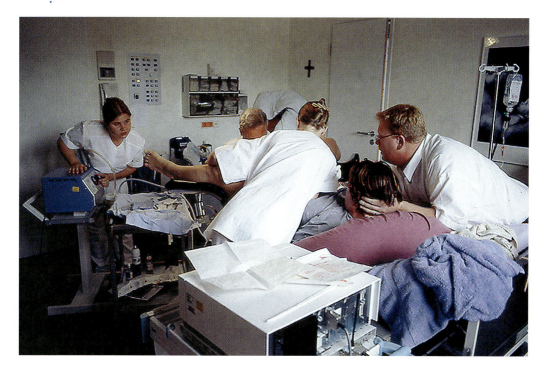

21.1	Pathologie der Wehentätigkeit ▪ 253
21.1.1	Wehenschwäche ▪ 253
21.1.2	Uterine Hyperaktivität ▪ 254
21.1.3	Diskoordinierte Wehenstörung ▪ 255
21.1.4	Zervixdystokie ▪ 255
21.2	Anomalien der Haltung, der Einstellung und der Lage ▪ 255
21.2.1	Haltungsanomalie ▪ 255
21.2.2	Einstellungsanomalien ▪ 256
21.2.3	Lageanomalien ▪ 258
21.3	Missverhältnis zwischen Kind und mütterlichem Becken ▪ 260

21.4	Geburtsverletzungen ▪ 261
21.4.1	Scheiden- und Labienrisse ▪ 261
21.4.2	Dammrisse ▪ 261
21.4.3	Hämatome ▪ 262
21.4.4	Zervixrisse ▪ 262
21.4.5	Uterusruptur ▪ 262
21.5	Pathologie der Nachgeburtsperiode ▪ 263
21.5.1	Retention der Plazenta ▪ 263
21.5.2	Postpartale Blutungen ▪ 264
21.6	Koagulopathien ▪ 266
21.6.1	Verbrauchskoagulopathie ▪ 266

21.1 Pathologie der Wehentätigkeit

Unterschieden werden zu schwache und seltene von zu starken und häufigen Wehen. Auch eine unregelmäßige Wehenfolge ist pathologisch. (**Abb. 21.1**) zeigt eine Übersicht über pathologische Wehenverläufe. Kommt es trotz regelmäßiger und guter Wehen nicht zu einer Eröffnung des Muttermundes, spricht man von einer Zervixdystokie.

W *Das Wort „Dystokie" leitet sich aus dem Griechischen ab und bedeutet: dys = gestört und tókos = gebären.*

21.1.1 Wehenschwäche

D *Eine Wehenschwäche liegt vor, wenn die Wehen zu selten oder zu schwach auftreten. Sie wird auch hypokinetische Dystokie genannt.*

21 Pathologie des Geburtsablaufs

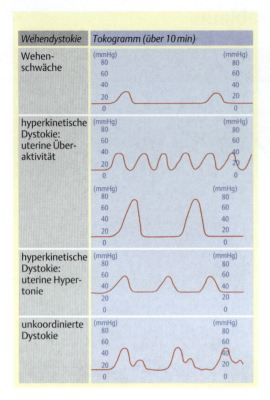

Abb. 21.1 · Abnorme Wehenformen. Ihre Bezeichnung und Darstellung im Tokogramm.

Formen und Ursachen
Primäre Wehenschwäche
Durch eine sehr niedrige Oxytocinausschüttung sind die Wehen zu schwach. Der sich selbst verstärkende Mechanismus bleibt aus, wenn der nach unten drückende kindliche Kopf nicht tief genug liegt, weil die Dehnung des Muttermundes und damit verbunden die Ausschüttung eigener Prostaglandine und Oxytocin nicht ausreicht.

Bei Zwillingen, einem großen Kind oder einem Hydramnion kommt es zu einer Überdehnung der Uterusmuskulatur, was die Ursache für eine primäre Wehenschwäche sein kann.

Sekundäre Wehenschwäche
Diese Form ist häufiger als die primäre und wird meist auf eine Erschöpfung der Muskulatur zurückgeführt. Es handelt sich um eine Ermüdungswehenschwäche.

Symptome und Diagnostik
Die Wehen sind zu kurz, zu selten und zu schwach. Ein Zeichen der sekundären Wehenschwäche ist auch ein Nachlassen der Schmerzhaftigkeit. Außerdem bleibt ein Geburtsfortschritt aus oder ist verzögert (protrahierter Geburtsverlauf).

Therapie
Eine primäre Wehenschwäche wird mit Oxytocininfusionen unterstützt. Die sekundäre Wehenschwäche behandelt man zunächst mit Infusionen von Nährlösungen mit Glukose und Elektrolyten. Auch hier kann danach ein Oxytocintropf nötig sein. In der Austreibungsperiode bieten sich die operativen Geburtsbeendigungen an.

21.1.2 Uterine Hyperaktivität

 Die Wehen sind zu stark und zu häufig. Es kommt zu einem sog. Wehensturm oder einer Dauerkontraktion.

Ursachen
Die häufigste Ursache ist die Überdosierung von Wehenmitteln. Auch kann ein Geburtshindernis Auslöser eines Wehensturms sein, der in diesem Fall durchaus eine Uterusruptur auslösen kann.

Symptome und Diagnostik
Durch die Verminderung der Gebärmutterdurchblutung kommt es zu einer Unterversorgung des Kindes mit Sauerstoff. Im CTG zeigt sich das an einem Abfall der Herzfrequenz (Dezeleration).

Es lässt sich außerdem die gesteigerte Wehenhäufigkeit ablesen. Die Patientinnen sind unruhig und klagen über sehr starke Schmerzen, die wegen der zu kurzen Wehenpausen nur schwer zu ertragen sind.

 Jedes Auftreten eines Wehensturmes erfordert eine vaginale Untersuchung, um ein Geburtshindernis auszuschließen.

Therapie
Eine laufende Oxytozininfusion wird sofort gestoppt. Die Gabe von Partusisten zur Tokolyse ist beim Abfall der kindlichen Herztöne indiziert. In manchen Fällen ist die Anlage einer periduralen Anästhesie hilfreich. Liegt ein Befund vor, bei dem keine Spontangeburt erfolgen kann, muss umgehend der Kaiserschnitt eingeleitet werden.

Partusisten ist ein Präparat, das über die β-Rezeptoren der Uterusmuskulatur wehenhemmend wirkt. Es wird bei vorzeitigen Wehen verabreicht. In höherer Dosierung kann es unter der Geburt als sog. intrauterine Reanimation eingesetzt werden.

Anomalien der Haltung, der Einstellung und der Lage ▪ 21.2

21.1.3 Diskoordinierte Wehenstörung

> **D** Darunter versteht man Koordinationsstörungen in der Wehenausbreitung.

Die normalerweise von der Uterusoberkante ausgehenden Wehen beginnen bei dieser Störung an mehreren Stellen gleichzeitig und breiten sich nach allen Seiten hin aus. Dadurch kommt kein Geburtsfortschritt zustande. Im CTG fallen sog. „Mutter-Kind-" oder „Kamel-Wehen" auf, die zweigipflig sind (**Abb. 21.1**). Therapeutisch wird versucht, mit Wehenhemmung und dann mit einer Oxytocininfusion die Koordination der Wehen zu erreichen.

21.1.4 Zervixdystokie

> **D** Bleibt die Muttermundöffnung trotz regelmäßiger schmerzhafter Wehentätigkeit aus, spricht man von einer Zervixdystokie.

Ursachen
Bei der Zervixdystokie liegt meist eine mechanische Ursache vor. Voroperationen, wie z. B. eine Konisation, können Vernarbungen des Gebärmutterhalses verursacht haben. Auch Verwachsungen oder Verklebungen als Folge von Entzündungen werden hin und wieder beobachtet. Seltener treten spastische Kräfte als Ursache auf.

Symptome und Diagnostik
Bei der manuellen Untersuchung tastet sich der Muttermund wie ein derber Ring. Die Patientin hat Schmerzen.

Therapie
Zunächst wird mechanisch versucht, den Muttermund mit dem Untersuchungsfinger vorsichtig zu dehnen. Eine peridurale Anästhesie kann ebenfalls helfen. Bei der Zervixdystokie haben sich auch alternative Verfahren, wie die Akupunktur oder die Quaddelung bewährt. Bei einer Quaddelung werden zwei Punkte im Rücken der Patientin aufgesucht und ein Anästhetikum intrakutan gespritzt (**Abb. 21.2**).

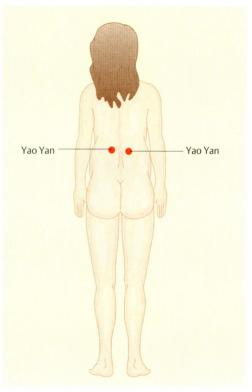

Abb. 21.2 ▪ Quaddelungspunkte. Eine Quaddelung der Punkte Yao Yan im Rücken der Schwangeren kann zur Öffnung des Muttermundes hilfreich sein.

21.2 Anomalien der Haltung, der Einstellung und der Lage

Abweichungen von den normalen geburtsmechanischen Anpassungsvorgängen kommen aus unterschiedlichen Gründen vor. So kann eine besondere Kopfform oder die Besonderheit des mütterlichen Beckens eine Abweichung von der Norm darstellen. Manchmal sind auch ein vorzeitiger Blasensprung oder Störungen in der Wehentätigkeit die Ursachen einer solchen Änderung.

> **M** Die geburtsmechanischen Anpassungen sind keine aktive Leistung des Kindes sondern die Folge von Druck und Gegendruck z. B. durch die Gewebespannung des Uterus.

21.2.1 Haltungsanomalie

Die Haltung des kindlichen Kopfes ist normalerweise leicht gebeugt. Abweichungen davon sind regelwidrig. Man unterscheidet die übermäßige Beugung und die Streckung.

Die Streckhaltung führt meist dazu, dass das Kind auch aus dieser Lage heraus geboren wird. Sie wird in mehrere Grade des Überstreckens unterteilt (**Abb. 21.3**):
- Vorderhauptslage,
- Stirnlage,
- Gesichtslage.

Teil IV Geburtshilfe ▪ 255

21 Pathologie des Geburtsablaufs

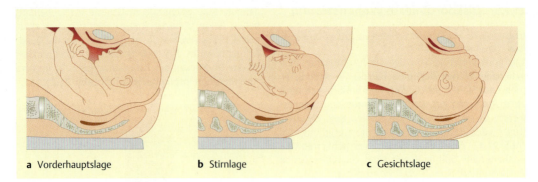

Abb. 21.3 · Strecklagen. Darstellung in: **a** Vorderhauptslage. **b** Stirnlage **c** Gesichtslage. Beachte, dass der Rücken des Kindes hinten zu liegen kommt.

Die Diagnose erfolgt durch den Tastbefund, der die große Fontanelle, die Stirn oder das Kinn als tiefsten Punkt erfasst. Der Geburtsmechanismus verläuft etwas anders als bei der typischen vorderen Hinterhauptslage, da das Kind sich nicht durch weiteres Strecken abstemmen kann (**Abb. 21.4**).

Bei der Vorderhauptslage kommt es zu einer verzögerten Spontanentbindung, außerdem ist der Druck auf den Damm höher. Die Stirnlage wird durch Kaiserschnitt entbunden, da die mechanischen Verhältnisse für Mutter und Kind so ungünstig sind, dass man sie heute nicht mehr in Kauf nimmt. Bei der Gesichtslage kann eine Spontangeburt nur erfolgen, wenn das Kind mit dem Rücken nach hinten liegt. Liegt der Rücken vorn, kommt es zu einer geburtsunmöglichen Lage. Diese Mechanik verdeutlichen (**Abb. 21.5**) und (**Abb. 21.6**).

21.2.2 Einstellungsanomalien

Abweichungen in der Anpassung des Kopfes an die Gegebenheiten des Beckens werden als Einstellungsabweichungen oder Einstellungsanomalien bezeichnet. Es werden mehrere Einstellungsanomalien unterschieden.

Hoher Geradstand

Steht die Pfeilnaht bei vollständig geöffnetem Muttermund gerade auf dem querovalen Beckeneingang, so liegt ein hoher Geradstand vor, d. h., dass die Pfeilnaht von oben nach unten verläuft (**Abb. 21.7**). Dabei kann der Rücken des Kindes vorne oder hinten liegen. Der Anpassungsvorgang einer Drehung des kindlichen Kopfes um 90° ist ausgeblieben.

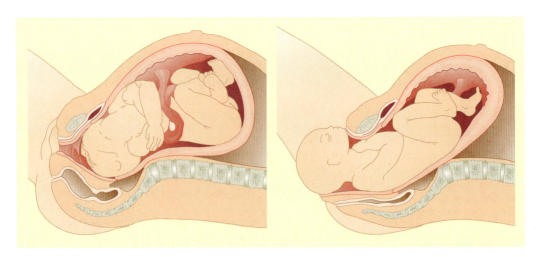

Abb. 21.4 · Strecklage. Bei der Geburt aus einer Strecklage muss sich das Kind mit dem Kinn an der Symphyse abstemmen, um geboren zu werden.

Anomalien der Haltung, der Einstellung und der Lage ■ 21.2

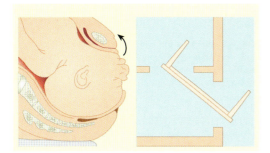

Abb. 21.5 ■ **Strecklage – Rücken hinten.** Liegt der Rücken hinten, ist eine Spontangeburt möglich, weil eine Beugung die Geburt über den Damm erlaubt. Als Anschauung dient die rechte Abbildung, auf der ein Tisch zwei Türen passieren kann, wenn die Tischbeine in der Abbiegerichtung liegen.

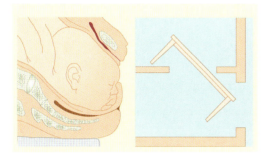

Abb. 21.6 ■ **Strecklage – Rücken vorn.** Ist der Rücken vorne (dorsoanterior), liegt eine geburtsunmögliche Lage vor, da sich der Kopf des Kindes nicht um die Symphyse entwickeln kann. Auch hier zeigt das Beispiel mit dem Tisch, warum jetzt eine Passage nicht möglich ist.

M Durch die sog. Schaukellagerung der Schwangeren wird versucht, ein Eintreten ins kleine Becken zu erreichen. Dabei wird die Schwangere abwechselnd auf die linke und rechte Seite gedreht. Bleibt eine Drehung des Kopfes aus, muss eine Schnittentbindung erfolgen.

Scheitelbeineinstellung

Die beiden Scheitelbeine treffen sich an der Pfeilnaht. Sie können sich, um den Durchmesser des kindlichen Kopfes zu verringern, übereinander schieben. Dabei kann sich das vorne liegende Scheitelbein über das hintere schieben. Dieser Anpassungsvorgang ist geburtsmechanisch günstig, da zum Steißbein hin mehr Platz ist als zur Symphyse (**Abb. 21.8**). So führt die hintere Scheitelbeineinstellung zu einer Schnittentbindung, während die vordere meist spontan beendet werden kann.

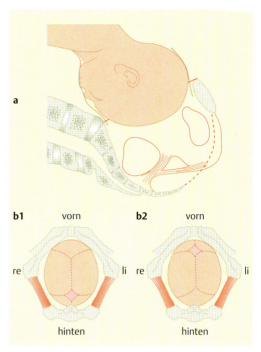

Abb. 21.7 ■ **Hoher Geradstand.** Hier steht die Pfeilnaht gerade auf dem Beckeneingang. **a** Ansicht von seitlich **b** Ansicht von unten. Man unterscheidet einen vorderen hohen Geradstand (der Rücken liegt vorne) b1 von einem hinteren (der Rücken liegt hinten) b2.

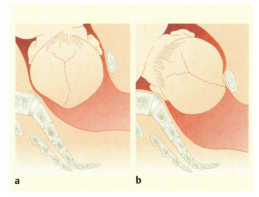

Abb. 21.8 ■ **Scheitelbeineinstellung. a** Vordere Scheitelbeineinstellung. Das vorne liegende Scheitelbein hat sich über das hintere gelegt. **b** Hintere Scheitelbeineinstellung. Das hinten liegende Scheitelbein hat sich über das vordere gelegt.

Tiefer Querstand

Diese Einstellungsanomalie tritt ein, wenn der Kopf auf dem Beckenboden steht und die Drehung ausgeblieben ist. Die Pfeilnaht steht quer, wie dies normaler-

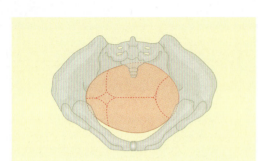

Abb. 21.9 ▪ Tiefer Querstand. Hier steht die Pfeilnaht quer auf dem Beckenboden.

weise bei der Passage des Beckeneingangs der Fall ist (**Abb. 21.9**). In solchen Fällen wird die Geburt durch eine Zange oder eine Saugglocke beendet (S. 284).

Hintere Hinterhauptslage

Wenn sich der kindliche Rücken bei regelrecht gebeugtem Kopf nach hinten dreht, spricht man von einer hinteren Hinterhauptslage. Das Hinterhaupt ist das führende Teil und wird zuerst geboren (**Abb. 21.10**). Die Kinder schauen dann bei der Geburt nach oben. Diese Anomalie macht meist keine größeren Probleme.

Schulterdystokie

Bleibt die Schulterdrehung nach der Entwicklung des Kopfes aus, kann sich die vordere Schulter hinter der Symphyse verhaken. Man spricht dann von hohem Schultergeradstand. Bleibt die Schulter im Beckenausgang hängen, liegt ein tiefer Schulterquerstand vor.

M *Diese im Einzelfall nicht vorauszusehende Komplikation tritt häufiger bei großen Kindern mit einem Geburtsgewicht von mehr als 4000 g auf wie sie insbesondere bei Diabetikerinnen vorzufinden sind.*

Eine verzögerte oder eine zu schnelle Entbindung sind weitere Risikofaktoren. Erkennbar ist die Schulterdystokie am sog. „Aufpfropfen" des Kopfes. Die Schultern folgen nicht nach, wenn der Kopf schon geboren ist, das Kind steckt also in der Vulva fest. In diesem Fall wird versucht, den Beckenausgang durch eine Lageveränderung der Mutter zu erweitern. Durch eine Überdrehung des kindlichen Kopfes kann versucht werden, die Schulter zu lösen (**Abb. 21.11**). Manchmal ist jedoch eine Narkose notwendig, um das Kind aus seiner Lage zu befreien. Häufiger treten hierbei Verletzungen des Kindes in Form einer Klavikularfraktur oder einer Plexusschädigung auf.

21.2.3 Lageanomalien

Lageanomalien werden auch als Poleinstellungsanomalien bezeichnet. Gemeint sind Regelwidrigkeiten in der Lage der Längsachse des Kindes im Verhältnis zur Längsachse der Mutter.

Beckenendlage

Bei der Beckenendlage (Steißlage) hat sich nicht der Kopf, sondern das Becken des Kindes nach unten gedreht. In ca. 3–5 % der Schwangerschaften liegt eine

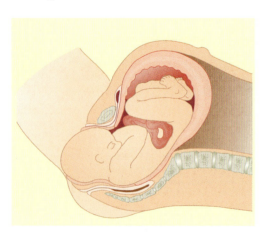

Abb. 21.10 ▪ Hintere Hinterhauptslage. Geburtsmodus bei der hinteren Hinterhauptslage. Das Kind hat den Kopf gebeugt, so dass das Hinterhaupt zuerst geboren wird. Eine Verstärkung der Beugung macht den Durchtritt durch den Damm möglich. Der Rücken des Kindes liegt hinten.

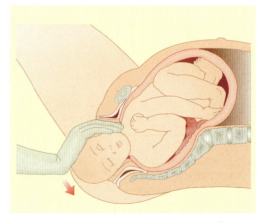

Abb. 21.11 ▪ Schulterdystokie. Handgriff zur Überwindung einer Schulterdystokie. Durch eine äußere Drehung des Kopfes soll die Schulter hinter der Symphyse befreit werden.

Anomalien der Haltung, der Einstellung und der Lage ■ 21.2

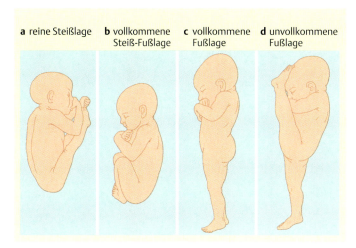

Abb. 21.12 ■ Beckenendlagen. Unterschiedliche Formen. **a** Reine Steißlage, die Beine sind hochgeschlagen (60–70%) **b** Steiß-Fußlage (20%) **c** Fußlage (15%) **d** Unvollkommene Fußlage (1–2%).

Beckenendlage vor. Eine Ursache ist meist nicht auszumachen, manchmal finden sich uterine Fehlbildungen oder Myome. Es werden in Abhängigkeit vom führenden Kindsteil mehrere Formen unterschieden, die in (**Abb. 21.12**) verdeutlicht werden.

Die verschiedenen Formen sind bei der Geburtsleitung von Bedeutung, da sich unterschiedliche Durchmesser des zuerst kommenden Kindsteils ergeben.

Das Problem, dass der zuletzt folgende Kopf den größten Durchmesser hat, ist allen Beckenendlagen gemeinsam.

Diagnostik
Sie erfolgt meist durch eine Ultraschalluntersuchung. Bei der vaginalen Untersuchung ist ein Ertasten der harten kindlichen Schädelknochen nicht möglich.

Therapie
In manchen Kliniken wird versucht, die Beckenendlage durch eine äußere Wendung in eine Schädellage zu drehen. Dieses Manöver geschieht in Sectiobereitschaft und unter Wehenhemmung. Leider dreht sich ein Teil der Kinder trotz erreichter Wendung wieder in die Beckenendlage zurück.

Entbindungsmodus
Heutzutage werden 95% der Erstgebärenden mit Kindern in Beckenendlage durch Kaiserschnitt entbunden, weil die vermeintlichen Gefahren der Kaiserschnittentbindung als geringer eingeschätzt werden als das Risiko für das Kind bei einer Spontangeburt. Die Geburtsmechanik weicht von der einer Schädellage ab. Hier sind meist operative Handgriffe nötig.

Querlage
Liegt der kindliche Rücken quer zum Rücken der Mutter, hat sich kein Pol eingestellt, der bei der Geburt vorangehen könnte.

Ursachen
Die Querlage kommt z. B. bei der ausgedehnten Gebärmutter der Mehrgebärenden vor. Auch Fehlbildungen des Uterus können sie hervorrufen (**Abb. 21.13**). Abnormitäten der Plazenta oder der Beckenanatomie stellen ebenfalls Gründe für eine mangelnde Poleinstellung dar.

Diagnosik
Bei der klinischen Untersuchung tastet sich das kleine Becken leer, da man von der Scheide aus kein führen-

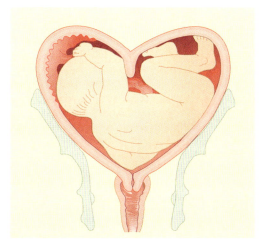

Abb. 21.13 ■ Gebärmutterseptum. Diese Querlage des Kindes wird durch ein Septum der Gebärmutter verursacht.

des Kindsteil berühren kann. Die äußere Tastuntersuchung (Leopold-Handgriffe) zeigt Abweichungen vom Normalbefund. Letztendlich sichert auch hier die Ultraschalluntersuchung die Diagnose.

Therapie
Eine Spontangeburt ist nicht möglich, so dass bei einer Querlage immer eine frühzeitige Schnittentbindung erfolgen sollte. Die Ausnahme stellt der in Querlage liegende zweite Zwilling da, bei dem versucht werden kann, nach der Geburt des ersten Kindes eine Wendung in eine Beckenendlage durch Zug am Fuß zu erreichen.

Komplikationen
Kommt es bei einer Querlage zu Wehen oder zu einem Blasensprung, kann ein Arm oder die Nabelschnur vorfallen, da der Muttermund nicht abgedichtet wird (**Abb. 21.14**). Außerdem wird die Schulter des Kindes nach unten ins kleine Becken gepresst. Es kommt zu einer sog. verschleppten Querlage, die die Gefahr einer Zerreißung der Gebärmutter mit sich bringt.

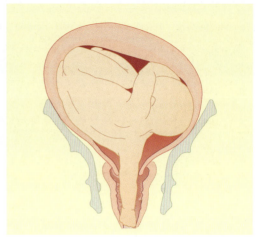

Abb. 21.14 ▪ Armvorfall. Nach einem Blasensprung kommt es hier zum Armvorfall eines in Querlage liegenden Kindes.

> **M** *Eine verschleppte Querlage ist ein schwerwiegendes geburtshilfliches Problem, das unbedingt vermieden werden muss.*

21.3 Missverhältnis zwischen Kind und mütterlichem Becken

Es gibt unterschiedliche Gründe, die zu einem Missverhältnis bei den Ausmaßen des Kindes und dem mütterlichen Becken führen können. *Von Seiten des Kindes* führen Missbildungen, wie z. B. ein Wasserkopf (Hydrozephalus) zu einer Vergrößerung des Kopfes. Auch das kräftige Kind einer Diabetikerin wird Probleme haben, den Geburtskanal zu passieren. *Von Seiten der Mutter* liegen meist Anomalien in der Form des kleinen Beckens vor.

Die Diagnose ergibt sich aus dem geburtshilflichen Befund. Der kindliche Kopf tritt nicht ins kleine Becken ein, sondern steht über der Symphyse. Normalerweise senkt sich der Kopf bei der Erstgebärenden bereits mit der 37. oder 38. SSW, bei einer Frau, die schon mehrere Kinder zur Welt gebracht hat, wird ein Eintritt des Kopfes erst mit Wehenbeginn erwartet. Steht also der Kopf des Kindes bei der Erstgebärenden noch sehr hoch, so ist von einem Missverhältnis auszugehen. Die Entbindung erfolgt dann per Kaiserschnitt (**Abb. 21.15**).

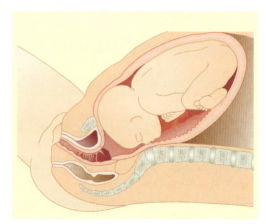

Abb. 21.15 ▪ Relatives Missverhältnis. Hier steht der Kopf noch hoch über dem Beckeneingang.

21.4 Geburtsverletzungen

21.4.1 Scheiden- und Labienrisse

Aufgrund des Druckes, den der tiefer- und durchtretende kindliche Kopf auf den Weichteilmantel der Mutter ausübt, kann es zu Rissen in der Scheide oder im Vulvabereich kommen (**Abb. 21.16**). Die Scheidenrisse verlaufen meist in Längsrichtung. Aus ihnen kann es stärker bluten.

M *Hautverletzungen der Vulva bluten stärker, wenn sie in der Nähe der Klitoris sind.*

Um Schmerzen beim Wasserlassen zu verringern, sollten diese Risse auch dann genäht werden, wenn sie nicht bluten.

21.4.2 Dammrisse

D *Wird das Gewebe zwischen Scheide und Anus verletzt, spricht man von einem Dammriss.* Dammrisse werden in drei Grade eingeteilt (**Abb. 21.17**):
- Dammriss Grad I: nur die Haut ist eingerissen,
- Dammriss Grad II: Haut und Muskulatur sind eingerissen,
- Dammriss III: der M. sphincter ani externus ist zusätzlich eingerissen.

Ist die Rektumvorderwand ebenfalls mit verletzt, wird mancherorts von einem Dammriss Grad IV gesprochen, meist wird er jedoch zum Dammriss Grad III gezählt.

Durch einen Dammschnitt (Episiotomie) kann ein Dammriss in den meisten Fällen vermieden werden.

M *Die mediane Episiotomie kann sich jedoch auch zu einem Dammriss Grad III ausweiten.*

Die Versorgung der Dammverletzung erfolgt nach Gewinnung der Nachgeburt und unterscheidet sich im Prinzip nicht von der Naht einer Episiotomie. Sie erfolgt in einzelnen Schichten unter Lokalanästhesie.

Besonders wichtig ist eine sorgfältige Adaptation der Sphinkterenden beim Dammriss Grad III, um Inkontinenzen zu vermeiden.

P **Obstipationsprophylaxe.** *Liegt ein Dammriss Grad III vor, muss besonders auf einen weichen Stuhlgang geachtet werden. Einläufe und Suppositorien sind wegen der Verletzungsgefahr nicht erlaubt.*

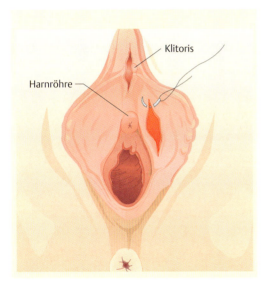

Abb. 21.16 ▪ **Geburtsverletzung.** Labienrisse.

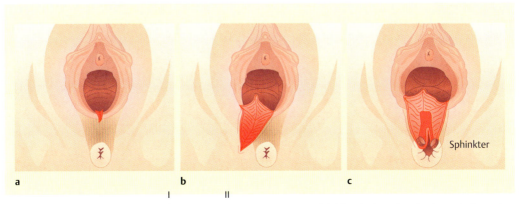

Abb. 21.17 ▪ **Dammrisse. a** Dammriss **b** Dammriss. **c** Dammriss III–IV. Der Sphinkter ist komplett durchtrennt, die vordere Rektumwand ebenfalls aufgerissen.

21.4.3 Hämatome

Durch eine Nachblutung im Bereich der Episiotomiewunde oder eines Dammrisses kann es zur Ausbildung eines Hämatoms kommen (**Abb. 21.18**). Man sieht eine blaue Schwellung unter der Naht, die Fäden stehen unter Spannung. Hier ist die Ausräumung und Umstechung des blutenden Gefäßes notwendig. Ist es zu einer Verletzung höher gelegener Strukturen gekommen, so kann ein retroperitoneales Hämatom entstehen. Hier sind die Ureteren bei einem vaginalen Blutstillungsversuch zu sehr gefährdet, so dass ein Bauchschnitt notwendig ist, um einen Blutungsstillstand zu erreichen.

21.4.4 Zervixrisse

M Nach jedem vaginalen operativen Eingriff oder wenn es in der Postpartalperiode vermehrt blutet, wird die Inspektion der Scheide und des Muttermundes vorgenommen, um nach Scheiden- und Zervixrissen zu suchen. Die Zervixrisse liegen typischerweise seitlich und bluten stark. Deshalb werden sie unverzüglich durch eine Naht verschlossen (**Abb. 21.19**).

21.4.5 Uterusruptur

Die Uterusruptur ist eine sehr seltene Komplikation in der Geburtshilfe. Man unterscheidet den Riss der Gebärmutter ohne Wehentätigkeit (sog. stille Uterusruptur) von der Zerreißung unter der Geburt. Bei der stillen Ruptur hat die Patientin immer eine Uterusoperation in der Vorgeschichte, wie etwa einen Kaiserschnitt, eine Myomentfernung oder Korrekturoperationen bei uterinen Fehlbildungen. Die so entstandenen Narben können durch das Wachstum des Kindes unter Spannung geraten und insuffizient werden. Diese Fälle sind bei den heute verwendeten Nahttechniken jedoch extrem selten. Klinisch kommt es zu einem akuten Schmerzereignis; durch innere Blutungen gerät die Patientin in einen Schockzustand. Das Kind überlebt ein solches Ereignis nur selten.

Auch wenn es im Rahmen der Geburt zu einem unüberwindlichen Hindernis kommt, z. B. einer geburtsunmöglichen Kindslage, kann eine Uterusruptur daraus resultieren. Eine drohende Ruptur zeichnet sich zunächst durch typische klinische Zeichen ab: Das untere Gebärmuttersegment und eventuell vorhandene Uterusnarben sind schmerzhaft und gehen mit einem Wehensturm einher. Solche klinischen Bilder sind in der heutigen Geburtshilfe jedoch sehr selten geworden.

M Um eine Narbenruptur zu verhindern, werden Patientinnen, bei denen Myomoperationen oder Fehlbildungskorrekturen durchgeführt wurden, in der Regel durch eine primäre Sectio 1–2 Wochen vor dem Termin entbunden. Ein wiederholter Kaiserschnitt oder ein vorausgegangener Längsschnitt in der Uteruswand stellt ebenfalls eine Indikation zum primären Kaiserschnitt dar.

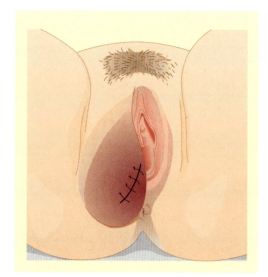

Abb. 21.18 ▪ **Hämatom.** Ein ausgedehntes Hämatom im Bereich der Episiotomienaht.

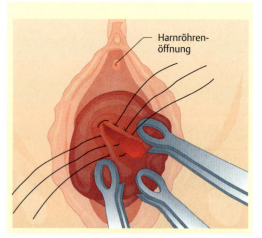

Abb. 21.19 ▪ **Zervixriss.** Zur Versorgung eines Zervixrisses werden „weiche" Klemmen benötigt, mit denen man den Muttermund sorgfältig einstellen kann. Die Nähte müssen den obersten Wundpol erreichen, um eine sichere Blutstillung zu gewährleisten.

21.5 Pathologie der Nachgeburtsperiode

21.5.1 Retention der Plazenta

D Man spricht von einer Plazentaretention, wenn sich der Mutterkuchen nach Geburt des Kindes nicht oder nur teilweise von seiner Anhaftungsstelle löst.

Ursache
Zu unterscheiden sind funktionelle von pathologisch-anatomischen Gründen. Eine mangelhafte Kontraktionsfähigkeit der Gebärmuttermuskulatur, eine Atonie, kann die Ablösung der Plazenta verhindern. Man spricht dann von der *Placenta adhaerens* (anhaftend) (**Abb. 21.20**). Wenn die Plazenta ungewöhnlich gebaut ist (z. B. sehr dünn, sehr dick oder weit in den Tubenecken sitzend), kann es ebenfalls zu Lösungsproblemen kommen.

Unter einer *Placenta accreta* oder *increta* versteht man eine Plazenta, die sich zu tief in die Muskelschicht der Gebärmutter eingenistet hat. Die Gefäße sind so verwoben, dass es nicht zu einer Ablösung kommen kann. Die Plazenta ist förmlich angewachsen. Bei der Placenta accreta reichen die Plazentazotten bis an die Muskelschicht heran, bei der Placenta increta wird die Muskelschicht von den Zotten durchsetzt. Die Ursache dieser Implantationsstörungen liegt meist in vorausgegangenen Schwangerschaften, die z. B. durch eine Sectio oder eine Endomyometritis puerperalis kompliziert wurden. Auch Mehrgebärende haben ein erhöhtes Risiko.

Symptome und Diagnostik
Die Lösungszeichen der Plazenta bleiben aus. Es kommt zu einer verstärkten Blutung. Auch geburtshilfliche Handgriffe zum Anregen des Plazentaausstoßes führen nicht zum Erfolg. Bei der Placenta accreta löst sich die Plazenta überhaupt nicht (**Abb. 21.21**).

Therapie
Es wird nach einem Stufenplan vorgegangen. Zunächst versucht man mit Kontraktionsmitteln, den Uterus zum Ausstoßen zu bewegen. Mit dem folgenden Credé-Handgriff wird der Uterus durch die Bauchdecke gefasst und entleert (**Abb. 21.22**). Ist auch dieses Vorgehen ohne Erfolg, folgt die manuelle Plazentalösung in Narkose (**Abb. 21.23**). Daran schließt sich eine Nachkürettage an. Unterstützt wird dieses Vorgehen durch die Gabe der Kontraktionsmittel Oxytocin und Methergin.

Kann der Uterus auch manuell nicht vollständig entleert werden, liegt eine Placenta accreta oder increta vor. Hier ist eine Hysterektomie erforderlich.

Manchmal, wenn viel Kontraktionsmittel gegeben worden ist, kann es zu einem Krampf des inneren Muttermundes kommen, der möglicherweise die Plazenta zurückhält. Durch die Narkose löst sich dieser Krampf, so dass die Plazenta nun leicht gewonnen werden kann.

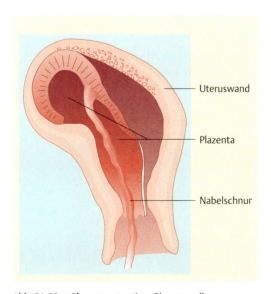

Abb. 21.20 ▪ **Plazentaretention.** Placenta adhaerens.

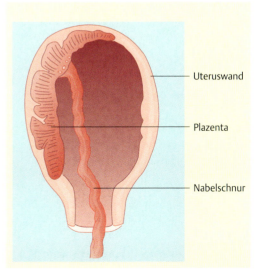

Abb. 21.21 ▪ **Placenta accreta bzw. increta.** Eine Unterscheidung ist nur durch eine histologische Untersuchung möglich.

21 ■ Pathologie des Geburtsablaufs

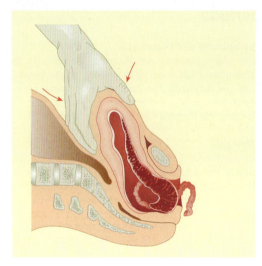

Abb. 21.22 ■ **Credé-Handgriff.** Zur Entleerung des Uterus.

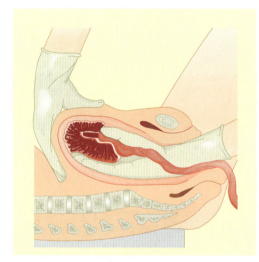

Abb. 21.23 ■ **Manuelle Plazentalösung.**

21.5.2 Postpartale Blutungen

Verstärkte Blutungen in der Nachgeburtsperiode lassen sich auf drei Hauptursachen zurückführen:
- Blutungen aufgrund von Verletzungen der Geburtswege,
- Atonie (Kontraktionsschwäche) des Uterus,
- Unvollständig ausgestoßene Plazenta.

Blutungen aufgrund von Verletzungen der Geburtswege

Man unterscheidet Zervixrisse (**Abb. 21.19**), bei denen der Muttermund meist seitlich eingerissen ist und es aus zervikalen Gefäßen (meist arteriell) stark bluten kann, von Scheidenrissen, die sich seitlich in der Vaginalwand befinden (S. 261).

M *Auch aus einem Dammriss oder einer Episiotomiewunde kann es bluten, hier ist die Blutung aber meist venös und nicht so stark.*

Ursachen
Zervix- und Scheidenrisse entstehen bei einer spontanen Geburt, wenn der Kopf des Kindes mit großer Kraft durch das Weichteilrohr gepresst wird. Besonders die vaginal operativen Entbindungen, wie Zangengeburt oder die Anwendung der Saugglocke, führen zu Zervix- und Scheidenrissen.

Symptome und Diagnostik
Eine Blutung bei gut kontrahiertem Uterus lässt immer an eine Rissverletzung denken. Deshalb ist sicherheitshalber die Kontrolle der Scheide und Zervix nach einer operativen Entbindung nötig.

M *Bei Blutungen, die das normale Maß übersteigen, wird immer zuerst eine Verletzung ausgeschlossen. Dazu wird mittels breiter Spekula die Zervix und die Scheide inspiziert (eingestellt).*

Therapie
Risse werden sofort mit einer Naht versorgt bis die Blutung steht. Bei höher gelegenen Rissen ist eine Narkose erforderlich.

P *Beobachtung: Das schnelle Erkennen von vital gefährdenden Komplikationen und das sorgfältige Handeln ist in solchen Situationen sehr wichtig. Um bei dem teils erheblichen Blutverlust keine unnötige Zeit verstreichen zu lassen, wird der Arzt sofort informiert.*

Wegen der Gefahr des großen Blutverlusts ist die Patientin immer mit einem venösen Zugang, bei stärkerer Blutung mit einem zweiten venösen Zugang zu versorgen. Den Kreislauf stabilisierende Maßnahmen sind außerdem notwendig.

Atonie des Uterus

D *Kontrahiert sich der Uterus nicht, obwohl der Mutterkuchen vollständig ausgestoßen wurde, spricht man von einer Atonie des Uterus.*

M *Zunächst werden die offenen Gefäße der Plazentahaftstelle durch die Kontraktion der Gebärmuttermuskulatur wie durch eine Abbindung verschlossen. Der endgültige Verschluss durch Thromben geschieht erst später. Jede Kontraktionsstörung hat somit eine stärkere Blutung zur Folge.*

Ursachen

Die Muskulatur des Uterus kontrahiert sich nicht adäquat. Dadurch kann die Anhaftungsstelle, die Plazentawunde, nicht verschlossen werden. Atonien kommen häufiger vor bei überdehntem, übermüdetem und erschlafftem Uterus, z. B. nach langer Geburt oder Zwillingsentbindung. Vielgebärende oder Frauen mit Blutungen bei vorangegangenen Entbindungen gehören ebenso zur Risikogruppe. Auch der Konstitutionstyp scheint eine Rolle zu spielen. So sind rothaarige Patientinnen häufiger betroffen.

Symptome und Diagnostik

Sehr rasch setzen stärkere bis starke Blutungen ein. Diese kommen meist schubweise, da sich zunächst die Vagina erst mit Blut anfüllt und dann schlagartig entleert. Der Uterus ist weich und schlaff, der Fundus steht über dem Nabel. Eine vollständige Entleerung des Uterus ist zu gewährleisten, um sicher blutende Plazenta- oder Eihautreste ausschließen zu können.

Therapie

Auch bei der atonischen Nachblutung wird nach einem Stufenplan vorgegangen. Zunächst werden Wehenmittel, wie Oxytozin und Methergin intravenös verabreicht. Wichtig ist, dass die Harnblase entleert ist. Durch Massage werden Wehen provoziert, eine Eisblase wird auf den Uterus gelegt. Das Kavum des Uterus muss leer sein. Da sich das Blut jedoch auch in der Gebärmutterhöhle angesammelt hat, muss dieses erst herausgedrückt werden.

M Bestehen irgendwelche Zweifel an der Vollständigkeit der Plazenta, wird eine Nachtastung und Kürettage durchgeführt.

Es ist möglich, den Uterus nun noch mechanisch zu komprimieren. Hat diese Therapie keinen oder einen nicht ausreichenden Effekt, so werden zusätzlich noch Prostaglandine eingesetzt. Diese Stoffe bewirken eine Kontraktion der Gebärmutter. Sie werden als Infusion gegeben oder auch direkt in die Gebärmutter gespritzt. Gleichzeitig muss der Kreislauf der Entbundenen mit Infusionen aufrechterhalten werden. Bei höheren Blutverlusten – die schnell eintreten können! – sollten Blutkonserven gegeben werden.

Steht die Blutung, bleibt die Patientin noch einige Zeit zur Überwachung im Kreißsaal.

M Das Vorgehen bei vaginalen Blutungen in der Nachgeburtsperiode ist immer gleich. Zunächst werden Verletzungen ausgeschlossen. Dann erfolgt die Entleerung der Gebärmutter, gleichzeitig die Anwendung von Kontraktionsmitteln. Der Uterus wird mechanisch komprimiert. Dadurch wird das erneute Volllaufen des Kavums mit Blut verhindert. Als nächster Schritt, wenn die Blutung immer noch nicht steht, werden Prostaglandine eingesetzt. Der letzte Versuch, die Frau zu retten, besteht in der Entfernung der Gebärmutter. Parallel zu diesem Vorgehen erfolgt die Stabilisierung des Kreislaufs.

W Prostaglandin $F_2\alpha$ (Nalador) wird in der Postpartalperiode angewendet. Zum Einleiten von Wehen oder zur Vorbereitung des Gebärmutterhalses verwendet man Prostaglandin E_2 (Minprostin, Cergem).

P **Lagerung.** Die Patientin wird nach Fritsch gelagert, d.h. mit übereinanderliegenden Beinen, damit eine wiederauftretende Blutung nicht unbemerkt in der Matratze versickern kann (**Abb. 21.24**). Das Blut sammelt sich zwischen den Oberschenkeln.

In den meisten Fällen genügen diese konservativen Maßnahmen, um die Blutung zum Stehen zu bringen. In Einzelfällen muss jedoch eine Hysterektomie durchgeführt werden. Bei der Atonie werden häufig Blutkonserven benötigt.

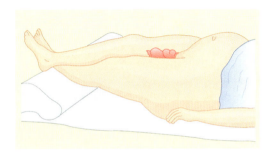

Abb. 21.24 ▪ **Lagerung nach Fritsch.** Bei einer vaginalen Blutung wird das Blut zwischen den Beinen sichtbar. Es kann nicht in der Matratze versickern.

Unvollständig ausgestoßene Plazenta

D Bleibt an der Gebärmutterwand nach dem Ausstoßen der Plazenta ein Stück hängen, spricht man von einer unvollständig ausgestoßenen Plazenta.

Ebenfalls gefährlich ist es, wenn Eihautreste zurückbleiben oder an der Kavumwand anhängende Blutkoagel eine Entleerung des Kavums unmöglich machen.

Ursachen

Es kann zu solchen Resten im Uterus kommen, wenn an der Plazenta unter der Geburt zu sehr gezogen wurde, ohne dass die Lösungszeichen abwartet wurden. Nicht immer ist eine Ursache auszumachen. Die Kontrolle der Vollständigkeit ist von erheblicher Bedeutung und darf nicht unterlassen werden.

Symptome und Diagnostik

Es kommt zu einer atonen Blutung, bei der sich der Uterus nicht zusammenziehen kann.

M *Fehlt nur ein kleines Stück an der Plazenta, setzt manchmal erst im Wochenbett die Blutung ein.*

Typisch ist hier eine schubweise Blutung, die sehr stark werden kann. Findet man bei der Kontrolle der Nachgeburt abgerissene Gefäße an den Seiten oder an den Eihäuten, muss an eine Nebenplazenta gedacht werden. Wenn diese im Kavum verblieben ist, kann es zu Blutungen kommen. Sollte es bei verbliebenen Plazentaresten nicht zu einer Blutung kommen, ist die erhöhte Infektionsgefahr zu beachten. Die aufsteigenden Keime der Scheide vermehren sich im Mutterkuchen sehr gut und führen zu einer Endometritis, die sich rasch ausbreitet.

Therapie
Die erste Maßnahme ist die sofortige Nachtastung und Nachkürettage mit einer großen stumpfen Kürette. Der Eingriff erfolgt meist in Narkose und unter Antibiotikaschutz. Zusätzlich werden Kontraktionsmittel verabreicht, wie unter der Therapie der Atonie beschrieben.

21.6 Koagulopathien

21.6.1 Verbrauchskoagulopathie

Ursachen und Symptome
Bei einer Vielzahl gynäkologischer Erkrankungen werden aus dem Uterus Stoffe und Zellen freigesetzt, die im Blut eine Gerinnung auslösen. Infektionen, wie eine Fruchtwasserentzündung z. B. nach vorzeitigem Blasensprung oder eine Gebärmutterentzündung im Wochenbett, können die Gerinnungskaskade starten.

In einem solchen Fall werden im ganzen Körper plasmatische Gerinnungsfaktoren und Thrombozyten verbraucht. Auf diesem Verbrauch beruht auch der Name der Erkrankung. Durch die so gebildeten Thromben kommt es zur Verlegung der ganz kleinen Arteriolen und Venolen mit daraus resultierenden Gewebsuntergängen.

M *Da die Gerinnungsfaktoren mit der Zeit aufgebraucht sind und so schnell keine neuen produziert werden können, ist die Gerinnung nachfolgend gestört und es kommt zu diffusen Blutungen.*

Besonders betroffen von den Störungen sind die Lunge, das Herz und die Niere. Aber auch die Leber und das Gehirn können in Mitleidenschaft gezogen werden. Die entstandenen Thromben werden von bestimmten Enzymen gespalten. Diese Spaltprodukte ihrerseits regen die Gerinnung weiter an, so dass ein Teufelskreis entsteht (Hyperfibrinolyse). Gefährlich ist in einem solchen Zusammenhang, dass in der Geburtshilfe nach der Geburt und besonders nach einem Kaiserschnitt offene Wunden vorliegen, die durch die Blutgerinnung geschlossen werden sollten. Hier besteht nun besondere Blutungsgefahr.

Diagnostik
Das klinische Erscheinungsbild und die typischen Laborbefunde bestätigen die Diagnose. Ein einfaches Hilfsmittel ist der sog. Clot-observation-Test (Gerinnungsbeobachtungstest). Er hilft bei der Bestimmung des Stadiums, in dem sich die Patientin befindet (**Abb. 21.25**).

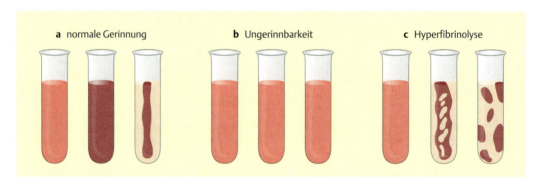

Abb. 21.25 • Gerinnungsbeobachtungstest. Blut wird gewonnen, in ein Reagenzglas gefüllt und die Gerinnungsreaktion beobachtet. **a** Normalerweise bildet sich nach 5–15 Minuten ein Gerinnsel, das bestehen bleibt, auch wenn man das Reagenzglas schüttelt. **b** Es kommt nicht zur Gerinnung. **c** Es kommt zwar zur Gerinnung, aber das Gerinnsel löst sich gleich wieder auf. Das ist ein Zeichen für eine gesteigerte Fibrinolyse und ist typisch für die Verbrauchskoagulopathie zu einem späteren Zeitpunkt.

Therapie
Die Behandlung ist abhängig vom Stadium der Erkrankung. Befindet sich die Patientin am Anfang einer solchen Gerinnungsstörung, kann angestrebt werden, das Geschehen zu stoppen. Man wird versuchen, die verlorenen Gerinnungsfaktoren, v. a. das Fibrinogen, zu ersetzen. Die Gabe von anderen gerinnungsbeeinflussenden Medikamenten ist notwendig, um eine genau auf die jeweilige Lage abgestimmte Therapie durchzuführen. I. d. R. findet die Behandlung auf der Intensivstation statt.

Ist es bei einer Patientin durch einen hohen Blutverlust zu Gerinnungsstörungen und einer Kreislaufdekompensation gekommen, liegt ebenfalls eine Verbrauchskoagulopathie vor. Diese wird am besten durch die Gabe von Blutkonserven behandelt.

22 Pathologische Veränderungen während des Wochenbetts

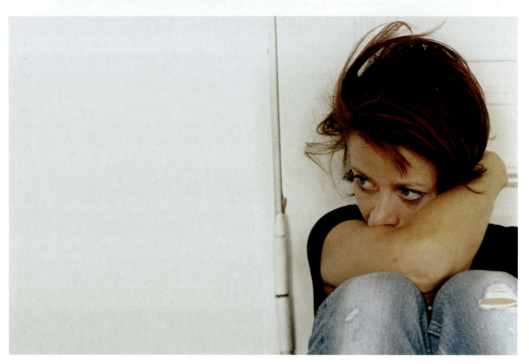

22.1 Rückbildungsstörungen • 268
22.1.1 Subinvolution des Uterus • 268
22.1.2 Lochialstau • 269

22.2 Entzündungen im Wochenbett • 270
22.2.1 Puerperalfieber • 270
22.2.2 Mastitis puerperalis • 273
22.2.3 Sonstige Infektionen im Wochenbett • 275

22.3 Phlebothrombose, Thrombophlebitis, Embolie • 275

22.4 Psychiatrische Störungen • 276

22.5 Orthopädische Störungen • 277
22.5.1 Symphysenschädigung • 277

22.1 Rückbildungsstörungen

22.1.1 Subinvolution des Uterus

D *Wenn die Rückbildung der Gebärmutter verzögert oder mangelhaft erfolgt, spricht man von Subinvolutio uteri.*

Ursachen
Durch die Überdehnung der Muskelfasern während der Schwangerschaft kann die Kontraktion des Uterus im Wochenbett erschwert sein. Das kommt z. B. bei Mehrlingsgeburten oder beim Hydramnion (zu viel Fruchtwasser) vor. Hat die Geburt sehr lange gedauert und ist die Gebärmutter bereits unter der Geburt mit Kontraktionsmitteln angeregt worden, muss diesbezüglich auch im Wochenbett mit Problemen gerechnet werden. Wenn die Mutter nicht stillt, fehlt die durch das Stillen ausgelöste Oxytozinausschüttung.

M *Nicht stillende Wöchnerinnen haben eine schlechtere Uterusrückbildung, weil ihnen die Oxytozinwirkung fehlt. Dieses Hormon aus der Hypophyse bewirkt neben der Milchfreisetzung auch eine Kontraktion der Gebärmuttermuskulatur.*

Symptome

Der höchste Punkt der Gebärmutter, der Fundus uteri, steht höher als es der physiologischen Entwicklung entspricht. Der Uterus fühlt sich teigig und weich an. Häufig findet man einen Druckschmerz an den Uteruskanten, den sog. Kantenschmerz. Die Lochien sind verstärkt und übel riechend.

> **M** *Bei einem hochstehenden Fundus lässt man die Frau zunächst die Blase entleeren und tastet dann erneut.*

Diagnostik

Die klinische Kontrolle des Fundusstandes hilft, eine Subinvolution frühzeitig zu erkennen. Eine Untersuchung mit Ultraschall kann manchmal ergänzend eingesetzt werden, wenn die Uteruskante nicht zu tasten ist.

> **P** *Prüfung des Fundusstandes. Daraus folgt, dass die tägliche Überprüfung von Fundusstand und Kontraktionszustand des Uterus eine einfache Methode ist, schwer wiegende Krankheitszustände frühzeitig zu erkennen.*

Therapie

Die Therapie besteht aus der Gabe von Kontraktionsmitteln, wie Oxytozin, i. m. oder i. v. Gleichzeitig wird ein Spasmolytikum verabreicht, um einen Verschluss des Zervikalkanals zu vermeiden. Bei nicht stillenden Müttern können Mutterkornpräparate, wie Methergin, eingesetzt werden. Diese hemmen als Nebenwirkung die Milchbildung und sind daher für Stillende nicht geeignet.

> **W** *Mutterkornalkaloide sind Substanzen, die über die α-Rezeptoren des Sympathikus kontrahierend auf die Uterusmuskulatur wirken. Sie haben als Hauptnebenwirkung Übelkeit und Erbrechen.*

Hilfreich ist, neben krankengymnastischen Übungen, eine häufige Einnahme der Bauchlage. Die Wöchnerin sollte ihre Harnblase regelmäßig entleeren und für leichten Stuhlgang sorgen. Die Gebärmutter kann zudem durch Massage zu einer Kontraktion angeregt werden.

22.1.2 Lochialstau

> **D** *Ein Aufstau des Wochenflusses, der Lochialstau, entsteht durch das Verlegen des Zervikalkanals mit Blutkoageln oder Eihautresten.*

Ursache

Wenn sich der Gebärmutterhals zu schnell verschließt oder Blutkoagel den Abfluss verhindern, staut sich das Lochialsekret in der Gebärmutter. Da die Lochien ein idealer Nährboden für Keime sind, kommt es rasch zu einer Keimbesiedlung.

> **M** *Das Lochialsekret ist stark keimbelastet und gilt daher als infektiös. Das alleine hat jedoch noch keinen Krankheitswert.*

Symptome

Der Wochenfluss fließt wenig oder gar nicht mehr. Dabei haben die Lochien einen fötiden (unangenehmen) Geruch angenommen. Der Uterusfundus steht zu hoch und ist druckempfindlich. Oft kommt es zu einem Temperaturanstieg mit charakteristischem Stirnkopfschmerz.

> **P** *Beobachtung. Beim Lochialstau fließt der Wochenfluss fast gar nicht mehr, bei der Rückbildungsverzögerung kann es zu stärkeren Blutungen kommen. In beiden Fällen steht der Fundus uteri zu hoch und die Gebärmutter ist zu weich.*

Diagnostik

Es genügt die klinische Verdachtsdiagnose. Ein Lochialstau geht immer mit einer Rückbildungsverzögerung der Gebärmutter einher.

Therapie

Die Therapie unterscheidet sich nicht von der der Subinvolutio uteri. Die Gabe eines Spasmolytikums ist besonders angezeigt. Eine Untersuchung auf dem gynäkologischen Stuhl und die manuelle Entfernung des Koagels können manchmal notwendig sein.

> **M** *Um einen Lochialstau zu vermeiden, wird beim Kaiserschnitt der Gebärmutterhals gedehnt, damit das Sekret ausreichend abfließen kann.*

Komplikationen der Rückbildungsverzögerungen

Beide Erkrankungen gehen miteinander einher und lassen sich oft nicht voneinander trennen. Die Therapie muss in jedem Fall früh einsetzen, um die Entstehung einer *Endometritis puerperalis* (Entzündung der Gebärmutterschleimhaut im Wochenbett) zu verhindern. Sowohl ein schlecht kontrahierter Uterus als auch ein Lochialstau begünstigen die Vermehrung von Keimen in der Gebärmutterhöhle.

22.2 Entzündungen im Wochenbett

22.2.1 Puerperalfieber

D *Mit Puerperalfieber (Kindbettfieber) werden alle Infektionen im Wochenbett zusammengefasst, die von den Genitalorganen ausgehen.*

Beginnend mit einer Infektion des Endometriums (Gebärmutterschleimhaut) schreitet die Entzündung zu einer Endomyometritis fort (Schleimhaut und Muskelschicht sind betroffen). Von diesem Ursprungsort aus kann das kleine Becken mit in den Entzündungsprozess einbezogen werden (Adnexitis, Pelveoperitonitis, Peritonitis und Parametritis). Kommt es zu einer Generalisierung der Entzündung, spricht man von Sepsis puerperalis.

Ursache
Beim Puerperalfieber dringen die Keime von der Scheide durch den offenen Zervikalkanal in die Gebärmutterhöhle. Hier bestehen ausgedehnte Wundflächen an der vormaligen Plazentahaftstelle. Die Keime können auch durch größere und kleinere Verletzungen der Geburtswege (z. B. Scheidenschleimhaut) über den Lymphweg zur Gebärmutter vordringen. Eine lange Geburtsdauer mit häufigen Untersuchungen, eine schwere Geburt und ein vorzeitiger Blasensprung begünstigen eine Infektion ebenso wie Nachtastungen oder Nachkürettagen.

M *Eine Nachtastung oder Nachkürettage erfolgt grundsätzlich unter Antibiotikaschutz. Meist ist eine Einzelgabe ausreichend.*

Bei vorzeitigem Blasensprung oder einem Temperaturanstieg unter der Geburt sollten Abstriche von der Plazenta zum Keimnachweis mit Resistenzbestimmung durchgeführt werden. Falls Mutter oder Kind Zeichen einer Infektion zeigen, liegt dann die Information über die verursachenden Keime bald vor und man kann gezielt antibiotisch behandeln. Das Keimspektrum umfasst Kokken und Escherichia coli, aber auch Chlamydien oder Mykoplasmen. Meist liegt eine Mischinfektion evtl. auch mit Anaerobiern vor.

W *Ignaz Philip Semmelweis hat in der Mitte des 19. Jahrhunderts in Wien durch die Einführung der Chlorwaschungen der Hände wesentlich zur Verminderung der Müttersterblichkeit beigetragen. Diese hatte durch die Verbreitung der von Ärzten geleiteten Gebärhäuser stark zugenommen. Die Ärzte gingen direkt von der Pathologie zur Wochenstation und verbreiteten so die Keime.*

Zu unterscheiden ist eine endogene Infektion, bei der Keime der Frau selbst eine Entzündung auslösen, von einer exogenen Infektion. Bei der Fremdinfektion kommt es unter der Geburt durch die vielfältigen Manipulationen zum Einbringen der Keime. Abhängig von der Virulenz (Aggressivität) der Keime und der Abwehrlage der Wöchnerin können sich die unterschiedlichsten Schweregrade einer Infektion im kleinen Becken ausbilden. Meist verbleibt die Infektion lokal im Uterus, sie kann sich aber auch über das Lymphsystem oder über die Adnexen weiter ausbreiten. Bekommt die Infektion Anschluss an den Blutkreislauf, führt dies zur Sepsis (**Abb. 22.1**).

M *Mehrere Faktoren beeinflussen die Entwicklung der Infektion. Auf der einen Seite steht die Virulenz der Keime, die die Infektion möglicherweise ins Gewebe vordringen lässt, auf der anderen Seite der mütterliche Zustand. Heute ist das Kindbettfieber seltener als früher, weil die Frauen insgesamt gesünder sind, schneller Antibiotika eingesetzt werden und die Geburtshilfe durch die frühzeitige Entscheidung zu einer Schnittentbindung vorsichtiger geworden ist.*

Endometritis puerperalis

D *Die Endometritis puerperalis ist eine Infektion der Gebärmutterschleimhaut im Wochenbett (**Abb. 22.2**).*

Symptome und Diagnostik
Bei den Wöchnerinnen treten subfebrile Temperaturen bis 38 °C auf. Der Uterus ist weich und druckschmerzhaft (Subinvolutio). Die Lochien riechen übel. Eine mäßige Leukozytose und ein CRP-Anstieg können weitere Hinweise geben.

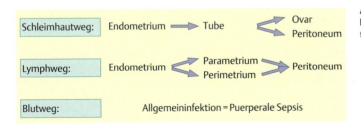

Abb. 22.1 ▪ **Infektionen im Wochenbett.** Drei Wege der puerperalen Infektion.

Entzündungen im Wochenbett • 22.2

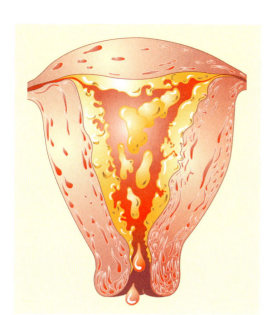

Abb. 22.2 • Eitrige Endometritis.

W *CRP (= C-reaktives Protein) ist ein Eiweißkörper, der frühzeitig vom Körper gebildet wird, wenn sich eine Entzündung anbahnt. Man nennt es auch „Akute Phase"-Protein, weil es in der ersten Phase einer Entzündung im Serum ansteigt.*

Wenn eine andere Quelle (Mastitis oder Harnwegsinfekt) als Ursache des Fiebers ausgeschlossen ist, sollte immer eine Endometritis angenommen und auch als solche behandelt werden, damit eine Verschlechterung des Krankheitsbildes verhindert wird.

Therapie
Da ein gut kontrahierter Uterus mit gut abfließenden Lochien die beste Prophylaxe und auch Therapie der Endometritis ist, besteht die Behandlung in der Gabe von Kontraktionsmitteln und Spasmolytika. Wenn das Fieber bestehen bleibt oder die Therapie mit Spasmolytika und Kontraktionsmitteln keine ausreichende Besserung bringt, wird die Gabe eines Antibiotikums notwendig.

Endomyometritis puerperalis

D *Wenn die Infektion der Gebärmutterschleimhaut im Wochenbett auch auf die Muskelschicht der Gebärmutter übergreift, spricht man von der Endomyometritis puerperalis.*

Symptome und Diagnostik
Das Fieber ist höher und hält länger an als bei der Endometritis. Das allgemeine Krankheitsgefühl der Patientinnen ist größer. Außerdem kommt eine Tachykardie hinzu. Die Befunde am Uterus sind die gleichen wie bei der Endometritis. Auch hier ist der Uterus weich und druckschmerzhaft, er steht zu hoch, die Lochien riechen auffällig fötide und sind meistens vermehrt. Zur Diagnosesicherung führt die klinische Symptomatik, für die Therapie reicht jedoch ein Verdacht aus. Ein Abstrich aus den Lochien zur Anzüchtung der Keime für eine Resistenzbestimmung erfolgt in jedem Fall.

Therapie
Bei einer Endomyometritis ist immer eine intravenöse antibiotische Therapie notwendig. Diese sollte ein breites Wirkungsspektrum haben und auch gegen Anaerobier wirksam sein (z. B. Mezlocillin oder Ampicillin kombiniert mit Metronidazol). Liegen bereits Resistenzbestimmungen aufgrund eines Abstriches vor, erfolgt die Therapie gezielt. Zusätzlich verabreicht man Uterotonika. Fiebersenkende Mittel haben den Nachteil, dass sie eine Verschlechterung des Krankheitsbildes verschleiern können und daher vorsichtig eingesetzt werden müssen.

Komplikationen
Beim Weiterfortschreiten der Infektion kann es zu einer Aszension der Keime über die Tuben bis zur freien Bauchhöhle kommen. Es liegt dann eine *Adnexitis puerperalis* oder eine *Peritonitis puerperalis* vor. Zu den bereits vorhandenen Symptomen kommt jetzt ein deutlicher Unterbauchschmerz hinzu, sowie eine Darmatonie im Sinne eines paralytischen Ileus. Die Patientin ist im höchsten Maße gefährdet. Eine intensivmedizinische Behandlung ist notwendig. Dringen die Keime durch die untere Uteruswand oder die Zervixwand in die Parametrien, entsteht die seltene *Parametritis puerperalis*. Dies ist eine phlegmonöse Entzündung des extraperitonealen Bindegewebes, das zwischen Zervix und seitlicher Beckenwand aufgespannt ist. Der Eiterherd neigt zur Abszedierung (Einschmelzung). Diagnostiziert wird diese Entzündungsform am besten bei der rektalen oder kombiniert vaginal und rektalen Untersuchung, die extrem schmerzhaft ist. Zusätzlich zur antibiotischen Therapie, die immer erforderlich wird, muss hier manchmal operativ ein Abszess gespalten werden.

Sepsis puerperalis

B *Tina Briegel hat vor drei Tagen entbunden. Alles ist gut verlaufen, aber seit sie das Krankenhaus verlassen hat, fühlt sie sich immer schlechter. Die Hebamme, die sie zu Hause betreut, fragt nach ihren Beschwerden und Frau Briegel erzählt ihr, dass sie erhöhte Temperatur und Bauchschmerzen habe. Außerdem ist die Brust angeschwollen und mit dem Stillen klappt es auch nicht so gut. Die Hebamme stellt fest, dass der Uterus noch am Nabel steht und nur wenig kontrahiert ist. Außerdem ist der Wochenfluss nur spärlich. Sie veranlasst sofort, dass Tina zurück ins Krankenhaus kommt.*

22 ▪ Pathologische Veränderungen während des Wochenbetts

D Es handelt sich um eine generalisierte Form des Kindbettfiebers, die am häufigsten von einer Endomyometritis oder einer Venenentzündung im kleinen Becken ausgeht (**Abb. 22.3** und **Abb. 22.4**).

Im Unterschied zu den oben erwähnten Krankheitsbildern steht hier die hämatogene Streuung der Keime im Vordergrund. Meist liegt eine Thrombose in einer Vene aus dem Abflussbereich des Uterus vor, die sich entzündet. Ob zunächst eine Venenentzündung bestand, die thrombosiert ist oder ob sich eine bestehende Thrombose entzündet hat, kann nicht immer geklärt werden und hat auch keine praktische Bedeutung. Der Sepsisherd gibt dauerhaft oder in Schüben Bakterien in die Blutbahn frei. So kann es zu Eiterabsiedlungen in anderen Organen, wie Lunge, Niere oder Gehirn, kommen. In ca. 20 % der Fälle kommt es zu einer Besiedelung der Herzklappen (**Abb. 22.3**).

M Bei der Puerperalsepsis werden Bakterien von einem infizierten Thrombus in die Blutbahn abgegeben. Hierdurch kommt es zu hohem, teilweise schubartigem Fieber (**Abb. 22.4**).

Symptome und Diagnostik

Die Patientinnen sind unruhig und werfen sich im Bett hin und her. Dabei besteht ein extrem reduzierter Allgemeinzustand mit starkem Krankheitsgefühl. Das Fieber ist sehr hoch und verläuft entweder in 1–2 Schüben täglich mit Schüttelfrost oder aber kontinuierlich. Der Puls geht schnell, es kommt zu einer Beschleunigung der Atmung. Der Blutdruck sinkt. Im Blutbild kann es neben einer Leukozytose mit Werten bis zu 30 000 pro mm^3 zu einem Hb-Abfall infolge einer Hämolyse kommen. Besonders gefährlich ist ein Absinken der Thrombozyten, was auf einen Verbrauch von Gerinnungsfaktoren schließen lässt (Verbrauchskoagulopathie).

Schreitet das Krankheitsbild weiter fort, kommt es zu einer Verschlechterung des Allgemeinzustandes mit Bewusstseinseintrübung. Wenn Niere und Leber versagen, resultiert ein Kreislaufschock.

Therapie

Die hoch dosierte antibiotische Therapie wird von intensivmedizinischen Maßnahmen unterstützt. Wichtig ist eine Heparinisierung, um die Verbrauchs-

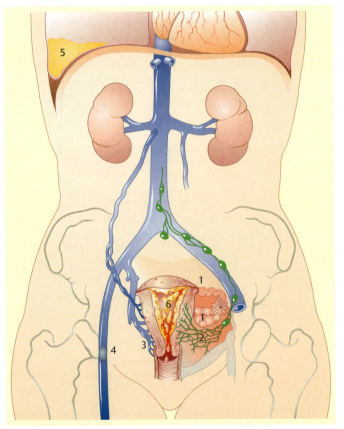

Abb. 22.3 ▪ **Puerperalsepsis. 1** diffuse Peritonitis, Adnexitis **2** Parametritis **3** infizierte Venenthrombose im Abflussgebiet des Uterus **4** Femoralvenenthrombose **5** Pulmonaler Eiterherd **6** eitrige Endometritis.

Entzündungen im Wochenbett ▪ 22.2

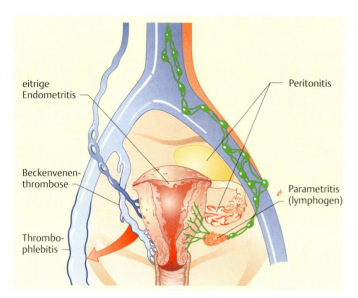

Abb. 22.4 ▪ **Puerperalsepsis.** Entstehung schematisch dargestellt.

koagulopathie zu bremsen. Schwer wiegend, aber manchmal unumgänglich, ist die Entfernung des septischen Herdes durch eine Hysterektomie. Dieser technisch schwierige Eingriff muss sehr sorgfältig abgewogen werden und ist eine Ultima ratio.

Prognose
Die Puerperalsepsis ist ein lebensbedrohendes Krankheitsbild mit einer Letalität von 20–50%. Bei einer rasch fortschreitenden Sepsis sind die Keime äußerst aggressiv und führen innerhalb von 2–3 Tagen zum Tod. Ein besonderes Problem stellt die in den meisten Fällen einsetzende Verbrauchskoagulopathie dar.

22.2.2 Mastitis puerperalis

B Susanne Keller stillt ihren vier Monate alten Sohn Bastian voll. Außer ein paar kleinen Anfangsschwierigkeiten gab es nie Probleme. Seit gestern jedoch schmerzt die rechte Brust, die zudem rot und heiß ist. Da das Anlegen mehr als unangenehm ist, stillt Susanne nur noch mit der linken Brust. Trotzdem werden die Beschwerden schlimmer. Am Abend hat sie dann 41 °C Fieber und starken Schüttelfrost. Ihr Mann benachrichtigt sofort den Notdienst.

D Bei der Brustentzündung der Stillenden handelt es sich meist um eine Infektion mit dem Keim Staphylococcus aureus, der durch die Besiedlung des kindlichen Nasenrachenraumes zur Mutter übertragen wird. Begünstigt wird die Infektion durch einen Milchstau und Hauteinrisse (Rhagaden) der Brustwarze (**Abb. 22.5**).

Ursache
Die Staphylokokken werden vom Nasenrachenraum des Pflegepersonals und der Mutter zum Kind übertragen. Von hier können die Keime durch Verletzungen der Brustwarze über die Milchgänge in die Brust eindringen.

P **Prophylaxe.** Die Verhütung von Schrunden und Rhagaden ist die beste Vorsorge gegen eine Mastitis. Eine Infektion über die keimhaltigen Lochien ist weniger häufig. Aus diesem

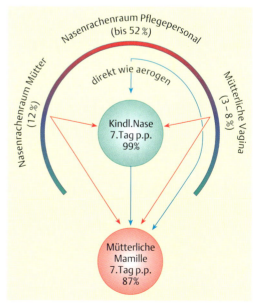

Abb. 22.5 ▪ **Infektionsweg.** Verbreitung von Staphylokokken von der Mutter und dem Pflegepersonal über das Kind zur Mamille der Mutter (nach: Pschyrembel u. Dudenhausen, 1989).

Grunde ist eine Handdesinfektion der Wöchnerin mit Alkohol zur Verhütung einer Mastitis nicht sinnvoll. Es gilt eher, den Übertragungsweg über das Pflegepersonal zu durchbrechen.

Innerhalb der Brust können sich die Keime auf zwei verschiedenen Wegen ausbreiten. Zum einen über das Bindegewebe, das zwischen den einzelnen Drüsenläppchen liegt (Interstitium). Man spricht von einer *interstitiellen Mastitis*. Über kleinste Verletzungen der Brustwarze dringen die Keime auf dem Lymphweg in die Tiefe ein. Es kommt zu einer diffusen, phlegmonösen Entzündung (**Abb. 22.6 a**).

Beim zweiten Infektionsweg nutzen die Keime die offenen Milchgänge, es kommt zu einer intrakanalikulären Aszension. Dabei entzünden sich die Milchdrüsen, also das Parenchym, sodass man von einer *parenchymatösen Mastitis* spricht. Diese Form ist wesentlich seltener. Sie wird durch einen Milchstau begünstigt, da Milch ein idealer Nährboden für Keime ist (**Abb. 22.6 b**). Beide Formen sind klinisch kaum zu unterscheiden, da sie ineinander übergehen.

Symptome
Drei wichtige Symptome einer jeden Entzündung treten auch bei der Mastitis in Erscheinung:
- Schmerzen,
- Fieber,
- Rötung und Überwärmung.

M *Bei Schmerzen in der Brust und Fieber im Wochenbett muss an eine Mastitis gedacht werden. Die Früherkennung ist wichtig.*

Zuerst klagen die Patientinnen über leichte, umschriebene Schmerzen in der Brust. Das Fieber tritt plötzlich auf und kann sehr hoch werden. Schüttelfrost kommt dabei häufig vor. Manchmal ist das Fieber das einzige Symptom, die Brust hat ein unauffälliges Aussehen. Typische Kennzeichen der Mastitis sind jedoch eine meist einseitige Schwellung der Mamma mit Rötung und Überwärmung, die schmerzhaft ist. Es kommt zu einer Lymphangitis. Hier ziehen bläulich-rote Lymphgefäße über den betroffenen Quadranten zu den bereits frühzeitig vergrößerten und tastbaren Lymphknoten in der Axilla.

Zunächst liegt in der Brust ein diffuses Infiltrat vor, das sich jedoch abgrenzt und einen Abszess bildet. Dieses Verhalten ist typisch bei einer Entzündung mit Staphylococcus aureus. Ist so der Abszess entstanden, kann man eine Fluktuation tasten (wellenartige Bewegungen von abgekapselten Flüssigkeiten).

M *Unter einem Infiltrat versteht man die diffuse, flächenhafte Ausbreitung einer Entzündung im Bindegewebe. Der Körper versucht, die Bakterien durch eine Membran einzukapseln. Hierbei kommt es durch Gewebeeinschmelzung zu einem Hohlraum, der von Leukozyten umgeben ist. Man bezeichnet dies als einen Abszess. Manche Bakterien produzieren bestimmte Enzyme, sodass es nicht zu einer Abkapselung kommen kann. Dann bildet sich eine Phlegmone aus.*

Diagnostik
Die Diagnose wird anhand der typischen Klinik gestellt. Für die Therapie ist es wichtig, zwischen dem Stadium des Infiltrates und des Abszesses zu unterscheiden. Erst wenn übliche Maßnahmen nicht zum Erfolg führen, muss mittels bildgebender Verfahren und einer Histologie ein Mammakarzinom ausgeschlossen werden.

Komplikationen
Bei der interstitiellen Mastitis kann sich ein *retromammärer* Abszess ausbilden, wenn die Keime bis auf die Pektoralisfaszie vordringen. Verbreiten sie sich dicht unter der Brustwarzenhaut, spricht man von einem *subareolären* Abszess.

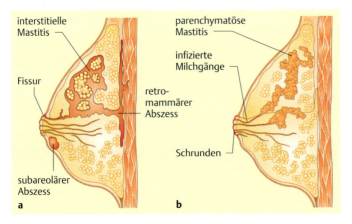

Abb. 22.6 ▪ **Mastitis**. **a** Interstitielle Mastitis mit Abszedierung **b** Parenchymatöse Mastitis.

Therapie

In der Frühphase der Mastitis wird zunächst versucht, die Brust zu schonen. Dies geschieht mit einer medikamentösen Prolaktinhemmung in niedriger Dosierung z. B. mit Pravidel. Dabei muss nicht prinzipiell abgestillt werden. Im Zweifelsfall kann man die Keimzahl in der Muttermilch bestimmen und dann entscheiden, ob ein Weiterstillen für das Kind gefährlich ist.

> **P** *Unterstützende Maßnahmen.* Von großer Bedeutung ist aber, dass die Brust immer gut entleert wird. Gleichzeitig werden antiphlogistische Maßnahmen durchgeführt, wie Umschläge mit Quark oder Kohlblättern. Die Brust sollte gekühlt und hochgebunden werden.

Wenn es innerhalb der ersten 12 Stunden nicht zur Entfieberung kommt, ist eine antibiotische Therapie mit einem staphylokokkenwirksamen Antibiotikum notwendig.

Falls diese Maßnahmen nicht helfen oder ein fortgeschrittenes Krankheitsbild mit beginnender Abszedierung vorliegt, kann eine Resorption der Entzündung nicht mehr erwartet werden. Jetzt wird die Einschmelzung gefördert, damit der Abszess chirurgisch saniert werden kann. Man erreicht dies durch Wärmeanwendung mit Rotlicht oder feuchtwarmen Umschlägen.

> **M** *Eine Entzündung kann dadurch resorbiert werden, dass die Leukozyten nicht nur die Bakterien bekämpfen, sondern auch abgestorbenes Gewebe entfernen. Letztlich ist auf diese Weise ein Zustand erreichbar, der dem Ursprungszustand entspricht (Restitutio ad integrum). Einschmelzung heißt hingegen: Ein Wall aus Granulozyten kapselt den Eiterherd ab und schützt so das umliegende Gewebe vor den Bakterien.*

Den richtigen Zeitpunkt für die Abszessspaltung erkennt man daran, dass das ganze Infiltrat eingeschmolzen ist und gut tastbar fluktuiert. Es erfolgt die Abszessspaltung durch einen radiären Schnitt (im Gegensatz zur Schnittführung bei der Entfernung eines Tumors aus der Brust). Dieser sollte groß genug sein, um ein Abfließen des Eiters zu ermöglichen. Gleichzeitig wird an der tiefsten Stelle der Wundhöhle eine Gegeninzision durchgeführt und eine Lasche eingelegt. Auf saubere Wundverhältnisse ist zu achten. Bei der Vorgehensweise sollte möglichst kein gesundes Gewebe zerstört werden.

Abstillen bei Entzündungen

Hier gibt es keine einhellige Meinung. Wenn die Mastitis in der Frühphase erfolgreich behandelt werden kann, ist ein Weiterstillen problemlos möglich. Kommt es zu einem größeren Infiltrat oder ist die Abszedierung nicht mehr aufzuhalten, sollte abgestillt werden. Der Wunsch der Patientin ist jedoch zu beachten. Auch nach chirurgischer Intervention besteht die Möglichkeit, das Stillen wieder aufzunehmen.

22.2.3 Sonstige Infektionen im Wochenbett

Im Wochenbett treten gehäuft *Harnwegsinfektionen* auf, da die in der Schwangerschaft weit gestellten Harnabflusswege eine Infektion begünstigen.

Eine Therapie ist nur bei Beschwerden nötig, da vorübergehende Bakteriurien spontan verschwinden. Bei Fieber und Harnwegsinfekt muss an die Gefahr der aufsteigenden Infektion gedacht werden (Pyelonephritis).

Eine schlecht heilende *Episiotomie- oder Dammrissnaht* kann ebenfalls Ausgangspunkt einer Entzündung und von Fieber sein. Eine ödematöse Schwellung und Rötung der Wundränder sind erste Zeichen einer Entzündung. Die Fäden der Naht, die unter Spannung stehen, reißen ein, es fließt Eiter aus den Stichkanälen. Die Wunde klafft und ist schmierig belegt. Durch lokale Maßnahmen kommt es jedoch in aller Regel zur Abheilung.

22.3 Phlebothrombose, Thrombophlebitis, Embolie

> **D** *Eine Thrombose ist die Verlegung einer Vene, die Thrombophlebitis dagegen die Entzündung einer thrombosierten Vene, meistens einer Varize (Krampfader). Unter Embolie versteht man die Verschleppung eines Thrombus vom venösen in das arterielle System, meist in die Lunge (Lungenembolie).*

Ursache

In den ersten sechs Wochen nach einer Entbindung ist eine hohe Thrombosegefährdung gegeben. Das liegt an der Weitstellung der venösen Gefäße, die sich erst allmählich wieder tonisieren. Damit die große Uteruswunde verschlossen werden kann, ist das Gerinnungssystem der Frau in besonderem Maß aktiviert.

> **M** *In und nach der Schwangerschaft ist durch die Aktivierung des Gerinnungssystems leichter eine überschießende Gerinnungsreaktion möglich.*

Besonders der Uterus enthält sogenanntes thromboplastisches (gerinnungsauslösendes) Material, sodass

Patientinnen mit einer Nachkürettage oder Plazentalösungsstörungen besonders gefährdet sind. Begünstigt wurde die Thrombose früher durch die Immobilisation der Wöchnerin. Heute wird darauf geachtet, dass die Entbundene spätestens nach 6 Stunden, möglichst aber früher, aufsteht.

Symptome und Diagnostik
Man unterscheidet eine oberflächliche Thrombophlebitis von der tiefen Bein- und Beckenvenenthrombose. Bei der Venenentzündung liegt meist eine Krampfader zugrunde. Diese thrombosiert und entzündet sich. Man sieht und tastet einen blau-roten, schmerzhaften Strang oder Knoten.

Die tiefe Bein- und Beckenvenenthrombose ist eine schwerwiegende Erkrankung. Oft liegen subfebrile Temperaturen vor. Typisch ist der sog. Kletterpuls mit einem langsamen Anstieg der Pulsfrequenz. Die klinischen Zeichen einer Thrombose, also schmerzhafte Druckpunkte im Verlauf der großen Venen bei einer Wadenkompression und der Fußsohlenschmerz sind richtungweisend. Die betroffene Extremität nimmt an Umfang zu und ist schmerzhaft bläulich geschwollen. Es herrscht eine Temperaturdifferenz zwischen krankem und gesundem Bein.

P *Beobachtung.* Temperaturunterschiede und Zunahme des Beinumfangs sind unsichere, aber einfach zu bestimmende Zeichen einer Bein- oder Beckenvenenthrombose. Sie dienen auch der Verlaufskontrolle. Um immer an der gleichen Stelle den Umfang zu bestimmen, wird sowohl an der Innen- als auch an der Außenseite des Beins eine Markierung mit einem wasserunlöslichen Stift vorgenommen. Diese Markierung sollte ober- und unterhalb des angelegten Maßbandes angebracht werden und mindestens 1 cm lang sein.

Wenn der Verdacht auf eine Thrombose besteht, wird eine Ultraschalluntersuchung durchgeführt. Im Zweifelsfall kann auch eine Phlebografie notwendig werden. Die Entwicklung einer Lungenembolie oder eines postthrombotischen Syndroms mit venösen Funktionsstörungen ist zu befürchten.

Therapie
Die oberflächliche Venenentzündung wird mit Kompressionsstrümpfen und heparinhaltigen Salben behandelt. Dabei ist eine gesteigerte Mobilisation sehr wichtig. Nur so können die Strümpfe ihre Wirkung entfalten. Zusätzlich können Antiphlogistika (Entzündungshemmer) gegeben werden.

Die Gabe von Heparin s. c. ist im Einzelfall zu erwägen. Anders sieht die Therapie bei der tiefen Venenthrombose aus. Hier wird das Bein hochgelagert. Die Patientin hält Bettruhe ein. Heparin wird i. v. als Dauerinfusion gegeben, da die Halbwertzeit des Heparin sehr kurz ist. Eine Kontrolle der Therapie erfolgt durch die Gerinnungsanalyse im Labor. Eine Therapie mit niedermolekularem Heparin, das s. c. gespritzt wird, ist ebenso möglich. Hier kann auf Laborkontrollen verzichtet werden.

W *Die Wirksamkeit einer Heparin-Therapie wird anhand der Verlängerung der partiellen Thromboplastinzeit (pTT) festgestellt.*

Manchmal ist die Entfernung des Thrombus mittels Katheter oder eine Lysetherapie möglich. Das muss im Einzelfall entschieden werden. Im Anschluss an die akute Therapie erfolgt die Behandlung mit Marcumar für 3–6 Monate. Die Einstellung mit Marcumar kann aber erst nach dem Abstillen erfolgen, da es über die Muttermilch das Kind gefährdet und absolut kontraindiziert ist. Bis dahin spritzt sich die Patientin Heparin s. c. selbst.

Die *Lungenembolie* ist eine seltene aber lebensbedrohliche Komplikation der tiefen Venenthrombose. Hier wird ein Thrombus in die arterielle Lungenstrombahn eingeschwemmt und verlegt die Blutzufuhr zur Lunge. Bei größeren Embolien geht das mit einer Schocksymptomatik einher. Die Patientin klagt über Thoraxschmerzen und ringt nach Luft.

M *Bei der Lungenembolie ist eine sofortige intensivmedizinische Behandlung notwendig!*

Die Lungenembolie im Wochenbett unterscheidet sich prinzipiell nicht von einer Lungenembolie im Rahmen anderer Ereignisse.

22.4 Psychiatrische Störungen

Unter den sog. „Heultagen" zwischen dem 2. und 4. Tag nach der Geburt versteht man die psychische Instabilität der Mutter. Diese ist auf der einen Seite erfreut über ihr Kind, auf der anderen Seite müde, den Tränen nahe und leicht erregbar. Als Ursache kommt die hormonelle Umstellung in Betracht, die bereits in den ersten Tagen durch den Wegfall der Plazentahormone sehr massiv ist. Wichtig ist aber auch die neue Lebenssituation mit der Verantwortung für das Neugeborene.

P *Zuwendung.* Die „Heultage" gehen meist mit einer vertrauensvollen Zuwendung und Verständnis am ehesten vorüber.

Diese Tage der psychischen Labilität sind als normal anzusehen. Schwere Formen der Wochenbettsdepression können mit einer erhöhten Suizidgefahr einhergehen und sind von der depressiven Verstimmung abzugrenzen. Hier reagieren die Mütter nicht adäquat. Sie sind unruhig, manchmal auch desorientiert. In solchen Fällen ist die Hilfe eines Psychiaters dringend notwendig.

22.5 Orthopädische Störungen

22.5.1 Symphysenschädigung

D *Eine Symphysenschädigung ist eine Lockerung der Symphyse (Schambeinfuge), die während der Schwangerschaft oder unter der Geburt entstanden ist. Man unterscheidet eine Symphysenruptur oder -sprengung von dem Symphysenschaden.*

Ursache
Die Symphysenruptur unter der Geburt ist heute sehr selten geworden. Wenn es sich um eine schwere Geburt mit großem Kind und Zangen- oder Vakuumentbindung handelt, kann die Symphyse bei einem engen Becken verletzt werden. Häufiger sind jedoch Symphysenlockerungen, die in den meisten Fällen bereits während der Schwangerschaft auftreten und funktionell bedingt sind.

M *Eine Auflockerung der Bänder und Gelenke, besonders im Becken, ist in der Schwangerschaft durch den Einfluss der Östrogene normal. Dabei kommt es auch zu einer Beckenringlockerung.*

Symptome und Diagnostik
Die Patientinnen klagen häufig über Schmerzen im Bereich der Symphyse. Dieser Schmerz wird bei Bewegung schlimmer, auch können diese Frauen nicht gut auf der Seite liegen. Die Schmerzen strahlen häufig zum Kreuzbein oder in den Oberschenkel aus. In schweren Fällen treten Gehstörungen auf, der sog. „Watschelgang".

Um die klinische Diagnose zu sichern und das Ausmaß des Schadens abzuschätzen, wird eine Röntgenaufnahme des Beckens angefertigt. Dabei weist ein erweiterter Symphysenspalt oder eine Stufenbildung auf einen Symphysenschaden hin (**Abb. 22.7**).

Therapie
Symptomatische Maßnahmen, wie Schmerzmittel und Schonung, helfen bei geringeren Problemen. Manchmal ist die orthopädische Versorgung mit einer festen Leibbinde oder einem Stützkorsett notwendig.

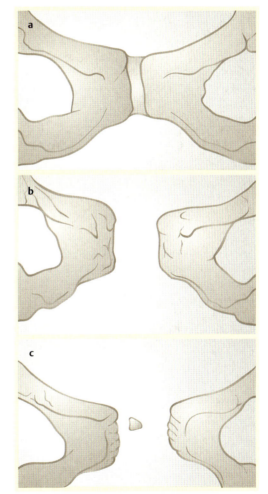

Abb. 22.7 • **Symphysenschäden im Wochenbett.** Schematische Darstellung von Röntgenbildaufnahmen. Verschiedene Ausprägungen eines Symphysenschadens: **a** schmaler Symphysenspalt, **b** weiter Symphysenspalt (Ruptur nicht auszuschließen), **c** offensichtliche Symphysenruptur mit Knochenfragment und Dislokation.

23 Das Neugeborene

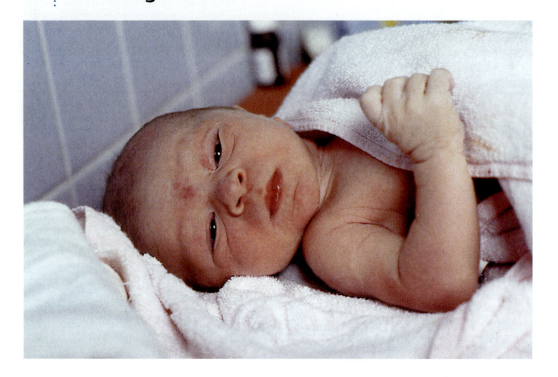

D Die Neugeborenenperiode erstreckt sich vom Augenblick des Abnabelns bis zum 28. Lebenstag.

23.1 Das gesunde Neugeborene ▪ 278
23.1.1 Zustandsbeurteilung des reifen Neugeborenen ▪ 278
23.1.2 Die Untersuchung des Neugeborenen ▪ 279

23.1.3 Screening-Verfahren beim Neugeborenen ▪ 279
23.1.4 Anpassung an das Leben außerhalb des Mutterleibs ▪ 281

23.1 Das gesunde Neugeborene

23.1.1 Zustandsbeurteilung des reifen Neugeborenen

Die Anästhesistin Virginia Apgar entwickelte 1948 ein Punktesystem, das die grobe Zustandsbeurteilung eines Neugeborenen direkt nach der Geburt erlaubt. Zu diesem Zweck werden nach der 1., 5. und 10. Lebensminute nach der Geburt die Apgar-Werte ermittelt, die sich aus den Wertungspunkten für die Kriterien Hautfarbe, Puls, Reaktion beim Absaugen, Muskeltonus (Tonus = Spannung) und Atmung zusammensetzen und jeweils mit 0–2 Punkten bewertet werden. Demnach können bis zu 10 Punkte erreicht werden (**Tab. 23.1**).

Die Bewertung ergibt sich wie folgt:
- 9–10 Punkte: das Neugeborene ist optimal lebensfähig,
- 5–8 Punkte: reduzierter Allgemeinzustand, das Kind ist gefährdet,
- < 5 Punkte: mittelgradige bis schwere Einschränkung der Vitalfunktionen, es besteht akute Lebensgefahr.

M Der Apgar-Index dient als Richtschnur für das Vorgehen bei der Versorgung des Neugeborenen; hier ist besonders der 1-Minuten-Wert von Bedeutung, da eine geringe Wertung zu sofortigen, lebensrettenden Maßnahmen zwingt.

Das gesunde Neugeborene ▪ 23.1

Tabelle 23.1 : Apgar-Schema zur Beurteilung des Neugeborenen

Kriterien	0 Punkte	1 Punkt	2 Punkte
Hautfarbe	blass oder blau	Körperstamm rosig, Extremitäten blau	rosig
Puls	kein Puls	schwach (< 100/min)	kräftig (> 100/min)
Reaktion beim Absaugen	kein Grimassieren	Grimassieren	kräftiges Schreien, Husten
Muskeltonus	keine Bewegungen	schlaffe Beugung der Extremitäten	aktive Bewegungen
Atmung	keine Atmung	unregelmäßig, langsam, schnappend	regelmäßig

Der Apgar-Index ist ein mehr oder weniger subjektives Bewertungssystem. Daher wird nach der Geburt der Nabelarterien-pH-Wert als ein objektives Beurteilungskriterium bestimmt. Hier gilt ein pH-Wert von 7,3 oder höher als optimal. Je weiter der Wert in den sauren Bereich absinkt, desto höher ist die Gefährdung des Neugeborenen.

Ein Nabelarterien-pH-Wert unter 7,1 bedarf einer schnellen Abklärung und Behandlung der zugrunde liegenden Störung.

23.1.2 Die Untersuchung des Neugeborenen

Im Rahmen der Neugeborenenuntersuchung werden unterschiedliche körperliche und funktionelle Befunde erhoben. Dazu zählen u. a. auch die Reifezeichen (**Tab. 23.2**).

Weitere Untersuchungen im Rahmen der Vorsorge werden in (**Tab. 23.3**) angeführt.

Das Gewicht des Neugeborenen wird in Relation zu seinem Gestationsalter beurteilt. So werden Kinder, die gemäß ihrem Gestationsalter zu groß und zu schwer sind als *hypertroph,* und zu kleine, untergewichtige Neugeborene als *hypotroph* bezeichnet.

Letztere sind im Gegensatz zu Frühgeborenen mit allen Reifezeichen ausgestattet.

M *Das Gestationsalter bezeichnet die Schwangerschaftsdauer vom 1. Tag der letzten normalen Regelblutung der Mutter bis zur Geburt des Neugeborenen. Im Normalfall beträgt es etwa 280 Tage.*

23.1.3 Screening-Verfahren beim Neugeborenen

Das Screening-Programm beim Neugeborenen beinhaltet folgende Tests:
- Zur Erkennung einer Mukoviszidose untersucht man den ersten Stuhl (Mekonium) mittels Teststreifen auf einen erhöhten Albumingehalt.
- Am 5. Lebenstag, nachdem das Neugeborene Eiweiße mit der Nahrung aufgenommen hat, wird der Guthrie-Test als Suchtest für die Phenylketonurie durchgeführt. Der Test selbst besteht aus Filterpapierkarten, auf die Blut aufgetropft wird.
- Im Rahmen der Blutuntersuchung nimmt man eine TSH-Bestimmung (Thyreoidea stimulierendes Hormon) vor, um eine angeborene Schilddrüsenunterfunktion frühzeitig zu erkennen.

Tabelle 23.2 : Reifezeichen des Neugeborenen

Merkmal	Ausprägung
Kopfhaare	3–7 cm lang, feste Konsistenz
Knorpel der Ohrmuschel	tastbar, bis zum Rand ausgebildet
Haut	rosig
Vernix caseosa („Käseschmiere")	Reste vorhanden
Lanugobehaarung	wenig, v. a. noch am Rücken und der Streckseite des Arms
Brustdrüsendurchmesser	größer als 1 cm
Nägel	überragen die Finger- bzw. Zehenkuppen
Hoden	sind in den Hodensack abgestiegen
Große Schamlippen	bedecken die kleinen Schamlippen
Falten der Fußsohle	durchgehend vorhanden

Teil IV Geburtshilfe ▪ 279

Tabelle 23.3 Untersuchung des Neugeborenen
(Martius, G. u. a., 1998)

Haut
- Blässe
- Zyanose
- Plethora
- Ikterus
- kongenitale Nävi (z. B. Naevus simplex [Augenlider, Stirn, Nacken, Storchenbiss], N. flammaeus, Mongolenflecke [dunkelblau-schwärzliche Flecken an distalen Rückenpartien, überwiegend bei Asiaten und Dunkelhäutigen])
- kapillares oder kavernöses Hämangiom
- Erythema toxicum neonatorum

Hirnschädel
- Kopfumfang
- Fontanellen
- Nähte (prämature Synostose)
- Kephalhämatom
- Caput succedaneum
- Frakturen
- Hautmarken durch Elektroden
- Vakuum- oder Forzepsextraktionen

Gesicht
- Dysmorphiezeichen
- Hypertelorismus
- Lidachse
- Epikanthus
- präurikuläre Anhängsel
- tief sitzende Ohren
- Spaltbildungen (Lippen-Kiefer-Gaumen-Spalte)
- Zähne
- weißliche epidermale Zähne („Epstein-Perlen") am harten Gaumen (transient, harmlos)
- Makroglossie

Augen
- Kolobom
- Megalokornea (u. a. Verdacht auf kongenitales Glaukom)
- Mikrokornea
- konjunktivale Blutung (häufig harmloser Befund)
- Pupillenreflex
- Leukokorie (Katarakt, okulärer Tumor u. a.)

Hals
- Struma
- nuchales zystisches Hygrom
- Flügelfell (Turner-Syndrom)
- Schiefhals
- Hämatom des M. sternocleidomastoideus u. a.
- Klavikulafraktur

Thorax
- Herz
  - Herztöne
  - Herzfrequenz
  - Lage des Herzens
- Lunge
  - Atemgeräusch
  - Atemfrequenz usw.
- Fehlbildungen des knöchernen Thorax
- vergrößerte Brustdrüsen
- Milchsekretion („Hexenmilch")

Abdomen
- Leber
- Milz
- Resistenzen
- Nierenvergrößerung
- Zustand des Nabels (fällt innerhalb von 5–10 Tagen ab) und der Bauchdecke
- Analöffnung (Analatresie, -dystrophie)
- Leistenhernie
- Femoralispulse

Genitale
- Männlich
  - Hoden deszendiert
  - Hypospadie
  - Epispadie
  - Schwellung des Skrotums (Hydrozele, Hodentorsion in utero)
- Weiblich
  - Genitalaspekt
  - Vaginalsekretion (weißliches Sekret durch mütterlichen Hormoneinfluss)
  - Klitorishypertrophie
  - Hymenalatresie u. a.

Wirbelsäule
- Spina bifida
- Fehlstellungen
- Dermalsinus

Extremitäten
- Arme (z. B. Radiusaplasie)
- Hände
- Finger (z. B. Hexadaktylie, Vierfingerfurche)
- Beine
- Füße (Fehlstellungen)
- Zehen (z. B. Syndaktylie)
- instabile Hüfte
- Hüftgelenkluxation (Ortolani-Phänomen)

Muskeltonus
- Beugehaltung der Arme und Beine
- Zurückfedern der Extremitäten nach passivem Strecken
- Kopfhaltung beim Aufsetzen des Neugeborenen

Bewegungsmuster
- Symmetrie der spontanen Körperbewegungen und Bewegungsautomatismen bzw. Neugeborenenreflexe* (Moro-Reflex, Saugreflex, Schreitbewegung u. a.)

- Beim Ultraschall-Screening-Programm werden v. a. Nieren, Hüftgelenke und Schädel des Neugeborenen kontrolliert.
- Mitunter werden die Neugeborenen auch auf eine Galaktosämie, Ahornsirupkrankheit oder Homozystinurie hin untersucht.

23.1.4 Anpassung an das Leben außerhalb des Mutterleibs

Nach der Geburt muss sich das Neugeborene auf das Leben außerhalb der Gebärmutter einstellen. Die Anpassung von Herz und Lunge sollte, ebenso wie die Temperaturregulation, sofort nach der Geburt erfolgen. Andere Vorgänge, wie die Funktion der Ausscheidungsorgane oder die selbstständige Aufnahme der Nahrung, haben einige Stunden Zeit.

Herz-Kreislauf-System/Atmung

Im Mutterleib erfolgt der Blutgasaustausch über die Plazenta. Nach dem Abnabeln müssen die Lungen diese Funktion übernehmen. Obgleich dieser Prozess unmittelbar nach der Geburt beginnt, braucht die vollständige Anpassung von Herz und Lunge oft Monate. Die Lunge ist im Mutterleib mit Flüssigkeit gefüllt. Sie muss nach der Geburt durch Atemluft ersetzt werden. Das geschieht innerhalb weniger Minuten, v. a. über die Aufnahme der Flüssigkeit in die Kapillaren und Lymphgefäße. Mit der zunehmenden Belüftung der Lunge steigt auch ihre Durchblutung.

Durchströmen vor der Geburt nur etwa 10 % des Herzzeitvolumens die Lungen, so steigert sich dies in der Periode nach der Geburt auf 100 %. Dazu müssen einige Hindernisse wie das offene Foramen ovale, der hohe Widerstand der Lungengefäße und der offene Ductus Botalli überwunden werden (**Abb. 23.1**):

- Nach der Ausschaltung des Plazentarkreislaufs verringert sich der Rückfluss des Blutes in den rechten Vorhof. Daraus resultiert nicht nur eine Druckminderung im rechten, sondern auch eine Druckerhöhung im linken Vorhof, was zu einem Verschluss des Foramen ovale, der Kurzschlussverbindung zwischen den beiden Vorhöfen, führt.
- Das Eintreten sauerstoffhaltiger Luft in die Lungen senkt den Widerstand der Lungengefäße und bewirkt so eine Zunahme der Lungendurchblutung.
- Der erhöhte Sauerstoffpartialdruck des Blutes initiiert den funktionellen Verschluss des Ductus arteriosus Botalli (Kurzschlussverbindung zwischen der Lungenarterie und der Aorta).

Temperaturregulation

Die Umgebungstemperatur innerhalb der Gebärmutter beträgt etwa 37 °C. Nach der Geburt muss sich das Neugeborene an deutlich geringere Temperaturen ge-

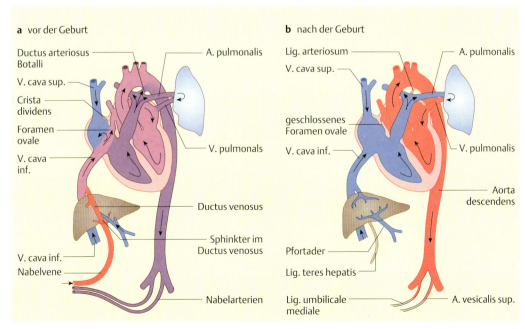

Abb. 23.1 ▪ **Der Kreislauf des Menschen. a** Vor der Geburt (= fetaler Kreislauf). **b** Nach der Geburt.

wöhnen. Die Neugeborenen verfügen jedoch noch nicht über die gleichen Regulationsmechanismen wie ältere Kinder oder Erwachsene.

M *Dem Neugeborenen ist das Muskelzittern zur Wärmeproduktion noch nicht möglich, auch zeigt es bei Kälte keine prägnante Unruhe.*

Eine Wärmeerzeugung ist über das braune Fettgewebe möglich. Allerdings ist beim Neugeborenen aufgrund der größeren Körperoberfläche die Wärmeabgabe im Verhältnis höher als die Wärmeproduktion.

P *Temperaturregulation. Nach der Geburt müssen sofort Maßnahmen eingeleitet werden, um eine Unterkühlung des Kindes zu verhindern (Wärmelampe, vorgewärmte Tücher etc.). Wichtig ist die Vermeidung von Zugluft.*
Allerdings kann auch eine zu hohe Temperatur für das Neugeborene ein Problem darstellen. Das Schwitzen, die wichtigste Abwehrmaßnahme des Körpers gegen zu hohe Wärme, funktioniert beim Neugeborenen noch nicht in vollem Maße, sodass es lediglich mit der Erweiterung der Hautblutgefäße reagieren kann.

Blut

Die festen Bestandteile des Blutes setzen sich wie folgt zusammen:
- Erythrozyten: 4,5–7 Millionen/µl,
- Leukozyten: 18 000/µl (physiologische Neugeborenenleukozytose)
- Thrombozyten: 200 000–300 000/µl

Bei der Geburt besteht etwa 80% des Gesamthämoglobins aus dem fetalen Hämoglobin (HbF). Es wird nach und nach durch das Hämoglobin des Erwachsenen (HbA) ersetzt.

Die Gerinnungsfaktoren sind beim Neugeborenen fast alle in geringer Menge vorhanden. Sie sind nicht plazentagängig und die Leber des Kindes ist noch nicht reif genug, um sie in ausreichendem Maße selbst zu produzieren.

W *Die Gerinnungsfaktoren X, IX, VII und II (Merke: X (10), IX (9), VII (7), II (2) ⇒ „1972") sind vom Vitamin K abhängig.*

Da die Muttermilch arm an Vitamin K ist, werden von den oben genannten Gerinnungsfaktoren in den ersten Lebenstagen mehr verbraucht als produziert. Deshalb erhält das Neugeborene eine orale Vitamin-K-Prophylaxe.

Das Abwehrsystem bildet sich erst nach der Geburt völlig aus. Für die humorale Abwehr sind in erster Linie die IgG-Antikörper verantwortlich. Sie sind plazentagängig und werden daher schon vor der Geburt von der Mutter an den Fetus weitergegeben (sog. Nestschutz). Die zelluläre Abwehr (Granulozyten, Monozyten usw.) ist beim Neugeborenen bereits weitestgehend intakt. Die Abwehrzellen bilden einen vorläufigen Schutz, da das Kind von seiner Geburt an stetig mit Keimen konfrontiert wird.

Ausscheidung von Stoffwechselprodukten über Darm und Niere

Bereits im Mutterleib trinkt das Kind Fruchtwasser. Dies kann man als Vorbereitung für die spätere extrauterine Nahrungsaufnahme ansehen. Nach der Geburt sollte die erste Ausscheidung von Kot spätestens nach 12–24 Stunden erfolgen.

Mekonium, der erste Stuhl des Neugeborenen, besteht aus Schleim, Epithelzellen, Lanugohaaren und eingedickter Gallenflüssigkeit. Aufgrund der schwarzen Farbe und der zähflüssigen Konsistenz spricht man von „Kindspech".

Auch die Nieren werden bereits im Mutterleib durch die orale Aufnahme und Ausscheidung des Fruchtwassers an ihre Funktion gewöhnt, weisen jedoch auch nach der Geburt noch eine verminderte Filtrations- und Konzentrationsleistung auf. Daher benötigen die Nieren mehr als die doppelte Flüssigkeitsmenge, um harnpflichtige Substanzen auszuscheiden. Eine ausreichende Trinkmenge ist aus diesem Grund für ein Neugeborenes sehr wichtig.

24 Prinzipien der wichtigsten geburtshilflichen Operationen

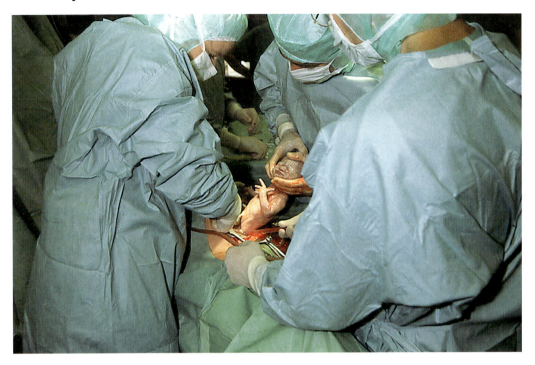

24.1 Vaginale Entbindungsoperationen bei Schädellagen • 283	24.2 Ärztliche Hilfe bei der Beckenendlagengeburt • 287
24.1.1 Indikationen und Bedingungen zur operativen Beendigung der Austreibungsperiode • 283	24.3 Kaiserschnittentbindung • 289
24.1.2 Zangenentbindung • 284	24.3.1 Technik der Schnittentbindung • 289
24.1.3 Vakuumextraktion (Saugglocke) • 284	24.3.2 Komplikationen • 289

24.1 Vaginale Entbindungsoperationen bei Schädellagen

24.1.1 Indikationen und Bedingungen zur operativen Beendigung der Austreibungsperiode

Notsituationen, in denen sich entweder die Mutter oder das Kind befinden, zwingen den Geburtshelfer dazu, operative Techniken anzuwenden, um die Geburt zu beenden. Die hauptsächliche kindliche Gefährdung liegt im Sauerstoffmangel. Hierzu zeigt das CTG typischerweise ein Absinken der Herztöne *nach* einer Wehe (Dezeleration II) oder andere Veränderungen. Eine Mikroblutentnahme gibt durch den pH-Wert den aktuellen Zustand des Kindes an. Mit Hilfe eines Fühlers kann neuerdings die Sauerstoffsättigung durch die Haut des kindlichen Kopfes gemessen werden (Pulsoxymetrie).

M *Ist eine Gefahr für Mutter und/oder Kind erkannt, müssen die Risiken einer vaginalen Geburtsbeendigung gegen die Risiken einer Schnittentbindung sorgfältig abgewogen werden.*

Die geburtsmechanische Situation wird durch den vaginalen Tastbefund festgestellt. Dabei muss geklärt werden, wie weit der Muttermund eröffnet ist, wie hoch der kindliche Kopf steht und inwieweit der Kopf die notwendigen Haltungs- und Einstellungsänderungen bereits durchgeführt hat. Um die genaue Posi-

24 ■ Prinzipien der wichtigsten geburtshilflichen Operationen

tion des Kopfes im mütterlichen Becken festzustellen, orientiert man sich an den kindlichen Fontanellen und dem Verlauf der Pfeilnaht.

In einigen Situationen, insbesondere aber nach der Geburt des ersten Zwillings bei einer Zwillingsschwangerschaft, ist eine Ultraschalluntersuchung zur Klärung der Situation hilfreich.

Ob die Zangenentbindung oder die Vakuumextraktion (Saugglocke) zum Einsatz kommt, hängt primär vom geburtshilflichen Befund ab, wenngleich auch die Möglichkeiten und Erfahrungen des Geburtshelfers eine große Rolle spielen. Die Vor- und Nachteile beider Verfahren werden in den nachstehenden Abschnitten erläutert.

Op-Vorbereitung. Vor jeder geburtshilflichen Operation wird die Harnblase der Mutter entleert.

24.1.2 Zangenentbindung

Die geburtshilfliche Zange wurde um das Jahr 1600 entwickelt. Seitdem sind mehrere hundert Modelle erprobt worden. Die heute am häufigsten verwendete Zange ist die sog. *kleine Naegele-Zange*. Sie besteht aus zwei Löffeln, die wie bei einer Schere in der Mitte durch ein Schloss verbunden werden (**Abb. 24.1**). Die Zange wird zur Geburtsbeendigung eingesetzt, wenn eine kindliche Notsituation vorliegt und folgende Voraussetzungen erfüllt sind:
- der Muttermund muss vollständig eröffnet sein,
- die Fruchtblase muss gesprungen sein,
- der Kopf muss die Beckenmitte erreicht haben, besser den Beckenboden,

- die Pfeilnaht sollte gerade stehen, d. h. der Kopf hat seine Rotation durch das Becken bereits vollständig durchgeführt.

Die Löffel der Zange werden einzeln in die Vagina eingeführt und an den kindlichen Kopf angelegt. Die Zangenteile werden anschließend zusammengeführt und im Schloss verbunden. Die Entwicklung des Kindes erfolgt nun durch Zug an den Zangenenden in Richtung der Führungslinie. Dabei werden die normalen Geburtsmechanismen durchlaufen (**Abb. 24.2**).

Nachteile der Zangenentbindung

 Die Zangenentbindung ist im Verhältnis zur normalen Geburt mit häufigeren Verletzungen der mütterlichen Weichteile verbunden.

Aus dem häufigeren Vorkommen von Weichteilverletzungen resultiert eine höhere Infektionsrate. Verletzungen beim Kind sind ebenfalls möglich, wenn die Zange zu sehr zusammengedrückt wird und so die Druckeinwirkung auf den kindlichen Kopf stark erhöht ist. Um einen zu starken Druck auf den Kopf des Kindes zu vermeiden, legt der Geburtshelfer einen Finger zwischen die Griffe der Zangenlöffel.

24.1.3 Vakuumextraktion (Saugglocke)

Für die Vakuumextraktion wird eine metallische Saugglocke benötigt, die über einen Schlauch mit einer Vakuumpumpe verbunden ist (**Abb. 24.3**). Außerdem ist an der Glocke eine Zugkette befestigt, mit der die Kraft übertragen wird. Die Saugglocke wird in die Scheide eingeführt und auf die Kopfschwarte des Kindes aufgesetzt (**Abb. 24.4**). Durch den von der Saugpumpe erzeugten Unterdruck wird die Kopfschwarte in die Glocke hinein gezogen. So haftet die Saugglocke nach 2–3 Minuten Ansaugzeit fest am kindlichen Kopf. Dabei kommt es zur Ausbildung einer Geburtsgeschwulst. Nachdem durch einen Probezug getestet worden ist, ob der kindliche Kopf der Glocke folgt, wird das Kind während der Presswehen entwickelt (**Abb. 24.5**).

Auch für eine Vakuumentbindung müssen bestimmte Voraussetzungen erfüllt sein:
- der Muttermund muss vollständig eröffnet sein,
- die Fruchtblase muss gesprungen sein,
- der Kopf muss sich mit seinem größten Durchmesser im kleinen Becken befinden,
- die Saugglocke muss anlegbar sein.

Nachteile der Vakuumentbindung

Beim Kind kann es zu Druckschwankungen im Kopf kommen, die zu Hirnblutungen führen können. Die im Vergleich zu einer Spontangeburt oder Zangenentbindung größere Geburtsgeschwulst ist ohne Folgen

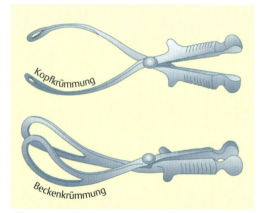

Abb. 24.1 ■ **Naegele-Zange.** Von oben und von der Seite betrachtet. Sie ist eine der am häufigsten eingesetzten geburtshilflichen Zangen und besteht aus zwei Löffeln, die in der Mitte durch ein Schloss verbunden sind und über Kreuz laufen.

Vaginale Entbindungsoperationen bei Schädellagen · 24.1

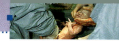

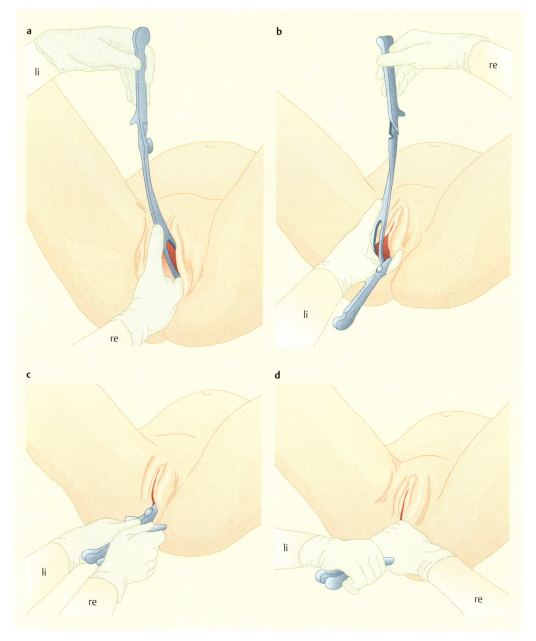

Abb. 24.2 a–d · Zangengeburt. a Der linke Löffel wird eingeführt. Er schient die linke Seite des kindlichen Kopfes. Der Operateur schont die mütterlichen Weichteile durch seine andere Hand. **b** Der linke Löffel ist platziert. Jetzt wird der rechte Löffel von der rechten Hand des Operateurs eingeführt. **c** Die Zange wird am Schloss zusammengeführt. **d** Beide Hände fassen die Zange und ziehen. Zwischen den Löffelgriffen wird der kleine Finger eingelegt, um eine zu großen Druck auf den kindlichen Kopf zu verhindern.

für das Kind. Bei Frühgeburten ist wegen der höheren Empfindlichkeit des unreifen Gehirns die Anwendung der Zange günstiger als die Vakuumextraktion. Für die Saugglockenentbindung ist eine Vakuumpumpe, in der Regel ein fahrbares und elektrisch betriebenes Instrument notwendig; für die Zangenentbindung benötigt der Geburtshelfer nur die beiden Zangenlöffel, die ohne Zeitverlust einzusetzen sind.

Teil IV Geburtshilfe · 285

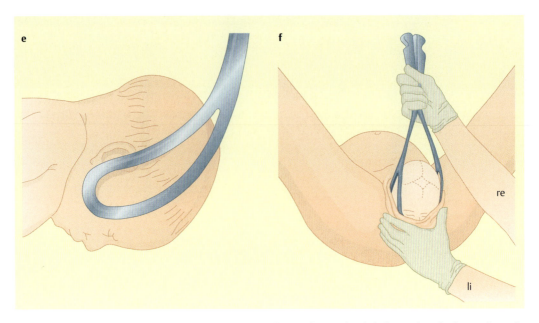

Abb. 24.2 e–f ▪ Zangengeburt. e So liegt die Zange am kindlichen Kopf, wenn die Pfeilnaht gerade steht. **f** Wenn der Drehpunkt erreicht ist, werden die Zangenlöffel an den Griffen gehoben und das Kind über dem Damm entwickelt.

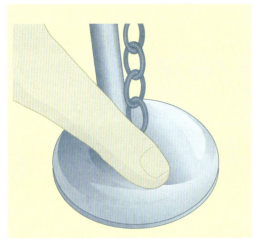

Abb. 24.3 ▪ **Saugglocke.** Mit Schlauchansatz und Zugkette.

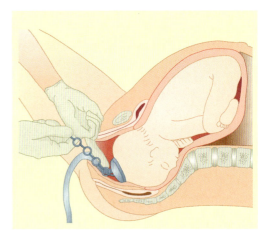

Abb. 24.4 ▪ **Saugglocke.** Anlegen am Kopf des Kindes.

Vorteile der Vakuumentbindung

Die Vorteile der Vakuumextraktion gegenüber der Zangenentbindung liegen in der geringeren Verletzungsgefahr für die Mutter, da die Saugglocke weniger Platz benötigt als die Löffel der Zange. Auch können fehlende Anpassungen des kindlichen Kopfes an die Gegebenheiten des kleinen Beckens mittels Vakuumextraktion besser ausgeglichen werden. Das spielt besonders bei Einstellungsanomalien eine Rolle und wenn die operative Geburtsbeendigung bei noch relativ hoch stehendem Kopf notwendig ist.

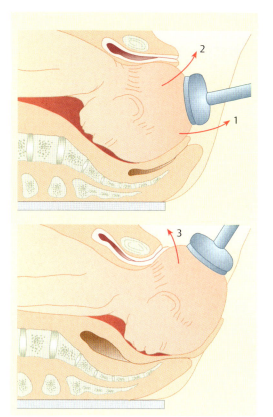

Abb. 24.5 ▪ **Saugglockengeburt.** Der Zug geht zunächst in Richtung des Pfeils 1. Ist der Stemmpunkt erreicht, wird die Glocke in Richtung 2 und 3 angehoben. Das Hinterhaupt wird über dem Damm entwickelt.

24.2 Ärztliche Hilfe bei der Beckenendlagengeburt

Bei einer Beckenendlage erfolgt eine sorgfältige Prüfung, welcher Entbindungsweg für Mutter und Kind der beste ist. Die Frauen müssen über die erhöhten Risiken der Spontangeburt für das Kind genauso wie über die erhöhten Risiken des Kaiserschnittes für sie selbst aufgeklärt werden. Hat man sich für die Spontangeburt entschieden, so stehen einige geburtshilfliche Handgriffe zur Verfügung, mit denen die Geburt unterstützt wird.

> **M** Grundsätzlich liegt das Problem der vaginalen Entbindung eines Kindes in Beckenendlage darin, dass die Zeit, in der die Nabelschnur im Geburtskanal abgeklemmt wird, länger ist als bei der Schädellage.

Der Kopf hat beim Neugeborenen den größten Durchmesser, er kommt bei der Beckenendlage zuletzt. Wenn der Muttermund vollständig eröffnet ist, wird abgewartet, dass der Steiß tiefer tritt. Erst wenn die Nabelschnur abgedrückt wird und somit die Sauerstoffversorgung des Kindes in Gefahr ist, wird aktiv vorgegangen.

Bracht-Handgriff
Sobald der untere Schulterwinkel des Kindes sichtbar wird, werden Rumpf und Beine des Kindes gefasst und, wie auf (**Abb. 24.6**) zu sehen, auf den Bauch der Mutter geleitet. Folgen die Arme oder der Kopf nicht mit, so sind spezielle Techniken anzuwenden. Dann werden zunächst die Arme, die meistens hochgeschlagen sind, gelöst.

Veit-Smellie-Handgriff
Die Entwicklung des Kopfes erfolgt nach *Veit-Smellie*. Dazu wird der Rumpf auf den unten liegenden Unterarm des Operateurs gelagert (**Abb. 24.7 a**). Der Zeigefinger dieser Hand sucht den Mund des Kindes auf, um eine evtl. noch ausstehende Beugung oder Rotation des Kopfes zu unterstützen. Die obere Hand liegt im Nacken des Kindes. Der Rumpf wird angehoben und der Kopf kann geboren werden (**Abb. 24.7 b**).

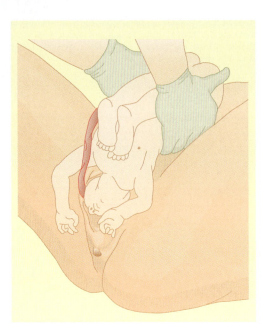

Abb. 24.6 ▪ Bracht-Handgriff. Bei der Manualhilfe nach Bracht umfasst der Operateur sowohl Rumpf als auch die Beine des Kindes und führt das Kind auf den Bauch der Mutter. In der Regel folgen Kopf und Arme spontan.

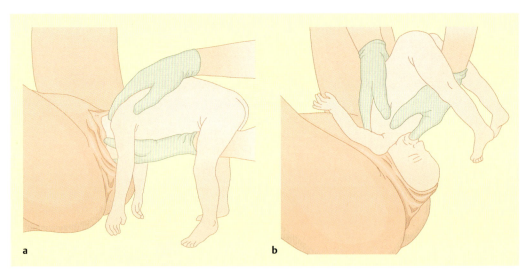

Abb. 24.7 ▪ Veit-Smellie-Handgriff. a Für die Kopfentwicklung wird der Handgriff nach Veit-Smellie angewendet. **b** Der Finger des Operateurs im Mund des Kindes ermöglicht die Beugung des Kopfes und den Durchtritt über den Damm.

24.3 Kaiserschnittentbindung

Die abdominale Schnittentbindung ist heute ein Standardverfahren bei unterschiedlichsten kindlichen oder mütterlichen Indikationen. Ist bereits eine Sectio vorausgegangen, spricht man bei dem Folgeeingriff von einer Resectio.

> **W** Nach dem römischen Schriftsteller Plinius soll der erste Kaiser durch eine Schnittentbindung („Sectio caesarea" = „Kaiserschnitt") auf die Welt gekommen sein. Dieser Begriff lebt in den meisten europäischen Sprachen noch heute fort.

Man unterscheidet die primäre Sectio, bei der der Kaiserschnitt vor Beginn der Wehentätigkeit durchgeführt wird, von der sekundären Sectio, bei der zunächst der normale Geburtsweg geplant war, nicht vorhersehbare Gründe aber die Beendigung durch einen Kaiserschnitt erforderlich machten.

Einer der häufigsten Gründe für eine primäre Schnittentbindung ist heute die Beckenendlage bei der Erstgebärenden. Außerdem werden Frühgeborene meistens mittels Kaiserschnitt entbunden. Gründe auf Seiten der Mutter sind ein zu kleines Becken, also ein Missverhältnis zwischen mütterlichem Becken und kindlichem Kopf; auch Patientinnen mit Hüftoperationen oder Symphysenschäden werden oft per Sectio entbunden.

> **M** Eine sekundäre Sectio erfolgt meist aus einer kindlichen Gefahrensituation, die durch ein pathologisches CTG oder schlechte Werte bei der Mikroblutanalyse festgestellt wird.

Kommt es während der Geburt zu einem Geburtsstillstand, d. h. geht die Geburt trotz Unterstützung nicht weiter, so ist ebenfalls die Indikation zur sekundären Schnittentbindung gegeben.

24.3.1 Technik der Schnittentbindung

Die Schnittentbindung erfolgt i. d. R. durch einen Pfannenstielschnitt, einen Querschnitt an der oberen Schamhaargrenze. Nach dem Hautschnitt wird das Fettgewebe stumpf zur Seite gedrängt und die Muskelfaszie mit der Schere durchtrennt (**Abb. 24.9 a**). Die Bäuche des M. rectus abdominis werden ebenfalls stumpf zur Seite gedrängt und das darunter liegende Bauchfell (Peritoneum) eröffnet (**Abb. 24.9 b**). Die Harnblase wird von der Zervixvorderseite abpräpariert. Der Schnitt durch die Gebärmutter (Uterotomie) erfolgt jetzt im unteren Anteil (**Abb. 24.9 c**). Die Inzision wird mit den Fingern erweitert. Darauf folgt die Entwicklung des Kindes und der Plazenta (**Abb. 24.9 d**). Bei geschlossenem Muttermund wird dieser von oben erweitert, damit der Wochenfluss abfließen kann. Eine

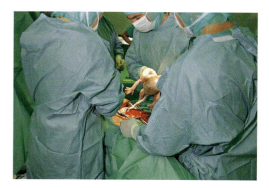

Abb. 24.8 ▪ Kaiserschnittentbindung.

Kürettage kann angeschlossen werden. Die Gebärmutterwunde wird wieder verschlossen. Dann erfolgt der Verschluss der Wunde in den Schichten der Bauchdecke und zuletzt die Hautnaht (**Abb. 24.9 e**).

In manchen Fällen wird die Gebärmutter nicht quer, sondern längs eröffnet (isthmo-zervikaler Längsschnitt). Hierdurch wird besonders die Entbindung von Frühgeborenen erleichtert.

> **M** Nach einem isthmo-zervikalen Längsschnitt (die Gebärmutter wird längs eröffnet) ist die Gefahr einer Narbenruptur für die Patientin bei einer nächsten Schwangerschaft höher als nach einem Querschnitt der Gebärmutter.

24.3.2 Komplikationen

Auch wenn der Kaiserschnitt inzwischen recht häufig vorgenommen wird, dürfen die Risiken v. a. für die Mutter nicht außer Acht gelassen werden.

> **M** Bei einem Kaiserschnitt kann es zu Organverletzungen, z. B. von Blase und Harnleitern, kommen.

Fruchtwasserembolien und Narkosezwischenfälle, wie z. B. Aspirationen, sind neben Blutungen und Gerinnungsstörungen als weitere Komplikationen zu nennen.

Postoperative Gefahren stellen die Thrombose und die Embolie dar. Harnwegsinfektionen und Wundheilungsstörungen kommen ebenfalls vor. Zu beachten ist jedoch, dass die meisten Komplikationen auch nach einer Spontangeburt auftreten können. Für die folgenden Schwangerschaften ist die Gefahr der Narbenruptur gegeben.

> **M** Die meisten Frauen können nach einem Kaiserschnitt ein Kind normal gebären, wenn der Grund für die vorausgegangene Schnittentbindung nicht mehr vorliegt.

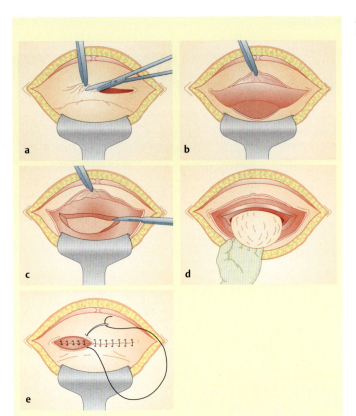

Abb. 24.9 ▪ **Kaiserschnitt.** Die einzelnen Schritte.

Anhang

Anhang

Literatur | *294*

Sachverzeichnis | *295*

Literatur

Baltzer, J. u. a.: Praxis der Gynäkologie und Geburtshilfe. Thieme, Stuttgart 2004

Beischer N. A. u. a.: Farbatlas der Gynäkologie, Schattauer, Stuttgart 1985

Berchthold, R. u. a.: Chirurgie. 5. Aufl. Urban und Fischer, München 2006

Böcker, W.: Pathologie. Urban und Schwarzenberg, München 2004

Braun-Falko, O. u. a.: Dermatologie und Venerologie. 4. Aufl. Springer, Berlin/Heidelberg 1996

Chamberlain, G. u. a.: Illustrated textbook of Obstetrics. 2. Aufl. Gower Medical Publishing, London 1991

Cohen, B. A.: Pädiatrische Dermatologie. Ullstein Mosby, Wiesbaden 2007

von Cramm, D.: Für die Stillzeit: Jetzt das Richtige essen! Gräfe und Unzer, München 1993

Dahmer, J.: Anamnese und Befund. 10. Aufl. Thieme, Stuttgart 2006

Drews, U.: Taschenatlas der Embryologie. Thieme, Stuttgart 2006

Feige, A. u. a.: Frauenheilkunde. 3. Aufl. Urban und Schwarzenberg, München 2005

Frantz, K.: Stilltechniken, die funktionieren. Patienteninformationsblatt der La Leche Liga Deutschland. Eigenverlag, Sunland (California, USA) 1988

Goerke, K., P. Schmidt-Rhode: Pessartherapie in der Gynäkologie. Geburtshilfe und Frauenheilkunde 57 (1997) 93

Grützner, C.: Fehl- und Totgeburt. Brigitte Kunz Verlag, Hagen 1994

B. Koletzko, von Harnack, G.-A.: Kinder - und Jugendmedizin. 13. Aufl. Springer, Berlin/Heidelberg 2007

Hepp, H. u. a.: Gynäkologische Standardoperationen. Enke Verlag, Stuttgart 1991

Hirsch, H. A. u. a.: Gynäkologische Operationen für die Facharztweiterbildung. Thieme, Stuttgart 1998

Jungharms, K.-H.: Geburtserleichterung mit Akupunktur: Akupunktur in der Schwangerschaft, unter der Geburt und im Wochenbett. Die Hebamme 5 (1992) 113

Fritsch H., Kühnel W.: Taschenatlas der Anatomie, Bd. 2: Innere Organe. 9. Aufl. Thieme, Stuttgart 2005

Kahle, W. u. a.: Taschenatlas der Anatomie, Bd. 3: Nervensystem und Sinnesorgane. 9. Aufl. Thieme, Stuttgart 2005

Kellnhauser u. a. (Hrsg.): THIEMES Pflege, 10. Aufl. Thieme, Stuttgart 2004

Kirschbaum M., Münstedt, K.: Checkliste – Gynäkologie und Geburtshilfe. Thieme, Stuttgart 2005

Leibner, B.: Die klinischen Syndrome: Syndrome, Sequenzen und Symptomkomplexe. Bd. 1: Krankheitsbilder. 7. Aufl. Urban und Schwarzenberg, München 1990

Lippert, H.: Lehrbuch Anatomie. 7. Aufl. Urban und Schwarzenberg, München 2006

Martius, G., Rath, W.: Geburtshilfe und Perinatalogie. Thieme, Stuttgart 1998

Martius, G.: Hebammenlehrbuch. 7. Aufl. Thieme, Stuttgart 1999

Martius, G.: Vaginal entbindende Operationen. Geburtshilfe und Frauenheilkunde 57 (1997)1 und 58 (1998) 17

Nilsson, L.: Ein Kind entsteht. Mosaik Verlag, München 1990

Oethinger, M.: Mikrobiologie und Immunologie. 11. Aufl. Fischer, Ulm 2004

Pernoll, M. L.: Current Obstetric and Gynecologic Diagnosis and Treatment. 7. Aufl. Appleton and Lange, East Norwalk (Connecticut, USA) 1991

Petersen, E.E.: Infektionen in der Gynäkologie und Geburtshilfe. 4. Aufl. Thieme, Stuttgart 2003

Petrie, E.: Gynäkologische Urologie. 2. Aufl. Thieme, Stuttgart 1996

Pfleiderer, A. u. a.: Gynäkologie und Geburtshilfe. 4. Aufl. Thieme, Stuttgart 2001

Pschyrembel, W., Dudenhausen, J.W.: Praktische Geburtshilfe. 19. Aufl. de Gruyter, Berlin 2001

Rabe, T.: Gynäkologie und Geburtshilfe. VCH Verlagsgesellschaft, Weinheim 1990

Rock, J. A., Thompson, J. D. (Hrsg.): TeLinde's Operative Gynecology. 8. Aufl. Lippincott-Raven, Philadelphia (USA) 1996

Schmidt-Matthiesen, H., Hepp, H.: Gynäkologie und Geburtshilfe. Schattauer, Stuttgart 2005

Skibbe, X., Pahnke, A.: Arbeitsbuch: Gynäkologie und Geburtshilfe. Thieme, Stuttgart 1998

Spielmann H. u. a.: Arzneiverordnung in Schwangerschaft und Stillzeit. 7. Aufl. Fischer, Stuttgart 2006

Stauber, M., Weyerstahl, T.: Gynäkologie und Geburtshilfe, 2. Aufl. Thieme, Stuttgart 2005

Uhl, B.: OP – Manual Gynäkologie und Geburtshilfe. Thieme, Stuttgart 2003

Wulf, K.-H. u. a. (Hrsg.): Klinik der Frauheilkunde und Geburtshilfe. Bd. 7 Physiologie und Pathologie der Geburt. Hrsg. Von W. Künzel und K.-H. Wulf. 4. Aufl. Urban und Schwarzenberg, München 2002

Sachverzeichnis

A

Abbruchblutung 7
Abdomen, akutes 61 f
– Adnexitis 115
– genitale Ursache 62
– Tubarruptur 212
AB0-Inkompatibilität 252
Abort 61, 207 ff
– beginnender 207 f
– Definition 207, 233
– drohender 207 f
– habitueller 207
– – Chromosomenanalyse 207
– induzierter 209
– Komplikation 207
– komplizierter, febriler 208
– Pflegeperson
– – Anforderungen 210
– – Situation 211
– Pflege 209 ff
– psychische Aspekte 209 f
– Rhesusfaktor-negative Frau 209
– septischer 208
– Stadien 207 f
– unkomplizierter, febriler 208
– Ursache 207 f
– verhaltener 207 f
Abortus
– completus 207 f
– imminens 207 f
– incipiens 207 f
– incompletus 207 f
Abrasio s. Kürettage
Absaugen, Reaktion des Neugeborenen 279
Abstillen 202 ff
– bei Entzündung 275
– bei Frühgeburt 204 f
– Indikation 202
– medikamentöse Maßnahmen 204 f
– physikalische Maßnahmen 203 f
– primäres 203
Abstrich 17 f
– zytologischer, Papanicolaou-Klassifikation 18
Abszess
– mastitischer 204
– parametritischer 271
– retromammärer 274
– Spaltung 275
– subareolärer 274

Abwehr
– humorale 282
– zelluläre 282
Abwehrsystem, Neugeborenes 282
Acetylsalicylsäure 232
Aciclovir 73
Acquired Immune Deficiency Syndrome (AIDS) 73 f
Adipositas 90
– Deszensusbegünstigung 150
Adnexitis 60, 272
– akute 115
– – Differenzialdiagnose 115
– aszendierende 115
– chronische 116
– puerperalis 271
Adnextumor
– bösartiger 124 f
– Schwangerschaft 226
AIDS (Acquired Immune Deficiency Syndrome) 73 f
AIDS-related complex 74
Akne 14 f
Akrodermatitis 76
Akute-Phase-Protein 271
Akzeleration, fetale Herzfrequenz 183 f
Amastie 129
Amenorrhö 13
– Extrauteringravidität 212
– physiologische 5
– Postmenopause 47
– primäre 13
– – psychogene 55
– sekundäre 13
– – psychogene 55
Aminkolpitis 17, 86
Amintest 17
Amnion 164
Amnioninfektion 249 f
Amnioskopie 183, 185
Amniozentese 173
Ampulla tubae uterinae 114
Analgesie, medikamentöse 188 ff
Analgetika 188
Anämie 224
– fetale 217
Anamnese 16
– gynäkologische
– – Schwangerschaft 169
Androgene 6
– adrenale 7
Androgenproduktion, erhöhte 14
Anenzephalus 247

Anfall, eklamptischer 228 f, 231
Angiom, Mamma 134
Anisomastie 129
Anovulation 15
Anteflexio uteri 96, 147
Anteversio uteri 96, 147
Antibiotikatherapie
– Endomyometritis 271
– Stillperiode 205
Anti-D-Immunglobulin 251
Antihypertensiva 228 f, 232
Antikoagulation 196, 223
Antikonvulsiva 232
– Stillperiode 205
Antikörper gegen Spermien des Partners 40
Antikörpersuchtest 170
Aortenaneurysma 70
Apgar-Index 278 f
Appendix, Lage 225
Appendizitis 114 f
– Schwangerschaft 225
Arcus, pubis 177
Areola s. Warzenhof
Armlymphödem, strahlentherapiebedingtes 142
– Prophylaxe 142
Armvorfall 260
Aromatasehemmer 142
Arteria
– iliaca
– – externa 114
– – interna 114
– ovarica 114
Arteriae umbilicales 163 f, 281
Arzneimittel s. Medikament
Asthma bronchiale 225
Asymmetrie der Brüste 139
Aszites
– Meigs-Syndrom 119
– Ovarialkarzinom 126
– Überstimulationssyndrom 44
Atemnotsyndrom 237
Atmung
– Apgar-Wert 279
– Neugeborenes 281
Aufpfropfen des kindlichen Kopfes 258
Ausfluss s. Fluor genitalis
Ausschabung s. Kürettage
Austauschtransfusion, intrauterine 251
Austreibungsperiode, Geburt 179

Teil V Anhang 295

Sachverzeichnis

Austreibungsperiode, operative Beendigung 283 ff
Azidose, fetale 183

B

Bänderauflockerung, schwangerschaftsbedingte 277
Bartholin-Drüse 27, 80 f, 88
- Ausführungsgang 88
- – Karzinom 91
Bartholinitis 87 ff
Basaltemperatur 39 f
- Messung 31 f
- Sterilität 42
Basaltemperaturkurve 32, 42
Becken, knöchernes 176 f
Beckenarterien 114
Beckenausgang 176
Beckenboden, Kopfpassage 180 f
Beckenbodeninsuffizienz 149, 155
Beckenbodentraining 157
Beckeneingang 176
- Kopfpassage 180 f
Beckenendlage 258 f
Beckenendlagengeburt, ärztliche Hilfe 287 f
Beckenhöhle 176
Becken-Kind-Missverhältnis 260
Beckenmitte, Kopfpassage 180 f
Beckenorgane
- Haltungsveränderung 145 ff
- Lageveränderung 145 ff
Beckenvenenthrombose 224, 276
Befruchtung 11 f, 114, 160 f
- ausbleibende 11
Behaarungstyp, männlicher 14
Beinumfangzunahme 276
Beinvenenthrombose, tiefe 224, 276
Beratung, genetische 173
Beruhigungsmittel 188
Betamimetika 236 f
Billings-Methode 31
Bindegewebsschwäche 148 ff
Bio-feedback, Urininkontinenz 153
Bläschenbildung 72, 220, 226, 233
Blase s. Fruchtblase; s. Harnblase
Blasenmole 109 f
Blastozyste 11, 161
- Implantation 161
β_1-Blocker, kardioselektive 236 f
Blut
- Bestandteile 282
- Ungerinnbarkeit 266
Blutansammlung, retroplazentare 179
Blutdruck, Schwangerschaft 165
Blutdruckabfall
- bei Periduralanästhesie 190
- bei Spinalanästhesie 191
- Wöchnerin 195
Blutdruckmittel, Stillperiode 205
Blutfarbstoff s. Hämoglobin

Blutgerinnbarkeit
- Schwangerschaft 165, 223 f
- Wochenbett 196
Blutgerinnungsstörung 60
Bluthochdruck s. Hypertonie
Blutkörperchen
- rote s. Erythrozyten
- weiße s. Leukozyten
Blutung
- annoncierende 244
- atypische 104
- dysfunktionelle 56
- im Senium 52
- intraabdominelle 212 f
- – akutes Abdomen 62
- – Überstimulationssyndrom 63
- irreguläre 59 ff
- – Ursache 59 ff
- postmenopausale 47 f, 60, 108
- – Ovarialtumor 120
- postpartale 264 ff
- – schubweise 265 f
- prämenopausale 47
- prämenstruelle 56
- Schwangerschaft 61, 207 f
- in der späteren Schwangerschaft 244 ff
- vaginale
- – Extrauteringravidität 212
- – neonatale 5
- vor der Pubertät 59
Blutungsquelle 60
Blutverlust
- Placenta praevia 245
- Plazentalösung, vorzeitige 246
- Verbrauchskoagulopathie 267
Blutvolumen, Schwangerschaft 165
Bowen, Morbus 90
Bracht-Handgriff 287 f
Bradykardie, fetale 183 f
Bromocriptin 204
Brust s. auch Mamma
- Inspektion 20
- Tastuntersuchung 20
Brustamputation 29
Brustdrüse s. Mamma 6
Brüste, asymmetrische 139
Brustentfernung 142
Brustprothese 142
- Beratung 144
- Erstversorgung 144
Bruströtung 138 f
Brustwarze s. Mamille
B-Streptokokken-Infektion 217 f

C

Candida
- albicans 76, 87
- glabrata 76
Carcinoma
- lobulare in situ 136

- in situ
- – duktales 136 f
- – Zervix 99 f
Carina urethralis 82
Cerclage 235, 239
Cerclagepessar 235
Chemotherapie
- bei Chorionkarzinom 110
- präoperative, bei Mammakarzinom 142
Chlamydia trachomatis 67
Chlamydieninfektion 67
Chlamydienkolpitis 85 f
Chlamydienzervizitis 98
Chloasma gravidarum/uterinum 166
Cholestase, intrahepatische 225
Cholesterinspiegelanstieg, postmenopausaler 49
Chorioamnionitis 249 f
Chorion 164
Choriongonadotropin, humanes s. β-hCG
Chorionkarzinom 110
Chorionzottenbiopsie 173 f
Chromopertubation 40, 43
Chromosomenanalyse 173
- bei habituellem Abort 207
Chromosomensatz, diploider 161
CIN (zervikale intraepitheliale Neoplasie) 71, 99 f
Cis s. Carcinoma in situ
Clipsterilisation 37
CLIS (Carcinoma lobulare in situ) 136
Clomifen 43
Clot-observation-Test 266
Coitus interruptus 32
- Pearl-Index 30
Colpitis s. auch Kolpitis
- senilis 60, 87
Computertomografie, Mammauntersuchung 133
Condylomata s. auch Kondylome
- acuminata 70 ff
- lata 69 f
Corpus s. auch Korpus
- clitoridis 81
- luteum 9 f, 114, 116 f, 163
- – Schwangerschaft 163, 167
Corpus-luteum-Insuffizienz 39
Corpus-luteum-Zyste 117
Credé-Handgriff 263 f
Credé-Prophylaxe 68, 218
CRP (C-reaktives Protein) 250, 270 f
CTG (Kardiotokogramm) 183 f, 236, 238, 241, 254
- bei Nabelschnurumschlingung 244
Cytomegalie 219 f
Cytomegalievirus-Antikörper, mütterliche 220

D

Damenbart 48
Damm 81

Sachverzeichnis

Damminfiltration 189
Dammriss 261
– Blutung 264
– schlecht heilende Naht 275
Dammschnitt s. Episiotomie
Dammschutz 181 f, 185
Darmendometriose 121, 123
DCIS (duktales Carcinoma in situ) 136 f
Depression
– larvierte 56
– Schwangerschaft 226
Dermoidzyste 120
Desquamationsphase, Menstruationszyklus 10 f
Deszensus 148
– Diagnose 150
– operative Behandlung 151
– Östrogenisierung 151
– Pessartherapie 151
– Physiotherapie 151
Dezeleration, fetale Herzfrequenz 183 f, 283
Dezidua 161
Diabetes mellitus 90, 221 ff
– Entbindung 223
– Screeningtest 222
– Typ I 221
– Überwachung des Kindes 223
Diagnostik, pränatale 172 ff
Diffusion
– erleichterte 162
– plazentarer Stoffaustausch 162 f
Döderlein-Stäbchen 6, 82
Doppler-Sonografie 231
– Mamma 141
– pränatale 172
Douglas-Raum 96, 146 f
– Endometriose 122 f
Down-Syndrom (Trisomie 21) 173
Dranginkontinenz 153 f
– postmenopausale 49
Druckerhöhung, intraabdominale
– Urinkontinenz 152
Ductus
– arteriosus Botalli 281
– venosus 281
Dysmenorrhö 14
– Endometriose 123
– psychische Faktoren 55
Dysmukorrhö 40
Dyspareunie 28 f, 54
– organisch bedingte 29
– psychisch bedingte 29
Dysplasie, Zervix 99 ff
Dystokie 253
– hyperkinetische 254
– hypokinetische 253 f
– unkoordinierte 254

E

Eierstock s. Ovar
Eihäute 164
Eihautinfektion 249 f
Eileiter s. Tuba uterina
Einnistungsblutung 161
Einschneiden des kindlichen Kopfes 180 f
Einstellung, Fetus 178
Einstellungsanomalie, fetale 256 ff
Eisen 202
Eisenmangelanämie 224
Eisprung s. Ovulation
Eizelle 9
– befruchtete 161
– – Transportstörung 211
– Befruchtung 11 f, 114, 160 f
– – ausbleibende 11
Eizellentransport 11
Eklampsie 228 ff
– Risikofaktoren 229 f
– Symptome 229 ff
Ektopie 60, 98
Elektrokoagulation, bipolare 37
Embolie 275
Embryoblast 161
Embryogenese, kritische Phasen 171
Embryopathie, diabetische 222
Empfängnisverhütung s. Kontrazeption
Endometriose 120 ff
– pulmonale 123
– Sterilität 40
Endometriosis
– extragenitalis 121, 123 f
– genitalis
– – externa 121 f
– – interna 121, 123
– ovarii 122
– tubae 123
– uteri interna 123
Endometritis 60, 67 ff, 104, 266
– eitrige 271 ff
– puerperalis 269 ff
Endometrium 11 f, 95 f
– Infektion im Wochenbett 269 f
– zyklische Veränderung 10 f
Endometriumhyperplasie, prämenopausale 47
Endometriumkarzinom 47, 60, 107 ff
– Metastasierung 108
– Risikofaktoren 107 f
– Therapie 109
– TNM-Klassifikation 108 f
– Wachstumsarten 108 f
Endometriumkarzinomsyndrom 108
Endomyometritis puerperalis 270 f
Endotoxin F 63
Entbindung (s. auch Geburt)
– Beckenendlage 259
– Diabetes mellitus 223
– Eklampsie 232
– Entwicklung
– – der Schultern 181 f
– – des Kopfes 181 f
– Erleichterung 187 ff
– Mechanik 180 ff

– Morbus haemolyticus neonatorum 251
– vaginale, aus Beckenendlage 287 f
Entbindungsoperation, vaginale, bei Schädellage 283 ff
Entenschnabelspekulum 17
Entwicklung, geschlechtsspezifische 4 ff
Entzündungssymptome 274
Epilepsie, Schwangerschaft 226
Episiotomie 181, 185
– Blutung 264
– Nachblutung 262
– Naht 186
– – Inspektion 185, 196
– – schlecht heilende 275
– Wundheilung 194 f
Epitheleinschlusszyste, vaginale 90
Erlebnisfähigkeit, sexuelle, Störung 28
Erlebnis-Fehlreaktion 54
Ernährung, Stillperiode 201 f
Ernährungszustand, präoperativ schlechter 118
Eröffnungsperiode, Geburt 178 f
Erregungsphase 27
Erste Hilfe bei Vena-cava-Kompressionssyndrom 165
Erstpara 169
Erythroblastose 250 f
Erythroplasie Queyrat 90
Erythrozyten 282
– Oberflächenantigene 250
Estron-3-Glucuronid 32
Eumenorrhö 13
Exsudat 115
Extragenitale Erkrankung, genitale Blutung 60
Extrauteringravidität 61, 115 f, 123, 211 ff
– ampulläre 211 f
– Anamnese 212 f
– Beendigung 214
– Häufigkeit 214 f
– β-hCG-Verlauf 213
– interstitielle 211 f
– isthmische 211 f
– laparoskopische Operation 214
– Lokalisation 211 f
– pharmakologische Therapie 214
– Sonografiebefund 213
– Symptomtrias 212
– Ursache 211

F

Farnkrautphänomen 12 f, 31, 41
Fehlbildung, fetale
– Diabetes mellitus 222
– Polyhydramnion 247
Fehlgeburt s. Abort
Femcon 153
Femidom 33
Femoralvenenthrombose 272

Teil V Anhang ■ 297

Sachverzeichnis

Fertilisierungsrate 38
Fertilität 5
Fetalblutdiagnostik 174
Fetalperiode, kritische Phasen 171
Fetopathie, diabetische 222
α-Fetoprotein im Fruchtwasser 173
Fettgewebe, braunes 282
Fetus
– Einstellung 178
– Größenbestimmung 170
– Haltung 178
– hypertropher 172, 236
– hypotropher 172
– Lage 178
– Maße 172
– Stellung 178
– Toxoplasmoseinfektion 215
Fibroadenom 134 f
– Sonogramm 135
Fibrom
– Mamma 134
– ovarielles 119 f
Fieber im Wochenbett 270 ff
Filzlaus 75
Fimbrien 114
First-Semester-Screening, Trisomierisiko 174
Fitz-Hugh-Curtis-Syndrom 67
Flachwarze 202
Fluor
– genitalis 56, 83 f
– – blutig-wässriger 84, 93
– – dunkler 108
– – dünnflüssiger 86
– – Farbe 84
– – grünlicher, schaumiger 74, 86
– – Herkunft 84
– – Kolpitis 85
– – Konsistenz 84
– – physiologischer 82
– – Schwangerschaft 167
– – therapieresistenter 56
– – Ursache 84
– – zervikaler 56, 84
– – Zervizitis 98
– neonatalis 4
Fluoreszenz-Treponemen-Antikörper-Absorptionstest 70
Flüssigkeitszufuhr, Schwangere 170
Follikel 114, 116
Follikelpersistenz 39
Follikelphase, Veränderungen 12
Follikelreifung 9
Follikelreifungsstörung 39
Follikelzyste 39, 117
Follikulitis 89
Follikulometrie 43
Folsäure 170 f, 202
Fontanelle
– große 178
– kleine 178
Foramen ovale 281
Frauenmilch, Zusammensetzung 198
Fritsch-Lagerung 265

Fruchtbarkeitsrate 38
Fruchtblasensprung, vorzeitiger 248 f
Fruchthöhleninfektion 249
Fruchttod, intrauteriner 207
Fruchtwasser 164
– Anomalie 247 f
– Aufgabe 164
– α-Fetoprotein 173
– Phospholipide 237
– Punktion 173
– vermehrtes 247 f
– vermindertes 248
Fruchtwasseraspiration 238
Fruchtwasserauffüllung, künstliche 248
Fruchtwassermenge 248
Frühabort 207
Frühgeburt 233 ff
– Abstillen 204 f
– Definition 207, 233
– operative Beendigung 285
– Pudendusanästhesie 189
– Risikofaktoren 234
Frühgestose 227 f
Frühkindliche Störung 55
Frühmobilisation nach Entbindung 196
Frühschwangerschaft, körperliche Veränderungen 168
FSH (Follikel stimulierendes Hormon) 5, 8 ff
FTA-Abs-Test (Fluoreszenz-Treponemen-Antikörper-Absorptionstest) 70
Fundusmyom, Schwangerschaft 226
Fundus-uteri-Höhenstand
– postpartaler 193, 195 f
– – Prüfung 269
– – Subinvolution 269
– Schwangerschaft 168
Furunkel 89
Fußlage
– unvollkommene 259
– vollkommene 259

G

Galaktogenese 197 f
Galaktografie 133, 140
Galaktokinese 198
Gallertbauch 119
Gebärmutter s. Uterus
Gebärmutterschleimhaut s. Endometrium
Geburt
– Beginn 176
– Blutverlust 179
– Halteapparatbelastung 147
– operative Beendigung 283 ff
– Physiologie 175 ff
– Überwachung 183 ff
– Vorbereitung 178
– – psychische 188

Geburtsgeschwulst 284 ff
Geburtshindernis, Myom 106, 226
Geburtskanal 177
Geburtsknie 177
Geburtsschmerz
– Einflussfaktoren 187
– Reduzierung 187 ff
Geburtstermin 169 f
– erreichter 164
Geburtsverlauf 178 ff
Geburtsverletzung 261 f
– Wundheilung 194 f
Geburtswegverletzung, Blutung 264
Gelbkörper s. Corpus luteum
Genitalblutung s. Blutung
Genitalorgane
– Bandapparat 145 f
– Lage 145 f
Genitalverletzung 65
Geradstand
– hoher 256 f
– tiefer 180 f
Gerinnungsbeobachtungstest 266
Gerinnungsfaktoren 282
Gesamthämoglobin 282
Geschlechtsidentität, Ausformung 55
Geschlechtskrankheit s. Sexuell übertragbare Erkrankung
Geschlechtsmerkmale
– sekundäre 6
– weibliche
– – Tanner-Stadien 6 f
Geschlechtsreife 5
Geschlechtstrieb 26
Geschlechtsverkehr, mangelnde Gleitfähigkeit 29
Gesichtslage 255 ff
Gespräch, präoperatives 111
Gestagen
– Kontrazeption 34 f
– Wirkung in der Schwangerschaft 163
Gestagentherapie
– Endometriose 124
– hochdosierte 109
Gestationsalter 279
Gestationsdiabetes 221 ff
– Gefahren 222
– Risikogruppen 222
Gestationshypertonie 228
Gestose 222
Glandula vestibularis major s. Bartholin-Drüse
Glans clitoridis 81
Glukosebelastungstest, oraler 222
Glukosetoleranz, verminderte 221
Glykogeneinlagerung
– Portiogewebe 18 f
– Vaginalepithel 13, 82
GnRH (Gonadotropin-Releasing-Hormon) 6, 8
GnRH-Agonisten 124, 142
GnRH-Sekretion 8 f
– Einflussfaktoren 9

298 ■ Teil V Anhang

Sachverzeichnis

Gonadotropin 6
Gonadotropinbehandlung, Überstimulationssyndrom 63
Gonadotropin-Releasing-Hormon s. GnRH
Gonokokken 67 f
Gonokokkeninfektion
– aufsteigende 68
– Schwangerschaft 218
Gonorrhö 67 ff
– Komplikation 68
– Lokalisation 68
– obere 68
– Schwangerschaft 218
– untere 68
Graaf-Follikel 9, 116
– Ultraschall-Darstellung 42
Granulationen, vaginale, postoperative 60
Granulosazellen 9
Gravida 169
Gregg-Syndrom 218 f
Guthrie-Test 279

H

Haarausfall, Schwangerschaft 167
Haarfollikelentzündung 89
Haemophilus vaginalis 17
Haltung, Fetus 178
Haltungsanomalie, fetale 255 f
Hämatom, postpartales 262
Hämoglobin
– fetales 163, 282
– glykiertes 222
– vermindertes 224
Hämolyse
– HELLP-Syndrom 232
– Puerperalsepsis 272
– Rhesusinkompatibilität 250
Harnblase, Innervation 152
Harnblasenendometriose 123
Harnblasenfüllung, Fundus-uteri-Höhenstand 196
Harnblasen-Scheiden-Fistel 102
Harnblasenverschluss 152
Harnfistel 154
Harninkontinenz, postmenopausale 49
Harnröhre 146
Harnröhrenöffnung
– äußere 80 ff, 146
– innere 146
Harnröhrensporn 82
Harnwege, ableitende, Schwangerschaft 165
Harnwegsinfektion im Wochenbett 275
Hauterkrankung, Schwangerschaft 225
Hautfarbe, Apgar-Wert 279
HbA$_{1c}$ (glykiertes Hämoglobin) 222

HBsAg (Hepatitis-B-surface-Antigen) 170, 202, 220
β-hCG (humanes Choriongonadotropin) 12, 163
– Hyperemesis gravidarum 227
– Schwangerschaftstest 168
β-hCG-Test 213
β-hCG-Wert, extrem hoher 110
HDL-Spiegel, Abfall
– postmenopausaler 49
Hellin-Regel 238
HELLP-Syndrom 232 f
Hemivulvektomie 92
Hemmung, psychosexuelle 28
Heparin 276
Hepatitis, Hygiene 220
Hepatitis B, Schwangerschaft 220
Hepatitis-B-surface-Antigen (HBsAg) 170, 202, 220
Herpes
– genitalis 72 f, 220
– – primärer 72
– – rezidivierender 72
– gestationis 226, 233
– labialis 220
– neonatorum 220 f
– simplex 220 f
Herpesinfektion, neonatale, Vermeidung 221
Herpes-simplex-Virus
– Reaktivierung 72
– Typ I 72
– Typ II 72
Herpes-simplex-virus-Infektion, konnatale 73
Herxheimer-Reaktion 70
Herzerkrankung, NYHA-Skala 223 f
Herzfehler
– angeborener 219
– Schwangerschaft 223
Herzfrequenz, fetale
– Akzeleration 183 f
– Dezeleration 183 f, 283
Herzgeräusch, akzidentelles
– Schwangerschaft 165
Herz-Kreislauf-Erkrankung, Schwangerschaft 223 f
Herz-Kreislauf-System, Neugeborenes 281
Herztöne, kindliche, Absinken 244
Heultage, Wöchnerin 226, 276 f
Hexenmilch 5 f
Hinterhauptslage, hintere 258
Hirsutismus 14 f
– ovariell bedingter 15
Hitzewallungen 48
HIV (Human Immunodeficiency Virus) 73
HIV-Antikörper-Nachweis 74
HIV-Infektion 73 f
– Hygiene 220
– intrauterine 220
– Schwangerschaft 220
HIV-Test 74

Hodge-Pessar 151
Hohlwarze 202, 204
Holzuterus 246
Hormon
– Follikel stimulierendes 5, 8 ff
– luteinisierendes 5 f, 8 ff, 32
– Melanozyten stimulierendes 166
– Thyreoidea stimulierendes 279
Hormonbildung
– ovarielle 9
– plazentare 163
Hormone, in der Stillperiode kontraindizierte 205
Hormonelle Störung, Sterilität 39
Hormonentzugsblutung, Extrauteringravidität 212
Hormonhaushalt, Diagnostik bei irregulärer Blutung 60
Hormonstatus bei Sterilität 40
Hormonsubstitution, prämenopausale 47
HPV (humane Papillomaviren) 70 f
Human Immunodeficiency Virus s. HIV
Hydramnion 236
Hydrops fetalis 217
Hydrozephalus 216, 260
Hymen 80, 83
Hymenalatresie 83
Hyperaktivität, uterine 254
Hyperandrogenämie 14 f
Hyperanteflexion, Uterus 147
Hyperemesis gravidarum 227 f
Hyperfibrinolyse 266
Hyperimmunglobulin 217
Hypermenorrhö 13
Hyperpigmentation 166
Hyperprolaktinämie 14, 134
– Sterilität 39
Hypertonie
– arterielle 90
– – chronische 228
– – Schwangerschaft 228 ff
– uterine 254
Hypnose bei psychosomatischer Erkrankung 57
Hypoglykämie, postnatale 222, 242
Hypomastie 129
Hypomenorrhö 13
Hypophysenerkrankung, Sterilität 39
Hypophysenvorderlappenhormone 6, 8
– zyklische Veränderung 10
Hypothalamus-Hypophysen-System 3
Hypotonie, Schwangerschaft 223
Hypoxie, fetale 183
Hysterektomie 29, 109
– abdominelle
– – postoperative Maßnahmen 112
– – präoperative Maßnahmen 111 f
– Gespräch, präoperatives 111
– Thromboseprophylaxe 112
– bei Uterusatonie 265
Hysterografie 97

Sachverzeichnis

Hysterosalpingografie 40
Hysteroskopie (Uterusspiegelung) 42 f, 97

I

ICSI (intrazytoplasmatische Spermieninjektion) 45
Ikterus 216
– Rhesusinkompatibilität 250
Imiquimod 72
Immunschwäche, HPV-Infektion 71
Impfung, Schwangerschaft 171
Infektion
– aszendierende 113, 270
– endogene 271
– exogene 271
– opportunistische 74
– Wochenbett 270
Infektionsschutzgesetz 66
Infertilität 38
Infiltrationsanästhesie 189
Infundibulum tubae uterinae 114
Innenohrschwerhörigkeit 219
Insemination 44 f
Insertio
– marginalis 242
– velamentosa 242
Inspektion 16
Instabilität, emotionale, Wöchnerin 226, 276
Insuffizienz, ovarielle, primäre 39
Insulinresistenz 15, 221
Intrauterinpessar 34, 212
– Kontraindikation 34
– Nebenwirkung 34
Introitus vaginae 81
– enger 29
In-vitro-Fertilisation 44 f
Involution
– extragenitale Veränderungen 193 f
– genitale 192 f
Involutionsstörung 268 f
Isthmus tubae uterinae 114
IUGR (intrauterine Wachstumsretardierung) 241
IUP (Intrauterinpessar) 34
IVF (In-vitro-Fertilisation) 44 f

J

Jod 202
Jodzufuhr, Schwangere 171, 223
Juckreiz s. Pruritus
Jungfernhäutchen s. Hymen

K

Kaiserschnittentbindung 289 f
– Beckenendlage 259
– Diabetes mellitus 223
– frische Herpesinfektion 221
– HELLP-Syndrom 233
– Indikation 289
– Komplikation 289
– Myom 226
– Papillomavirusinfektion 71
– Placenta praevia 245 f
– primäre 262, 289
– Querlage 260
– sekundäre 289
– Stirnlage 256
– Spinalanästhesie 191
– Zervixdehnung 269, 289
Kalzium 202
Kamel-Wehen 255
Karbunkel 89
Kardiotokogramm 183 f, 236, 238, 241, 254
– bei Nabelschnurumschlingung 244
Karzinophobie 130
Käseschmiere 164
Katarakt 218 f
Kehlkopfpapillome, postnatale 71
Keimzell-Tumor 118, 120
Kernikterus 251
Kernspintomografie, Mammauntersuchung 133
Kind-Becken-Missverhältnis 260
Kindbettfieber 270
Kinderlosigkeit, ungewollte 38 f
– Beratung 45
Kindheit 5 f
Kindspech 282
Kitzler s. Klitoris
Kletterpuls 276
Klimakterisches Syndrom 48 f, 56 f
– Harnentleerungsstörung 49
– Hautveränderungen 48
– kardiovaskuläres 49
– organisches 48
– psychisches 49
– Senkungserscheinungen 49
– Therapie 50 ff
– – alternative 50
– – parenterale 50
– – transdermale 51
– – vegetatives 48
Klimakterium 5, 46 ff
– Phasen 56
– psychische Faktoren 56 f
Klitoris 80 ff
Klitoriseichel 81
Klitoriskarzinom 91
Klitorisschaft 81
Knaus-Ogino-Zeitwahlmethode 31
Knipsbiopsie 18 f
Koagulopathie 266 f
Kollapsneigung, postpartale 194
Kolostrum 197
Kolpitis (s. auch Colpitis) 28 f, 60, 85 ff
– Chlamydieninfektion 85 f
– Risikofaktoren 85
– Trichomoniasis 74 f, 86
Kolposkopie 18 f, 100

Kondom 33
Kondylome s. auch Condylomata
– breite 69 f
– spitze 70 f
– – Therapie 72
Konisation 19, 100
Kontaktblutung 98
Kontinenz, Störfaktoren 155 f
Kontinenztrainingsprogramm 153, 157
Kontrastsonografie 40
– bei Sterilität 42
Kontrazeption 30 ff
– chemische 32 f
– hormonelle 30, 34 ff
– – Kontraindikation 35 f
– – Nebenwirkung 35
– mechanische 33 f
– nicht hormonelle 30 ff
– symptothermale 32
– Verhaltensmethode 31
– – computergestützte 32
Kontrazeptiva, hormonelle 34 ff
– Arzneimittelwechselwirkung 36
– Wirkungsweise 35
Kopf, kindlicher
– Anatomie 177 f
– – veränderte 172
– Aufpfropfen 258
– Einschneiden 180 f
– hochstehender 260
Körperbehaarung, vermehrte 14
Körperhygiene 87
Körperreinigung, präoperative 112
Korpus (s. auch Corpus) 96, 104 ff
Korpusachse 146
Korpuskarzinom s. Endometriumkarzinom
Korpuspolyp 60
– gutartiger 47
Korpustumor, bösartiger 107 ff
Kotausscheidung, erste 282
Kotyledone 162
Krampfanfälle, Eklampsie 228 f, 231
Krätz-Milbe 76
Krebsfrüherkennungsuntersuchung 17
Kreislauf
– kindlicher 163
– mütterlicher 163
Krukenberg-Tumor 125
Kuhmilch, Zusammensetzung 198
Kupfer-T 34
Kürettage
– Abort 207 f
– fraktionierte 47, 108
– Hyperanteflexion des Uterus 147
Küstner-Zeichen, Planzentalösung 180
Kystom 117 ff
– muzinöses 117
– – Zerreißung 118 f
– seröses
– – multilokuläres 118
– – papilläres 118
– Spontanruptur 118

Sachverzeichnis

L

Labia s. Schamlippen
Labienriss, geburtstraumatischer 261
Lage, fetale 178
– geburtsunmögliche 256 f, 262
Lageanomalie, fetale 258 ff
Lagerung nach Fritsch 265
Laktation 196 ff
Laktationsamenorrhö 195
Längsschnitt, isthmozervikaler 289
Laparoskopie
– bei Sterilität 40, 42
– bei Verdacht auf Uterusmissbildung 97
Lebensphasen der Frau 4 ff
Leberenzyme, HELLP-Syndrom 232
Lebererkrankung 225
Leberkapselentzündung 67
Leistenlymphknotenschwellung 69
Leitbild 54
Leitungsanästhesie 189
Leopold-Handgriffe 260
Leukoplakie, vaginale 93
Leukozyten 282
Leukozytose 272
LH (luteinisierendes Hormon) 5 f, 8 ff,
– Messung im Urin 32
Libido 26
Lichen sclerosus et atrophicus 89 f
Ligamentum
– cardinale 146 f
– rotundum 146 f
– sacrotuberale 177
– sacrouterinum 147
– suspensorium ovarii 146
– teres uteri 146
– umbilicale mediale 281
Lindan-Gel 75
Linea
– fusca 167
– terminalis 177
Lipom, Mamma 134
Lippen-Kiefer-Gaumen-Spalte, Muttermilchgabe 204
Lippes-Schleife 34
Listeria monocytogenes 216
Listeriose 216
Lochialstau 269
Lochien 193, 194 ff
– physiologische Veränderungen 194 f
– übel riechende 270 f
Lokalanästhesie 189
Lubrikation, vaginale 27
Lues 69 f
– Diagnostik 70
– kardiovaskuläre 70
– Schwangerschaft 215
– Sekundärstadium 69
– Tertiärstadium 70
Lunge, postnatale Veränderungen 281
Lungenembolie 276
Lungenerkrankung 224
Lungenfunktion, Schwangerschaft 165

Lungenödem bei Tokolyse 237
Lungenreife, fetale, Induktion 233, 237, 249
– vorzeitige 241
Lungentuberkulose 225
Lupenuntersuchung s. Kolposkopie
Lutealphase, Veränderungen 12 f
Luteinisierung 9 f
Lymphknoten
– axilläre 138
– – tastbare 138
– infraklavikuläre 138
– Mammakarzinommetastasen 138, 141, 143
– parasternale 138
– pektorale 138
– retrosternale 138
– supraklavikuläre 138
Lymphödem des Armes, strahlentherapiebedingtes 142
– Prophylaxe 142

M

Magen-Darm-Erkrankung 225
Magen-Darm-Trakt, Atresie 247
Magen-Darm-Trakt-Funktion, Schwangerschaft 166
Magenkarzinommetastase, ovarielle 125
Magensäure
– verminderte 166
– Zurückfließen in die Speiseröhre 166
Magnesium 207, 232, 237
Makrosomie 222
Mamille 128, 197, 274
– eingezogene 140
– Erektionsreflex 128 f
– Rhagadenbildung 198, 273 f
Mamillenekzem 137
Mamillenkarzinom 137 f
Mamillensekretion
– blutige 135, 140
– einseitige 140
– pathologische 140
– seröse 135
– wässrige 136
Mamillenveränderung 140
Mamma 128 f
– Anatomie 197
– Computertomografie 133
– Doppler-Sonografie 141
– Drüsenlappen 128
– Gewebeentnahme 133
– Größenzunahme, schwangerschaftsbedingte 167 f
– Inspektion 130 f, 140
– Keimausbreitung 274
– Kernspintomografie 133
– Lymphabfluss 138
– Lymphknotenuntersuchung 132
– Mikroverkalkung, gruppierte 140
– Palpation 130 ff, 140

– postoperativer Aufbau 142
– Präkanzerose 136 f
– schmerzhafte, im Wochenbett 274
– Sekretprovokation 132
– Selbstuntersuchung 130 f, 140
– Sonografie 133, 141
– Spannungsgefühl 13
– Tanner-Entwicklungsstadien 6
– Verschieblichkeit 128
Mammaabszess 134, 274
– Spaltung 275
Mammaanomalie
– angeborene 129 f
– erworbene 130
Mammahautvorwölbung 135
Mammaherd
– Biopsie 141
– – Indikation 141
– Diagnostik 136
– Schnellschnittuntersuchung, intraoperative 133
– Stanzbiopsie 133
Mammahypertrophie 130
Mammakarzinom 137 ff
– Anamnese 140
– Brustentfernung 142
– Chemotherapie 142
– Diagnostik 140 f
– – apparative 140 f
– Doppler-Sonografie 141
– duktales 137 f
– – multizentrisches 137
– Hormontherapie 142
– inflammatorisches 134, 139 f
– Inspektion 140
– lobuläres 137
– Lokalisation 138
– Low-risk-Tumor 142
– Lymphknotenbefall 138, 141, 143
– Mammografie 132
– Metastasierung 138
– multizentrisches 142
– Nachsorge 143
– Operation 142
– – brusterhaltende 142
– Palpation 140
– Präkanzerose 136 f
– Prognosekriterien 142 f
– Rezeptorbefund 143
– Rezidiv 143
– Risikofaktoren 137
– Schwangerschaft 226
– Strahlentherapie 142
– – alleinige 142
– Symptome 139
– Therapie 141 ff
– – kurative 141
– – palliative 141
– TNM-Klassifikation 141
Mammaknoten
– Karzinomausschluss 135
– multiple 136
– tastbarer 135, 139
Mammaquadrantenresektion 136

Sachverzeichnis

Mammareduktionsplastik 130
Mammasekretion, vermehrte 134
Mammatumor, bösartiger 136 ff
Mammografie 132 f, 140
– Aufnahme
– – kraniokaudale 133
– – mediolaterale 133
– Befund bei Mastopathie 136
– Indikation 132
– Interpretation 133
– sternförmige Verschattung 133, 140
Mangelentwicklung, kindliche 216, 241
Mangelgeburt 241
Manualhilfe nach Bracht 287 f
Marsupialisation 88 f
Masernimpfung 171
Mastektomie 142
– Beratung vor Entlassung 144
– Lagerung, postoperative 143
– Pflege
– – postoperative 143
– – präoperative 143
– subkutane, bei Mastopathie Grad III 136
– Wundheilung 143 f
Mastitis
– diffuse, phlegmonöse 274
– Einschmelzung 275
– interstitielle 274
– nonpuerperalis 134
– parenchymatöse 274
– puerperalis 134, 273 ff
– – Abstillen 275
– Therapie 275
Mastodynie 136
Mastopathie 134, 136
– Schweregrade 136
Mastoptose 130
Matronenadenom 47
MBU (Mikroblutgasuntersuchung) 183, 185
Medikamentenapplikation, parenterale 50
Medikamenteneinnahme
– Schwangerschaft 171
– Stillperiode 204 f
Mehrlingsschwangerschaft 238 ff
– Blasensprung, vorzeitiger 248
– Risiken 239
– Wehen, vorzeitige 236
– Zervixinsuffizienz 234
Meigs-Syndrom 119
Mekonium 282
Membran 163
– synzytiokapilläre 162 f
Menarche 5, 7
Menarchealter 7, 8 ff
Menopause 5, 46 f
Menorrhagie 13, 108
Menstruationsblutung
– ausbleibende 13
– azyklische, verstärkte 13
– erste s. Menarche
– schmerzhafte 14

– schwache 13
– verstärkte 13
Menstruationszyklus (s. auch Zyklus) 8 ff
– Phasen 10
Metastase, vaginale 93
Methergin 265, 269
Metrorrhagie 13, 108
Mikroblutgasuntersuchung 183, 185
Mikrokarzinom, zervikales 99
– Therapie 101
Mikropille 35
Mikroverkalkung, gruppierte, Mamma 140
Miktion 152
Milbe 76
Milchbildung 197 f
Milchdrüsen, akzessorische 201
Milcheinschuss 197
– verspäteter 204
Milchentleerung 197 f
Milchgang 197
– Sekretstau 134
Milchgangspapillom 134 f
Milchleiste 129
Milchmenge 200 f
Milchpumpe 203 f
Milchsee 197
Milchstau
– in akzessorischen Milchdrüsen 201
– Mastitisentstehung 273 f
– Vermeidung 198
Milk-let-down-effect 198
Minderentwicklung 219
Mineralstoffe 202
Minipille 35
Missed abortion 207 f
Mittelblutung 56
Mobilisation nach
– abdomineller Hysterektomie 112
– Amniozentese 173
– Entbindung 196, 276
Monarthritis, Chlamydieninfektion 67
3-Monats-Spritze 35
Morbus s. auch Eigenname
– haemolyticus neonatorum 250 ff
Morula 161
Mucosolvan 237
Mukoviszidose, Screening-Verfahren beim Neugeborenen 279
Multipara 169
Mumpsimpfung 171
Musculus
– levator ani 146
– obturatorius internus 146
– pectoralis major 128
– sphincter ani externus, Riss 261
Muskelfasern, uterine, Überdehnung 268
Muskeltonus, Apgar-Wert 279
Mutterband, rundes 145 f
Mutter-Kind-Beziehung, gestörte 55
Mutter-Kind-Wehen 255
Mutterkornalkaloide 269

Muttermilch 196
– Abpumpen 202 ff
– Zusammensetzung 198
Muttermund 194
– äußerer 96
– Eröffnungsperiode 178
– innerer 96
– – Krampf 263
– Nullipara 194
Mutterschaftsrichtlinien 169
– HBsAg-Bestimmung 220
– Rötelnantikörperbestimmung 219
– Ultraschalluntersuchungen 172
Muzinfäden 12
Mykoplasmainfektion 67
Myom 40, 104 ff
– Enukleation 107
– intraligamentäres 105 f
– intramurales 104 f
– intrazervikales 105
– Mamma 134
– Operationsindikation 107
– Schwangerschaft 106, 226
– Stieldrehung 226
– submuköses 105
– subseröses 60, 105
– – gestieltes 105
Myoma in statu nascendi 106
Myometrium 11, 95 f
– Kontraktion 175 f
– Tonus 175 f
Myxom, Mamma 134

N

Nabelarterien 163 f, 281
Nabelarterien-pH-Wert 279
Nabelgefäße, aberrierende 242
Nabelschnur 162 ff
– Blutfluss 164
– vorliegende 243
Nabelschnuransatz 242
Nabelschnurgefäße 162 f
Nabelschnurknoten 243 f
Nabelschnurpunktion, Fetalblutgewinnung 174
Nabelschnurumschlingung 244
Nabelschnurvorfall 243 f, 260
Nachgeburtsperiode 179
– Pathologie 263 ff
Nachgeburtswehen 179
Nachwehen 192 f
Nackenödem, fetales 172
Naegele-Regel 169
Naegele-Zange 284
Nävus, kongenitaler 280
Nebenplazenta 242
– nicht ausgestoßene 266
Neisseria gonorrhoeae 67 f
Neoplasie, intraepitheliale, zervikale 71, 99 f
Neugeborenenikterus, verstärkter 252
Neugeborenenphase 4 f

Sachverzeichnis

Neugeborenenreflexe 280
Neugeborenes 278 ff
– Abwehrsystem 282
– Atmung 281
– Herz-Kreislauf-System 281
– hypertrophes 279
– hypotrophes 279
– reifes 278 f
– Reifezeichen 279
– Screening-Verfahren 279, 281
– Temperaturregulation 281 f
– Ultraschall-Screening-
 Programm 281
– Untersuchung 279 f
Neuralgie, Herpes-simplex-
 virus-Infektion 73
Neuralrohrdefekt 173
– Vorbeugung 171
Neurologische Erkrankung,
 Schwangerschaft 226
Nidationsstörung, myombedingte 106
Nierenbeckenschienung 154
Nierenerkrankung,
 Schwangerschaft 225
Nierenfunktion, Schwangerschaft 165
Nitroimidazol 75
Notfallsituation, akute 59 ff
NYHA-Skala, Belastbarkeit bei Herz-
 erkrankung 223 f

O

Oberbauchschmerzen,
 HELLP-Syndrom 233
Obstipation 155
Obstipationsprophylaxe 166
– nach Dammriss 261
Ödem 229 f
– prämenstruelles 122
– Überstimulationssyndrom 44
OGTT (oraler Glukosetoleranztest) 222
Oligohydramnion 237, 248
Oligomenorrhö 14
– prämenopausale 46 f
Oligoovulation 15
Operationshysteroskop 43
Orangenhaut 131, 138
Organogenese, kritische Phasen 171
Orgasmusphase 27
Orgasmusstörung 28
– organisch bedingte 28
– postpartale 28
Orthopädische Störung,
 Wochenbett 277
Osteoklasten 48
Osteoporose, postmenopausale 48 f
Ostium
– urethrae externum (Harnröhren-
 öffnung, äußere) 80 ff
– vaginae 81
Östradiol 63
Östriolpräparat, lokale Applikation 52
Östrogenbildung, Ovarialtumor 60, 120

Östrogene 5 f
– bei Deszensus 151
– bei klimakterischem Syndrom 48
– Kontrazeption 34 f
– bei Urge-Inkontinenz 154
– Urinkontinenz 152
– Wirkung 51
– – in der Schwangerschaft 163
Östrogen-Gestagen-Präparat
– bei klimakterischem Syndrom 50
– Kontraindikation 50
– Kontrazeption 34 f
Östrogenmangel
– Folgen 48 f, 51
– medikamentös erzeugter 142
– postmenopausaler 47 f
– Urge-Inkontinenz 154
Östrogenproduktion
– endogene
– – Ausschaltung 142
– – im Senium 52
– plazentare 163
Östrogenrezeptoren, Blockade 142
Ovar 114, 146
– Histologie 116 f
– Palpation 19
Ovarialarterien 114
Ovarialendometriose 122
Ovarialfibrom 119 f
Ovarialhormone 8
– zyklische Veränderung 10
Ovarialkarzinom 124 ff
– Hormon produzierendes 126
– Metastasierung 126
– Operationsumfang 126
– Risikofaktoren 124 f
– TNM-Klassifikation 126
Ovarialmetastase 125
Ovarialtumor
– gutartiger 117 ff
– östrogenbildender 120
– – vor der Pubertät 60
– Schwangerschaft 226
– stielgedrehter 115, 118
Ovarialzyste 116 f
– funktionelle 39, 117
– Überstimulationssyndrom 44, 63
Ovarien, polyzystische 15, 39
Ovartätigkeit, postpartales Wieder-
 einsetzen 195
Ovartätigkeitsstörung, Sterilität 39
Ovulation 9 f, 161
– Basaltemperatur 31 f
Ovulationsauslösung,
 medikamentöse 43 f
– Risiken 44
Ovulationshemmer, gestagen-
 betonter, bei Mastopathie 136
Ovulationshemmung 34 f
Ovulationszyklus (s. auch Zyklus) 8 ff
Oxytozin 268
– Milchentleerung 197 f
– bei Uterusatonie 265
– Uteruskontraktion 176, 198, 268

Oxytozinbelastungstest 183
Oxytozininfusion 254

P

Paget, Morbus 137 f
Papanicolaou-Klassifikation 100
– Zervixkanalzytologie 18
Papillom 70, 134
Papillomaviren, humane 70 f
– Impfung 71
Papillomavirusinfektion 70 ff
Paralyse, progressive 70
Parametrien 19
Parametritis 272 f
– puerperalis 271
Parasiten 74 ff
Partialprolaps 148 f
Partusisten 254
Parvovirus B19 217
PCO-Syndrom 15
– Sterilität 39
Pearl-Index 30
Penicillin G 70
Penicillinallergie 70
Periappendizitis 67
Periduralanästhesie 190
– Indikation 190
– Komplikation 190
– Kontraindikation 190
Periduralkatheter, Fixierung 190
Perihepatitis 67
Perimetrium 95 f
Peritonitis
– diffuse 272 f
– puerperalis 271
Pessar
– Deszensusbehandlung 151
– Komplikation 151
Pessardruckulkus 60
Phenylketonurie, Screening-Verfah-
 ren beim Neugeborenen 279
Phlebothrombose im Wochen-
 bett 275 f
Phospholipide im Fruchtwasser 237
Phthiriasis pubis 75
pH-Wert
– intravaginaler 4, 6, 17
– Nabelarterienblut 279
Physiotherapie bei Deszensus 151
Pille s. auch Kontrazeptiva,
 hormonelle
Pille danach 36
– nach Vergewaltigung 64
Pilzinfektion 218
Placenta s. auch Plazenta
– accreta 263
– adhaerens 263
– bipartita 242
– increta 162, 263
– membranacea 243
– praevia 61, 241, 244 ff, 247
– succenturiata s. Nebenplazenta

Sachverzeichnis

Plateau-Phänomen 137, 139
Plateauphase, sexuelle Reaktion 27
Plattenepithel, vaginales 85
Plattenepithelkarzinom, vulväres 90
Plattenepithel-Zylinderepithel-Grenze, Portio 99 f
Plazenta (s. auch Placenta) 161 ff
– abgelöste 162
– Ablösung
– – nach Duncan 179
– – Küstner-Zeichen 180
– – nach Schultze 179
– Entwicklung 161 f
– Formabweichung 242 f
– Hormonproduktion 163
– kindliche Seite 162
– mütterliche Seite 162
– Physiologie 162 f
– reife 162
– Stoffaustausch 162 f
– unvollständig ausgestoßene 265 f
– Vollständigkeitsprüfung 265
Plazentafunktionsstörung
– myombedingte 106
Plazentagewinnung 180
Plazentainsuffizienz 222, 224, 234, 241 f
– akute 241
– chronische 241
– Übertragung 237
Plazentalaktogen, humanes 197
Plazentalösung
– manuelle 263 f
– vorzeitige 61, 246 f
Plazentaretention 263 f
Plazentaschranke 163, 251
Plazentazotten 162 f
Pleuraerguss, Meigs-Syndrom 119
Polyhydramnion 222, 247 f
Polymastie 129
Polymenorrhö 14
Polythelie 130
Portio 82
– Abstrich 100
– Ektopie s. Ektopie
– Plattenepithel-Zylinderepithel-Grenze 99 f
– Schiller-Probe 18 f
Portiokappe 33
Portiokarzinom 60
Portioschiebeschmerz 115
Postkoitalpille s. Pille danach
Postkoitaltest 40 ff
Postmenopause 47 f
Präeklampsie 228 ff
– Labordiagnostik 231
– Prophylaxe 229
– Risikofaktoren 229 f
– Schwangerschaftsbeendigung 231 f
– Schweregradabschätzung 230
Präkanzerose 90, 92 f, 99
Prämenopause 46 f
Prämenstruelles Syndrom 55

Pränataldiagnostik 172 ff
Präservativ 33
Primärfollikel 9
Progesteron 6, 11 f, 163
Progesterongabe, lokale, bei Mastopathie 136
Prolaktin 197
Prolaktinsekretionshemmer 204, 275
Prolaps 148 f
Proliferationsphase, Menstruationszyklus 10 f
Promontorium 176 f
Prostaglandin $F_{2\alpha}$ 265
Prostaglandine 10
– bei Uterusatonie 265
– Zervixkanalerweiterung 207, 209
Protein, C-reaktives 250, 270 f
Proteinurie 229 f
Pruritus
– gravidarum 225
– vulvae 81, 83
– – chronischer 91
Pseudomyxoma peritonei 119
Pseudomyzel 87
Psychische Erkrankung, Schwangerschaft 226
Psychische Störung im Wochenbett 276 f
Psychoanalyse bei psychosomatischer Erkrankung 57 f
Psychopharmaka, Stillperiode 205
Psychosomatische Erkrankung 53 ff
– Diagnose 57
– Pharmakotherapie 58
– Therapie 57 f
pTT (partielle Thromboplastinzeit) 276
Pubarche 5, 7
Pubertas praecox 60, 120
Pubertät 5 ff
– hormonelle Veränderung 6
– Reifungsprozess 55
Pubesbehaarung, Tanner-Stadien 6
Pudendusanästhesie 189 f
– Komplikation 190
– Kontraindikation 190
Puerperalfieber 270
Puerperalsepsis s. Sepsis puerperalis
Puerperium s. Wochenbett
Puls, Apgar-Wert 279
Pulsfrequenz, Schwangerschaft 164
Pulsoxymetrie 283
Pyelonephritis 225
Pyometra 104, 108

Q

Querlage 259 f
– verschleppte 260
Querstand, tiefer 257 f
Quetschhahnmechanismus 154
– bei Zystozele 150

R

Rasur, präoperative 111
Reaktion, sexuelle 27
Reanimation, intrauterine 254
Reflexinkontinenz 154
Reifung 54 ff
– körperliche 54
– psychosexuelle 27, 54
– Zeitfaktor 54
Rektozele 148, 150
Rektum 146 f
Rektum-Scheiden-Fistel 102
Rektumvorderwandriss, geburtstraumatischer 261
Restharn 49
Retentionszyste, ovarielle 117
Retroflexio uteri 148
β-Rezeptoren 236
– uterine 254
α-Rezeptoren-Blocker 154
Rhagadenbildung, Mamille 198, 273 f
Rhesusfaktor-negative Frau 250 f
– Abort 209
Rhesusinkompatibilität 250 f
Rhesusprophylaxe 251
Ringelröteln 217
Ringpessar 151
Rötelnantikörper, Bestimmung bei Schwangerschaft 219
Rötelnembryopathie 218 f
Rötelnimpfung, aktive 171, 219
Rötelninfektion, Schwangerschaft 218 f
Rückbildungsphase, sexuelle Reaktion 27
Rückenschmerzen, Schwangerschaft 167
Runge-Zeichen 238

S

Salpingitis 68, 115
Sauerstoffsättigung 283
Saugen, Physiologie 199 f
Saugglocke 284 ff
Schädellage, vaginale Entbindungsoperation 283 f
Schädelnähte 177 f
Schambehaarung, Tanner-Stadien 6
Schamhaarrasur 89
Schamhügel 80
Schamlippen
– große 80 f
– – Karzinom 91
– kleine 80 f, 88
– – Karzinom 91
– Riss, geburtstraumatischer 261
Schanker
– harter 69
– weicher 70
Schaukellagerung 257
Scheide s. auch Vagina
Scheidendiaphragma 33

Sachverzeichnis

Scheideneingang 29, 81
Scheidenentzündung s. Colpitis; s. Kolpitis
Scheidengewölbe 82, 146
- hinteres 82
- - Verletzung 65
Scheidenmilieu
- Beeinträchtigung 85
- pH-Wert 82, 85
Scheidenmuskulatur 83
Scheidenstumpfprolaps 148
Scheidenvorhof 81
Scheidenwand
- hintere 82
- vordere 82
Scheinschwangerschaft 55
Scheitelbeineinstellung 257
Schilddrüsenerkrankung, Schwangerschaft 167, 223
Schilddrüsenhemmstoffe 223
Schilddrüsenvergrößerung, Schwangerschaft 167
Schiller-Probe 18 f
Schlüsselzelle 86
Schmerz
- akuter 61 f
- somatischer 62
- Teufelskreis 188
- viszeraler 61
Schmerzleitungsbahn 187 ff
Schmerzmittel, Stillperiode 205
Schmierblutung 108
- Extrauteringravidität 212
Schnellschnittuntersuchung, intraoperative, Mammaherd 133
Schnittentbindung s. Kaiserschnittentbindung
Schocksyndrom, toxisches 63
Schokoladenzyste 39
Schulterdrehung 181 f
Schulterdystokie 223, 258
Schwangere
- Beratung 170 f
- - genetische 173
- Ernährung 170
- Flüssigkeitszufuhr 170
- Jodzufuhr 171, 223
- Untersuchung 169 f
- - Intervalle 170
- Zystitisprophylaxe 170
Schwangerschaft 160 ff
- ableitende Harnwege 265
- Anamnese, gynäkologische 169
- Appendixlage 225
- Arzneimittel 171
- Beginn 160 ff
- Blutdruckabfall in Rückenlage 165, 223
- Blutung 61, 207 f
- bei Endometriose 124
- Epileptikerin 226
- Erbrechen 227 f
- Erkrankung 221 ff
- extrauterine s. Extrauteringravidität
- Feststellung 168
- Fundus-uteri-Höhenstand 168
- Gestagenwirkung 163
- Haarveränderungen 167
- Hautveränderungen 166
- Herz-Kreislauf-Erkrankung 223 f
- Herz-Kreislauf-Veränderung 164 f
- Hypertonie 228 ff
- Impfung 171
- Infektion 215 ff
- Leibesumfang
- - zu geringer 248
- - zu großer 248
- Lungenfunktion 165
- Magen-Darm-Erkrankung 225
- Magen-Darm-Trakt-Funktion 166
- Myom 106
- nach Kaiserschnittentbindung 289
- Nierenerkrankung 225
- Nierenfunktion 165
- Obstipationsprophylaxe 166
- Östrogenwirkung 163
- Pulsfrequenz 164
- Rötelnantikörperbestimmung 219
- Rötelninfektion 218 f
- Schilddrüsenerkrankung 223
- Schilddrüsenfunktion 167
- Tastuntersuchung, bimanuelle 168
- thromboembolische Erkrankung 223 f
- Thromboseprophylaxe 224
- Tumor 226
- Ultraschalluntersuchung 20
- Uterusveränderung 167
Schwangerschaftsabbruch 209
- bei früher Rötelninfektion 219
- Indikation 209
Schwangerschaftsdauer 169
- regelwidrige 233 ff
Schwangerschaftsdiabetes s. Gestationsdiabetes
Schwangerschaftsgelbkörper 163, 167
Schwangerschaftsikterus, idiopathischer 225
Schwangerschaftsmaske 166
Schwangerschaftsstreifen 149, 166
- Rückbildung 194
Schwangerschaftstest 168
Schwangerschaftszeichen
- sichere 168
- unsichere 168
Schweißausbrüche 48
- Wochenbett 194
Sectio caesarea s. Kaiserschnitt
Sedativa 188
Sedierung 188 f
Sekretionsphase, Menstruationszyklus 10 ff
Sekundärfollikel 9
Semmelweis, Ignaz Philip 270
Senium 5, 52
Sepsis puerperalis 271 ff
- Letalität 273

Sexual transmitted disease s. Sexuell übertragbare Erkrankung
Sexualitätsstörung 28 f
- postoperative 29
Sexuell übertragbare Erkrankung 66 ff
- bakterielle 67 ff
- Meldepflicht 66
- mykotische 76
- virale 70 ff
Sexuelle Reaktion 27
Sims-Huhner-Postkoitaltest 40 ff
Skabies 76
Skene-Drüse 67
Sodbrennen 166
Sonografie
- Mammauntersuchung 133, 141
- pränatale 172
Soorkolpitis 76, 87
Spätabort 207
Spätgestose 228 ff
Spekulumuntersuchung 17
Spermien 160 f
- Fortbewegung 161
Spermieninjektion, intrazytoplasmatische 45
Spermizide Substanz 32 f
Spina bifida, pränatale Sonografie 172
Spinalanästhesie 191
Spiraleneinlegung bei Hyperanteflexion des Uterus 147
Spontanabort 207
Staphylococcus aureus 63
Staphylokokkeninfektion 273
STD (Sexual transmitted disease) s. Sexuell übertragbare Erkrankung
Stein-Leventhal-Syndrom s. PCO-Syndrom
Steinschnittlage 21
Steißbein 176 f
Steiß-Fuß-Lage 259
Steißlage 258 f
Stellung, Fetus 178
Sterilisation 29, 36 f
- Indikation 37
- Kontraindikation 37
Sterilität 38 ff
- Anamnese 40, 42
- Definition 38
- Diagnostik 40, 42 f
- Endometriosis tubae 123
- extragenital bedingte 40 f
- Hirsutismus 14
- hypophysär bedingte 39
- ovariell bedingte 39
- Therapie 43 ff
- - erfolglose 45
- - hormonelle 43 f
- Ursache 39 ff
- - bei der Frau 39 ff
- - beim Mann 41
- uterin bedingte 40
- Uterusfehlbildung 97
Still-BH 199

Sachverzeichnis

Stillen
- Brustpflege 199
- Ernährung 201 f
- Hygiene 198
- Kontraindikation 197, 202
- kontraindizierte Medikamente 205
- Saugvorgang 199 f
- Trinkmenge 200 f
- Vorbereitung 199
- Vorteile 196
- Zwillinge 200 f

Stillhemmnis 202, 204
- kindliches 204

Stillhütchen 202 f
Stillposition 200
Stillschwierigkeiten 202, 204
Stillverwirrung 200
Stimulation, basale 237
Stirnlage 255 f
Stratum
- basale 11
- functionale 11

Streckhaltung, fetale 255 f
Streptokokken der Gruppe B, β-hämolysierende 217 f
Streptokokkeninfektion
- Frühform 217 f
- Spätform 217 f

Stressinkontinenz 49, 152 f
- Schweregrade 152

Striae gravidarum 149, 166
- Rückbildung 194

Stroma ovarii 114
Struma ovarii 120
Stuhlgang nach Entbindung 196
Subinvolutio uteri 268 ff
Symphyse 176 f
Symphysenruptur 277
Symphysenschädigung 277
Syndrom der polyzystischen Ovarien s. PCO-Syndrom
Syphilis s. Lues

T

Tabes dorsalis 70
Tachykardie
- fetale 183 f, 249
- im Wochenbett 271

Tamoxifen 142
Tanner-Stadien 6 f
Tastuntersuchung, gynäkologische 19
Teerzyste, ovarielle 122
Temperaturregulation, Neugeborenes 281 f
Teratom 118, 120
Tertiärfollikel 9
Theca folliculi 116
Thekazellen 9
Thelarche 5, 7
T-Helferzellen, Abfall 74

Therapie
- kurative 141
- palliative 141

Thrombophilie 36
Thrombophlebitis im Wochenbett 273, 275 f
Thromboplastinzeit, partielle 276
Thrombose 275
Thrombosegefährdung, postpartale 275
Thromboseprophylaxe 224
- präoperative 112

Thrombozyten 282
Thrombozytenzahl, verminderte, HELLP-Syndrom 232
Thrombusentfernung 276
Tokolyse 236 f, 239, 249, 254
- Cerclage 235

Totalprolaps 148 f
Totgeburt 207
Toxoplasma gondii 215
Toxoplasmose 215 f
- intrauterine Infektion 216
- Serologie 216

TPHA-Test (Treponema-pallidum-Hämagglutinationstest) 70
- Mutterschaftsrichtlinien 215

Tragzeit, verlängerte 237
Transsudation
- Fluor genitalis 56
- Vaginalsekret 82

Treponema pallidum 69 f, 215
Treponema-pallidum-Hämagglutinationstest 70, 215
Trichomonadenkolpitis 74 f, 86
Trichomonas vaginalis 74 f, 86
Trichomoniasis 74 f
Tripper s. Gonorrhö
Trisomie, First-Semester-Screening 174
Trisomie 21 173
Trophoblast 12, 161
- Hormonproduktion 163

Trophoblast-Tumor 109 f
TSH-Bestimmung beim Neugeborenen 279
Tuba uterina 113 f
- Eieinnistung 211 f
- Entzündung 68, 115
- Funktion 113
- Verschluss 115
- Verwachsung mit dem Ovar 115

Tubarabort 212 f
Tubarruptur 212
Tubendurchtrennung, abdominale 37
Tubenentfernung nach Extrauteringravidität 214
Tubenfaktor 42
Tubenkarzinom 60, 124 f
Tubenkoagulation, laparoskopische 37
Tubenschleimhautschädigung 211
Tubenveränderung, Sterilität 39 f
Tubenverklebung 40

Tumor
- östrogenbildender 60
- Schwangerschaft 226

Tunica albuginea 114
Turner-Syndrom 173
Tylektomie 142

U

Überlaufinkontinenz 154
Überstimulationssyndrom 44, 63 f
- Gradeinteilung 64

Übertragung 183, 237 f
- absolute 237
- relative 237
- Zeichen 238

Ulcus
- durum 69
- molle 70

Ultraschalluntersuchung (s. auch Doppler-Sonografie; s. auch Sonografie) 20
- intravaginale 20
- kontrastmittelgestützte 42
- bei Sterilität 42

Ungleichgewicht, hormonelles 136
Unofem 36
Unterbauchschmerzen
- chronische 56, 108, 116
- - psychosomatische 56
- Extrauteringravidität 212

Untersuchung
- bimanuelle 19
- - Schwangerschaftsveränderungen 168
- gynäkologische 16 ff
- - Assistenz 22
- - Deszensusnachweis 150
- - Extrauteringravidität 213
- - beim Mädchen 21
- - Nachbereitung 22
- - Pflegeschwerpunkt 21 f
- - bei Placenta praevia 245
- - bei Sterilität 40
- - nach Vergewaltigung 64
- - Vorbereitung 21 f
- rektale 19
- vaginal-rektale 271

Ureter-Scheiden-Fistel 154
Urge-Inkontinenz 153 f
Urininkontinenz 150, 152 ff
- begünstigende Umgebungsfaktoren 156
- Bio-feedback 153
- Hilfsmittel 157
- operative Behandlung 153
- Pflegemaßnahmen 155 f
- Trainingsprogramm 153, 157

Urinkontinenz
- Mechanismus 152
- Östrogene 152
- Störfaktoren 155 f

Uterotomie 289

Sachverzeichnis

Uterus 168
- didelphys 97
- duplex bicornis 97
- Fehlbildung 97
- Fixierung 146 f
- Größe 95
- Hyperanteflexion 147
- Lage 96, 145 f
- Muskelzellen 167
- Position 147
- Rückbildung, postpartale 192 f
- – Einfluss des Stillens 198
- Schwangerschaft 167 f
- Senkung 49, 148 ff
- septus 97
- Subinvolution 268 ff
- subseptus 97
Uterusaplasie 97
Uterusatonie 264 f
Uterushöhle 96
Uterusinvolution 192 f
- verzögerte 269
Uteruskörper s. Korpus
Uterusmuskulatur s. Myometrium
Uterusnarbenruptur 106, 262
Uterusruptur 262
- stille 262
Uterusseptum 259
Uterusspiegelung 42 f
Uterussubinvolution 268 ff

V

Vagina (s. auch Scheide) 81 ff, 146
- Lubrikation 27
- pH-Wert 4, 6, 17
- Untersuchung 83
- Verletzung 65
Vaginalendometriose 122
Vaginalepithel, Glykogen-
    einlagerung 13, 82
Vaginalinfektion, aufsteigende 248
Vaginalkarzinom 60, 92 ff
- Metastasierung 93
- Präkanzerose 92 f
- sekundäres 94
Vaginalmetastase 93
Vaginalriss
- Blutung 264
- geburtstraumatischer 261
Vaginalschleimhaut, Lividität 167 f
Vaginalsekret 82
- Aminkolpitis 86
- pH-Wert 82, 85
Vaginalsonografie bei Sterilität 40
Vaginaltumor, gutartiger 90
Vaginalzyste 90
Vaginismus 29, 56
Vaginose, bakterielle 86
Vakuumextraktion 284 ff
Varizellen 216 f
Varizellensyndrom, angeborenes 216

VDRL-Test (Venereal Disease Research Laboratory) 70
Vegetatives Syndrom, klimakterisches 48
Veit-Smellie-Handgriff 287 f
Vena umbilicalis 163, 164, 281
Vena-cava-Kompressionssyndrom 165, 223
Venenthrombose, infizierte 272
Venereal Disease Research Laboratory 70
Verbrauchskoagulopathie 266 f
- Puerperalsepsis 272
Vergewaltigung 64
- Schwangerschaftsabbruch 209
- Untersuchungsbefund 64
Verhaltenstherapie bei psychosomatischer Erkrankung 57
Vernix caseosa 279
Vernixflocken 164
Verrucae vulgares 70
Verschlussikterus 225
Vestibulum vaginae 81
Virilisierung 14
Vitamin A 202
Vitamin B_1 202
Vitamin B_2 202
Vitamin B_6 202
Vitamin C 202
Vitamin D 202
Vitamine 202
Vitamin-K-Prophylaxe, orale 282
Vorderhauptslage 255 f
Vorlagetest bei Stressinkontinenz 152
Vormilch 197
Vulva 80 f
- Untersuchung 83
Vulvakarzinom 90
- inoperables 92
- Lokalisation 91
- Metastasierung 91
- Präkanzerose 90
- Stadieneinteilung 92
- Umschneidung 92
Vulvaverletzung 65
Vulvektomie 92
Vulvitis 28 f, 85

W

Wachstumsretardierung, intrauterine 241
Wachstumsschub 7
Warzenhof 128, 197
- Karzinom 137 f
Watschelgang 277
Wechseljahre s. Klimakterium
Wehen 175 f
- abnorme 254
- vorzeitige 234, 236 f
- – Polyhydramnion 248
- – Prophylaxe 236

Wehenbelastungstest 183, 238
Wehenschwäche 253 f
- primäre 254
- sekundäre 254
Wehenstörung, diskoordinierte 255
Wehensturm 262
Weichteilrohr 177
Wertheim-Meigs-Operation 103, 109
Wharton-Sulze 164
Windei 207
Windpocken 216 f
Wirbeldeckplatteneinbruch 48
Wirbelfraktur, postmenopausale 48
Witwenbuckel 48 f
Wochenbett 192 ff
- Fieber 270 f
- Hygiene 193
- Infektion 270
- orthopädische Störung 277
- pathologische Veränderungen 268 ff
- psychische Störung 276 f
- Wundheilung 194 f
Wochenbettwehen 192 f
Wochenfluss 193
Wöchnerin
- Heultage 226, 276 f
- Pflege 195 f
Wundheilung
- Mastektomie 143 f
- Wochenbett 194 f
Würfelpessar 151

Z

Zangenentbindung 284 ff
Zeichnen 178
Zervikalkanal, Abstrich 17 f
Zervix 98 ff, 146
- Ausbildung, postpartale 193
- Carcinoma in situ 99 f
- Dysplasie 99 ff
- Plattenepithel-Zylinderepithel-Grenze 99 f
Zervixachse 146
Zervixdrüsenfeld, entferntes 40
Zervixdystokie 253, 255
Zervixhöhlenkarzinom 60
Zervixinsuffizienz 234 f
Zervixkarzinom 71, 101 ff
- Fistelbildung 102
- Kolposkopiebefund 101
- Lokalisation 99 f
- Metastasierung 101 f
- – lymphogene 101 f
- Nachbarorganbeteiligung 102
- Präkanzerose 99
- Prognose 99, 103
- Risikofaktoren 101
- Schwangerschaft 226
- Spekulumuntersuchung 101
- Stadien 99, 102 f
- Strahlentherapie 103
- Therapie 103

Sachverzeichnis

Zervixkarzinom, TNM-Klassifikation 103
- Vaginabefall 94
- Wachstumsformen 102

Zervixpolyp 60

Zervixriss 262
- Blutung 264

Zervixschleim 160
- Empfängnisoptimumbestimmung 40
- Postkoitaltest 42
- Spinnbarkeit 12 f, 31
- Veränderung nach Ovulation 31

Zervixschleimhaut, Neugeborenenphase 4

Zervixtumor, bösartiger 99 ff

Zervizitis 67 ff, 98
- aufsteigende Infektion 98
- Chlamydieninfektion 98
- gonorrhoische 68 f, 98
- Pathogenese 98

Zink 202

Zona compacta 11

Zugang, venöser, bei postpartaler Blutung 264

Zwangshaltung, fetale 248

Zwerchfellhochstand, Schwangerschaft 165

Zwilling, zweiter, Gefahren 241

Zwillinge
- eineiige 238 f
- Geburt 240
- – Ultraschalluntersuchung 284
- Häufigkeit 238
- Liegeposition 239 f
- Stillen 200 f

Zygote 161

Zyklus
- anovulatorischer 7, 14
- biphasischer 5
- Entwicklung 5 ff
- monophasischer 14
- verkürzter 14
- verlängerte Intervalle 14

Zyklusstörung 13 ff

Zystadenom 117 ff
- papillär-seröses, entartetes 125

Zyste
- ovarielle s. Ovarialzyste
- vaginale 90

Zystitisprophylaxe, Schwangere 170

Zystozele 49, 148 ff
- Quetschhahnmechanismus 150

K-Reihe – aktuelles medizinisches Wissen und Pflegekompetenz!

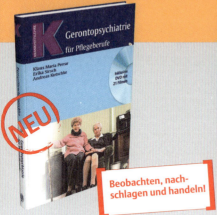

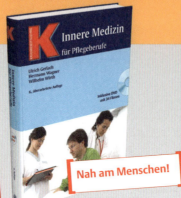

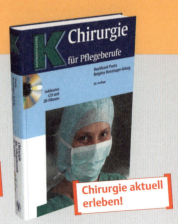

Gerontopsychiatrie für Pflegeberufe
Perrar/Sirsch/Kutschke
2007. Ca. 240 S., ca. 150 Abb.,
inkl. DVD mit 21 Filmen
ISBN: 978 313 140721 4
Ca. € [D] 29,95
CHF 50,90/€ [A] 30,90

Innere Medizin für Pflegeberufe
Gerlach/Wagner/Wirth
6. überarb. Aufl. 2006.
752 S., 700 Abb., geb.,
inkl. DVD (nutzbar für TV und PC) mit 34 Filmen
ISBN: 978 313 593006 0
€ [D] 39,95
CHF 67,90/€ [A] 41,20

Chirugie für Pflegeberufe
Paetz/Benzinger-König
20. vollst. neu bearb. Aufl. 2004.
579 S., 916 Abb., 82 Tab., geb.,
inkl. Video-CD mit 20 Filmen
ISBN: 978 313 332920 0
€ [D] 39,95
CHF 67,90/€ [A] 41,20

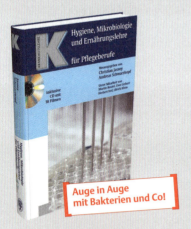

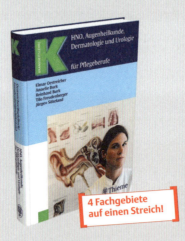

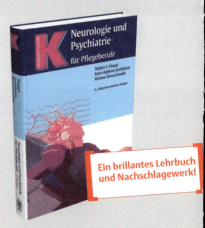

Hygiene, Mikrobiologie und Ernährungslehre für Pflegeberufe
Jassoy/Schwarzkopf
2005. 425 S., 444 Abb., 38 Tab., geb.,
inkl Video-CD mit 18 Filmen
ISBN: 978 313 136131 8
€ [D] 29,95
CHF 50,90 / € [A] 30,90

HNO, Augenheilkunde, Dermatologie und Urologie für Pflegeberufe
Oestreicher/Burk/Burk/Freudenberger/Sökeland
2003. 368 S., 480 Abb., geb.
ISBN: 978 313 130901 3
€ [D] 29,95
CHF 50,90/ € [A] 30,90

Neurologie und Psychiatrie für Pflegeberufe
Haupt/Jochheim/Remschmidt
9., völlig überarb. Aufl. 2002.
570 S., 399 Abb., 35 Tab., geb.
ISBN: 978 313 453609 6
€ [D] 34,95
CHF 59,40 / € [A] 36,00

www.thieme.de   Überall im Buchhandel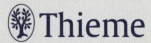

VERSAILLES

LE CHÂTEAU, LES JARDINS, LES TRIANONS

Béatrix Saule

Directeur du musée national
des châteaux de Versailles et de Trianon

avec la collaboration de

Mathieu da Vinha

Directeur scientifique du Centre de recherche
du château de Versailles

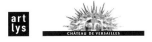

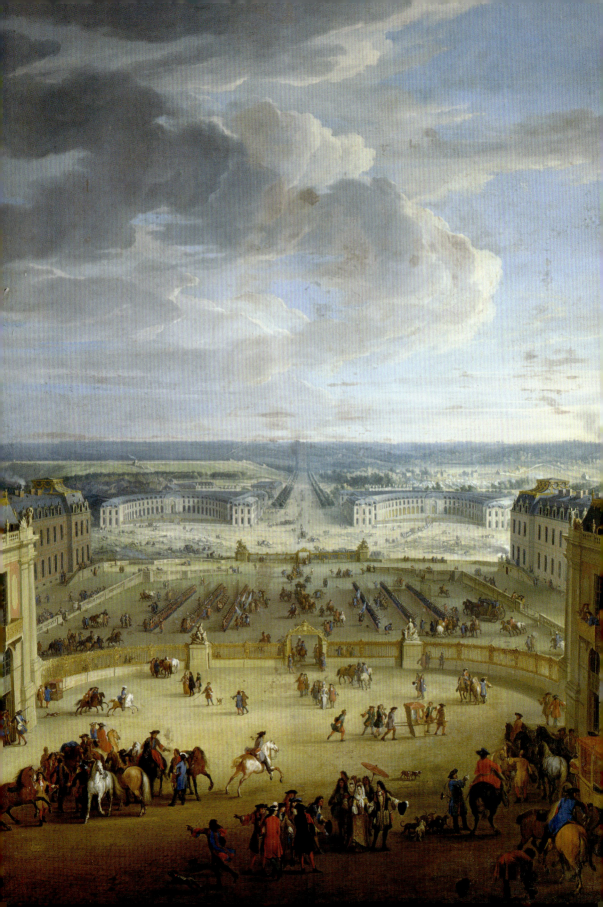

Sommaire

Introduction historique	7
Parcours des Grands Appartements	15
La Chapelle	16
La galerie de l'Histoire du château et les salles du XVIIe siècle	18
Le Grand Appartement du Roi	20
La Grande Galerie	27
L'Appartement du Roi	32
Le Grand Appartement de la Reine	37
Les Galeries historiques	44
Les Appartements du Dauphin et de la Dauphine	46
Les autres parcours	49
Le Petit Appartement du Roi	50
Les Petits Cabinets du Roi	54
Les Petits Appartements de Marie-Antoinette	56
Les Appartements de Mesdames	59
L'Opéra	60
Les Galeries historiques	62
Les jardins	65
Côté ouest	66
Côté nord	71
Côté midi	74
Les allées et les bosquets	78
Les Trianons et le domaine de Marie-Antoinette	87
Le Grand Trianon	88
Le Petit Trianon	90
Le hameau de la Reine	92
Chronologie	94
Généalogie	95

Jean-Baptiste Martin dit l'Ancien, *Les Écuries vues du château de Versailles*, 1688.

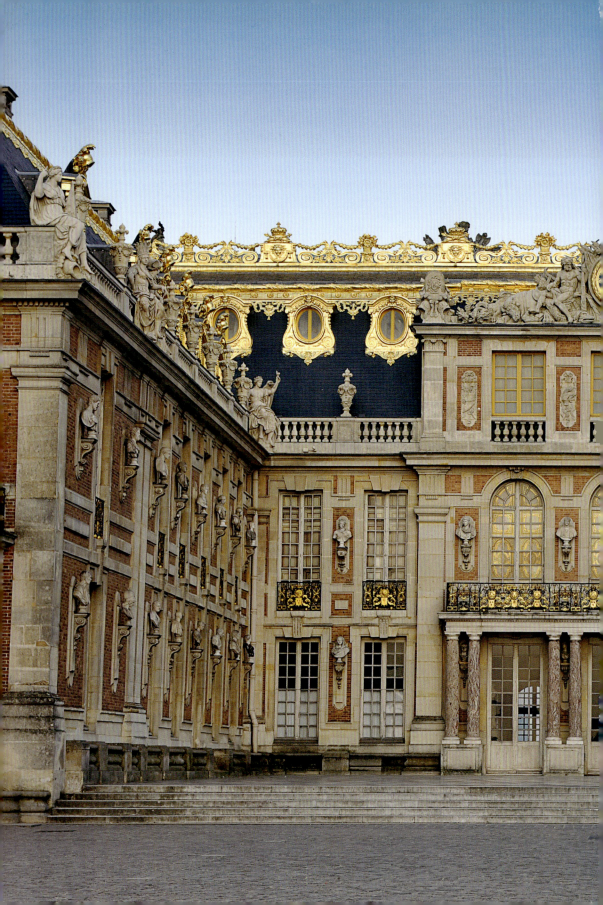

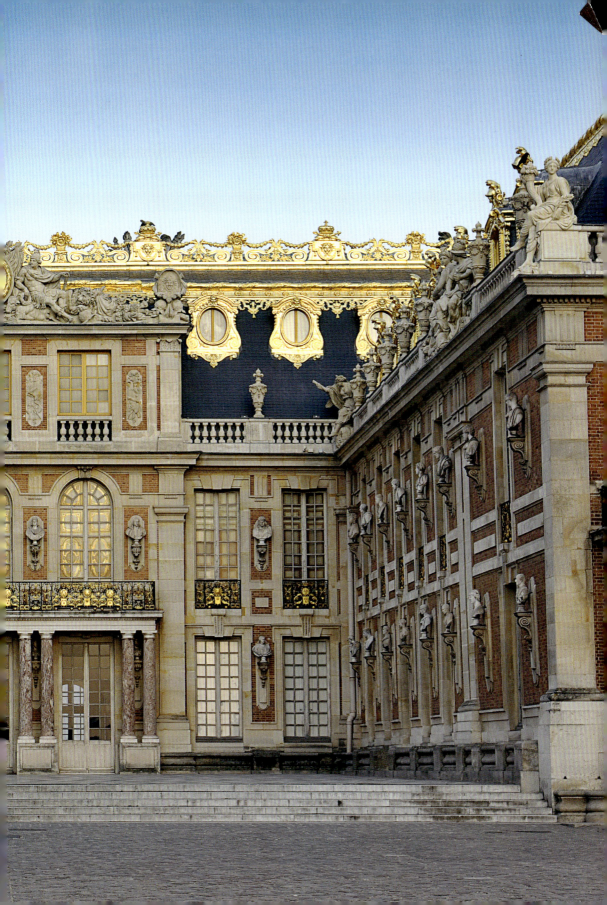

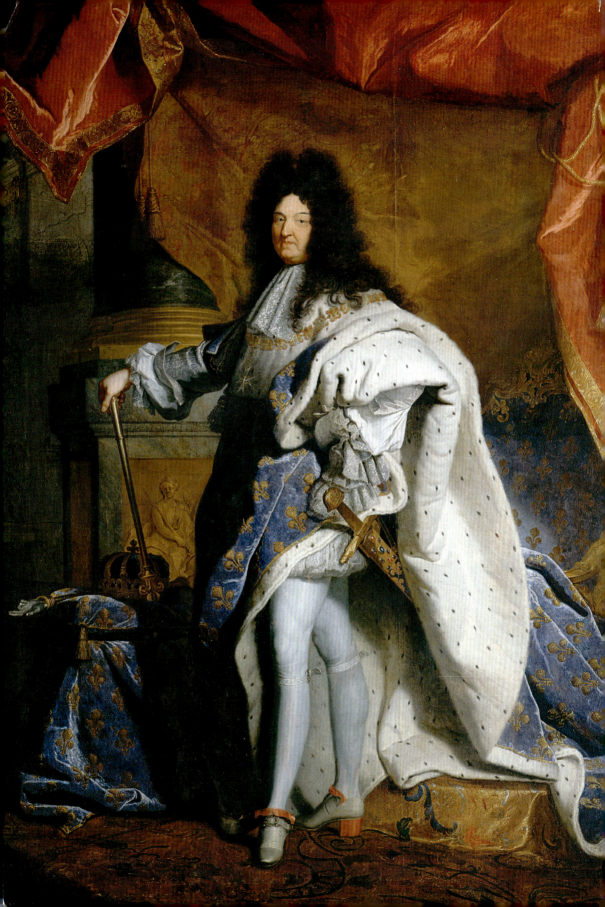

Introduction historique

Louis XIII garde un souvenir ému de ses premières chasses à Versailles et décide d'y édifier, en 1623-1624, un premier relais de chasse. Mais le bâtiment est rapidement moqué. Le roi ordonne alors à son architecte Philibert Le Roy une reconstruction qui, si elle est plus grande et a les proportions d'une vaste demeure seigneuriale, n'a toujours rien de royal. Malgré quelques aménagements par l'architecte, le « petit château de cartes », pour reprendre les termes de Saint-Simon, n'évoluera plus jusqu'à la mort du souverain en 1643.

C'est aussi un peu par hasard que le futur Louis XIV découvre Versailles pour la première fois en 1641 ; son père l'y a envoyé avec son frère pour échapper à une épidémie de petite vérole qui sévissait à Saint-Germain. Il y retourne en roi dix ans plus tard afin de goûter les plaisirs de la chasse. Dès lors, il viendra régulièrement s'y divertir.

Ainsi, bien que Louis XIII y eût fait édifier dès les années 1630 un pavillon de chasse agrémenté d'un jardin, c'est à Louis XIV que revient la création de Versailles. Ni trop proche de Paris, toujours prompt à se soulever, ni trop éloigné, le site offre la possibilité de bâtir : il répond ainsi au désir du roi de fixer toute sa cour autour de lui, ce qu'aucune autre résidence royale des environs ne permet. Il lui donne son ampleur ; il fixe son destin. De 1682 à 1789 – avec une brève interruption entre 1715 et 1722 –, Versailles est le siège de la monarchie absolue et en devient le symbole car le lieu, modelé par la volonté du Roi-Soleil, reflète sa conception du pouvoir.

La demeure du pouvoir

Dans la monarchie absolue, tout pouvoir émane du roi. À Versailles, Louis XIV est maître de maison, comme il est maître du royaume qu'il gouverne par des intermédiaires qui lui doivent tout. Écartés des affaires, les grands n'ont plus de véritable puissance ; ils éprouvent cependant la nécessité de paraître à la cour. C'est là que le roi dispense les faveurs : charges, terres, titres, pensions... Dans cette société fondée sur le prestige et la représentation, l'émulation est constante, le luxe obligatoire, la vie ruineuse.

Double page précédente
Vue de la cour de Marbre.

Hyacinthe Rigaud, *Portrait en pied de Louis XIV âgé de 63 ans en grand costume royal*, 1702.

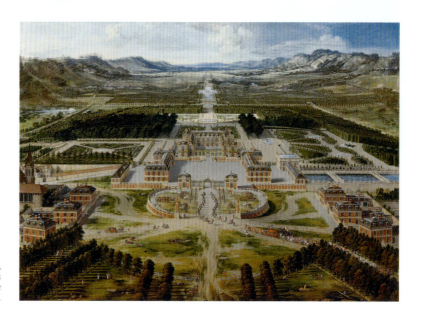

Pierre Patel, dit Patel le Père, *Vue du château et des jardins de Versailles, prise de l'avenue de Paris*, 1668.

Par là, Louis XIV tient les courtisans. Lui-même doit dominer en tout ; à ses yeux, exercice et manifestation du pouvoir se confondent. Sa résidence doit être la plus grande et la plus belle, chargée dans sa décoration de symboles à sa gloire. Le nombre de ses domestiques, au sens noble du terme, regroupés dans la Maison du roi, doit être le plus important et sa cour très fréquentée : selon les jours, on y compte de 3 000 à 10 000 personnes. À la fin du règne, le château lui-même accueille 4 000 habitants, tandis que les dépendances en ville en comptent 2 700. Cette foule considérable impose une stricte réglementation. L'étiquette et ses tracasseries peuvent paraître futiles aujourd'hui. Ce protocole est pourtant essentiel car il affirme les rangs, la primauté du roi, en un mot : la hiérarchie au sein de la cour. Il s'applique aux gestes les plus intimes du souverain – lever, coucher, repas. Autre particularité de Versailles qui étonne à juste titre les étrangers : les jardins comme les intérieurs du château sont largement ouverts au public. Sans appartenir à la cour, chacun peut voir le roi quand celui-ci traverse son Grand Appartement pour se rendre à la Chapelle, chacun peut pénétrer jusque dans sa chambre mais seulement en son absence. Toutes ces fonctions de représentation, de gouvernement, d'habitation, de service expliquent la disposition des lieux. Mais cela ne se fit pas en un jour.

Cinquante années de chantier

Lorsque, au début de son règne personnel en 1661, Louis XIV vient se distraire dans le relais de chasse de son père et ordonner les premiers aménagements, il n'imagine pas lui-même que cette petite construction, qui correspond aux bâtiments enserrant la future cour de Marbre, va devenir le cœur d'un immense ensemble. En ce temps de jeunesse, il commence des travaux d'aménagement à la fois intérieurs – confiés à Charles Le Brun – et extérieurs, privilégiant dans un premiers temps l'extension du parc et des jardins, aussitôt confiés à André Le Nôtre, et devenus le cadre de fêtes assez extraordinaires pour faire connaître le nom de Versailles dans toute l'Europe. C'est au lendemain du *Grand Divertissement* de 1668 que le roi, s'apercevant de la petitesse des lieux, décide un premier agrandissement. Louis Le Vau et François d'Orbay, ses architectes, enveloppent l'ancien château de trois corps de bâtiments donnant sur le parc. Les nouvelles constructions, réalisées en pierre et au goût du jour – le style des villas baroques romaines –, contrastent si fort avec l'architecture de brique, pierre et ardoise datant de Louis XIII, que l'on dirait deux châteaux différents encastrés l'un dans l'autre. Le Brun, Premier peintre du roi, donne les dessins pour toute la décoration intérieure des Grands Appartements et pour les sculptures des fontaines qui multiplient leurs effets d'eau dans les parterres, les allées, les bosquets. Apollon, le dieu du soleil, auquel est identifié le roi, règne partout. Entre l'Appartement du Roi, qui se déploie au nord, et celui de la Reine, au sud, la façade centrale sur jardin accueille une terrasse à l'italienne avec une fontaine en son centre.

Mais ce nouveau château ne suffit plus et l'entrée en scène de Jules Hardouin-Mansart va sensiblement changer la physionomie du château pour prendre les dimensions que nous lui connaissons aujourd'hui. En 1677, cette accélération des travaux annonce la volonté de Louis XIV de fixer la cour et le gouvernement à Versailles. S'ouvre alors un immense chantier qui, en dépit des dizaines de milliers d'hommes qui y travaillent, est loin d'être achevé lors de l'installation effective le 6 mai 1682 dans le palais « quoiqu'il fût encore rempli de maçons », selon les mots du grand prévôt. Sous la direction de Jules Hardouin-Mansart, les surfaces bâties sont quintuplées. À partir

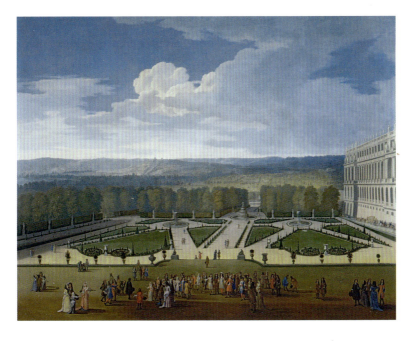

Étienne Allegrain, *Promenade de Louis XIV en vue du parterre du Nord dans les jardins de Versailles*, vers 1688.

de 1678, la galerie des Glaces vient remplacer la terrasse centrale du premier étage. Les intérieurs sont sans cesse remaniés, les bosquets renouvelés, les travaux d'adduction d'eau de plus en plus ambitieux. Mais les guerres de la fin du règne entravent le cours des projets. La cinquième et dernière chapelle n'est inaugurée qu'en 1710, sans être totalement achevée. Par la volonté du roi, ces cinquante années d'efforts, d'hésitations, de vicissitudes ont finalement créé un ensemble où tout est maîtrisé – la nature comme les hommes –, où tout est ordonné selon un axe qui traverse la demeure royale en son centre, là où, depuis 1701, s'est fixée la chambre du Roi.

Les contraintes de l'étiquette

À la mort de Louis XIV en 1715, la cour quitte Versailles pour Vincennes puis Paris. C'est Louis XV qui, en juin 1722, à l'âge de douze ans, demande à revenir dans la résidence de son bisaïeul. Le château a subi un purgatoire de sept ans. Cette parenthèse n'a pas entraîné la disparition de la mécanique de cour qui est devenue un attribut de la royauté, et Versailles vit par elle. Jusqu'en 1789, elle s'impose à Louis XV puis à Louis XVI – sans doute prisonniers de cet héritage lourd à porter – qui doivent reproduire les mêmes gestes dans les mêmes lieux que leur aïeul. Quoique l'étiquette soit jugée de plus en plus contraignante, coûteuse, désuète, aucune réforme ne peut se faire sans toucher à trop de privilèges. Versailles continue à fonctionner comme au temps du Grand Roi, en apparence du moins. Contrairement à Louis XVI qui n'est pas un roi bâtisseur, Louis XV parachève l'œuvre de

Hubert Robert, *Vue du Tapis vert à Versailles*, 1774-1775.

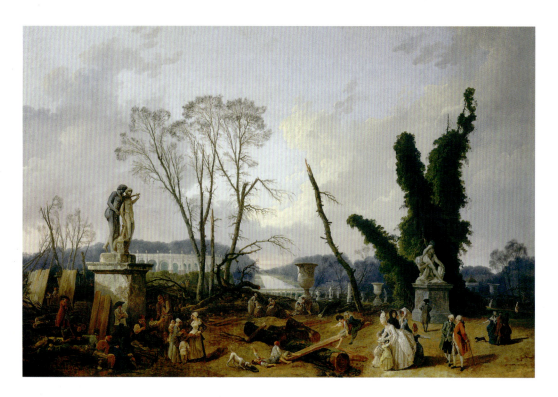

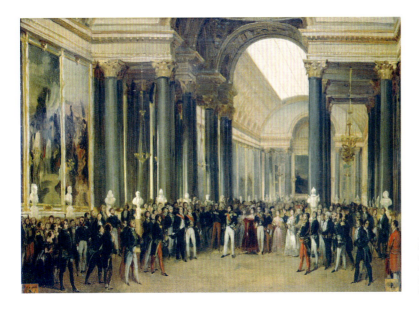

Jean-François Heim,
Louis-Philippe se fait présenter le corps diplomatique dans la galerie des Batailles lors de l'inauguration du musée de Versailles, le 10 juin 1837, XIXe siècle.

son arrière-grand-père dans le même esprit de magnificence, par la décoration du salon d'Hercule et celle du bassin de Neptune, ou encore par la construction de l'Opéra.

Mais, à côté de cette vie officielle, ces souverains se ménagent une vie de simple particulier qui leur épargne les contraintes de l'étiquette. La mode est à l'élégance et à l'intimité. Nichés au sein du château, petits appartements et cabinets intérieurs se multiplient, accueillant une société de familiers très restreinte dans des décors toujours remis au goût du jour. Là, en tout, s'exprime le plus grand raffinement dans la parure, la conversation, la musique, la gastronomie...

Rois et reines disparaissent trop souvent dans leurs appartements privés ou à Trianon. Louis XV et plus encore Louis XVI et Marie-Antoinette adoptent cette attitude sans en prévoir les conséquences. Les courtisans se lassent : « À quoi bon venir à Versailles ? » À la veille de la Révolution, la cour est souvent désertée, la noblesse s'est éloignée du roi.

De la Révolution à nos jours

La Révolution vide le château de ses meubles mais épargne le bâtiment. Toutes les peintures partent au musée du Louvre et les meubles sont vendus, à quelques rares exceptions près. Le nouveau régime comprend l'importance historique et symbolique que revêt le lieu. Après des années de médiocre entretien, le château est restauré d'abord par Napoléon Ier, puis par les rois Louis XVIII et Charles X, tous deux frères de Louis XVI. Mais aucun n'ose en faire le siège du pouvoir ; s'installer à Versailles serait une provocation : il signifierait par trop le retour à l'Ancien Régime et à ses privilèges. Ne sachant qu'en faire, on pense même le détruire mais le château est sauvé par Louis-Philippe. Dans un esprit de réconciliation nationale, le « roi des Français » décide, en 1833, de le transformer en musée dédié « à toutes les gloires de la France ». Inaugurées en 1837, les Galeries historiques présentent un monumental résumé de l'histoire de France, de la fondation du royaume à l'époque contemporaine.

Plusieurs salles thématiques – d'Afrique, de Crimée, etc. – sont envisagées mais toutes ne verront pas leur achèvement avec la chute de la monarchie de Juillet en 1848. S'ouvre alors une période de transition pour le palais, et Napoléon III, comme sous l'Ancien Régime, l'utilise pour de nombreuses fêtes et réceptions du second Empire. L'avènement de la IIIe République, après la défaite de Sedan contre la Prusse, est chaotique et Versailles s'offre à partir de 1870 comme le refuge d'un système gouvernemental en devenir. En mars 1871, l'Opéra royal est aménagé en moins de dix jours par l'architecte du domaine et de l'Assemblée pour accueillir les ministres, les commissions et tous les élus. Les parlementaires y siègent jusqu'en décembre 1876, date à laquelle est achevée la salle du Congrès dans l'aile du Midi, capable de recevoir ensemble les sénateurs et les députés. Ce sont eux qui, sur place, élisent le président de la République jusqu'en 1953, depuis Patrice de Mac-Mahon jusqu'à René Coty.

À côté du musée d'Histoire, depuis le début du XXe siècle, conservateurs et architectes s'attachent à restituer et à remeubler les appartements royaux et princiers qui constituent le centre du château, tout en enrichissant les collections de peintures et de sculptures qui occupent toujours les ailes. Le palais traverse les époques, les menaces des guerres avec les mises à l'abri des œuvres requises, prouvant pleinement son ancrage dans l'histoire de France. La galerie des Glaces accueille ainsi, durant le premier conflit mondial, les soldats blessés tandis qu'y est signé le traité de paix mettant fin aux hostilités le 28 juin 1919. Écrin des savoir-faire français des Lumières, musée d'Histoire, palais national et désormais symbole de la République, Versailles est également le théâtre de nombreux événements internationaux : réceptions de la reine Élisabeth d'Angleterre en 1957, du président américain John Fitzgerald Kennedy en 1961, du sommet des chefs d'État et de gouvernement des pays les plus industrialisés (G7) en 1982…

Plus de trois siècles et demi après sa création, le domaine, quoique amputé de ses terrains de chasse, demeure considérable, avec ses trois châteaux, ses écuries (la Grande Écurie accueille actuellement le musée des Carrosses), son jardin, son parc et ses dépendances : 830 hectares de surface, 20 km de routes, autant de murs de clôture, 350 000 arbres et autant de fleurs plantées chaque année, 35 km de canalisations, 13 hectares de toitures, 2 143 fenêtres, 67 escaliers…

Vue depuis la Grille royale de la cour de Marbre, du château et de la Grande Perspective.

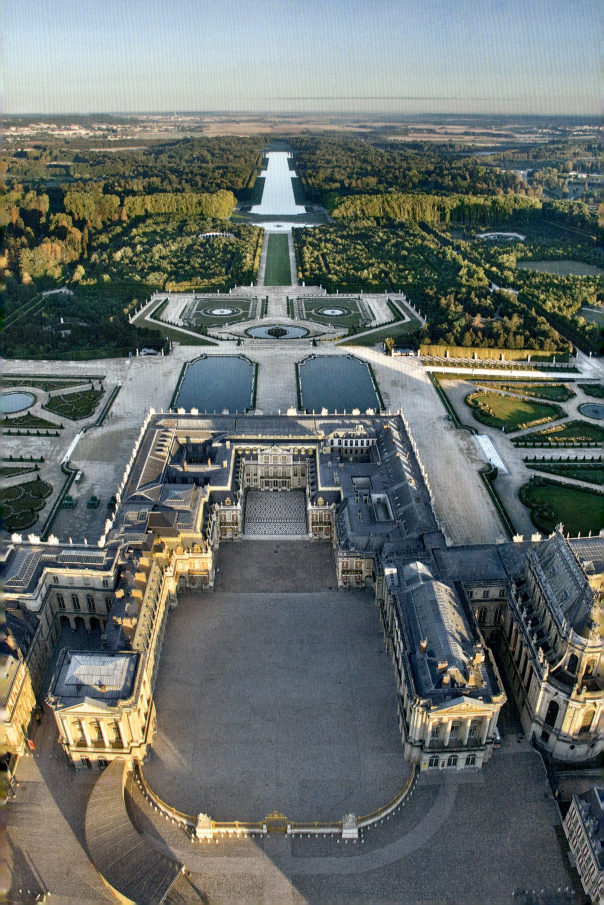

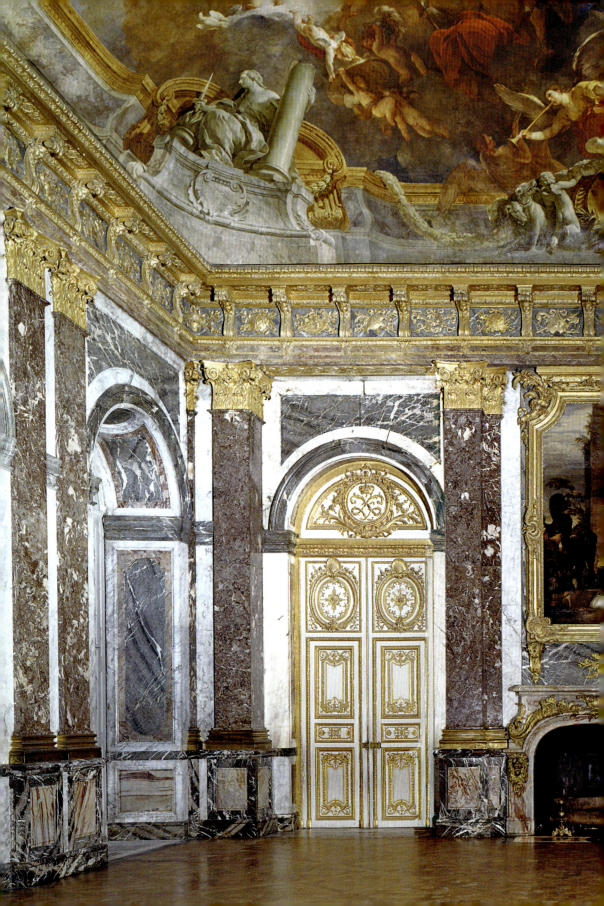

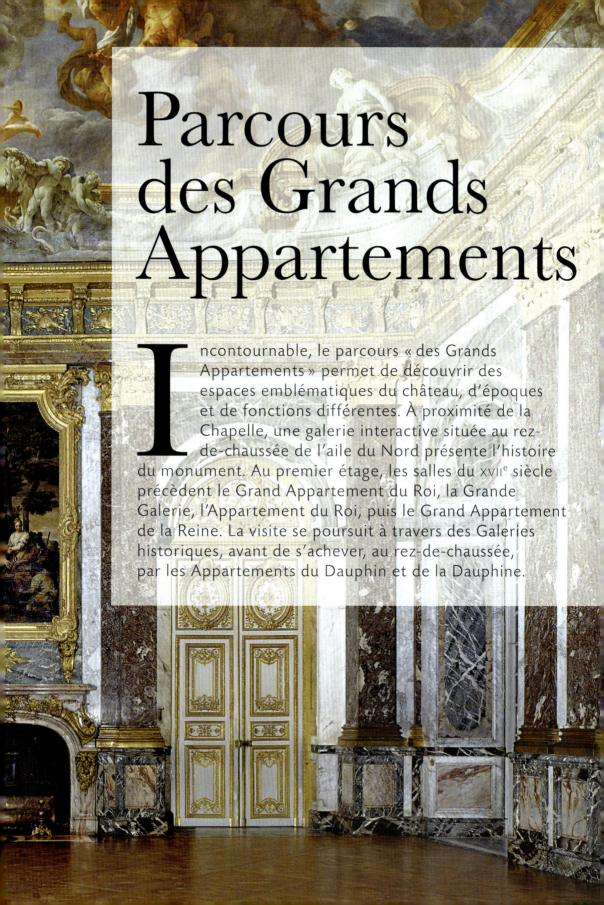

Parcours des Grands Appartements

Incontournable, le parcours « des Grands Appartements » permet de découvrir des espaces emblématiques du château, d'époques et de fonctions différentes. À proximité de la Chapelle, une galerie interactive située au rez-de-chaussée de l'aile du Nord présente l'histoire du monument. Au premier étage, les salles du XVIIe siècle précèdent le Grand Appartement du Roi, la Grande Galerie, l'Appartement du Roi, puis le Grand Appartement de la Reine. La visite se poursuit à travers des Galeries historiques, avant de s'achever, au rez-de-chaussée, par les Appartements du Dauphin et de la Dauphine.

La Chapelle

Suivant la tradition des chapelles palatines, la Chapelle royale comporte deux étages. Si la tribune centrale était réservée au roi et à sa famille, le reste des fidèles pouvait se répartir entre les tribunes latérales et le rez-de-chaussée. Consacrée en 1710 et dédiée à saint Louis, ancêtre et saint patron de la famille royale, la Chapelle est le dernier édifice construit à Versailles sous le règne de Louis XIV.

Le décor de la voûte figure la continuité entre l'Ancien et le Nouveau Testament. Les trois compositions qui le constituent font en effet référence à la sainte Trinité : au centre, *La Gloire du Père éternel annonciatrice de la venue du Messie* par Antoine Coypel ; au-dessus de l'autel, *La Résurrection du Christ* par Charles de La Fosse ; au-dessus de la tribune royale, *Le Saint-Esprit descendant sur la Vierge et les Apôtres* par Jean Jouvenet.

Pour assister à la messe, le roi devait traverser le salon de la Chapelle qui relie la tribune royale au Grand Appartement. Son décor s'apparente donc à celui de la Chapelle avec un contenu plus profane ; deux niches abritent des statues commandées par Louis XV : *La Gloire tenant le médaillon de Louis XV* par Antoine Vassé et *La Magnanimité royale* par Jacques Bousseau.

Double page précédente
Vue du salon d'Hercule.

Ci-dessous
Antoine Coypel, *La Gloire du Père éternel annonciatrice de la venue du Messie* (détail), 1708-1710.

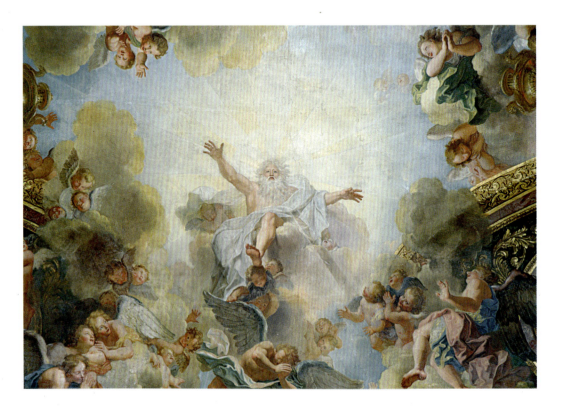

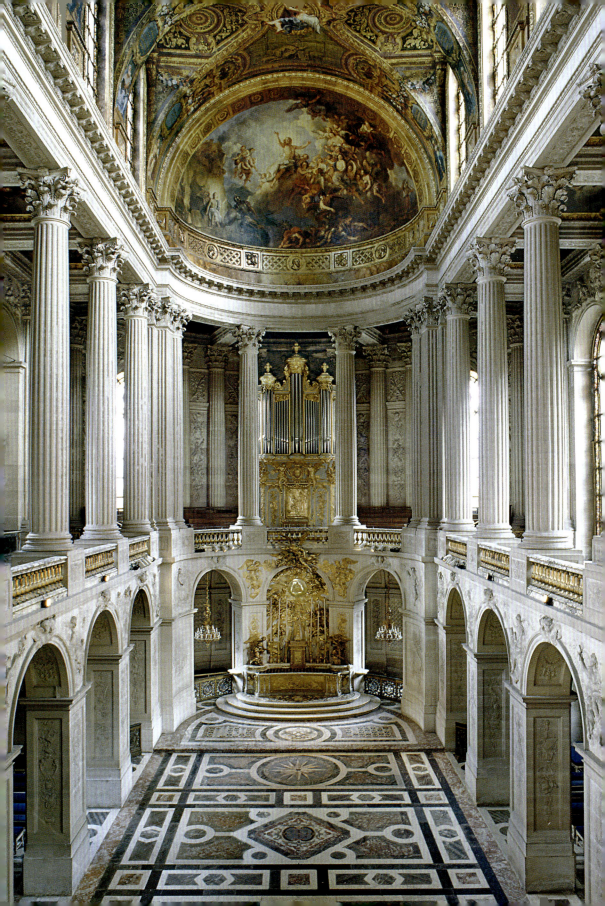

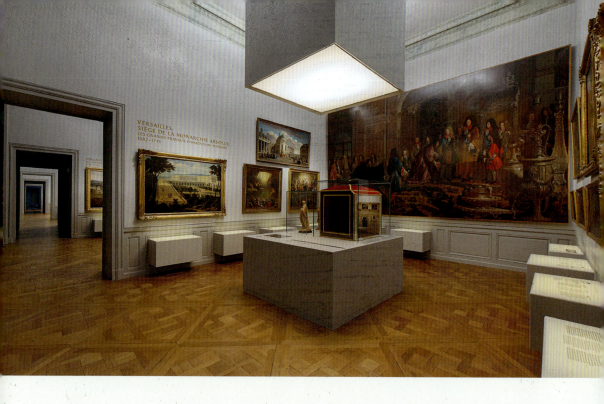

La galerie de l'Histoire du château et les salles du XVIIe siècle

La galerie de l'Histoire du château

C'est à Louis-Philippe, roi des Français de 1830 à 1848, que l'on doit la transformation de Versailles en musée dédié « à toutes les gloires de la France ». Par son désir de réconcilier tous les régimes, le roi-citoyen parvint à créer le premier musée d'histoire de France. Il transforma les appartements des princes ou des courtisans en vastes salles où étaient réunies les peintures et les sculptures anciennes les plus évocatrices.

Dans l'aile du Nord, entre la Chapelle et l'Opéra, les salles du rez-de-chaussée, au nombre de onze, proposent une galerie sur l'histoire du château. Après une introduction globale sur le château et son domaine, le visiteur appréhende les grandes étapes de la construction depuis le premier Versailles de Louis XIII, le palais du Roi-Soleil, les jardins, l'évolution des XVIIIe et XIXe siècles, jusqu'au Versailles d'aujourd'hui. Des salles multimédia facilitent la compréhension de cette transformation de Versailles à travers ses différentes facettes : le relais de chasse, la résidence royale, le musée d'Histoire et le palais national.

Fier du sauvetage de Versailles, Louis-Philippe désira se faire représenter devant la grille ouverte du château, accompagné de ses fils. Ce tableau est désormais présenté dans la galerie de l'Histoire du château. Ayant réussi à faire de Versailles un lieu de mémoire, il eut à cœur d'en surveiller les travaux qu'il paya sur sa cassette privée.

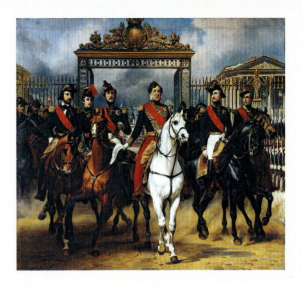

Horace Vernet, *Louis-Philippe et ses fils devant le château de Versailles*, 1846.

Les salles du XVIIe siècle

Au premier étage, en écho à la galerie du rez-de-chaussée, est présentée toute la richesse des collections du palais relatives au Grand Siècle – peintures, sculptures, mobilier. La figure tutélaire de Louis XIV sert de ligne directrice au parcours. Ainsi, plusieurs salles évoquent, sur le mode biographique, l'enfance du souverain et la régence d'Anne d'Autriche, la famille royale, la prise de pouvoir et la politique du royaume, ainsi que la cour à Versailles. Pour d'autres salles, une présentation thématique est préférée, s'organisant autour des grandes figures du « roi de guerre », du « Roi Très Chrétien », des « artistes de Louis XIV » ou encore des grandes maisons royales et leurs décors.

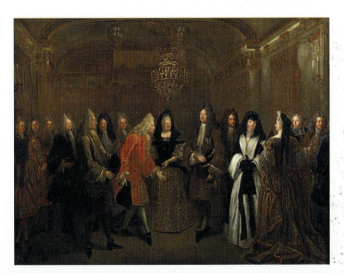

Louis Silvestre, *Louis XIV reçoit à Fontainebleau le Prince électeur de Saxe Frédéric Auguste, le 27 septembre 1714*, XVIIIe siècle.

| 19

Le Grand Appartement du Roi

Le Grand Appartement, appelé ainsi par opposition aux Petits Appartements ou Appartements intérieurs du Roi, trouva son parfait achèvement lors de la construction de la galerie des Glaces et des salons de la Guerre et de la Paix de 1678 à 1686. Après avoir servi peu de temps d'habitation au roi, le Grand Appartement fut utilisé aussi bien comme appartement d'apparat (c'est là qu'étaient accrochés quelques-uns des plus beaux tableaux des collections royales) que comme salons de réception, à l'occasion de ce que l'on appelait les « soirées d'appartement ». Ces dernières avaient lieu généralement trois fois par semaine de la Toussaint à la Pâque fleurie, de six heures à dix heures du soir, et servaient de cadre aux différents divertissements offerts aux courtisans.

Le salon d'Hercule

Ce salon fut construit pour servir de cadre au *Repas chez Simon le Pharisien* de Véronèse, offert par la république de Venise à Louis XIV en 1664. Établi à l'emplacement supérieur de la quatrième chapelle, utilisée de 1682 à 1710, durant donc la majeure partie du règne versaillais de Louis XIV, le salon d'Hercule, commencé en 1712, ne fut achevé qu'en 1736, avec la réalisation du plafond par François Lemoyne représentant *L'Apothéose d'Hercule*.

Véronèse, *Le Repas chez Simon le Pharisien*, 1576.

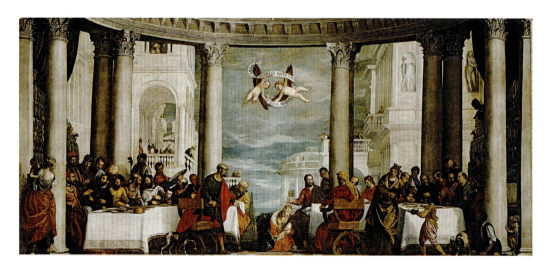

Le salon de l'Abondance

À l'origine, ce salon ouvrait sur le cabinet des Curiosités ou des Raretés, actuellement salon des Jeux de Louis XVI, où se trouvaient exposées les pièces les plus précieuses des collections de Louis XIV. Il s'agissait, selon le témoignage de Mademoiselle de Scudéry, de « vases garnis d'or, de diamants ; d'autres d'agates incrustées d'émeraude, de turquoise, de jade, de perles, etc., [de] porcelaines de la Chine et du Japon ».

La balustrade peinte tout autour du plafond par Houasse permet de se faire une idée des objets qui constituaient la collection des « raretés » de Louis XIV. Le plus prestigieux était la nef ornée de rubis et de diamants qui contenait les couverts et la serviette du roi, représentée au-dessus de la porte, face aux fenêtres, elle-même surmontée de la *Magnificence royale*.

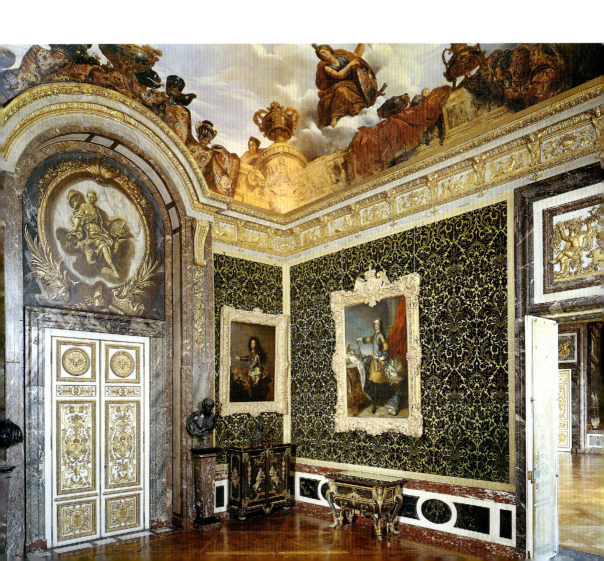

Le salon de Vénus

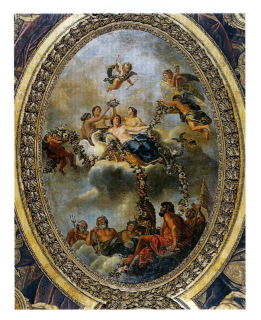

Les soirs d'appartement, le salon de Vénus servait à la collation. Le *Mercure galant* rapporte qu'on y dressait des tables chargées de bassins d'argent contenant les confitures, les fruits naturels et confits. Outre le décor de perspectives en trompe l'œil et les deux statues également en trompe l'œil de Méléagre et Atalante, la glorification du souverain apparaît sous la forme d'une statue en pied représentant Louis XIV en empereur romain, exécutée par Jean Warin. Dans l'ovale du plafond, René Antoine Houasse a peint le motif qui donne son nom à ce salon : *Vénus assujettissant à son empire les divinités et les puissances*.

René Antoine Houasse, *Vénus assujettissant à son empire les divinités et les puissances*, 1672-1681.

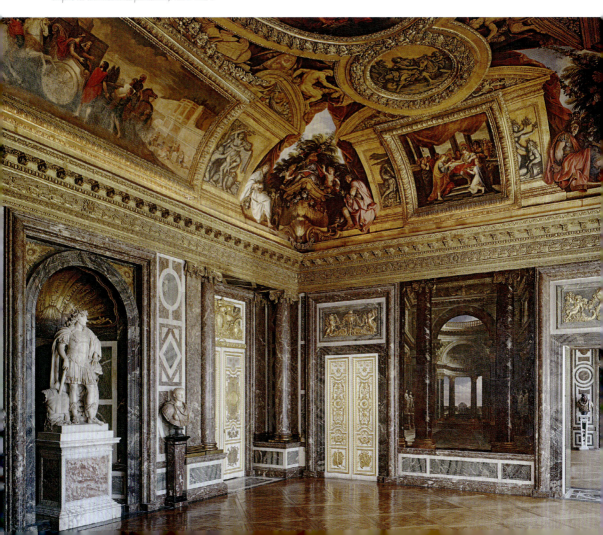

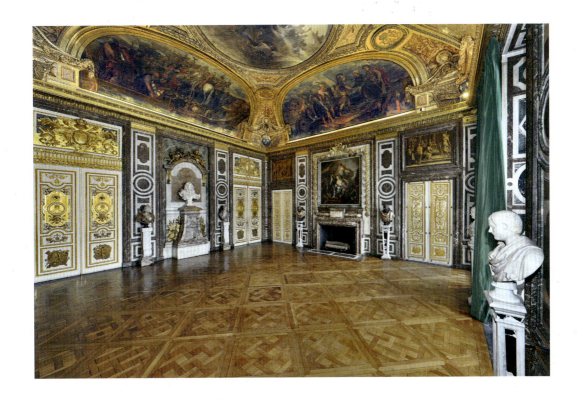

Le salon de Diane

Louis XIV, qui excellait au billard, fit installer dans ce salon une grande table recouverte, en temps ordinaire, d'un tapis de velours cramoisi garni d'une frange d'or au bas. Les dames suivaient la partie, assises sur des banquettes, installées sur des estrades, ce qui leur permettait de dominer le spectacle et d'applaudir aux succès du roi. L'ensemble de la décoration de cette pièce se rapporte à la légende de la déesse Diane.

Au-dessus de la cheminée, se trouvent *Le Sacrifice d'Iphigénie* par Charles de La Fosse et, en face, *Diane et Endymion* (1672) par Gabriel Blanchard. Le salon accueille aussi le buste de Louis XIV exécuté par le Bernin lors de son séjour en France en 1665.

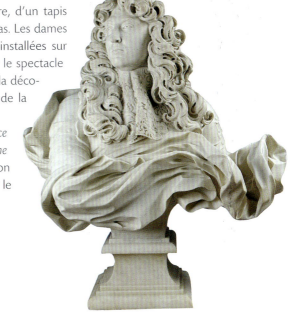

Le Bernin, *Buste de Louis XIV*, 1665.

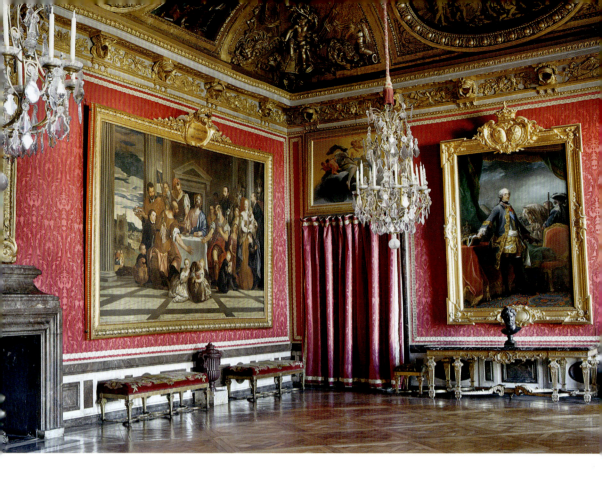

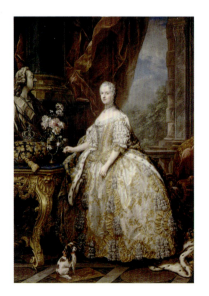

Carle Van Loo, *Marie Leszczinska, reine de France*, 1747.

Le salon de Mars

Jusqu'en 1682, ce salon servit de salle des Gardes du roi, ce qui explique sa décoration guerrière, en particulier la corniche où alternent casques et trophées. Ce lieu changea ensuite de destination, il servit à donner des concerts les soirs d'appartement. D'ailleurs, entre 1684 et 1750, on pouvait voir, de part et d'autre de la cheminée, des tribunes pour les musiciens.
Au-dessus de la cheminée, se trouvait, sous le règne de Louis XIV, *Le Mariage mystique de sainte Catherine* de Véronèse.
Sur les murs latéraux, se trouvent deux portraits d'apparat, *Louis XV* et *Marie Leszczinska*, tous deux peints par Carle Van Loo.

Le salon de Mercure

Les salons de Mercure et d'Apollon étaient les plus luxueux du château de Versailles avec, en particulier jusqu'à sa fonte en 1689, une partie du célèbre mobilier d'argent. En 1682, au moment où la cour et le gouvernement s'installèrent officiellement à Versailles, le salon de Mercure était la chambre de parade. Pour rappeler cette fonction d'origine, on a placé le lit commandé par Louis-Philippe pour la chambre de Louis XIV lors de la transformation de Versailles en musée. Mentionnons aussi la présence, à droite du lit, de *David jouant de la harpe* du Dominiquin, l'un des tableaux préférés de Louis XIV. Le motif central du plafond peint par Jean-Baptiste de Champaigne représente *Mercure sur son char tiré par deux coqs*. Le même artiste a réalisé les peintures des voussures qui figurent *Alexandre le Grand et Ptolémée II Philadelphe entourés de savants ou de philosophes*.

La pendule à automates offerte à Louis XIV par l'horloger Antoine Morand en 1706 ne fut sans doute placée dans le salon de Mercure qu'au milieu du XVIIIe siècle. À chaque heure, on voit apparaître la statue de Louis XIV et une Renommée descendant d'un nuage.

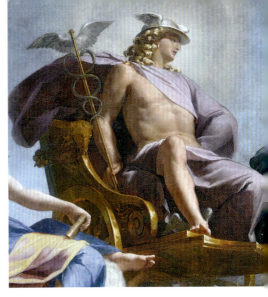

Jean-Baptiste de Champaigne, *Mercure sur son char tiré par deux coqs* (détail), 1672-1681.

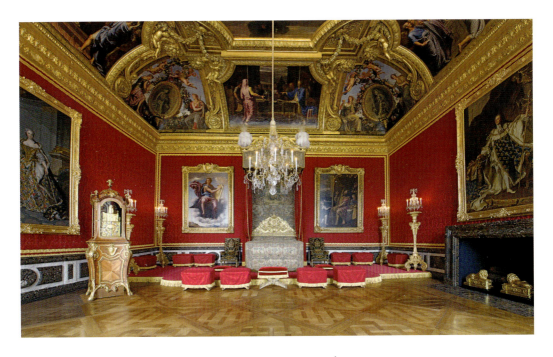

| 25

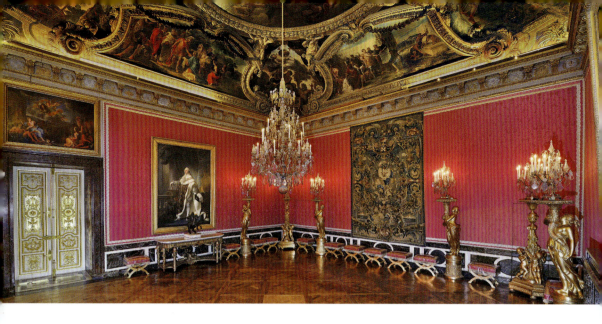

Le salon d'Apollon

Versailles fut le premier château royal à posséder une salle du trône. Ne mesurant pas moins de 2,60 mètres de haut, le trône plaqué d'argent fut fondu en 1689 et remplacé, sous Louis XV, par un trône en bois doré. Les pitons à la voussure témoignent de l'emplacement du trône et de son dais sur le mur qui fait face à la fenêtre. Le salon d'Apollon était utilisé pour les audiences solennelles. Au plafond, Charles de La Fosse a peint *Apollon sur son char*. Le célèbre portrait de Louis XIV par Hyacinthe Rigaud (voir p. 6) fut exposé ici jusqu'à la Révolution. Pour lui faire face, était accroché celui du souverain régnant, *Louis XVI* par Antoine François Callet.

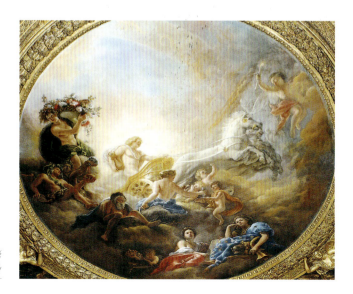

Charles de La Fosse, *Apollon sur son char tiré par quatre chevaux et accompagné des Saisons*, 1672-1681.

26 | Le Grand Appartement du Roi

La Grande Galerie

Le salon de la Guerre, la galerie des Glaces et le salon de la Paix forment un ensemble dont le décor est consacré aux victoires militaires et aux succès politiques de Louis XIV. Cet ensemble n'est pas contemporain des premiers grands travaux entrepris par l'architecte Louis Le Vau. Dans le projet d'enveloppe de pierre autour du petit château de Louis XIII, qu'il exposa en 1668, ce dernier avait créé une terrasse sur la façade ouest donnant sur les jardins. C'est Jules Hardouin-Mansart qui présenta au roi, le 26 septembre 1678 (année de la signature des traités de Nimègue), le projet de construction de l'actuelle galerie des Glaces. Les travaux commencèrent aussitôt pour se terminer en 1686.

Le salon de la Guerre

Dans le salon de la Guerre, sont évoquées les victoires de Louis XIV sur les puissances coalisées lors de la guerre de Hollande, ainsi que les traités de Nimègue qui mirent fin à celle-ci en 1678.

La cheminée dessinée par Le Brun est surmontée du grand médaillon réalisé par Antoine Coysevox qui évoque un épisode important de la guerre de Hollande : Louis XIV est représenté, à cheval et en costume antique, lors du passage du Rhin par les troupes françaises, le 12 juin 1672. Dans le foyer, on voit Clio, la muse patronne de l'Histoire, écrivant l'histoire du roi. Dans le même esprit, Coysevox a exécuté, en collaboration avec Le Conte, Arcy et Prou, les trophées d'armes qui surmontent les fausses portes de glace.

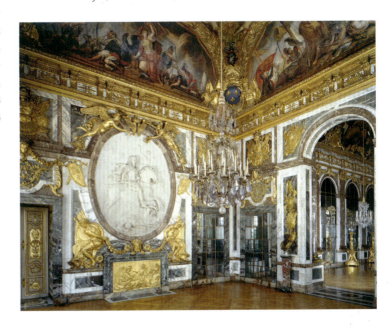

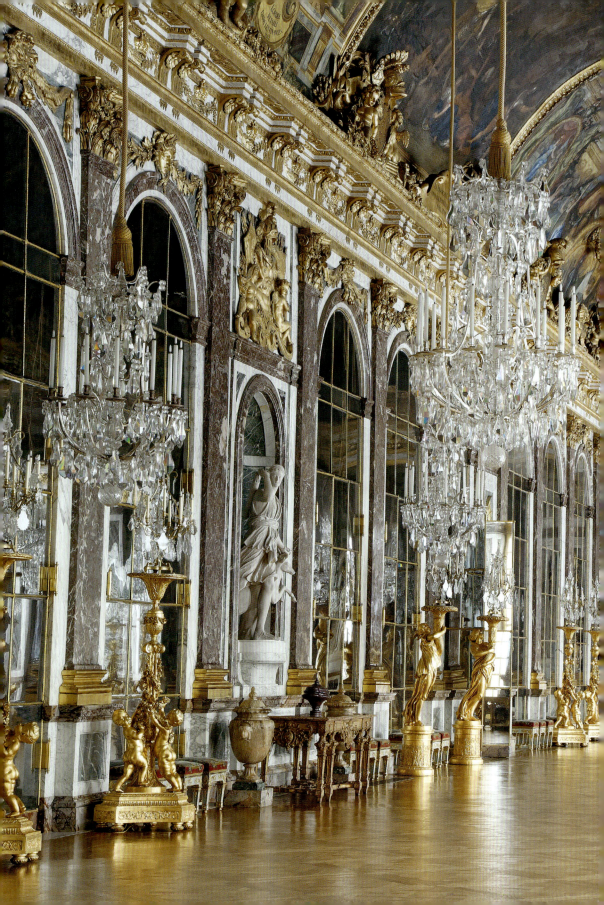

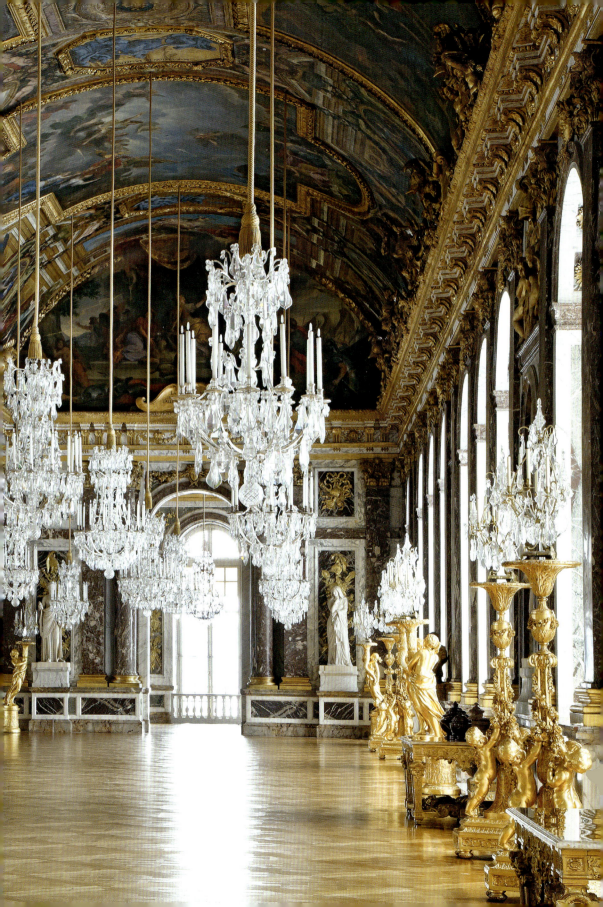

La galerie des Glaces

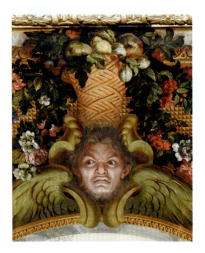

Détail d'un mascaron de la voûte de la galerie des Glaces.

Dans un premier temps, Louis XIV fit placer dans la galerie des Glaces des meubles d'argent massif qui avaient été dessinés par Charles Le Brun. Mais ce mobilier fut fondu en 1689 pour faire face aux dépenses de guerre. Il était constitué de torchères, de guéridons et de tables pour porter des flambeaux, de grands vases pour mettre des orangers, le tout finement ciselé par les meilleurs orfèvres de l'époque.

Sous l'Ancien Régime, la galerie des Glaces était un lieu de passage pour se rendre au Grand Appartement du Roi. S'y rencontraient les courtisans qui espéraient voir le monarque lorsque, chaque matin, il se rendait à la Chapelle. Certains en profitaient pour lui présenter une requête. Lorsqu'il recevait des ambassades extraordinaires, comme celle du Siam en 1686, Louis XIV y faisait installer son trône d'argent, habituellement placé dans le salon d'Apollon. S'y déroulèrent également de grandes fêtes, telles que les bals parés ou les bals masqués donnés à l'occasion des mariages princiers.

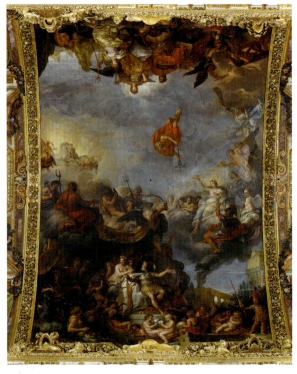

Charles Le Brun, *Le Roi gouverne par lui-même* et *Fastes des puissances voisines de la France*, 1681-1686.

Charles Le Brun a illustré au plafond l'histoire du règne de Louis XIV, avec, pour thème dominant, la guerre qui l'opposa à la Hollande et à ses alliés (1672-1678) et la guerre de Dévolution des droits de la Reine (1667-1668). L'ensemble de la composition s'ordonne autour du motif central intitulé *Le Roi gouverne par lui-même*, où l'on voit Louis XIV, face aux grandes puissances européennes, se détourner des plaisirs et des jeux pour contempler la couronne d'immortalité que lui tend la Gloire et que lui désigne Mars, dieu de la guerre. Les torchères furent renouvelées en 1770 lors du mariage du futur Louis XVI avec l'archiduchesse Marie-Antoinette de Habsbourg-Lorraine. Ce sont ces torchères qui ont été reconstituées par moulage des six modèles originaux conservés et placés dans le salon d'Apollon. Il en fut de même des vingt-quatre lustres accrochés jadis les soirs de fête.

Le salon de la Paix

Comme son nom l'indique, ce salon est entièrement consacré à l'évocation de la paix : celle qui succède aux guerres représentées dans le salon de la Guerre et la galerie des Glaces, celle qu'instaurent les rois de France afin de légitimer la place dominante de leur pays en Europe.

Au-dessus de la cheminée, un tableau de François Lemoyne (1729) montre *Louis XV donnant la paix à l'Europe*. Très rapidement, ce salon fut réuni à l'Appartement de la Reine pour servir de salon des Jeux ; il fut alors séparé de la galerie par une cloison mobile qui fermait l'arcade de communication. Sous Louis XV, la reine Marie Leszczinska y donnait chaque dimanche des concerts de musique sacrée ou profane qui jouèrent un grand rôle dans la vie musicale de Versailles.

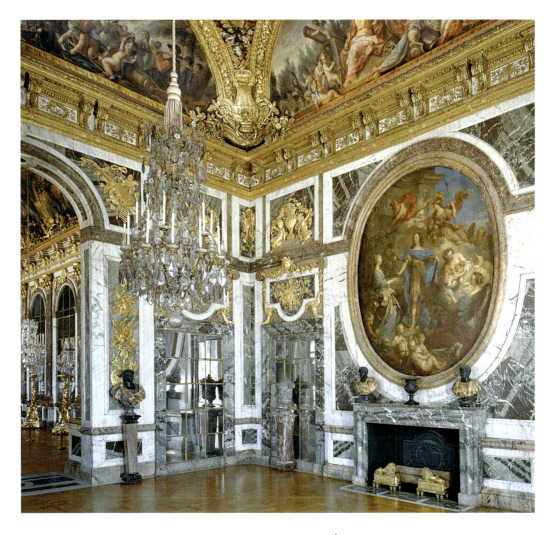

L'Appartement du Roi

À partir de la galerie des Glaces, on peut accéder à l'appartement du Roi par l'antichambre de l'Œil-de-Bœuf, qui permet d'apercevoir, sans les visiter, la salle des Gardes du roi et l'antichambre du Grand Couvert. Le parcours se poursuit par la chambre du Roi. À la mort de son épouse en 1683, Louis XIV annexa les appartements intérieurs de celle-ci. Devenus depuis Appartement du roi, ces espaces ne furent jamais rendus à la reine qui dut alors, à l'encontre du monarque, habiter véritablement son Grand Appartement.

La salle des Gardes et l'antichambre du Grand Couvert

La salle des Gardes du corps est uniquement décorée de boiseries blanches avec, en dessus de cheminée, un seul tableau de Joseph Parrocel de 1684, *Bataille où paraissent les gardes du Roi*, véritable hommage aux sentinelles que l'on reconnaît à leur justaucorps bleu. Plus richement ornée que la salle des Gardes, la première antichambre servait tous les soirs, sous Louis XIV, au Grand Couvert, c'est-à-dire au souper que le roi prenait en public. La table du roi était dressée devant la cheminée ; sa cuillère, son couteau et sa fourchette étaient apportés dans une boîte en orfèvrerie appelée cadenas, d'où vient l'expression « mettre le couvert ». Quant à la nourriture, elle était apportée en grande cérémonie depuis les cuisines du Roi, situées au rez-de-chaussée de l'aile du Midi. Dans la première antichambre était dressée tous les lundis matin une table recouverte d'un tapis de velours vert, derrière laquelle un fauteuil symbolisait la présence du roi. Chacun pouvait y déposer une requête au monarque, qui ne restait jamais sans réponse.

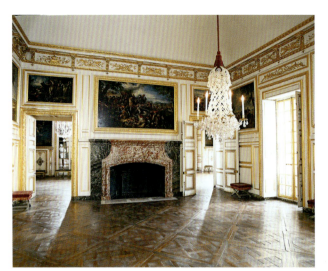

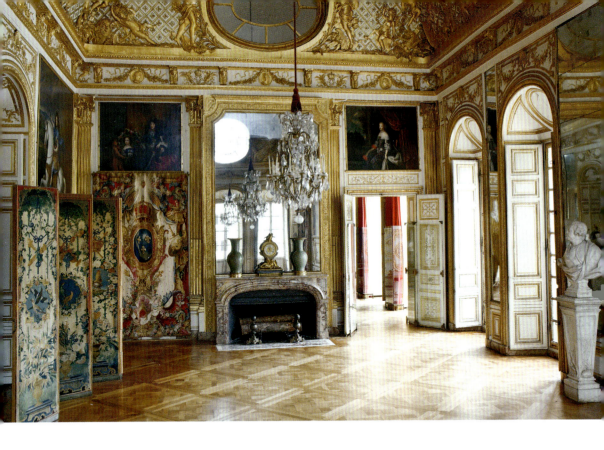

L'antichambre de l'Œil-de-Bœuf

La seconde antichambre, appelée « de l'Œil-de-Bœuf » à cause des ouvertures pratiquées dans sa voussure, ne reçut ses dimensions actuelles qu'en 1701. Elle servait de « salle d'attente » pour les cérémonies du lever et du coucher du roi. Les peintures du Bassan ont été remplacées sous Louis XIV. On y trouve aujourd'hui différents portraits de la famille royale, dont en particulier une grande composition mythologique par Jean Nocret.

Jean Nocret, *La Famille de Louis XIV représentée en travestis mythologiques*, 1670.

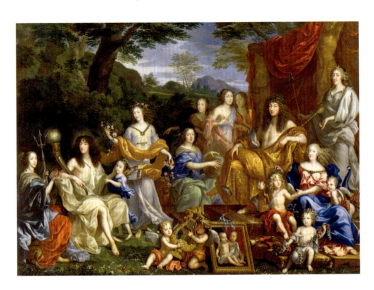

La chambre du Roi

Depuis l'origine du château, cette pièce centrale était un grand salon. À la mort de la reine Marie-Thérèse, elle fut rattachée à l'Appartement du Roi et généralement appelée « le salon où le roi s'habille ». À cette époque, ce salon ouvrait par trois arcades sur la galerie des Glaces dont il était une sorte de complément. En 1701, Louis XIV décida d'en faire sa chambre à coucher. C'est là que le Roi-Soleil mourut le 1er septembre 1715. Après lui, Louis XV aussi bien que Louis XVI y continuèrent les cérémonies du lever et du coucher. C'est de son balcon que, le 6 octobre 1789, Louis XVI, la reine et le Dauphin apparurent à la foule avant d'être contraints de quitter Versailles pour Paris. En 1701, quand le Grand Salon devint chambre à coucher, les arcades sur la galerie furent fermées et remplacées par une alcôve tendue de velours en hiver, comme tout le mobilier, et, en été, de brocart (brodé à fils d'or) ; c'est ce dernier état qui a été aujourd'hui reconstitué. À cette même époque, Coustou sculpta le relief représentant *La France veillant sur le sommeil du roi* qui domine le lit.

Parmi les peintures encastrées dans les boiseries et toujours en place, deux sont particulièrement significatives des goûts de Louis XIV : l'*Autoportrait* de Van Dyck et *Le Tribut de César* par Valentin de Boulogne.

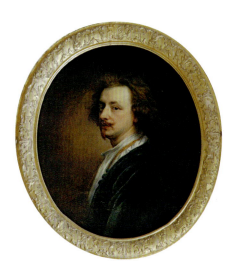

Anton Van Dyck, *Autoportrait*, XVIIe siècle.

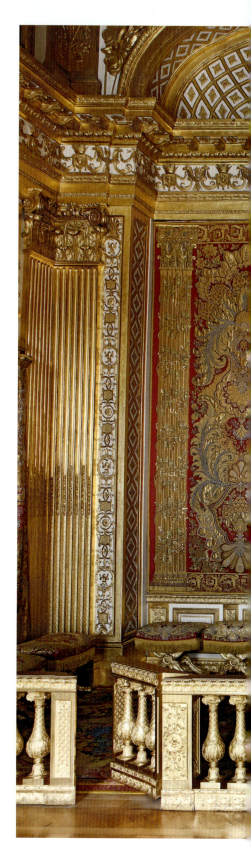

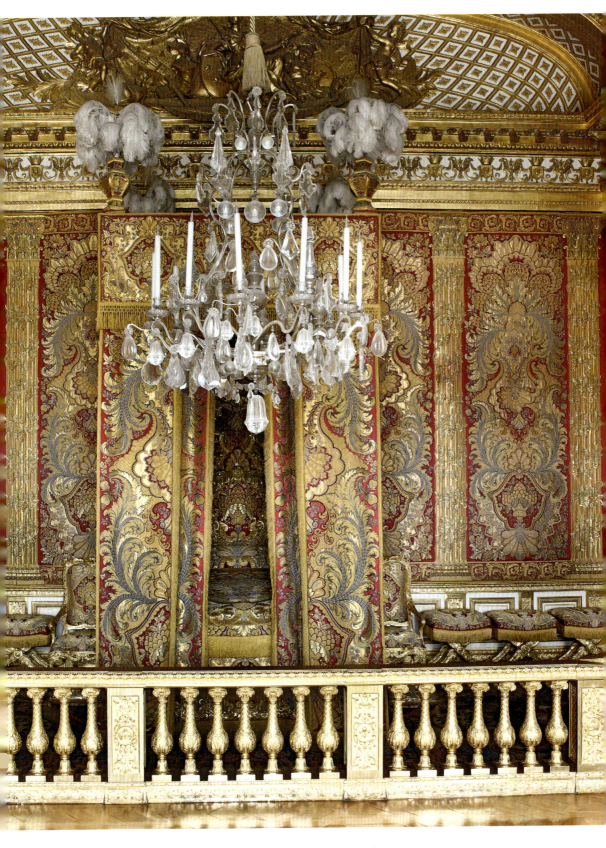

Le cabinet du Conseil

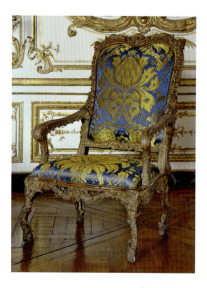

Le fauteuil du roi.

L'ancien cabinet de Louis XIV et son cabinet des Perruques furent réunis en 1755 pour constituer l'actuelle salle du Conseil, où l'on voit dans les boiseries, dessinées par Gabriel et sculptées par Rousseau, des médaillons rappelant le travail du roi. Le Conseil des ministres s'y réunissait le dimanche et le mercredi, et parfois le lundi. Le Conseil des finances avait lieu le mardi et le samedi. Certains conseils extraordinaires, tel celui des dépêches, se déroulaient une ou deux fois par mois. Le roi était assis dans un fauteuil, les ministres sur des pliants. En outre, sous Louis XIV comme sous le règne de ses successeurs, le roi y réunissait sa famille pour certaines cérémonies, telle la signature des registres lors des mariages des princes. C'est ici également que Louis XIV accepta, en 1700, la couronne d'Espagne pour son petit-fils, le duc d'Anjou, dont descend l'actuel roi Juan Carlos.

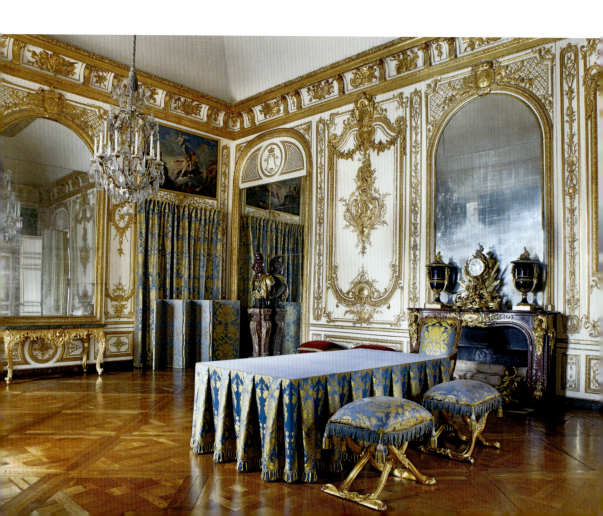

Le Grand Appartement de la Reine

La symétrie caractéristique de Versailles se retrouvait à l'origine entre l'Appartement de la Reine et celui du Roi. L'un et l'autre comprenaient le même nombre de pièces ; le décor des plafonds était consacré aux mêmes divinités et planètes, ils se distinguaient seulement par les tableaux des voussures qui, chez le roi, représentaient des figures masculines et, chez la reine, des figures féminines.

La chambre de la Reine

C'est dans cette chambre que la reine mettait au monde publiquement les héritiers du trône. Madame Campan, qui fut la Première femme de chambre de Marie-Antoinette, décrit dans ses *Mémoires* ce que pouvaient être de tels accouchements : « À l'instant où l'accoucheur Vermond dit à haute voix : "La reine va accoucher", les flots de curieux qui se précipitèrent dans la chambre furent si nombreux et si tumultueux, que ce mouvement pensa faire périr la reine. Deux Savoyards montèrent sur des meubles pour voir plus à l'aise la reine placée en face de la cheminée sur un lit dressé pour le moment de ses couches. »

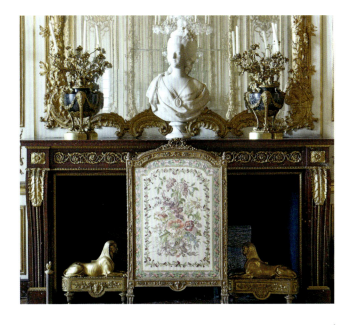

Vue de la cheminée surmontée d'un buste de Marie-Antoinette exécuté en 1783 par Félix Lecomte.

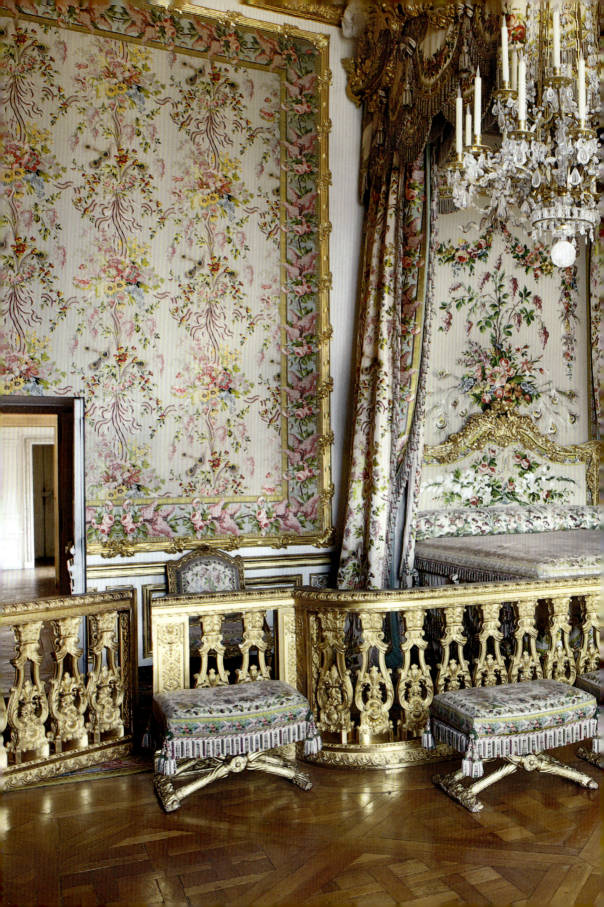

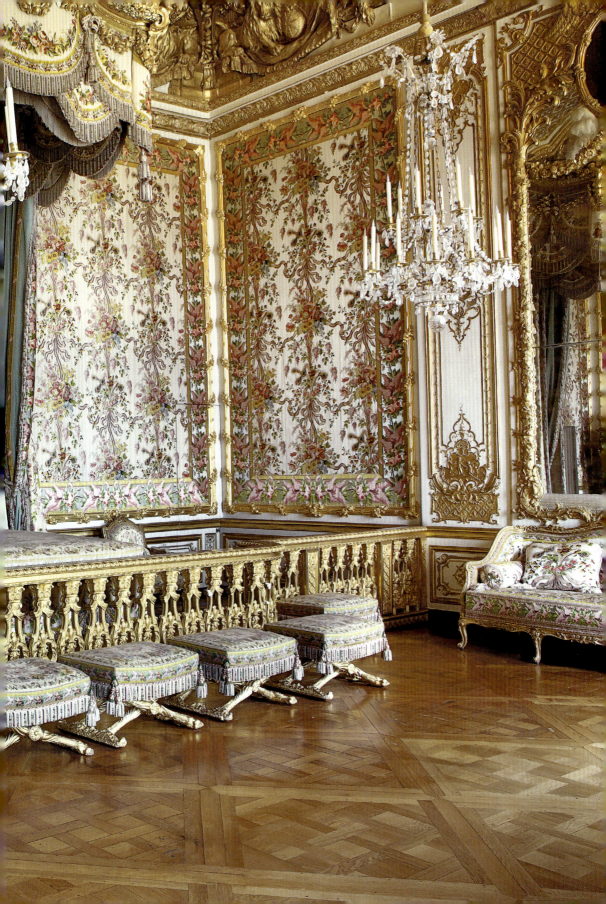

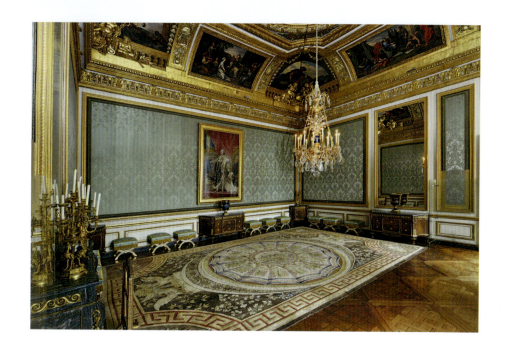

Le salon des Nobles

La reine de France accordait dans le salon des Nobles ses audiences officielles et se faisait présenter les dames nouvellement admises à la cour. Certains éléments du décor, en particulier le plafond, où figure une allégorie de Mercure, rappellent qu'à l'origine, l'Appartement de la Reine était symétrique à celui du Roi. Le mobilier est celui conçu en 1785 pour Marie-Antoinette.

L'antichambre du Grand Couvert

À l'époque de la reine Marie-Thérèse, cette salle était la salle des Gardes de la reine ; le plafond orné de sujets guerriers en témoigne. Les visiteurs qui avaient obtenu une audience auprès de la souveraine devaient patienter ici avant d'entrer dans le salon des Nobles ou dans la chambre. Cette pièce servait également pour des concerts et des représentations théâtrales. Son nom de Grand Couvert vient du cérémonial auquel se soumettaient les monarques, qui consistait à prendre certains repas en public. Un des plus notables fut celui que Louis XV et Marie Leszczinska prirent en compagnie du jeune Mozart, le 1er janvier 1764.

Parmi les tableaux accrochés dans l'antichambre du Grand Couvert, le plus célèbre est la grande peinture réalisée par Élisabeth Vigée-Lebrun et exposée au Salon de 1787. On y voit Marie-Antoinette avec ses trois enfants : Madame Royale qui survécut à la Révolution ; le duc de Normandie, futur Louis XVII, mort dans la prison du Temple en 1795 ; le Dauphin, emporté en 1789, montrant un berceau vide où devait être représentée Madame Sophie, disparue en bas âge, avant l'achèvement de la toile.

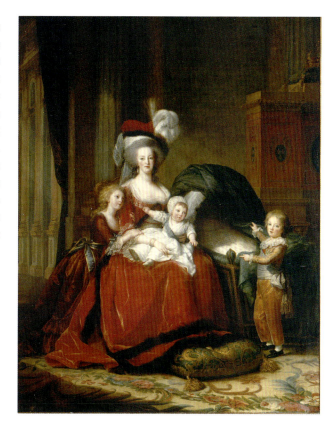

Élisabeth Vigée-Lebrun, *Marie-Antoinette de Lorraine-Habsbourg, reine de France, et ses enfants*, 1787.

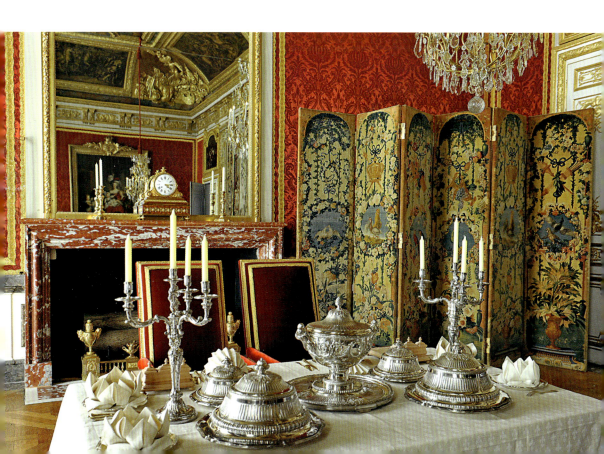

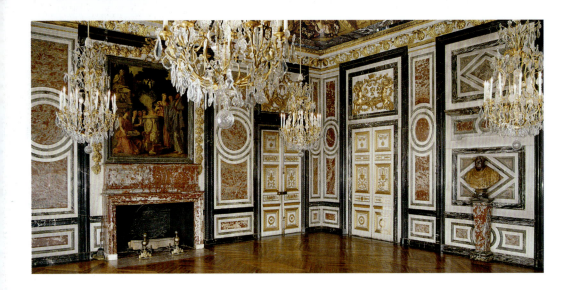

La salle des Gardes de la reine

Cette pièce, où le peintre Noël Coypel a représenté, dans les angles du plafond, des courtisans penchés qui semblent observer les allées et venues, était affectée en permanence aux gardes du corps de la reine et continuellement encombrée de paravents dissimulant des lits de camp, des tables et des râteliers pour les armes. C'est ici que, le 6 octobre 1789 au matin, des gardes se firent tuer pour permettre à la reine de se réfugier auprès du roi.

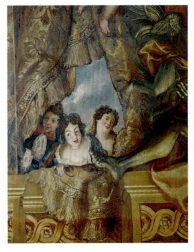

Noël Coypel, *Écoinçon nord-est du plafond de la salle des Gardes représentant des courtisans* (détail), vers 1781.

L'escalier de Marbre

Cet escalier est aussi appelé escalier de la Reine car, dans un premier temps, il desservait uniquement l'appartement de la reine Marie-Thérèse. Dès 1681, il remplaça un escalier plus modeste et servit, après la mort de la souveraine, en 1683, d'accès au nouvel appartement de Louis XIV. Il fut conçu pour être le digne pendant de l'escalier des Ambassadeurs, détruit en 1752. Outre le décor de marbre et la sculpture en plomb doré de Massou symbolisant l'union de Louis XIV et de Marie-Thérèse, l'escalier de Marbre est orné d'une vaste peinture représentant une perspective de palais, œuvre de Meusnier pour l'architecture, de Poerson pour les personnages et de Belin de Fontenay pour les fleurs.

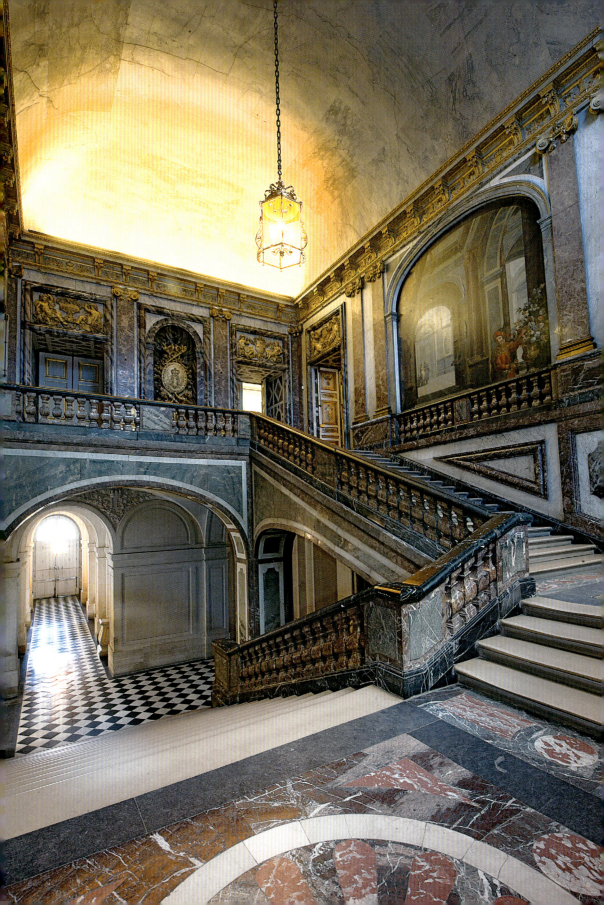

Les Galeries historiques

Après le Grand Appartement de la Reine, la visite se poursuit à travers des Galeries historiques créées sous le règne de Louis-Philippe au XIXe siècle : la salle du Sacre, la salle de 1792, la galerie des Batailles et la salle de 1830. D'autres salles composant les Galeries historiques se découvrent à travers des visites guidées (voir p. 62-63).

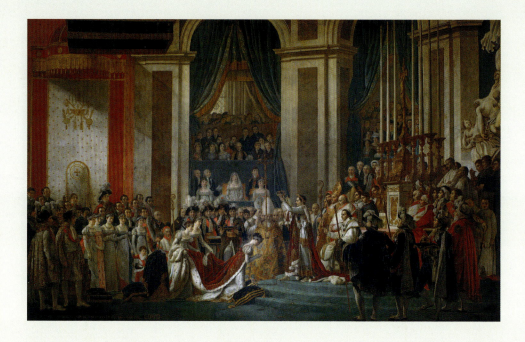

Jacques Louis David, *Sacre de Napoléon et couronnement de Joséphine à Notre-Dame de Paris, 2 décembre 1804*, 1808.

La salle du Sacre

Cet espace fut dans un premier temps occupé par la troisième chapelle du château. Au moment de l'installation définitive de la cour et du gouvernement, en 1682, il devint la grande salle des Gardes commune au roi et à la reine. Tendue de grosse toile peinte, elle était encombrée en permanence par les chaises à porteurs des dames de la cour, les bancs, les paravents et les râteliers d'armes : les courtisans la nommaient le « magasin ». C'est là que, chaque Jeudi saint, se déroulait la cérémonie du lavement des pieds de treize enfants pauvres. Son aspect actuel et son nom datent du règne de Louis-Philippe qui y fit placer le tableau de David représentant le *Sacre de Napoléon et couronnement de Joséphine à Notre-Dame de Paris, 2 décembre 1804*.

La galerie des Batailles

Située dans l'aile du Midi ou aile des Princes dont elle occupe, du côté du parc, le premier étage et l'attique, elle a remplacé des appartements réservés aux membres de la famille royale. Elle fut conçue par les architectes Nepveu et Fontaine pour servir de cadre à de grandes peintures dédiées aux principales victoires françaises, depuis Tolbiac, gagnée par Clovis en 497, jusqu'à Wagram, remportée par Napoléon en 1809. Voulue expressément par Louis-Philippe, elle abrite en outre les bustes de grands officiers et de princes du sang morts pour la France, ainsi que des plaques commémoratives où sont inscrits leurs noms et dates. Sorte de pendant à la galerie des Glaces, elle mène à la salle de 1830, créée pour glorifier l'accession de Louis-Philippe au trône et la nouvelle monarchie constitutionnelle issue de la révolution de 1830.

Les peintures décorant la galerie des Batailles ne sont pas d'égale qualité : *Marignan* par Évariste Fragonard, *L'Entrée de Henri IV à Paris* et *La Bataille d'Austerlitz* par François Gérard méritent d'être observées, mais c'est surtout celle de *Saint Louis à Taillebourg* par Delacroix qui est fameuse, par le talent que l'artiste a mis à représenter avec une fougue toute romantique un événement de plus de six cents ans.

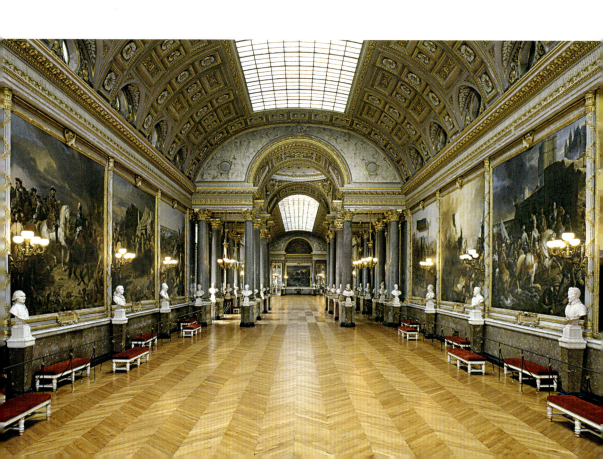

Les Appartements du Dauphin et de la Dauphine

Le parcours des Grands Appartements s'achève, au rez-de-chaussée, par la découverte des Appartements du Dauphin et de la Dauphine. Héritiers du trône, le Dauphin et la dauphine disposaient chacun, depuis la fin du XVIIe siècle, d'un appartement contigu au rez-de-chaussée, se distribuant au sud-ouest du corps central du château. Ce parcours est en visite libre et l'accès se fait par le rez-de-chaussée au bas de l'escalier de la Reine.

Par un petit escalier, datant dans son état actuel du règne de Louis XVI, on descendait directement de l'antichambre de l'Œil-de-Bœuf dans l'Appartement du Dauphin qui communique, par sa bibliothèque, avec l'Appartement de la Dauphine. Les deux Appartements évoquent les lieux où vécurent le Dauphin, fils de Louis XV, père de Louis XVI, et son épouse Marie-Josèphe de Saxe. Malgré les transformations de Louis-Philippe, quelques pièces ont conservé tout ou partie de leurs boiseries ; c'est le cas de la chambre, du Grand Cabinet et de

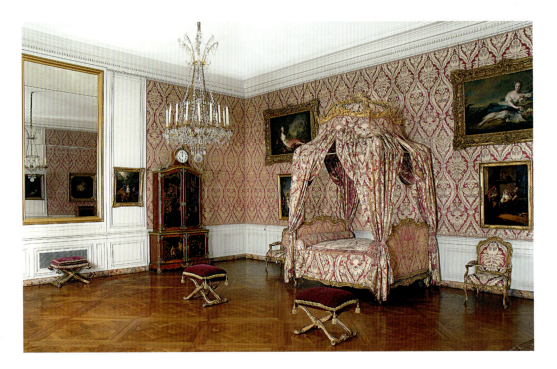

Vue de la chambre de la Dauphine.

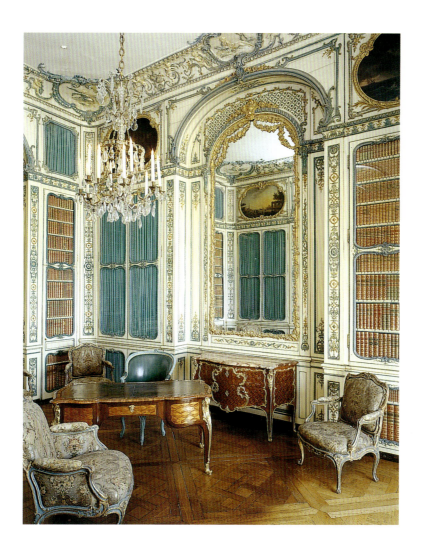

la bibliothèque du Dauphin, ainsi que du cabinet intérieur de la Dauphine. On ne doit pas oublier qu'au XVIIe siècle, le Grand Dauphin, fils de Louis XIV, s'y était fait aménager un appartement célèbre par sa beauté et la richesse de ses collections, où devait par la suite, pendant la minorité de Louis XV, loger le régent Philippe d'Orléans.

S'il n'a pas été possible de rapporter tout le mobilier qui ornait ces Appartements, certains meubles ont toutefois été retrouvés. Il en est ainsi du globe commandé en 1781 par Louis XVI au géographe Mancelle pour l'éducation du Dauphin ; du bureau plat de Bernard Van Risen Burgh et Œben livré pour le Dauphin en 1756 et constamment utilisé par Louis XVI dans sa bibliothèque, sous les combles, puis dans son cabinet de la Cassette ; du bureau en dos d'âne livré en 1745 par Bernard Van Risen Burgh pour la première dauphine et réutilisé par la dauphine de Saxe ; ou encore de la commode de Gaudreaux livrée pour la chambre de la Dauphine à Fontainebleau.

Vues de la bibliothèque et de la chambre du Dauphin.

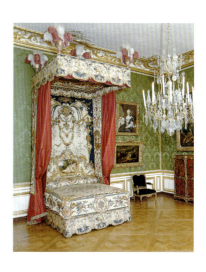

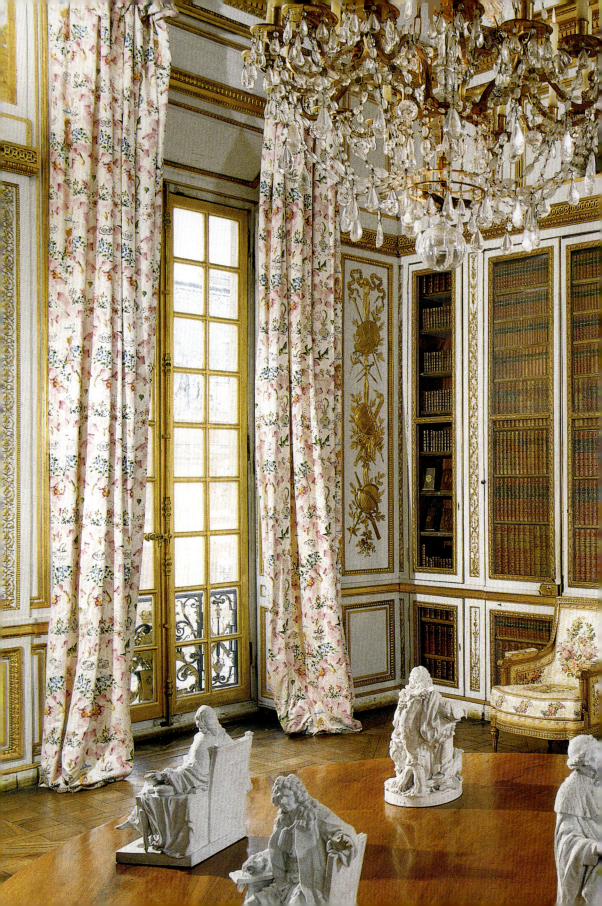

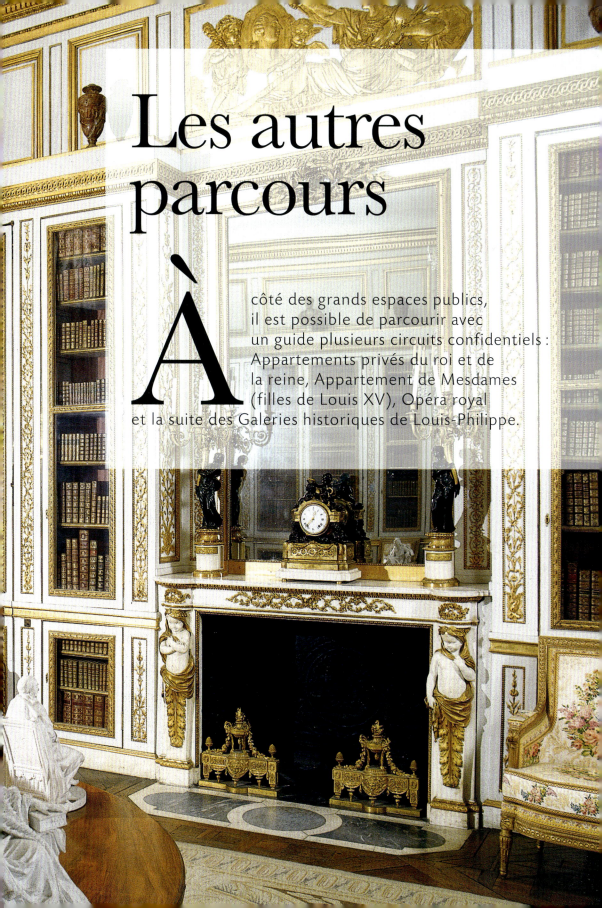

Les autres parcours

À côté des grands espaces publics, il est possible de parcourir avec un guide plusieurs circuits confidentiels : Appartements privés du roi et de la reine, Appartement de Mesdames (filles de Louis XV), Opéra royal et la suite des Galeries historiques de Louis-Philippe.

Le Petit Appartement du Roi

Double page précédente
Vue de la bibliothèque de Louis XVI.

Appelée Petit Appartement du Roi sous Louis XIV, cette suite de pièces fut nommée, sous Louis XV et Louis XVI, Appartement intérieur. En effet, après avoir été sous le Grand Roi un appartement réservé aux collections du souverain, il devint, à partir de 1737, un véritable appartement où Louis XV puis Louis XVI habitèrent.

La chambre de Louis XV

Quand Louis XV décida en 1738 de se faire installer une chambre plus petite que celle de Louis XIV, il n'en continua pas moins à poursuivre les cérémonies du lever et du coucher dans celle de son aïeul. C'est ici que, le 10 mai 1774, il mourut de la petite vérole. C'est également ici que Louis XVI coucha pour la dernière fois à Versailles, dans la nuit du 5 au 6 octobre 1789.

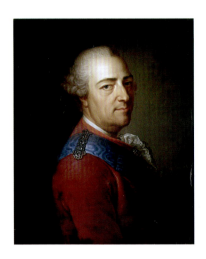

Armand Vincent de Montpetit,
Portrait de Louis XV, 1774.

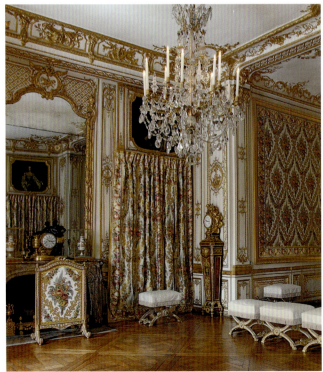

Le cabinet de la Pendule

Constituant deux pièces, dont la seconde ouvrait par une arcade sur la suivante, formant les cabinets des tableaux de Louis XIV, le cabinet de la Pendule fut plusieurs fois transformé sous Louis XV pour trouver son aspect définitif en 1760, afin de mettre en valeur la pendule astronomique conçue par Passemant, placée dans ce salon dès 1754. Grâce à son mécanisme complexe, elle indique l'heure, le jour, le mois et son quantième, l'année et le quartier de la lune jusqu'en 9999 ; dans le globe de cristal qui la couronne, on peut voir les planètes opérer leur révolution autour du soleil selon le principe de Copernic. Véritable prouesse technique, l'ensemble du mécanisme est actionné par le mouvement d'un seul balancier.

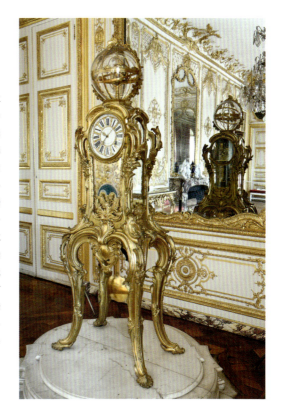

Le Cabinet intérieur

Plusieurs fois transformé, le cabinet de Travail ou Cabinet intérieur reçut son décor définitif en 1760. Auparavant, Verberckt y avait sculpté, de même que dans le cabinet de la Pendule, les magnifiques boiseries que l'on voit encore. Du règne de Louis XV, date le grand bureau à cylindre d'Œben et Riesener (1760-1769).

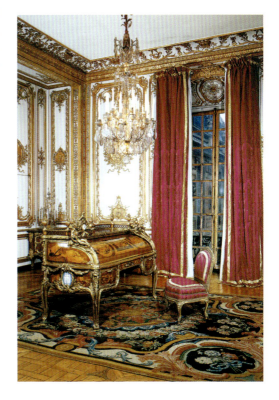

La bibliothèque de Louis XVI

Comme la pièce précédente, dite «salon de la Vaisselle d'or», et la suivante, dite «salle à manger des Porcelaines», la bibliothèque est à l'emplacement de l'ancien escalier des Ambassadeurs et de la Petite Galerie. Elle fut réalisée dès l'avènement de Louis XVI, en 1774. De son ancien mobilier, outre les globes terrestre et céleste, elle a conservé sa table dont le plateau, fait d'une seule pièce, mesure 2,10 mètres de diamètre.

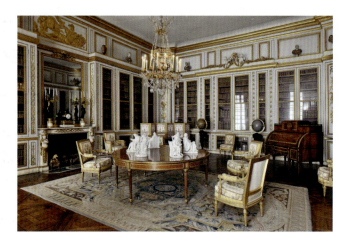

La salle à manger des Porcelaines

Cette salle trouva ses dimensions actuelles en 1769, quand Louis XV réunit l'appartement de sa fille, Madame Adélaïde, à ses cabinets intérieurs. Cependant, son mobilier et ses étoffes sont ceux conçus en 1785 pour Louis XVI. Les différentes pièces de porcelaine proviennent toutes de services d'origine royale. Elles rappellent que chaque année, vers Noël, le roi y exposait les dernières productions de la manufacture royale de Sèvres. Chacun pouvait les admirer et en acheter.

Au mur, sont accrochées des plaques de porcelaine de Sèvres peintes d'après les tapisseries des *Chasses royales* de Louis XV par Oudry et transposées pour montrer les chasses de Louis XVI dans les forêts de Compiègne et de Fontainebleau. Ces plaques se trouvaient déjà là sous l'Ancien Régime.

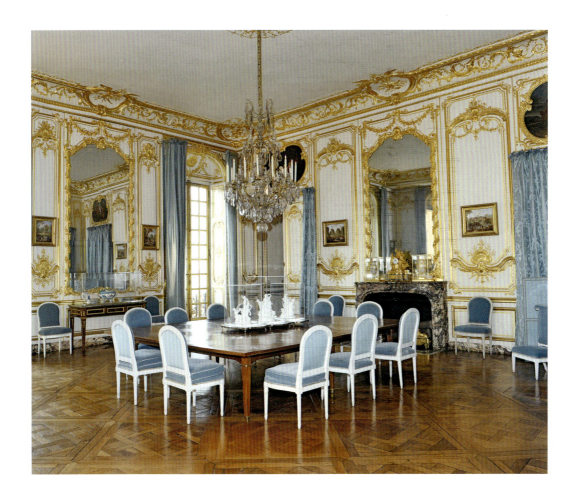

Le salon des Jeux de Louis XVI

Sous Louis XIV, se trouvait ici le cabinet des Curiosités ou des Raretés, où étaient conservés quelques-uns des plus beaux objets des collections royales. Transformé en antichambre en 1753 pour Madame Adélaïde, le cabinet des Curiosités fut entièrement remanié en 1769 pour Louis XV, qui pensa en faire une bibliothèque. Louis XVI préféra y aménager son salon des Jeux : c'est pour cet usage que furent exécutées, en 1785, les chaises de Boulard qui y ont retrouvé leur place. De ce salon proviennent également les encoignures livrées par Riesener en 1775 et les tableaux de Van Blarenberghe, gouaches commandées par Louis XVI pour commémorer les différentes victoires remportées par son grand-père, Louis XV.

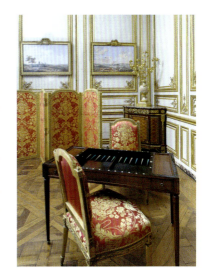

Les Petits Cabinets du Roi

Les Petits Cabinets du Roi désignent une suite de pièces situées au-dessus de l'Appartement intérieur, qui constituèrent le domaine privé de Louis XV et de Louis XVI. La bibliothèque et ses suppléments, les cabinets de physique et de géographie, montrent le goût de ces souverains pour l'étude et la recherche. Certaines parties de ces Petits Cabinets devinrent en outre des appartements destinés à des proches du roi.

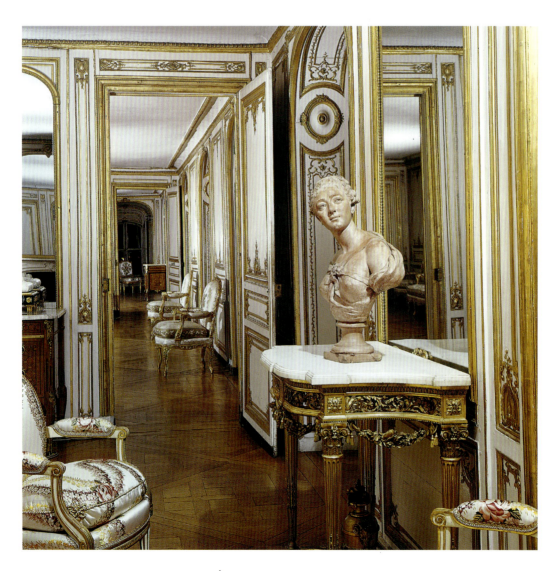

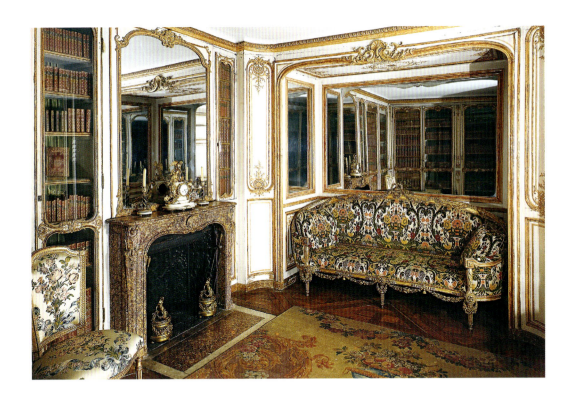

La bibliothèque de Madame Du Barry

Créée en 1753 pour Madame Adélaïde lorsque cette dernière habitait les actuelles salles neuves, elle a trouvé son aspect définitif en 1769 lorsqu'elle fut rattachée à l'Appartement de Madame Du Barry qui occupait une partie des Petits Cabinets du Roi.

Le degré du Roi

Cet escalier desservait aussi bien l'Appartement intérieur que les Petits Cabinets du Roi. Il fut le théâtre, le 5 janvier 1757, de l'attentat perpétré par Damiens contre Louis XV, alors que le souverain s'apprêtait à partir pour Trianon.

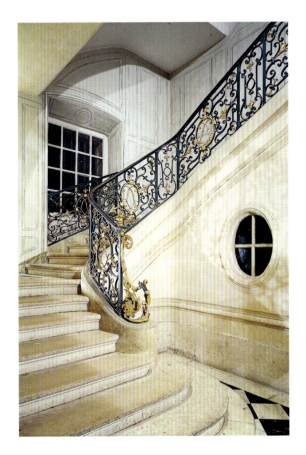

Les Petits Appartements de Marie-Antoinette

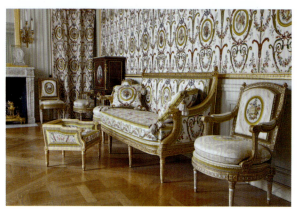

Vue du cabinet du Billard.

Réduits aujourd'hui à peu de pièces (salon oratoire, salle de bains), les cabinets intérieurs de la Reine trouvèrent leur plus grande expansion au temps de Marie-Antoinette. Celle-ci disposa des cabinets intérieurs de Marie Leszczinska, au premier étage, et d'une suite de petites pièces situées au deuxième étage, autour des cours intérieures, et d'un véritable appartement au rez-de-chaussée, là où avait habité jusqu'à sa mort, en 1782, Madame Sophie, tante de Louis XVI. Madame Campan, Première femme de chambre de Marie-Antoinette, raconte dans ses *Mémoires* que « la liste des gens reçus dans les cabinets de la reine [était] remise par la princesse de Lamballe aux huissiers de la chambre et les personnes qui y étaient inscrites ne pouvaient se présenter pour jouir de cette faveur que les jours où la reine désirait avoir sa société intime [...] les gens du premier rang à la cour lui demandaient quelquefois des audiences particulières ».

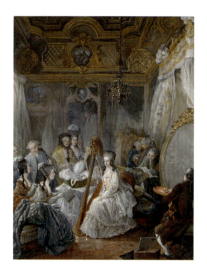

Jean-Baptiste André Gautier d'Agoty, *Marie-Antoinette jouant de la harpe à Versailles*, XVIIIe siècle.

Le cabinet intérieur de la Reine

Appelé également Cabinet doré, il succéda à la chambre du duc de Bourgogne, père de Louis XV, et au cabinet intérieur de Marie Leszczinska. Il fut attribué à Marie-Antoinette qui y recevait ses artistes favoris, le peintre Élisabeth Vigée-Lebrun, son ancien professeur de musique, le compositeur Glück, et sa marchande de mode, Rose Bertin.

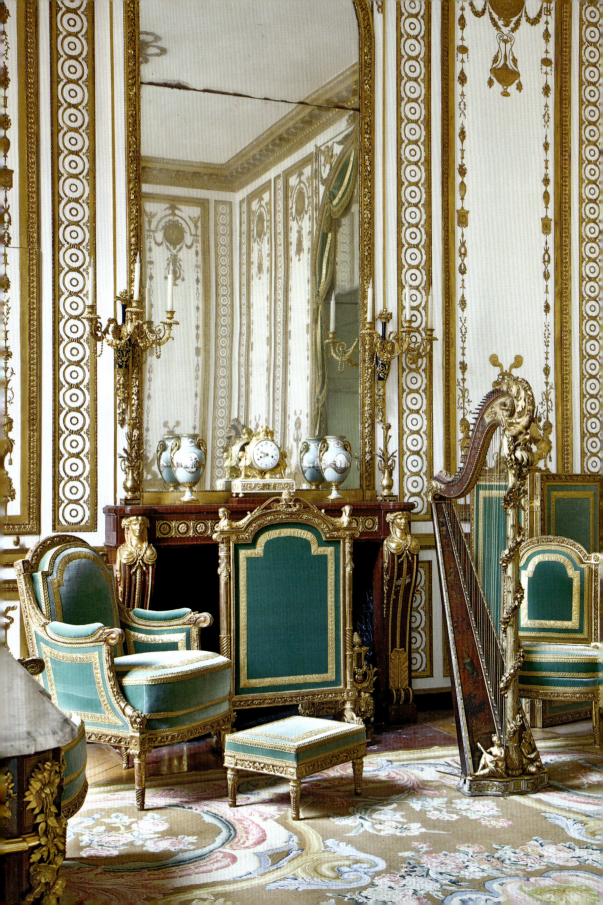

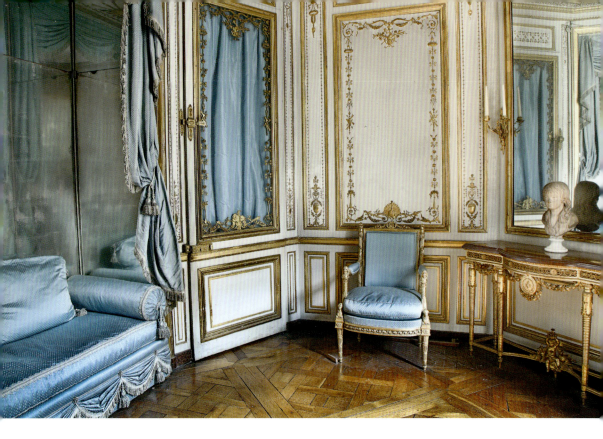

Le cabinet de la Méridienne

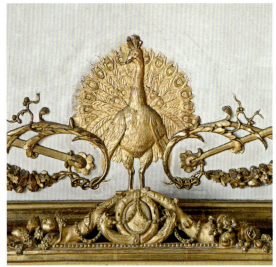

En 1770, à la place de ce qui fut un petit salon de Marie Leszczinska, on construisit un escalier, destiné à réunir l'appartement du futur Louis XVI à celui de son épouse Marie-Antoinette qui occupait déjà l'Appartement de la Reine. Il fut détruit et remplacé par l'actuel cabinet. Par le décor de ses boiseries (ci-contre) et les sculptures de la console, ce cabinet, aménagé en 1781 lors de la naissance du premier Dauphin, commémore cet événement.

Les Appartements de Mesdames

Des appartements des filles de Louis XV, seuls subsistent ceux occupés, de 1769 jusqu'à la Révolution, par Mesdames Adélaïde et Victoire. Ils ont remplacé l'ancien appartement des Bains de Louis XIV, auquel succédèrent les appartements de Madame de Pompadour et de la comtesse de Toulouse. « Louis XV, raconte Madame Campan, descendait tous les matins par un escalier dérobé dans l'Appartement de Madame Adélaïde ; souvent il y apportait et y prenait du café qu'il avait fait lui-même. Madame Adélaïde tirait un cordon de sonnette qui avertissait Madame Victoire de la visite du roi. »

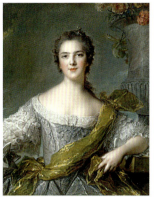 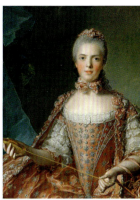

Jean-Marc Nattier, *Madame Victoire de France*, vers 1747, et *Madame Adélaïde de France*, 1756.

Vue de l'Appartement de Madame Adélaïde.

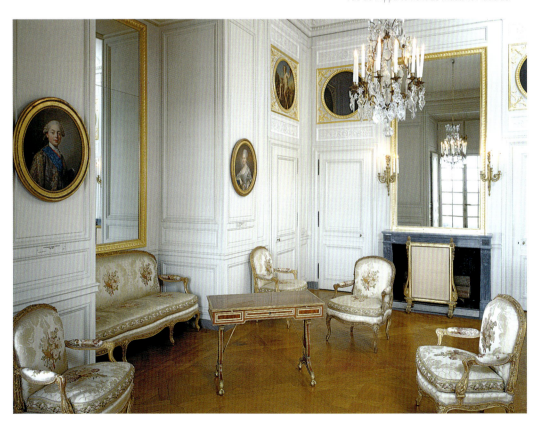

L'Opéra

Le premier projet de salle d'opéra fut commandé par Louis XIV à Hardouin-Mansart et Vigarani dès 1682, mais les guerres et les difficultés financières de la fin du règne ne permirent pas sa réalisation. Le second projet, toujours au même emplacement, à l'extrémité de l'aile nord, fut présenté à Louis XV par Ange Jacques Gabriel en 1748, mais ne fut pas non plus exécuté. Il fallut attendre le mariage du Dauphin, futur Louis XVI, avec l'archiduchesse Marie-Antoinette pour voir les travaux menés à bien et la salle enfin terminée et inaugurée le 16 mai 1770.

La forme de la salle est en ovale tronqué. Elle a été, par souci de rapidité et d'économie, entièrement construite en bois, ce qui lui assure une excellente acoustique. Son décor de faux marbre est enrichi de sculptures d'Augustin Pajou et le plafond, peint par Louis Jacques Durameau, représente le triomphe d'Apollon, dieu des arts. L'architecte Gabriel et le machiniste Arnoult avaient conçu un mécanisme permettant de rehausser le parterre au niveau de la scène, ornée d'un décor reproduisant la salle. Le théâtre pouvait alors accueillir les bals parés, bals où les dames portaient bijoux, diadèmes et « habits habillés ».

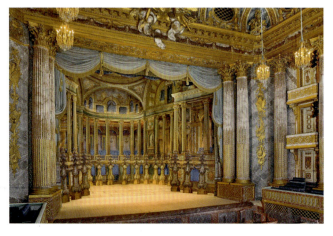

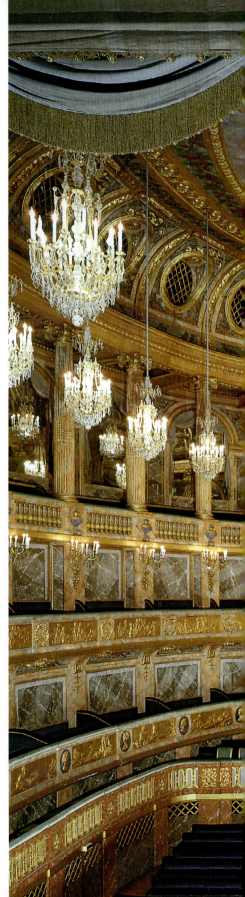

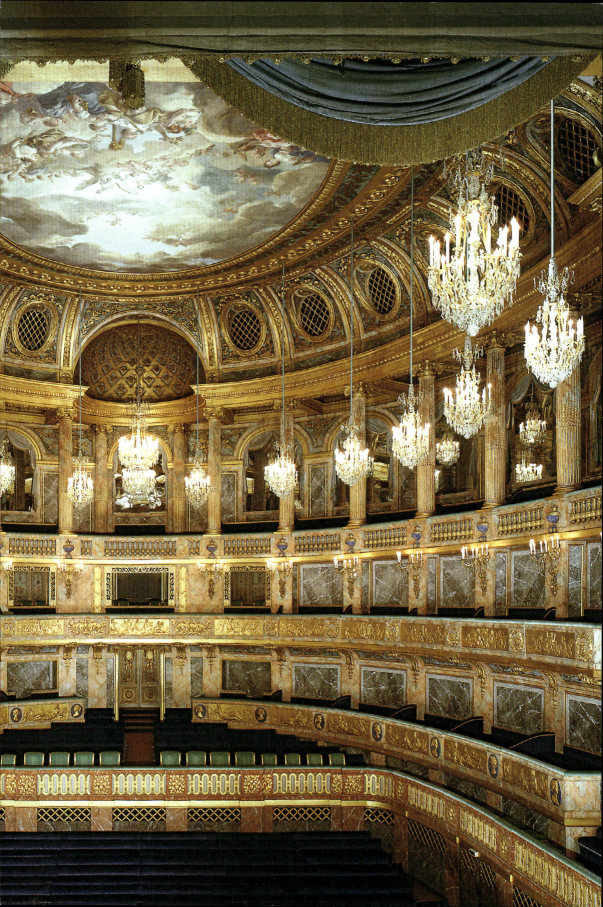

Les Galeries historiques

À côté des Galeries historiques accessibles dans le parcours des Grands Appartements (voir p. 44-45), d'autres espaces se dévoilent au gré de visites-conférences.

Les salles des Croisades

Les salles des Croisades, au nombre de cinq, ont leurs plafonds ornés des armoiries des familles qui allèrent au Moyen Âge délivrer les Lieux saints. Parmi les nombreuses peintures, toutes rétrospectives, la plus fameuse était *L'Entrée des croisés à Constantinople* par Delacroix (l'original, aujourd'hui au Louvre, est remplacé par une copie). Ces décors servent d'écrin à la porte de l'hôpital des chevaliers de Saint-Jean-de-Jérusalem à Rhodes, offerte par le sultan ottoman Mahmud II à Louis-Philippe.

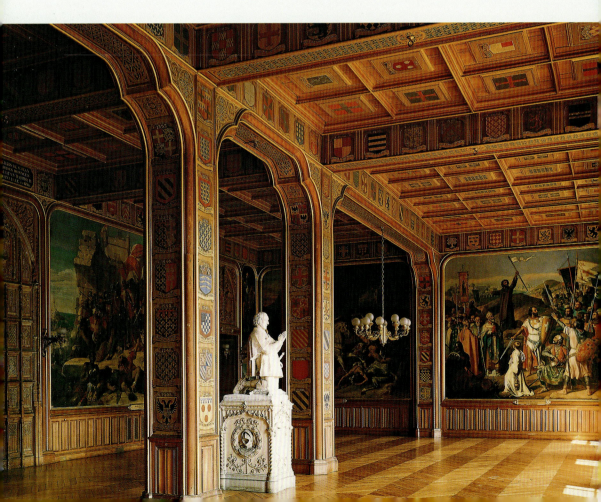

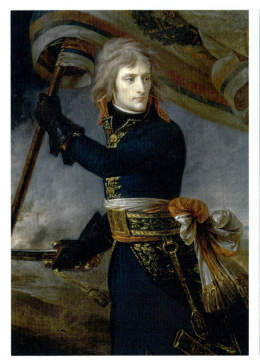 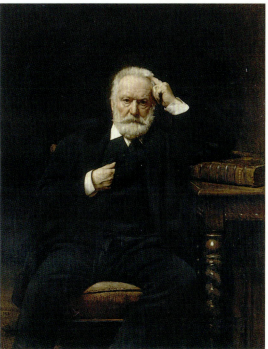

Les salles du XIXᵉ siècle

Antoine Jean Gros, *Le Général Bonaparte au pont d'Arcole, le 17 novembre 1796*, 1798.

Léon Bonnat, *Portrait de Victor Hugo*, 1879.

Dans son désir de réconcilier tous les régimes, Louis-Philippe décida de ne privilégier aucune période de l'histoire de France. Il choisit également de mettre en avant non seulement les grands événements, mais aussi les grands hommes. C'est ainsi qu'il consacra le rez-de-chaussée de l'aile du Midi à l'Empire, auquel il faut ajouter les salles du second étage, au-dessus de l'Appartement de la Reine et de l'aile du Midi, le long de la voûte de la galerie des Batailles.

Parmi les œuvres consacrées à cette période, si brève mais si mouvementée, de l'histoire de France, s'étendant de la Révolution à la fin de l'Empire, le portrait du général Bonaparte au pont d'Arcole, le 17 novembre 1796, par Gros est sans doute l'une des plus emblématiques. Les grands écrivains ne sont pas oubliés dans les Galeries historiques. On peut ainsi signaler les célèbres portraits de Victor Hugo par Bonnat ou encore celui de Chateaubriand par Girodet.

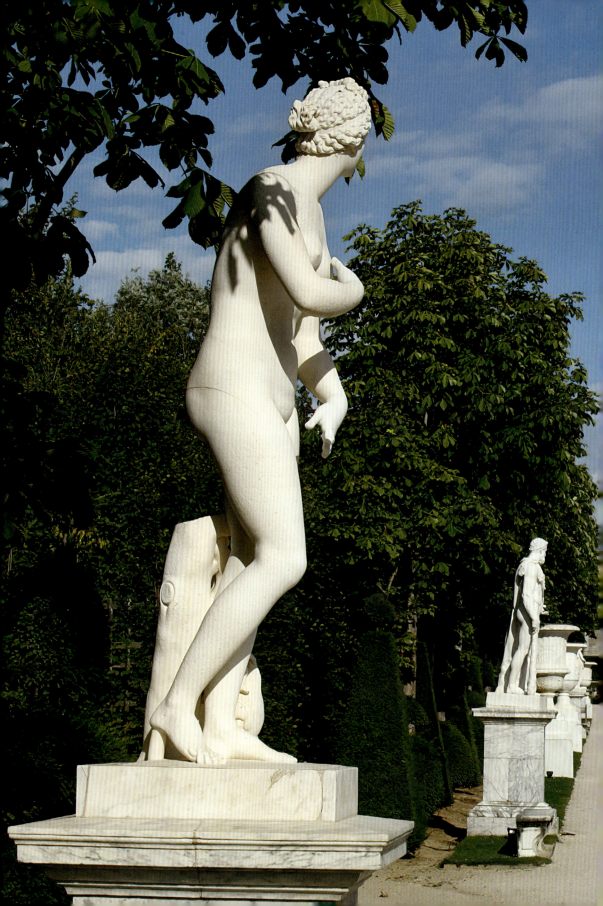

Les jardins

Les jardins, à l'instar du château, sont un musée à part entière. Louis XIV les conçut et voulait qu'on les regarde comme tel. Subordonnés mais complémentaires du palais, ils symbolisent le fleuron des jardins dits « à la française » avec leurs multiples effets de surprise, leur perspective, leurs tracés réguliers, leurs parterres, leurs bosquets ou encore leurs points d'eau reflétant les bâtiments et statues.

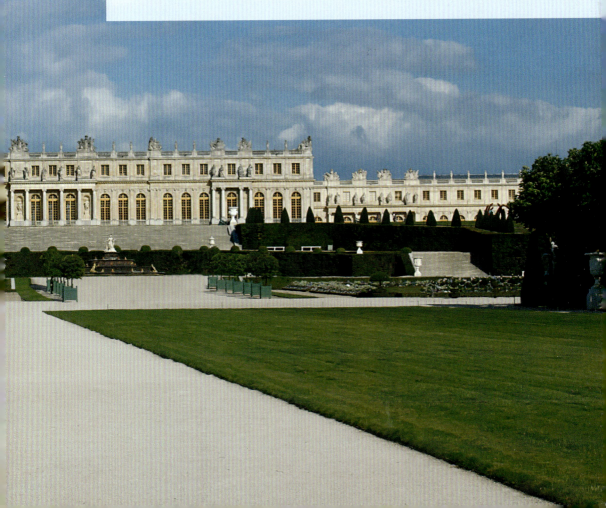

Côté ouest

Au-delà du château, vers l'ouest, s'étend l'ensemble des jardins et du parc, ordonnés autour d'un axe principal est-ouest, perpendiculaire au château, et d'un axe secondaire, nord-sud, qui longe les façades.

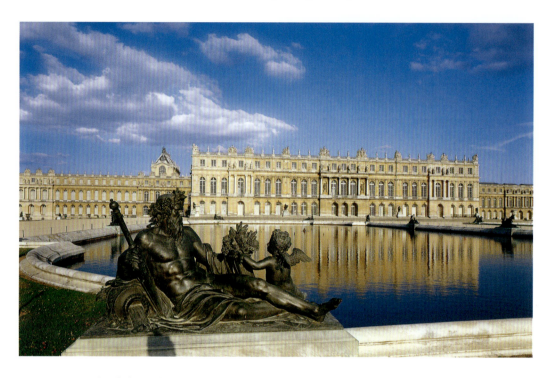

Vue d'un des bassins du parterre d'Eau avec, au premier plan, *La Seine* d'Étienne Le Hongre (1687).

Le parterre d'Eau

Au pied des bâtiments, Le Nôtre créa les parterres, dessinés pour être vus des étages. Ils furent également conçus pour mettre en valeur l'architecture du château. D'une rigoureuse horizontalité, les deux bassins du parterre d'Eau, miroirs où se reflètent les façades réalisés tardivement (vers 1685), traduisent cette conception poussée à l'extrême.

Sculptures de pierre, de marbre, de plomb, de bronze peuplent les jardins de personnages et d'animaux, souvent tirés de la mythologie ou d'allégories. Le Nôtre veillait à ce qu'elles soulignent et ne contrarient pas les lignes du jardin. Ainsi, de puissantes figures allongées vinrent orner les margelles du parterre d'Eau ; ces chefs-d'œuvre de bronze représentent les fleuves et les rivières de France, symboles du royaume.

La Grande Perspective

L'ouverture et l'ampleur caractérisent l'œuvre de Le Nôtre. Avant lui, les jardins étaient clos et de dimensions relativement modestes ; désormais, ils s'ouvrent sur les paysages environnants et changent d'échelle. Le Nôtre donne aussi une nouvelle importance à l'axe central en fonction duquel toutes les autres parties du jardin s'organisent. Partant de la terrasse du château, la Grande Perspective conduit le regard jusqu'à l'horizon ; au fur et à mesure qu'elle s'éloigne, elle traverse les parterres, descend à travers les bosquets, suit le canal entre les massifs forestiers du parc, pour remonter doucement dans la campagne vers le ciel. Cheminant ainsi du milieu le plus architecturé vers le plus naturel, le parcours axial débute par une simple allée entre les bassins du parterre d'Eau, franchit le ressaut de l'escalier, contourne le bassin de Latone ; après une courte rampe et une nouvelle allée entre les parterres de Latone, il emprunte, entre des murs de verdure, la longue coulée gazonnée du Tapis vert, débouche sur le bassin d'Apollon et sa vaste esplanade, avant de se confondre avec le grand canal long de 1 800 mètres.

Au départ de cette perspective, mentionnons le bassin de Latone. Il raconte un épisode mythologique tiré des *Métamorphoses* d'Ovide, ouvrage de l'Antiquité qui fournit de nombreux thèmes aux décors de Versailles. Latone, mère d'Apollon et de Diane, ayant été bafouée par les paysans de Lycie, implore la vengeance de Jupiter qui transforme ces derniers en grenouilles.

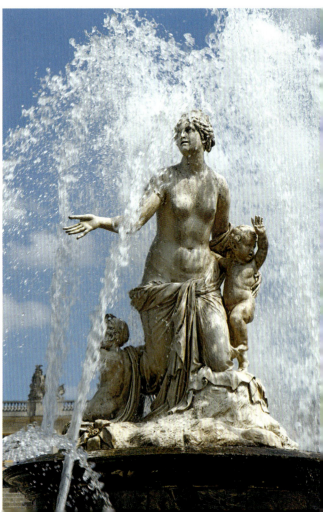

Gaspard et Balthasar Marsy,
Latone et ses enfants, 1668-1671.

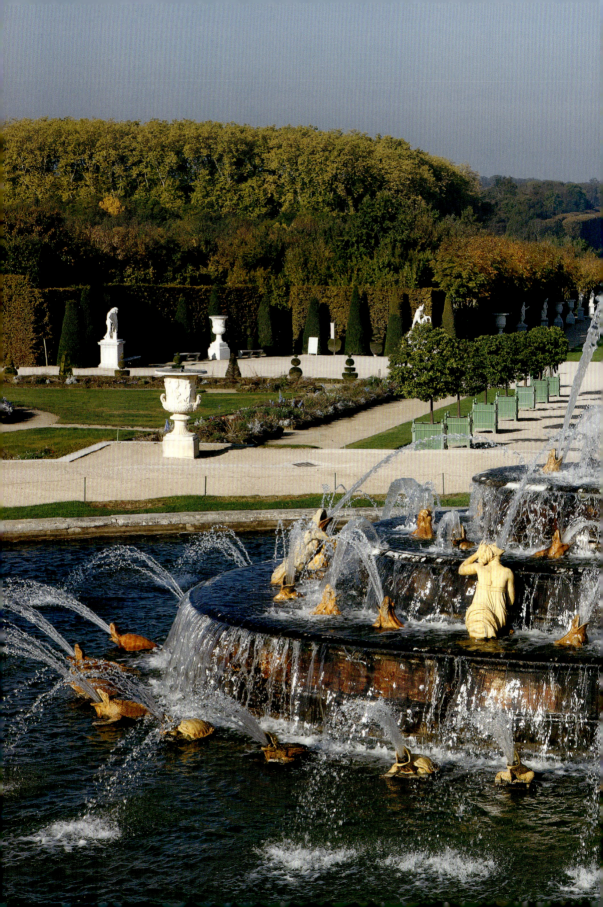

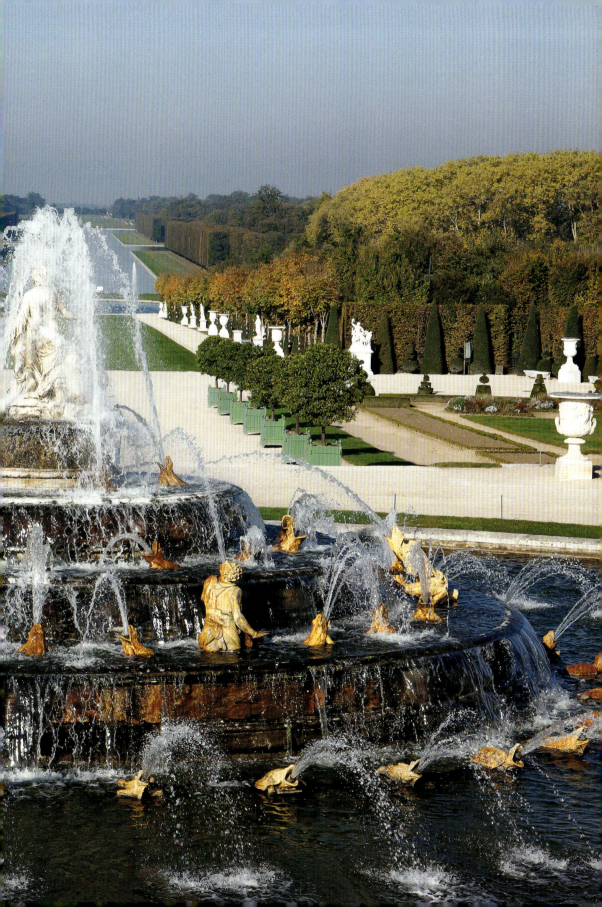

Le bassin d'Apollon

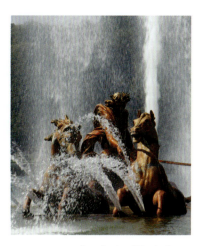

Jean-Baptiste Tuby, *Apollon sur son char*, 1668-1670.

Ce vaste bassin doit à son emplacement privilégié d'avoir reçu un décor qui traite le thème majeur du programme mythologique, symbolique et politique développé à travers les jardins. De même que Louis XIV est identifié à Apollon-Phœbus – le dieu du soleil –, la représentation d'Apollon surgissant des flots symbolise le lever du soleil et l'aube d'un règne prometteur. Le Brun qui donna le dessin des sculptures amplifia le thème : il entoura le dieu sur son char tiré par quatre chevaux de quatre tritons et de quatre monstres marins. Il confia la réalisation du groupe à l'un des meilleurs sculpteurs de l'époque, Jean-Baptiste Tuby, un Romain entré au service du roi. Comme toutes les commandes royales « extraordinaires », le groupe d'Apollon a été exécuté à la manufacture royale des Gobelins. Fondu entre 1668 et 1670, il fut doré après sa mise en place.

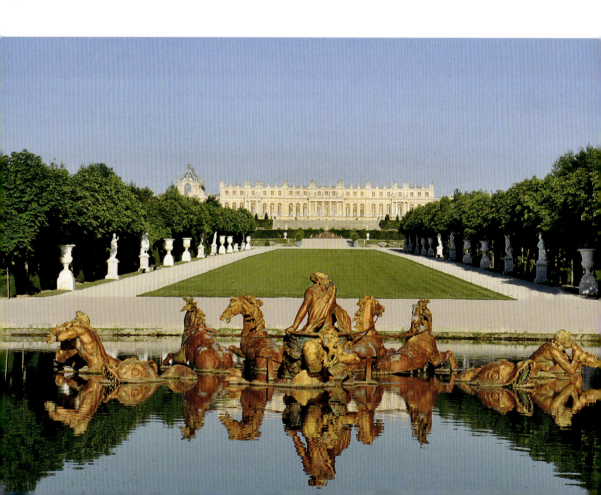

Côté nord

Une pente naturelle descend du parterre d'Eau jusqu'au bassin de Neptune, permettant de multiplier les effets d'eau. Le même principe d'allée centrale, dégageant la vue et bordée de bosquets encadrés de charmille, qui caractérise l'axe est-ouest, est utilisé ici. Jusqu'en 1684, la grotte de Téthys se trouvait à proximité. Ses jeux d'eau et la beauté de son décor intérieur attiraient déjà de nombreux visiteurs.

Le parterre du Nord

Tout de buis et de gazon, égayé par quelques fleurs et ponctué d'ifs taillés (topiaires), le parterre du Nord épouse la déclivité de l'aile nord. Le décor de ses bassins s'accorde avec les sculptures de divinités marines qui ornent les façades de l'aile du Nord. Il rappelle aussi la proximité de deux ensembles disparus : l'appartement des Bains de Louis XIV et la grotte de Téthys. Tritons, sirènes, dauphins et écrevisses peuplent la fontaine de la Pyramide et les deux bassins des Couronnes.

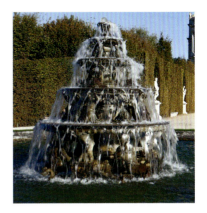

François Girardon, *La Pyramide*, 1672.

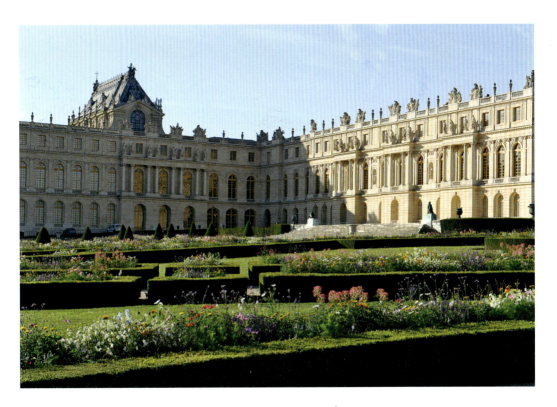

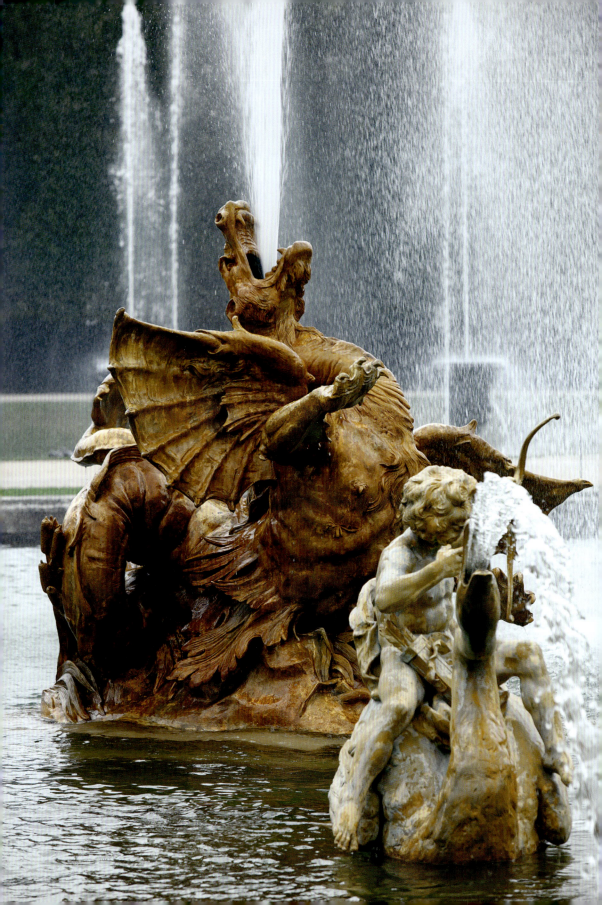

Les bassins du Dragon et de Neptune

Dominée par de grands réservoirs à ciel ouvert, l'allée d'Eau, qui conduit au bassin du Dragon, sépare le bosquet de la France triomphante du bosquet des Trois Fontaines. On l'appelle aussi allée des Marmousets parce qu'elle est jalonnée de vingt-deux groupes d'enfants en bronze, réalisés d'après des dessins de Le Brun ; ils alternent avec des topiaires élevées dans ces formes étranges que les jardiniers de Louis XIV donnaient aux ifs.

Au bassin du Dragon, l'un des plus anciens de Versailles, le thème de l'eau se conjugue avec la légende d'Apollon, car le dragon est en fait le serpent Python, ce monstre qu'Apollon tue de ses flèches. Le jet d'eau lancé par le dragon, montant jusqu'à 27 mètres, est le plus haut de toutes les fontaines.

En contrebas, l'immense bassin de Neptune comporte 58 jets et 147 effets hydrauliques. Selon la forme de la sortie des tuyaux, l'eau sort en bouillon, en lame, en langue ou en gerbe. Aménagé par Le Nôtre, le bassin de Neptune n'avait comme décor, à l'origine, que les grands vases de plomb qui ornent la margelle. Soixante ans plus tard, poursuivant l'œuvre de son arrière-grand-père, Louis XV l'enrichit de monumentales statues, réalisées également en plomb, représentant Neptune et Amphitrite, Océan et Protée. Au-delà du bassin, un massif boisé ferme le parc, arrêtant le vent du nord.

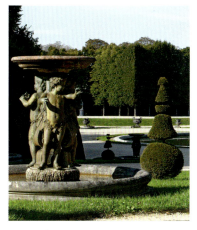

Vue de l'allée d'Eau avec, au premier plan, un groupe de joueurs de musique enlacés en bronze.

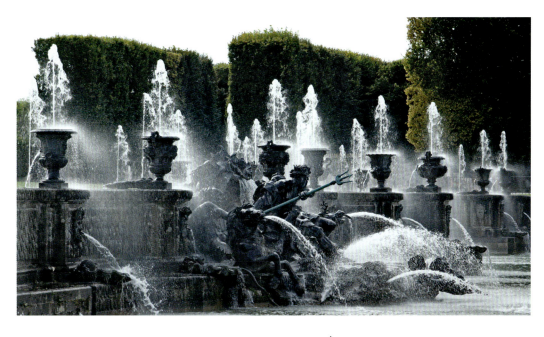

Côté midi

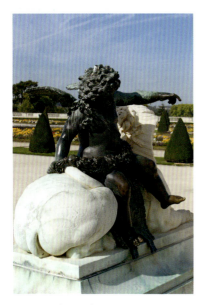

Nicolas Duval, Jacques Houzeau et Louis Lerambert, d'après un modèle de Jacques Sarazin, *Amour porté par un sphinx*, 1667-1668.

De ce côté, pas de pente naturelle mais trois étagements successifs : au niveau du château, le parterre du Midi dont l'extrémité tombe à pic sur le parterre de l'Orangerie ; plus loin et plus bas encore, la pièce d'eau des Suisses dont la longueur exagérée fut calculée pour les besoins de la perspective.

Le parterre du Midi

Ses broderies de buis agrémentées de fleurs dessinent des arabesques sous les fenêtres de l'Appartement de la Reine, au premier étage du château. Autrefois nommé parterre des Fleurs ou parterre de l'Amour, il est situé au-dessus de l'Orangerie. On y accède par un perron encadré de deux des plus anciennes sculptures du parc : les *Amours portés par un sphinx*. Ces enfants de bronze, modelés par Sarazin et fondus par Duval en 1668, sont placés sur des sphinx en marbre sculptés par Lerambert.

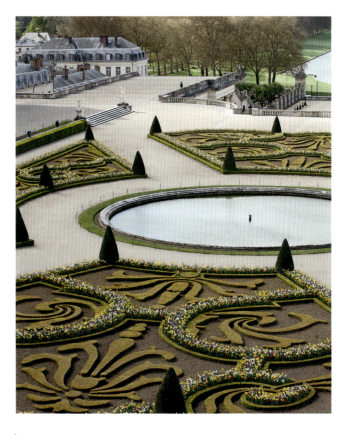

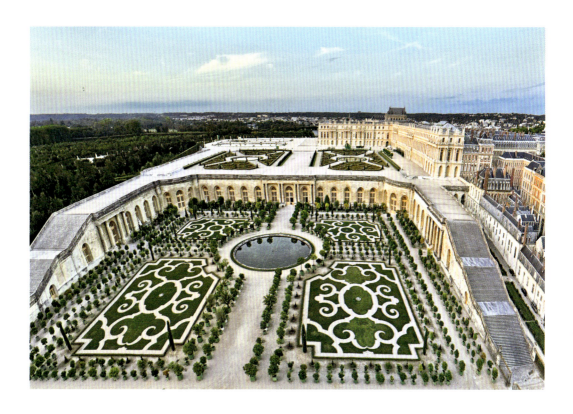

L'Orangerie et la pièce d'eau des Suisses

En contrebas du château, l'Orangerie est enfouie sous la terre. Flanquée des escaliers des Cent Marches, elle assure la stabilité des terrains. Par l'ampleur de l'espace (155 mètres pour la longueur de la galerie principale et 13 mètres de hauteur), la pureté de ses lignes et la beauté de ses voûtes, l'Orangerie est l'un des endroits où Jules Hardouin-Mansart a le mieux affirmé son talent de grand architecte.

Son orientation plein sud ainsi que les doubles châssis des fenêtres stabilisent la température entre 5°C et 8°C en hiver. Elle abrite 1 080 arbres délicats : tous en caisses, ce sont des orangers du Portugal ou d'Italie, des citronniers, des grenadiers qui, pour certains, ont plus de 200 ans, des lauriers-roses et, depuis le début du siècle, des palmiers. Les arbres produisent peu de fruits car ils sont taillés en boule pour la décoration. Les jardiniers les sortent à la mi-mai pour les rentrer à la mi-octobre. Au loin, s'étend la vaste nappe de la pièce d'eau des Suisses dont le nom rappelle la contribution des régiments appelés en renfort pour l'assèchement des marais et le creusement du bassin. C'était au temps où l'on comptait plusieurs dizaines de milliers d'hommes sur les chantiers de Versailles.

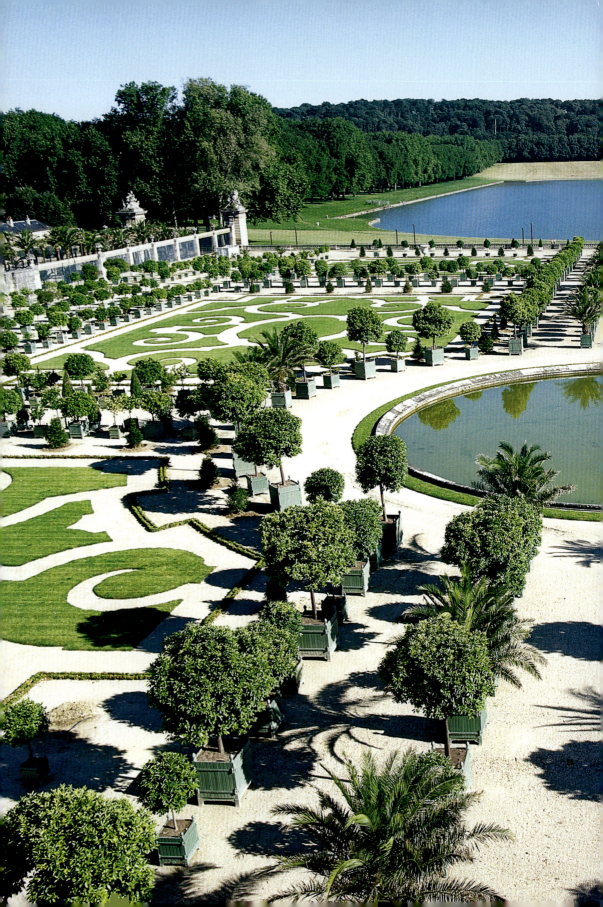

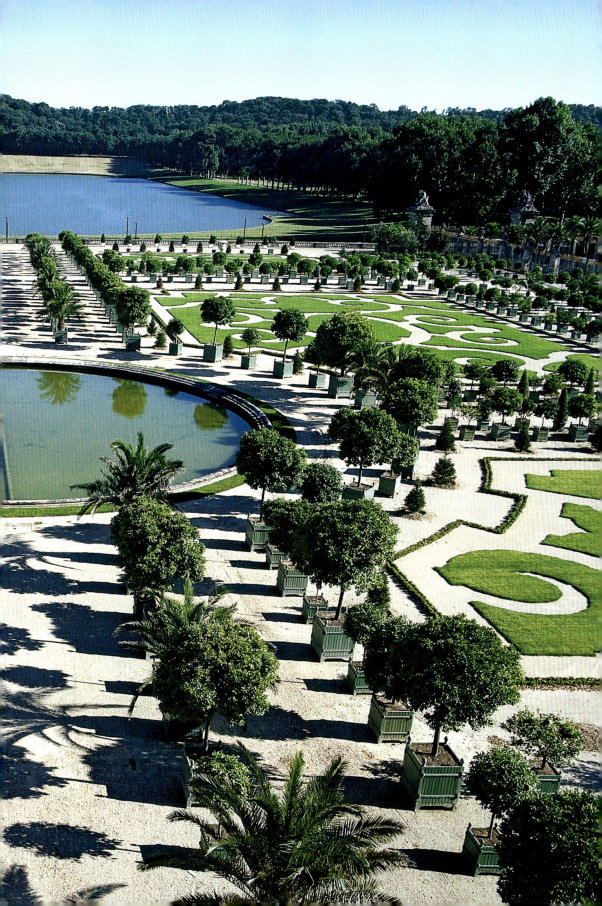

Les allées et les bosquets

Il faut s'écarter de l'allée centrale et partir à la découverte des parties boisées qui l'entourent. Un réseau régulier d'allées les sillonne. Les plus larges et les plus longues, offrant de lointaines perspectives, se coupent à angle droit. D'autres, courbes ou diagonales, plus courtes et plus étroites, pénètrent à l'intérieur des bosquets (huit au nord et six au sud). Depuis les grandes allées, on n'en voit que les murs de verdure. Sous Louis XIV, ces murs étaient palissés à une grande hauteur et les frondaisons des arbres qui en étaient ceinturés ne dépassaient pas 15 mètres. L'aspect strictement cubique de ces massifs boisés correspondait à la volonté du roi et de son jardinier de créer une véritable architecture de verdure. Contrastant avec la rigueur de l'extérieur, la fantaisie règne à l'intérieur, offrant au promeneur la surprise de jeux d'eau variés au milieu de salles dont le décor de rocailles, de treillages ou d'architectures est enrichi de nombreuses sculptures. Depuis le XVIIe siècle, de nombreux règlements intervinrent concernant l'accès des bosquets, tantôt permis à tous, tantôt strictement limité. Aujourd'hui, on peut les apercevoir à travers leurs grilles ou, mieux, y pénétrer lors des Grandes Eaux ou en visites-conférences.

Depuis leur création, certains bosquets ont subi des transformations ; parmi ceux-ci, le fameux bosquet du Labyrinthe qui était décoré de 39 fontaines illustrant les *Fables* de La Fontaine et qui fut remplacé par le bosquet de la Reine à l'époque de Marie-Antoinette.

Vue de l'allée de l'Automne avec le bassin de Bacchus ou de l'Automne.

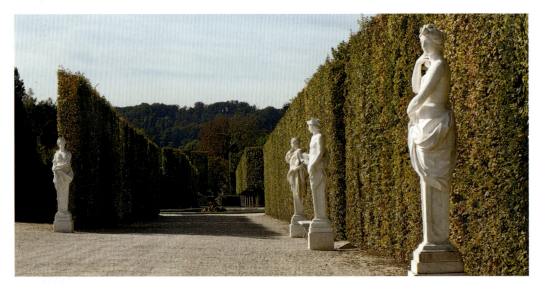

Les bassins des Saisons

Deux allées principales, parallèles à la Grande Perspective, s'enfoncent à travers les murs de verdure qui dissimulent les bosquets ; elles sont bordées d'alignements d'arbres rigoureusement taillés en hauteur et en épaisseur, qui, de chaque côté, forment une contre-allée. Ce sont les allées des Saisons aux ronds-points desquels figurent quatre bassins ornés de fontaines représentant Bacchus ou l'Automne, Saturne ou l'Hiver, Flore ou le Printemps, Cérès ou l'Été. Ces bassins rappellent que le dieu du soleil ne régit pas seulement le cours du jour, mais aussi celui de l'année.

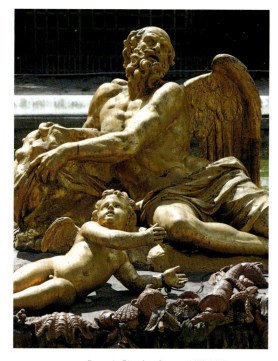

François Girardon, *Saturne*, 1672-1678.

Gaspard et Balthasar Marsy, *Bacchus*, 1672-1678.

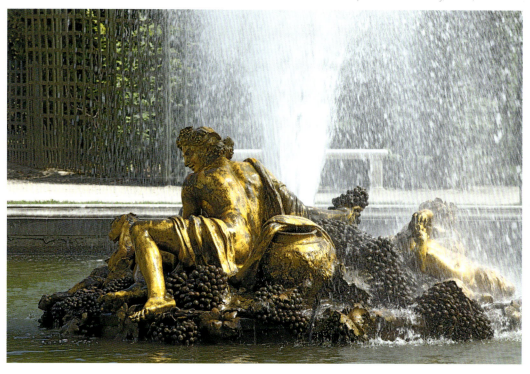

| 79

La salle de Bal et le bosquet de la Colonnade

Les bosquets de la salle de Bal (ou bosquet des Rocailles) et de la Colonnade ont conservé l'aspect qu'ils avaient sous Louis XIV. Presque contemporains (tous deux réalisés entre 1680 et 1690), ils sont pourtant très différents car l'un fut conçu par un jardinier, André Le Nôtre, et l'autre par un architecte, Jules Hardouin-Mansart. L'un joue d'éléments naturels : eaux ruisselantes, rocailles et coquillages, végétaux tapissant talus et gradins. L'autre, froid et parfait péristyle de 32 colonnes entourant un chef-d'œuvre de Girardon, *L'Enlèvement de Proserpine par Pluton*, n'est qu'architecture et sculpture, marbres et eaux. Quand Louis XIV demanda à Le Nôtre son avis sur la Colonnade, le jardinier lui répondit ainsi : « Sire, d'un maçon vous avez fait un jardinier, il vous a donné un plat de son métier. »

Louis XIV aimait tant ses jardins de Versailles qu'il rédigea une *Manière de montrer les jardins de Versailles* et qu'il les fit peindre par plusieurs artistes. Une gouache de Cotelle montre que le centre de la salle de Bal était originellement occupé par une île à laquelle on accédait par de petits ponts. Soupers ou collations, ballets ou intermèdes musicaux pouvaient y être offerts à la cour, comme dans les autres bosquets.

Ci-contre
François Girardon, *L'Enlèvement de Proserpine par Pluton*, 1675-1695.

Ci-dessous
Jean Cotelle dit le Jeune, *Vue de la salle de Bal ou bosquet des Rocailles dans les jardins de Versailles*, XVIIe siècle.

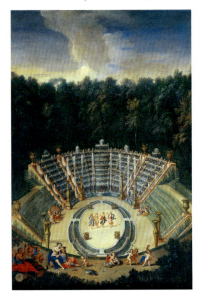
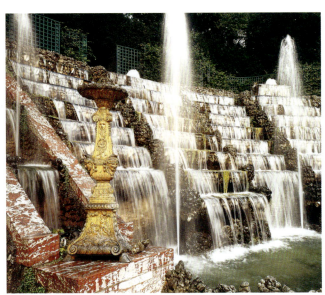

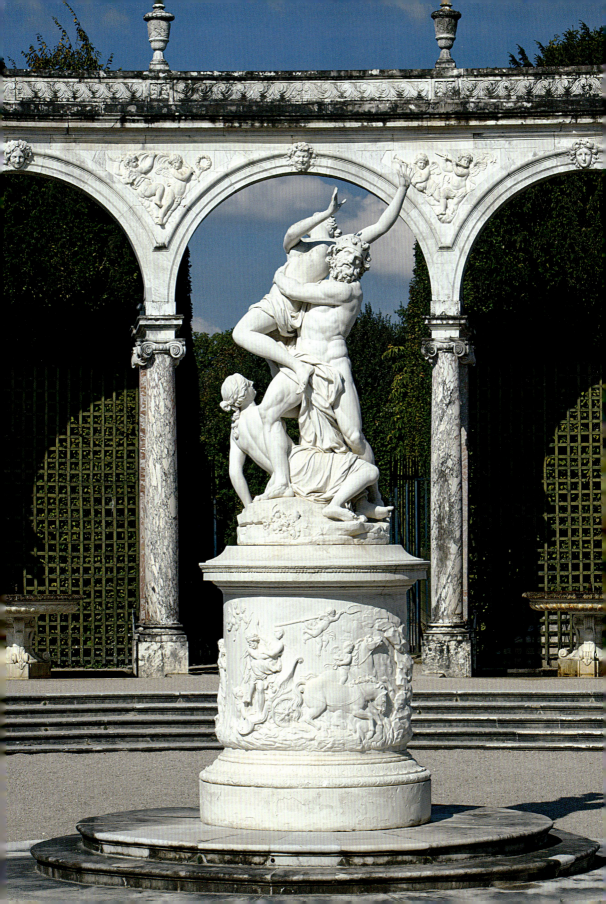

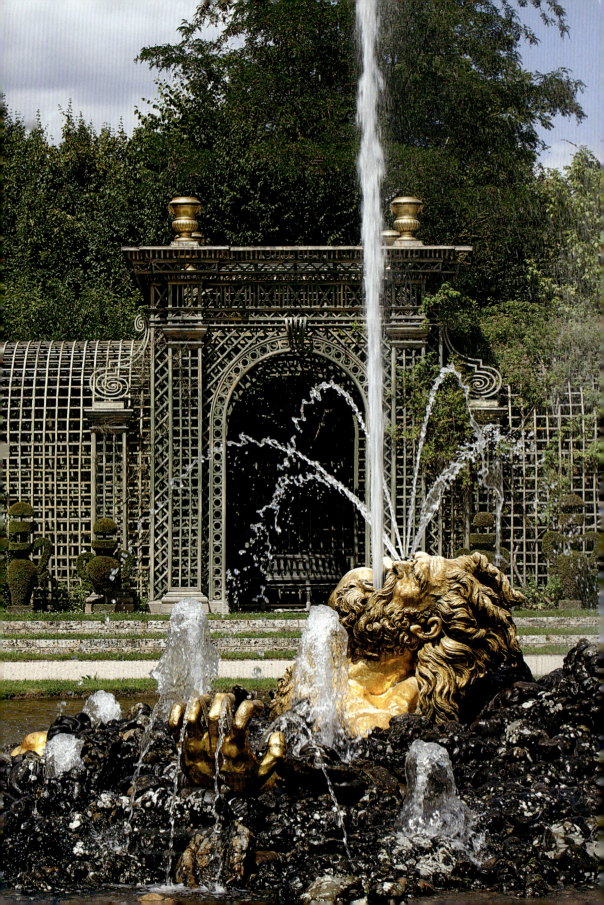

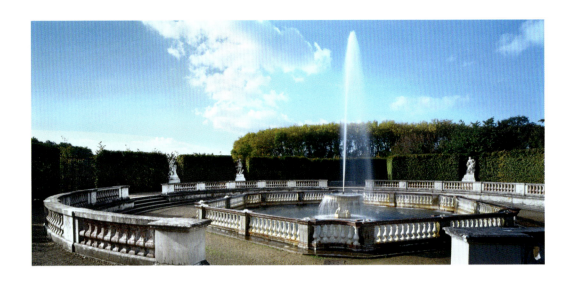

Les bosquets de l'Encelade et des Dômes

Ces deux bosquets voisins du bassin d'Apollon illustrent deux tendances de l'art français à l'époque de Louis XIV. La sérénité du bosquet des Dômes (ci-dessus) contraste avec l'effet dramatique du bosquet de l'Encelade (ci-contre), réalisé par Marsy en 1675-1677 sur un dessin de Charles Le Brun.
Encelade, chef des Géants, se révolte contre Jupiter. Pour assaillir l'Olympe, il entasse montagne sur montagne ; mais, foudroyé par Jupiter, il disparaît, écrasé sous les rochers, lançant une dernière imprécation que matérialise le puissant jet qui sort de sa bouche. Depuis le XVIIIe siècle, le bosquet de l'Encelade était considérablement dégradé. Il a été entièrement restauré tel qu'il était vers 1700, moment où, arrivés à maturité, les jardins de Versailles se présentaient dans leur perfection. Les galeries de treillage sur lesquelles montaient des plantes odoriférantes ont été refaites, ainsi que les petites fontaines de rocaille, tout le réseau hydraulique et le triple emmarchement gazonné. La figure du géant a également été restaurée.

Gaspard Marsy, *Encelade*, 1675-1676.

Le bosquet des Bains d'Apollon

Le bosquet des Bains d'Apollon, dissimulé dans sa gangue de verdure, est particulièrement surprenant par son ampleur et son relief accidenté. Près d'un siècle sépare sa création de celle des plus anciens bosquets.

C'est à l'occasion de la première replantation du parc, ordonnée par Louis XVI en 1775, que le peintre Hubert Robert redessina complètement le bosquet préexistant où se trouvaient déjà les trois remarquables groupes sculptés : *Apollon servi par les nymphes* et les deux groupes latéraux *Les Chevaux du Soleil pansés par les tritons*.

À l'origine, ces œuvres avaient été commandées par Louis XIV pour orner la grotte de Téthys. Cette grotte, abritée sous un réservoir, était un endroit frais et précieux, tapissé de coquillages et de miroirs, la demeure marine de la nymphe, refuge nocturne du Soleil-Apollon. La construction de l'aile nord en avait imposé la destruction. Hubert Robert reprit l'idée de la grotte, mais il la traita selon le goût du XVIIIe siècle pour une nature « sauvage » de rochers et de cascades.

Ce groupe est le chef-d'œuvre de la sculpture versaillaise. Il illustre la toilette matinale du dieu qui, après s'être reposé chez la nymphe Téthys, s'apprête à repartir pour sa course quotidienne. Composé de sept figures taillées dans le marbre blanc, il fut réalisé de 1666 à 1672 par François Girardon, auteur des quatre figures principales, et par Thomas Regnaudin pour les trois nymphes de l'arrière-plan. Girardon était le sculpteur préféré de Louis XIV ; grand ami et proche collaborateur de Le Brun et de Le Nôtre, il apparaissait sur tous les grands chantiers. Ses maîtres étaient les antiques et la nature. Ici, le jeune dieu, majestueux, sans raideur, évoque les traits du célèbre *Apollon du Belvédère*. La délicatesse des chairs, la fluidité des étoffes, la précision des ciselures des pièces d'orfèvrerie attestent la sensibilité et la virtuosité de l'artiste. Des moulages ont remplacé les originaux en réserve.

Ci-contre
François Girardon et Thomas Regnaudin, *Apollon servi par les nymphes*, 1667-1675.

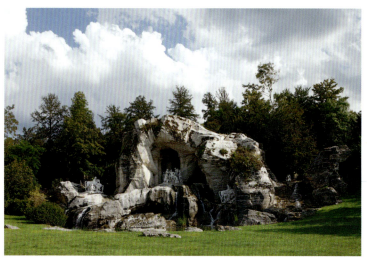

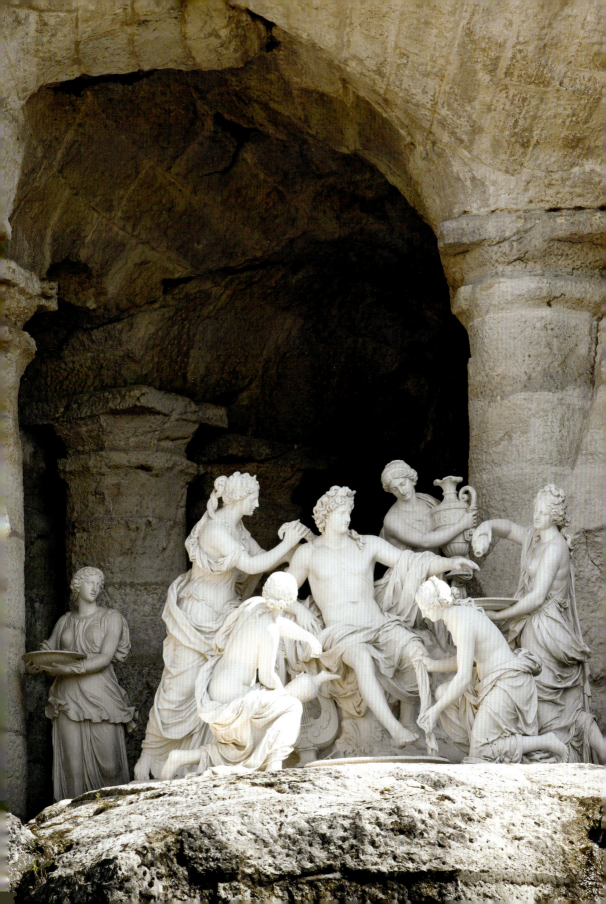

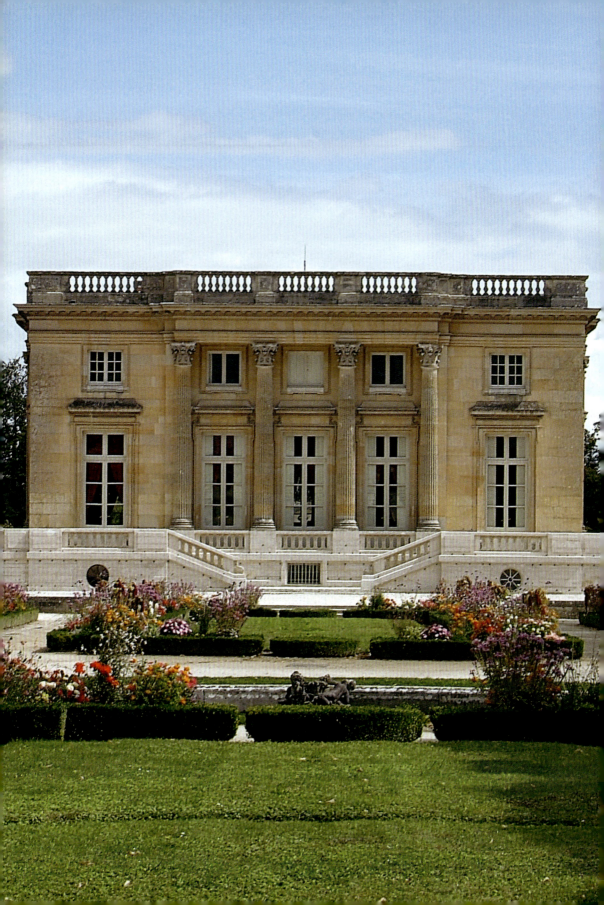

Les Trianons et le domaine de Marie-Antoinette

Au nord-ouest du château, sur l'ancien emplacement du village de Trianon acquis par Louis XIV, se situent les châteaux du Grand Trianon et du Petit Trianon (ci-contre). Construits respectivement par Louis XIV et Louis XV pour échapper à la cour et à l'étiquette du palais, ils offrent une agréable promenade entre architecture et nature.

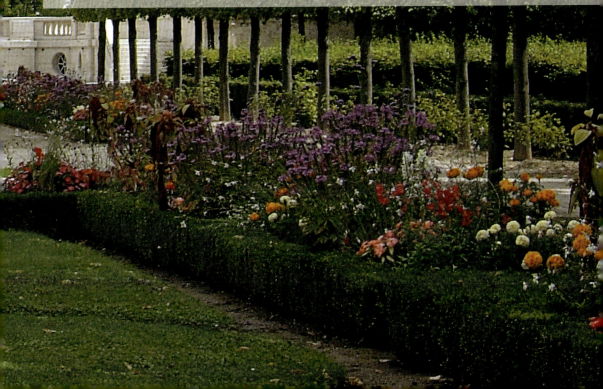

Le Grand Trianon

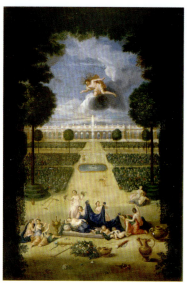

Jean Cotelle dit le Jeune, *Vue du Grand Trianon prise des parterres, avec Flore et Zéphyr*, XVIIIe siècle.

En 1668, Louis XIV acheta un village du nom de Trianon qu'il réunit au domaine de Versailles et qu'il fit démolir pour construire, en 1670, un pavillon orné de faïences bleu et blanc auquel on donna le nom de Trianon de porcelaine. En 1687, le roi décida de le remplacer par un bâtiment plus vaste, œuvre de Mansart, que l'on appela le Trianon de marbre à cause de son décor. Dès lors, et jusqu'à la chute du second Empire en 1870, Trianon ne cessa d'être habité, si l'on excepte la période révolutionnaire. Mais ce sont surtout les aménagements ordonnés par Napoléon Ier et Louis-Philippe que l'on peut voir de nos jours, dans cette demeure entièrement restaurée en 1965 sur ordre du général de Gaulle.

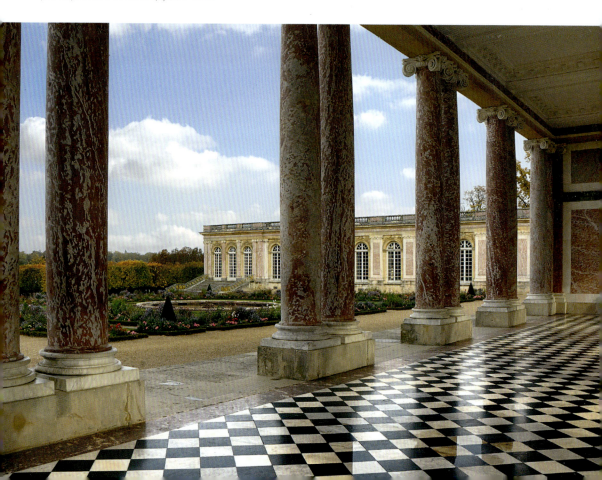

La chambre de Napoléon

Ancien grand cabinet de Louis XV, cette pièce fut successivement la chambre à coucher de Napoléon, puis de la princesse Hélène de Mecklembourg, épouse du fils aîné de Louis-Philippe. Ce dernier vint souvent à Trianon durant les travaux de transformation de Versailles en musée. L'état actuel est celui du temps de Napoléon avec ses soieries chamois, violet et argent.

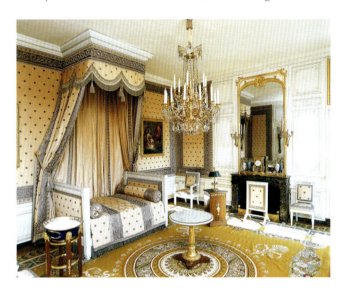

Le salon des Glaces

Remarquable par son décor de glaces qui lui a donné son nom, cette vaste pièce servit successivement de grand cabinet aux princes qui habitèrent l'aile gauche de Trianon : Louis XIV lui-même, puis son fils le Grand Dauphin. Après la Révolution y vécurent Madame, mère de l'empereur Napoléon, l'impératrice Marie-Louise et, enfin, Louis-Philippe.

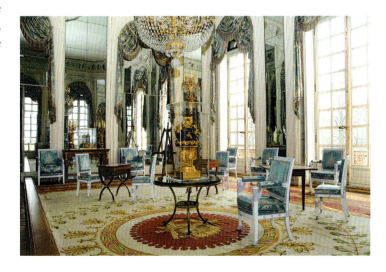

Le Petit Trianon

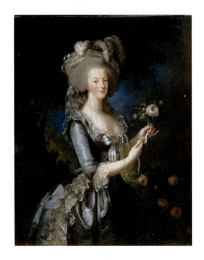

Élisabeth Vigée-Lebrun, *Marie-Antoinette à la rose*, 1783.

Entre 1763 et 1768, Gabriel éleva un petit château sur plan carré dont chaque façade était ornée de façon différente, la plus riche étant celle avec de hautes colonnes corinthiennes donnant sur le Jardin français. Les boiseries décorant l'intérieur sont celles du temps de Louis XV, si l'on excepte le cabinet des Glaces mouvantes conçu pour Marie-Antoinette. Louis XVI offrit en effet à celle-ci, dès son avènement, le Petit Trianon. La reine ordonna alors de transformer le jardin, dont elle fit transporter les plantes rares à Paris dans le Jardin du roi (actuel Jardin des plantes). À cet emplacement, elle demanda à l'architecte Richard Mique et au peintre Hubert Robert de lui créer un parc à l'anglaise. C'est alors qu'apparurent les ruisselets, les perspectives pittoresques et les pelouses.

Le château conserve sans doute le portrait le plus célèbre de la reine, *Marie-Antoinette à la rose*, peint par son artiste favorite, Élisabeth Vigée-Lebrun. La souveraine y est représentée composant un bouquet de roses, sans doute dans son jardin de Trianon.

Vue de la chambre de la Reine.

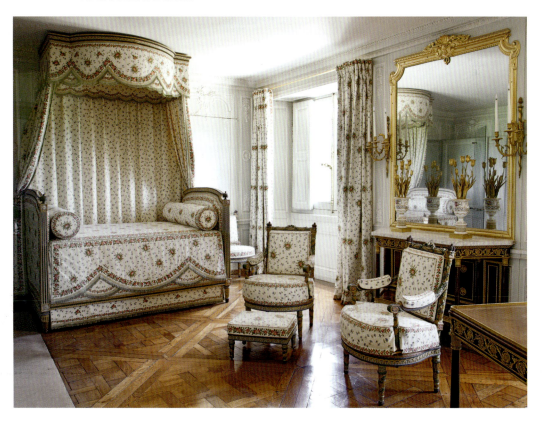

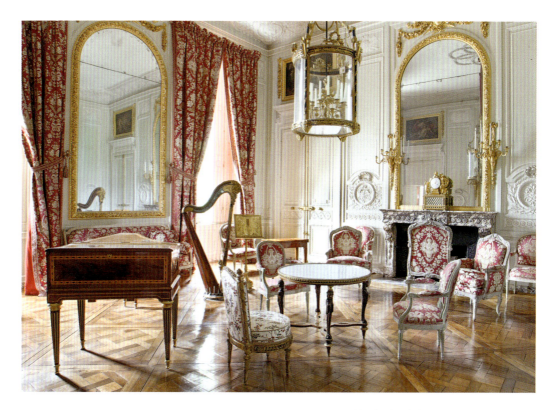

Vue du salon de Compagnie.

En 1777, Mique éleva le Belvédère, ou pavillon du rocher, et un petit temple à l'antique, dit « temple de l'Amour ». En 1780, fut érigé le petit théâtre sur la scène duquel la souveraine ne dédaigna pas de jouer elle-même, assurant ainsi le succès du *Mariage de Figaro* de Beaumarchais.

Vue du temple de l'Amour.

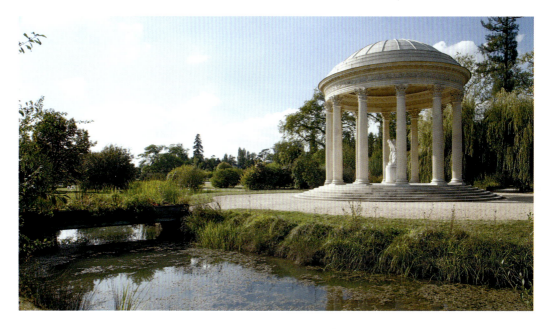

Le hameau de la Reine

Le hameau de la Reine fit la célébrité du jardin de Marie-Antoinette. À l'instar de Madame de Lamballe à Rambouillet ou des Condé à Chantilly, la souveraine voulut avoir un village dont les maisons, inspirées des maisons normandes pour l'extérieur, auraient un intérieur très raffiné. Entre 1783 et 1785, Mique édifia douze maisons, dont dix subsistent aujourd'hui : maison de la Reine (ci-contre), billard, moulin, boudoir, colombier, etc.

Mique conçut aussi une tour reliée à la laiterie par une petite galerie. On accédait à son sommet par un escalier extérieur aujourd'hui restauré. Du haut de cette tour, on pouvait pêcher à la ligne dans l'étang, d'où son nom de tour de la pêcherie ; pourtant, on l'appela plus fréquemment tour de Malbrouke (Malborough), du nom de la chanson que Madame Poitrine, la bien nommée nourrice du Dauphin, avait mise à la mode.

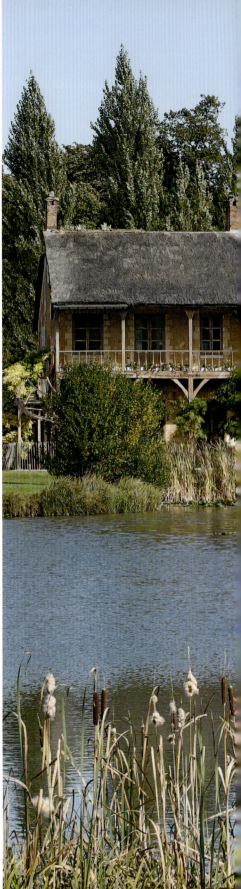

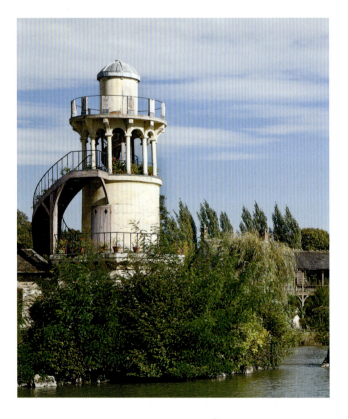

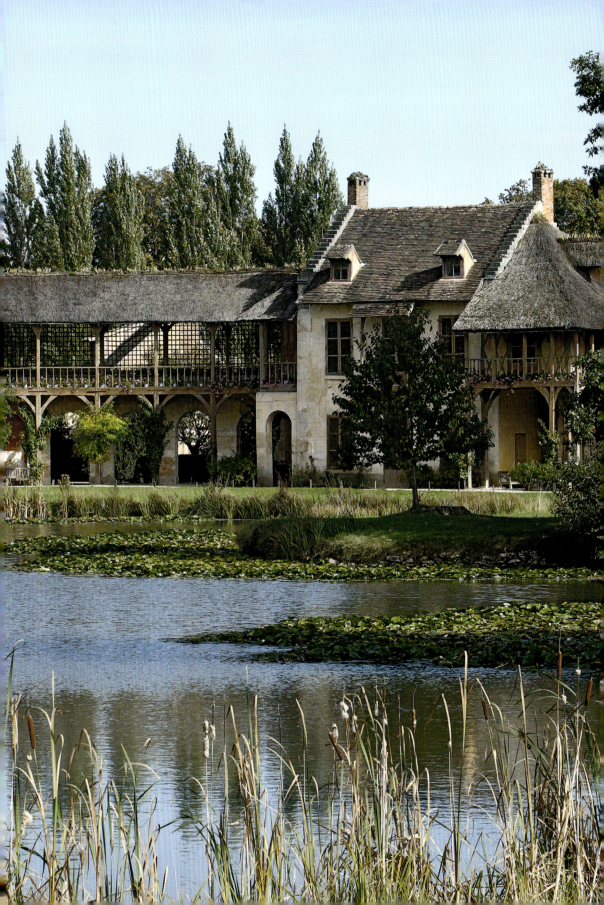

Chronologie

1623-1624 : Louis XIII fait bâtir sur la colline de Versailles un pavillon de chasse.

1631 : Louis XIII demande à Philibert Le Roy la construction d'un château à la place du pavillon de chasse.

1643 : Dernier séjour de Louis XIII à Versailles.

1660 : Mariage de Louis XIV avec Marie-Thérèse d'Autriche. Le 25 octobre, le roi conduit sa nouvelle épouse à Versailles.

1664 : Fêtes des *Plaisirs de l'île enchantée*.

1668 : *Grand Divertissement* de Versailles.

1682 : Louis XIV décrète Versailles résidence officielle de la cour et siège du gouvernement.

1686 : Achèvement de la galerie des Glaces.

1710 : La Chapelle est consacrée le 5 juin.

1715 : Le 1er septembre, mort de Louis XIV. Le 9 septembre, Louis XV abandonne Versailles pour Vincennes.

1722 : Louis XV fixe de nouveau sa résidence à Versailles.

1736 : Le 26 septembre, ouverture du salon d'Hercule.

1757 : Attentat de Damiens contre Louis XV.

1768 : Le château du Petit Trianon est achevé.

1770 : Ouverture de l'Opéra royal à l'occasion du mariage du futur Louis XVI et de Marie-Antoinette.

1774 : Le 10 mai, Louis XV meurt de la variole à Versailles.

1777 : Visite de Joseph II, empereur d'Autriche, frère de la reine.

1783 : Signature des traités de Versailles qui consacrent l'indépendance des États-Unis d'Amérique.

1783-1786 : Construction du hameau de la Reine.

1789 : Le 5 mai, ouverture des États généraux. Le 6 octobre, après l'invasion du château, le roi, la famille royale et la cour quittent définitivement Versailles.

1837 : Le 10 juin, Louis-Philippe inaugure le musée dédié « à toutes les gloires de France ».

Généalogie

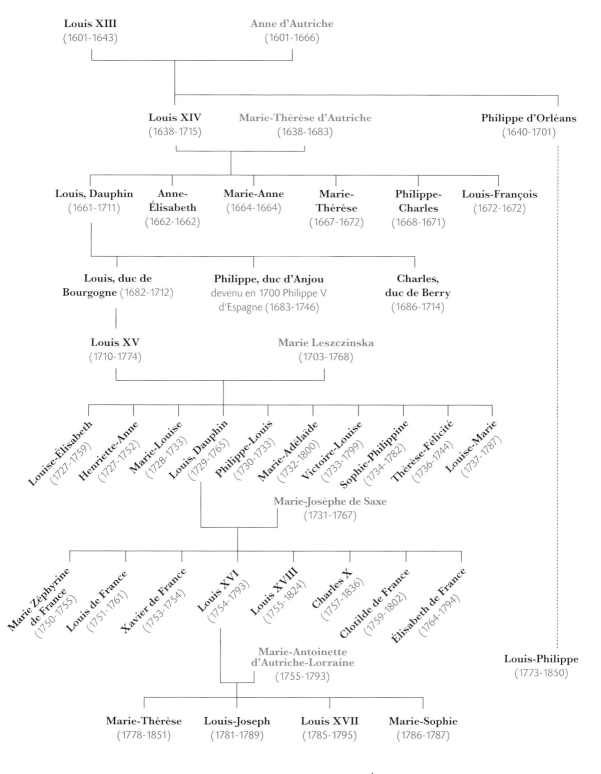

Établissement public du château, du musée et du domaine national de Versailles

Jean-Vincent Bacquart, chef du service des éditions
Marie Leimbacher, responsable d'édition,
assistée par Anne Déon et Marie-Astrid Pourchet

Éditions Artlys

Direction éditoriale
Séverine Cuzin-Schulte

Édition
Lucile Desmoulins, assistée par Annabelle Pegeon

Relecture
Christophe Parant

Graphisme
Catherine Enault et Hervé Delemotte

Fabrication
Pierre Kegels

Plans
Thierry Lebreton et Dominique Bissière
Jean-François Péneau

Photogravure
Axiome

Impression
Desbouis Grésil

Sauf mentions contraires, toutes les œuvres reproduites sont conservées au musée national des châteaux de Versailles et de Trianon.

Crédits photographiques

Artlys/Jacques Girard : p. 66, 76-77, 80 (droite) ; Artlys/Sophie Lloyd : couverture (bas), 23 (bas), 24 (haut), 28-29, 33 (haut), 35, 36 (bas), 37, 38-39, 51 (haut), 56 (haut), 57, 58 (haut et bas), 64-65, 67, 68-69, 70 (haut), 71 (haut), 72, 73 (haut et bas), 74 (haut), 78, 79 (haut et bas), 81, 82, 84, 85, 90 (bas), 91 (haut et bas), 92, 93 ; Artlys/Jean-Claude Varga : p. 51 (bas), 54 ; château de Versailles (dist. Rmn-GP)/D.R. : p. 30 (haut) ; château de Versailles (dist. Rmn-GP)/Thomas Garnier : p. 18, 50 (droite), 53 (bas), 74 (bas) ; château de Versailles (dist. Rmn-GP)/Thomas Garnier/Christian Milet : p. 25 (bas) ; château de Versailles (dist. Rmn-GP)/Jean-Marc Manaï : p. 8, 14-15, 17, 19 (bas), 21, 23 (haut), 26 (haut), 31, 36 (haut), 40, 45, 46, 52, 53 (haut), 55 (haut et bas), 60, 88 (haut et bas), 89 (bas) ; château de Versailles (dist. Rmn-GP)/Christian Milet : couverture (haut), 4-5, 41 (bas), 43, 70 (bas), 71 (bas), 86-87 ; Stéphane Compoint : p. 13, 75 ; collection Jean-Baptiste Leroux/château de Versailles (dist. Rmn-GP)/Jean-Baptiste Leroux : p. 83 ; Rmn-GP (château de Versailles)/Daniel Arnaudet : p. 59 (haut, droite) ; Rmn-GP (château de Versailles)/Daniel Arnaudet/Gérard Blot : p. 6, 10, 80 (gauche) ; Rmn-GP (château de Versailles)/Daniel Arnaudet/Hervé Lewandowski : p. 2 ; Rmn-GP (château de Versailles)/Gérard Blot : p. 9, 16, 20, 22 (haut), 25 (haut), 32, 41 (haut), 42 (bas), 47 (bas), 48-49, 56 (bas), 59 (haut, gauche), 63 (gauche et droite), 89 (haut) ; Rmn-GP (château de Versailles)/Gérard Blot/Hervé Lewandowski : p. 24 (bas), 26, 61 ; Rmn-GP (château de Versailles)/Harry Bréjat : p. 22 (bas), 27, 47 (haut), 59 (bas) ; Rmn-GP (château de Versailles)/D.R. : p. 11, 19 (haut), 33 (bas), 34, 42 (haut), 62, 90 (haut) ; Rmn-GP (château de Versailles)/René-Gabriel Ojéda/Franck Raux/Dominique Couto (montage) : p. 30 (bas) ; Rmn-GP (château de Versailles)/Jean Popovitch : p. 50 (gauche) ; Rmn-GP (château de Versailles)/Peter Willi : p. 44.

ISBN : 978-2-85495-529-3
© Établissement public du château, du musée et du domaine national de Versailles, 2013
© Éditions Artlys, Paris, 2013

Achevé d'imprimer le 9 avril 2013 à Montgeron par Desbouis Grésil
Dépôt légal : mai 2013